普通高等教育"十三五"规划教材

全国高等医药院校规划教材

供中医学、中西医临床医学专业五年制、八年制及九年制用

中西医结合骨伤科学

第 3 版

林定坤　刘　军　主编

U0264690

科　学　出　版　社

北　京

内 容 简 介

本书为普通高等教育"十三五"规划教材之一，是第3版教材。全书内容分为总论、骨折与脱位、筋伤与慢性筋骨病、骨病四篇。第一章概述了筋骨损伤的中西医基础理论和诊疗特点；第二、第三章概述了上肢骨折、下肢骨折、躯干骨折、上肢关节脱位、下肢关节脱位的常见类型及中西医综合诊治方案；第四、第五章概述了上肢筋伤、下肢筋伤、躯干筋伤以及如膝骨性关节炎、跟痛症、跖痛症为代表的慢性筋骨病及中西医综合诊治方案；第六至第十章概述了股骨头缺血性坏死与发展性髋关节发育不良、代谢性骨病、骨关节感染、风湿免疫性关节炎、骨肿瘤等常见骨病类型及中西医综合诊治方案。本书参考了国内外较为成熟的研究进展和临床指南，紧密结合临床，具有科学性、先进性和实用性。

本书主要供全国高等中、西医院校中医学、中西医临床医学五年制、八年制及九年制学生使用。

图书在版编目（CIP）数据

中西医结合骨伤科学 / 林定坤，刘军主编. —3 版. —北京：科学出版社，2018.1
普通高等教育"十三五"规划教材　全国高等医药院校规划教材
ISBN　978-7-03-055422-2

Ⅰ. ①中… Ⅱ. ①林…②刘… Ⅲ. ①骨损伤-中西医结合疗法-医学院校-教材　Ⅳ. ①R683.05

中国版本图书馆 CIP 数据核字（2017）第 282541 号

责任编辑：郭海燕　曹丽英 / 责任校对：彭　涛
责任印制：徐晓晨 / 封面设计：陈　敬

科 学 出 版 社 出版
北京东黄城根北街 16 号
邮政编码：100717
http://www.sciencep.com

北京凌奇印刷有限责任公司 印刷
科学出版社发行　各地新华书店经销
＊

2003 年 9 月第 一 版　开本：787×1092 1/16
2008 年 3 月第 二 版　印张：24 3/4
2018 年 1 月第 三 版　字数：698 000

2020 年 7 月第五次印刷

定价：**69.80** 元

（如有印刷质量问题，我社负责调换）

《中西医结合骨伤科学》（第3版）
编委会

主　编　林定坤　刘　军

副主编　许树柴　陈博来　张晓峰　陈久毅

编　者（按姓氏拼音排序）

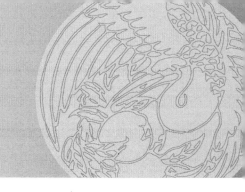

总　序

　　在国家大力推进医药卫生体制改革，发展中医药事业和高等中医药教育教学改革的新形势下，为了更好地贯彻落实《国家中医药发展战略规划纲要（2016—2030年）》和《医药卫生中长期人才发展规划（2011—2020年）》，培养推进中西医资源整合、创新中西医结合事业的复合型高等中医药专业人才，广州中医药大学第二临床医学院与科学出版社再次合作，第三次修订"中西医结合系列教材"共 10 个分册，该系列教材入选第一批科学出版社普通高等教育"十三五"规划教材立项项目。

　　本套教材的编写遵循高等中医药院校教材建设的一般原则，注意教学内容的思想性、科学性、先进性、启发性和适应性。根据教学大纲的要求，坚持体现"三基"（基本理论、基本知识、基本技能）的教学内容，并在相关学科专业的教学内容上进行了拓宽，增加了病种，引用了中西医结合研究的最新成果；注重立足专业教学要求和中西医结合临床工作的实际需要，构筑中西医结合人才必须具备的知识与能力素质结构，强调学生临床思维、实践能力与创新精神的培养。在编写体例方面，注意基本体例保持一致，各学科根据自身不同的特点，有所侧重，加大图表的比例，增加数字化教材元素，使学生更加容易理解与掌握教学内容；在教学内容的有机组合方面，教材既注意中西医内容方面分别阐述，又尽量保持中西医理论各自的完整性；同时，在提供适宜知识素材的基础上，注意进一步拓展专业知识的深度与广度，采用辨病与辨证相结合，力图使中西医临床思维模式达到协调统一。

　　教材建设是一项长期而艰巨的系统工程，此次修订还需要接受教学实践的检验，恳请有关专家与同行给予指正。本套教材也将会定期修订，以不断适应中医药学术的发展和人才培养的需求。

褚国泮

2017 年 11 月

目　录

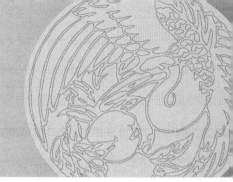

第一篇　总　　论

第二篇　骨折与脱位

第三篇　筋伤与慢性筋骨病

第四篇 骨 病

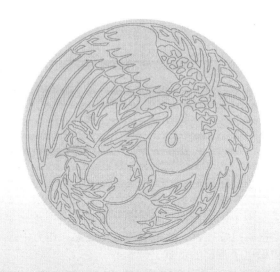

第一篇 総论

第一章　筋骨损伤概论

第一节　中医骨伤科学发展简史

中国传统医学源远流长，博大精深，对中华民族的繁衍昌盛和世界医学做出了重要的贡献。中医骨伤科学是中华民族长期与筋骨损伤疾患作斗争的智慧结晶，通过不断总结经验，不断传承与创新，其理论框架日臻完善、学术思想日臻成熟，作为中医学的重要组成部分，为中华民族乃至世界人民的健康做出了重要的贡献。

一、中医骨伤科学的历史沿革

中医骨伤科古属"疡医"范畴，又名"接骨""伤科""跌伤病""折疡""正体""正骨"等。其学术理论体系起源于中华民族长期与伤病作斗争的实践活动，并从实践中不断积累、总结经验，逐步将其发展为一门成熟的学科。

中华民族作为世界上最古老、最富创造性的民族之一，早在远古时代因为石器的发展，发明了人工取火，并在长期的生活实践中创造了热熨疗法、外敷及理伤按摩手法，外治法由此起源。在旧石器时代，古人就学会了制作一些适用的工具，如砭刀、骨针、石镰、箴石等，就如《山海经·东山经》所言"高氏之山，其上多玉，其下多箴石"。在夏代已经发明了酿酒，这是医药史上的重大创造，酒作为最早的兴奋剂和麻醉剂，对处理创伤疾病具有重要意义。商代伊尹则创制了汤剂，标志着复合方剂的诞生，大大提高了药物疗效，对伤科疾病的内治具有重要意义。

周代医事制度促进了中医药学长足的发展。到西周、春秋时期，我国医学开始有了具体的分科。《周礼·天官》记有"疡医下士八人，掌肿疡、溃疡、金疡、折疡之祝药、劀杀之齐，凡疗疡，以五毒攻之，以五气养之，以五药疗之，以五味节之"，其中折疡和金疡就是指骨折和创伤，而疡医就是指外科医生，周代医生可以用"折""祝""劀""杀"等疗法治疗外科疾患。《礼记·月令·孟秋》载有"命理瞻伤、察创、视折、审断、决狱必端平"，说明当时把损伤分为四种不同类型予以诊治，这些都标志着中医骨伤科开始萌芽。

战国、秦汉时期我国进入了封建社会，社会发生了巨大变化，政治、经济、文化显著进步，思想空前解放，并出现了"诸子蜂起，百家争鸣"的局面，进一步促进了医学的发展，中医骨伤科的基础理论亦初步形成。在此时期，战事频繁，有战争就必然有创伤，处理创伤就成为了突出问题。湖南长沙马王堆出土的医书中详细记载了骨伤科方面的诸多情况。如《足臂十一脉灸经》记载有"折骨绝筋"，《阴阳脉死候》记有"折骨列肤"，分别标志着对闭合性骨折和开放性骨折的认识。《五十二病方》载有52种病，共103个病名，涉及内、外、骨伤、妇、儿、五官等科，其中有"诸伤""胻伤""骨睢（疽）""骨瘤"等伤科病证的记载，同时还有创伤后严重并发症破伤风——"伤痓"的最早记载，书中记载了伤口包扎方法，主张用酒处理伤口，以药煎水洗伤口，其中用水银膏治疗外伤感染是世界上将水银用于伤科的最早记载。《黄帝内经》（简称《内经》）是祖国医学最早的一部医学典籍，全面系统地阐述了人体的解剖、生理、病理、病机、诊断、治疗等基础理论，其中《灵枢·骨度》对人体头颅、躯干、四肢各部骨骼的长短、大小标记出测量的尺寸。《内经》阐发的肝主筋、肾主骨、肺主皮毛、脾主肌肉、心主血脉及气伤痛、形伤肿等基础理论一直指导着骨伤科的临床实践。张仲景在《金匮要略》中，将金刃"创伤""虫兽伤"放在三大病因之内，其中有些方剂为后世治疗损伤性疾病所常用。东汉名医华佗发明了麻沸散，用于剖腹术、刮骨术，还创立了"五禽戏"用于伤科疾病的康复。

晋代著名医家葛洪在《肘后救卒方》中最早记载了下颌关节脱臼的手法整复方法，此外还记录了用竹片作夹板固定治疗骨折，对腹部创伤肠断采用桑白皮线进行缝合，首创以口对口吹气抢救猝死患者，被称为中医创伤骨科创始人。从南北朝起开始，朝廷开始兴办医学教育，设有"太医署"研学机构，太医署内有专治创伤骨折的"折伤医"。由于社会的需要和朝廷的重视，使医学发展出现了新局面，骨伤科至此产生了重大的转折性的飞跃。南齐龚庆宣所撰《刘涓子鬼遗方》对创口感染、骨关节化脓性疾病采用外消、内托、排毒、生肌等治法，运用虫类活血药物治疗金疮，并提出骨肿瘤的诊断及预后。

隋唐两朝制订了完备的医事制度，其医学教育机构称为"太医署"，太医署同时还是医疗行政机构，促进了整体中医学的发展。隋朝巢元方编写的《诸病源候论》骨伤科部分，总结了隋代以前的经验且做出了精辟的论述，其中载有金疮诸候二十三论、腕伤诸候九论等，精辟论述了金疮化脓的病因病理，提出清创要早、要彻底，缝合要分层，包扎要正确，为后世清创缝合术奠定了理论基础。唐朝名医孙思邈著《备急千金要方》和《千金翼方》在伤科方面总结了补髓、生肌、固骨类药物，记载下颌关节脱位整复后采用热敷、针灸的外治法，丰富了骨伤科疗法。蔺道人的《仙授理伤续断秘方》是我国现存最早的骨科专书，最早提出开放复位，洗刷创口要用煎水，最早记载用杉树皮制作夹板固定骨折，总结了一套诊疗骨折、脱位的手法，用药按照早、中、晚三期治疗的方案，体现了伤科动静结合、内外兼治的整体观。

中医骨伤科的成长期始于宋朝，宋朝设翰林医官院掌管医政，设太医局实施医学教育，太医局学生分为九科，其中含金疮、折伤、疮肿内容，骨伤科内容已基本确立。金代设太医院，基本继承了宋代的医学建制。元朝卫生管理制度相当完善，政府重视医学教育，将医学扩大为十三科，并把正骨从金疮肿中分化出来，说明此时正骨手法和固定技术已经比较规范和趋于成熟。宋朝赵佶编《圣济总录》，将骨伤科疾病分载于"金疮门""伤折门""打扑损伤门"。元朝名医危亦林撰《世医得效方》，对骨折、脱位的整复和固定技术有所创新，在世界上最早应用"悬吊复位法"治疗脊柱骨折。危氏很重视麻醉的作用，他创制了麻醉药方——"草乌散"，对其组成、功用、剂量及注意事项都有详细记载。

明朝时期接骨、金镞各为独立专科，到明隆庆年间，又将接骨改名为正骨科，职责范围是治疗骨折、关节脱位和内伤、外损。名医薛己著《正体类要》，强调突出八纲、脏腑、气血辨证论治，用药主张以补气血、补肝肾为主，行气活血为次，记载治伤验案之多为骨伤科医案之最，总结出正体十八大法。《外科正宗》对肢体坏死主张使用截肢术，对久不愈的伤口主张去死骨。明代王肯堂《证治准绳•疡医准绳》记录伤科的资料上自《内经》，下及蔺道人、危亦林的著作及《正体类要》等书，对骨折有较精辟的论述，是继《普济方》后对伤科方药进行的由博而约的归纳整理。

清朝时期，吴谦等奉旨编纂的《医宗金鉴•正骨心法要旨》集骨伤科之大成，较系统地总结了清代以前的伤科经验，强调手法整复前要熟悉人体骨度解剖，整复手法要轻巧稳准。他将骨伤科整复手法总结为"摸、接、端、提、按、摩、推、拿"八法，主张"一旦临症，机触于外，巧生于内，手随心转，法从手出"，这些著名理论一直沿用至今。他还将古代所用复位和固定器材加以整理，注明作用原理，器具的形状、制作和使用方法。由于该书编排简明扼要、用药精炼、图文并茂，在清代被规定为医生的必修课目。

晚清至民国时期，中国沦为半殖民地半封建国家，随着西方文化的传入，中医的生存与发展受到西方医学的强大冲击，中医药卫生事业停滞不前，中医骨伤科学发展亦受到很大限制。新中国成立后，党和国家的重视中医，制订了正确的中医政策，中医学，包括中医骨伤科全面地发展起来。1956年以来我国骨伤科工作者应用现代科学技术整理发掘中医骨伤科学遗产，提出了动静结合、筋骨并重、内外兼治、医患合作的骨折治疗原则，并对关节内骨折、开放性骨折、骨折畸形愈合、延迟愈合及不愈合的研究与治疗都取得了较大进展。此外还有整复方法和固定器械的进一步改进和创新。由于取得了令人瞩目的成就，中医骨伤科学受到国际骨科学界的重视和承认，对世界医学做出了相当的贡献。

二、西医骨科学的历史沿革

西方医学的起源，是以古希腊医学为基础，融合了古巴比伦王国、古罗马和古埃及的医学而产生的，但西医·骨伤科学分化形成独立的学科至今才有 250 多年的历史，在此之前一直属于外科。西医系统治疗骨折的历史长达 2000 余年，如公元前 460～前 377 年，Hippocrates 及其弟子采用徒手或机械整复骨折，木质夹板固定整复后骨折的位置。公元 625～690 年，Paul 的著作中描述了治疗脊柱压缩骨折合并椎弓骨折的椎板切除术、骨折畸形愈合后作截骨矫形术等。12 世纪 Roger A. Salerno 写了第一本外科教科书。Saliceto 提到了骨折后常伴有骨擦音。13 世纪，开始外敷药和木制夹板治疗骨折，并迅速在欧洲传开及发展。14 世纪 Robert Nisbitt 的 *Human Osteogeny* 一书，除详细阐述软骨成骨之外，还有膜内成骨，且描述了胚胎中趾种子骨的生成。17 世纪 Clopton Havers 在 *Osteologia Nove* 中描述了骨组织的结构并以他的名字命名为"哈佛管"。18 世纪，法国 J.P.David 提出"广泛固定，绝对休息"指导思想在治疗骨折中占主导地位，并得到很好的继承与发扬，不仅出版了第一本骨科书，还成立了第一所骨科医院，标志着骨科学的独立。英国外科及解剖学家 John Hunter 用动物实验证明了长管骨的成长发育。19 世纪骨生理学，对如骨折的愈合过程中骨痂的生成、骨母细胞、软骨细胞成分与修复及滑膜功能的研究都有重大进展，19 世纪末，随着 X 线的临床运用，骨折的诊断、整复、手术固定及术后观察有极大提高，使骨科学得到长足发展。20 世纪早期，为了实现解剖复位及坚强固定的理想，学者们开始转向手术治疗骨折为主，由于术后感染、骨折延迟愈合或不愈合等并发症的产生，促使学者们从内固定器械及手术方式上进行改进，并产生了最初的骨折治疗的 AO 原则以指导骨科临床。两次世界大战对急救的组织、创伤的治疗积累了丰富的经验。维生素和抗生素的发现，大大减少了佝偻病、坏血病和骨关节感染的发病率。

近半个世纪以来，由于分子生物学、细胞生物学、干细胞与再生医学、纳米技术、3D 打印技术、微观生物力学技术、医用电子学、影像学、核医学、医用金属及高分子材料等学科的发展，使西医骨伤科学进入一个新时代，骨科发展中心也由欧洲移到美国。如对先天性髋脱位重建术多种术式的演变，已公认是骨科进展之一。对于创伤骨折的固定，AO 学派经过多年的经验总结，由"坚强内固定"上升到"生物学固定"。显微外科由断指、断肢再植的成功，发展到近年的双前臂移植手术。由于更广谱、更高效的抗生素的面世，对于骨关节感染的控制与治疗有了很大的进步。人工关节置换技术的成熟标志着骨关节外科进入置换外科时代，其中以髋、膝关节置换技术最为成熟。在脊柱外科技术方面，越来越多的内固定器材或内镜系统进入临床并取得良好的效果。随着光纤技术的发展和小型手术器械的改进，关节镜的应用范围已经延伸到髋、踝、肩、肘、腕及颞下颌关节。由于"新辅助化疗"方案的成功应用，骨肿瘤和软组织肿瘤的治疗由截肢为主过渡到局部切除保肢手术。可吸收生物内固定材料减轻或消除了金属内固定应力遮挡及二次取出手术的风险。随着组织工程学的快速发展，为骨与软骨缺损的修复提供了一种新的思路和方法。

三、中西医结合骨伤科学的历史沿革

早在明朝（1368～1644 年），西方骨科开始传入我国，最初系由教会的神父们将"人体解剖学""药物学"等西方医著翻译成中文并公开发行。鸦片战争后，西医广泛传入我国，由于理论体系的差异，加之中医本身受到歧视及冷淡，使西医很快占据了主导地位，神州大地上西医医院"遍地开花"，大规模发展，进一步压制了以私人门诊为经营模式的中医发展空间。鉴于中医的发展严重受阻，一些有识之士做了一些衷中参西的工作，如 1931 年博陵时介民著的《时氏家传正骨术》，采用现代医学的解剖、生理叙述全身骨骼、筋肉位置、形态，采用了部分国外的复位方法。又如 1935 年，杭州董志仁著的《国医军阵伤科学概要》将骨骼古代名称和现代名称对照，便于学习，时人评价为"沟通中西之伟著"。抗日战争时期，毛泽东就提出"要团结中西医，用中西医两种方法治病"的口号。

新中国成立后，党和政府制订了发展中医、振兴中医的决策，在保护支持中医事业的同时，还号召中西医相互合作，互相学习扬长避短，推动、促进了中国骨科的产生和发展。如中国著名骨科学家方先之、尚天裕等自 1958 年以来，虚心学习著名中医苏绍三的正骨经验，博采国内各地中医骨科之长，运用解剖、生理、病理、力学等现代科技手段，对传统的中医治疗骨折的方法进行了剖析，总结出新的正骨八法，提出 "动静结合，筋骨并重，内外兼治，医患合作"四项原则，开创按部位研制系列规范的夹板固定骨折，并推行了各部位的功能练功方法，这种中西医结合治疗骨折的方法，操作简便，治疗经济，效果卓越，很快在国内推广，中西医结合骨折治疗提高到一个新水平。

1962 年，我国召开了医学史上具有十分重要的第一次中西医结合骨科学术座谈会，会议总结了新中国成立以来中西医结合所取得的重大成果。1963 年，方先之教授在意大利罗马举行的第 20 届世界外科学术会议上宣读了"中西医结合治疗前臂双骨折"的论文，引起了国际骨科学术界的广泛重视。1966 年，天津医院骨科撰写了《中西医结合治疗骨折》，并先后翻译成多国文字向世界传播，标志着中西医结合骨伤科事业的成功，为中西医骨伤科以后的发展奠定了基础。

20 世纪 70 年代，中西医结合骨伤科疗法得到迅速提高，不但在骨折治疗领域里的研究进一步深入，而且对慢性骨髓炎、关节炎等骨病的治疗也取得了一定突破。另外在骨伤科基础领域内，对民间正骨经验，中药促进骨折愈合，中药治疗风湿性关节病、骨肿瘤、骨髓炎等机制进行了深入的实验研究探索，取得了丰硕的成果。

20 世纪 80 年代至 20 世纪末，是科学技术日新月异的时代，中国的改革开放、日益频繁的国内外学术交流均为中西医结合骨伤科的发展提供了良好的机遇，无论在临床科研，还是在教育领域，中西医结合骨伤科取得了长足的进步，对整复手法、夹板固定及中药治疗的研究取得了很高的成就，提高了关节内骨折、软组织损伤及骨病的治疗效果，更为广泛而深入地研制出了各种外固定支架。

在应用现代医学实验科学知识研究骨折愈合、骨质疏松症、骨关节炎的机制、中药药理方面取得了显著的成绩。

20 世纪初至今，是我国骨科走向世界的重大时期。经过几十年的锤炼，我国医学学科组织建设不断完善，理念不断更新，诊疗技术日益规范。随着社会科技的飞速发展，骨伤科学将会有更多的、突破性的进展。

（杨仁轩）

第二节　筋骨损伤的病因和分类

一、损伤的病因

损伤是指人体受到外界不同因素的作用所引起的皮肉、筋骨、脏腑等组织的破坏，及其带来的局部和全身的后果，轻则妨碍日常工作与生活，重则危及生命。中医学对损伤的认识与分类可以追溯到周代，如《礼记·九卷》已经有将损伤分为金疡、折疡的记载，书中并记载了损伤可以分为伤（皮伤）、创（肉伤）、折（骨折）、断（骨肉皆断离）四类。至汉代张仲景《金匮要略·脏腑经络先后病脉证》中提出"千般疢难，不越三条。一者，经络受邪，入脏腑，为内所因也；二者，四肢九窍，血脉相传，壅塞不通，为外皮肤所中也；三者，房室、金刃、虫兽所伤。以此详之，病由都尽"。

唐代《外台秘要》又将损伤分为外损和内伤两类。以后又有医家把损伤的病因列为不内外因。宋代陈无择著《三因极一病证方论》，在前人病因分类的基础上明确提出了"三因学说"，他说："六淫，天之常气，冒之则先自经络流入，内合于脏腑，为外所因；七情，人之常性，动之则先自脏腑郁发，外形于肢体，为内所因；其如饮食饥饱，叫呼伤气，金疮踒折，疰忤附着，畏压溺等，有悖常理，为不内外因"，始以六淫邪气为"外所因"，情志所伤为"内所因"，而饮食劳倦、跌仆金刃及虫兽所伤等则为不内外因。这种把致病因素与发病途径结合起来进行研究的分类方法较之以往更为合理、明确，对后世影响很大，故延用至今，即将病因分为外感致病因素、内伤致病因素和其他致病因素三大类。但他也指出了三因之间是相互关联的，"如欲救疗，就中寻其类例，别其三因，或内外兼并，淫情交错，推其深浅，断其所因为病源，然后配合诸证，随因施药，药石针艾，无施不可"，一方面指出了损伤的病因不同于七情内因和六淫外因，而属于不内外因；另一方面，又提出了不内外因仍属于外因和内因的范畴，相互兼并、交错在一起。故历代大多数医家认为损伤的病因就是内因和外因。了解损伤的病因，才能对骨与关节、筋肉损伤的性质和程度做出比较正确的判断与评估，对损伤的治疗有重要意义。兹将损伤的病因分为外因和内因两方面进行介绍。

（一）外因

损伤的外因是外界因素作用于人体导致的损伤，主要是外力伤害，但与外感六淫与邪毒感染等也有一定的关系。

1. 外力伤害 各种外力可作用于人体导致皮肉筋骨各种伤害。如跌仆、坠堕、碰撞、扭挫、负重、压扎、打击、捽掷、金刃、火器等各种暴力所引起的损伤都与外力作用相关。根据外力作用的性质可分为直接暴力、间接暴力、肌肉强烈收缩和持续劳损四种。

（1）直接暴力：所致的损伤发生在外力直接作用的部位，如创伤、挫伤、骨折、脱位等。

（2）间接暴力：所致的损伤都发生在远离外力作用的部位，如传达暴力、扭转暴力可引起相应部位的骨折、脱位。如高处坠落，臀部先着地，身体下坠的冲击力与地面向上对脊柱的反作用力形成的挤压伤即可在胸腰椎造成压缩性骨折，或伴有严重的脱位及脊髓损伤。四肢某部遭受撞击、扭挫等暴力后通过杠杆力或螺旋力作用而将暴力向其他处传导，使远离接触暴力处的骨质薄弱部位发生骨折，或者关节发生脱位。

（3）肌肉强烈收缩：由于肌肉强烈收缩而产生较大的牵拉力，如投、掷运动时肌肉强烈收缩可发生肱骨下 1/3 段螺旋形骨折。跪跌时，股四头肌强烈收缩可以引起髌骨骨折。

（4）持续劳损：《素问•宣明五气》所说："久视伤血、久卧伤气、久坐伤肉、久立伤骨、久行伤筋，是谓五劳所伤"，如长途跋涉或远距离的持续跑步可发生第 2、3 跖骨骨折，或腓骨中下 1/3 骨折，称之为"疲劳骨折"。现代科技进步，改变了人们日常的工作方式和生活习惯，不适当的运动、长时间的久坐与伏案工作、电脑及智能手机的长时间使用，导致了非常普遍的慢性筋骨病的发生，造成脊柱退行性变等疾病的年轻化趋势。

2. 外感六淫 风、寒、暑、湿、燥、火是自然界六种不同气候的变化，六气太过、不及或不应时，影响到人体的调节适应功能及病原体的孳生传播，成为致病的邪气，合称"六淫"。外感六淫可引起筋骨、关节疾患，导致关节或肢体疼痛、活动不利。《诸病源候论•腰背病诸候》指出"夫劳伤之人，肾气虚损，而肾主腰脚，其经贯肾络脊，风邪乘虚卒入肾经，故卒然而患腰痛"。《仙授理伤续断秘方》曰："损后中风，手足痿痹，不能举动，筋骨乖张，挛缩不伸"，说明各种损伤可因风寒湿邪乘虚侵袭，经络阻塞，气机不得宣通，引起肌肉挛缩或松弛无力，而致关节活动不利、肢体功能障碍。感受风寒湿邪还可致落枕等疾患，如《伤科补要》说："感冒风寒，以患失颈头不能转。"

3. 邪毒感染 外伤后再感染邪毒，或邪毒从伤口乘虚而入，郁而化热，热盛肉腐，附骨成脓，脓毒不泄，蚀筋破骨，则可导致全身或局部感染，出现各种变证。如开放性骨折处理不及时或者处理不当可引起化脓性骨髓炎。

（二）内因

内因是指受人体内部因素变化影响而致损伤的因素。损伤主要是由于外力伤害等外在因素所致，但一般都有相应的各种内在因素和对应的发病规律，如年龄、体质、局部解剖结构等内在因素与关节十分密切。《素问·评热病论》指出"邪之所凑，其气必虚"。《灵枢·百病始生》说得更为透彻："风雨寒热，不得虚，邪不能独伤人""此必因虚邪之风，与其身形，两虚相得，乃客其形"，说明了大部分外界的致病因素只有在机体虚弱的情况下，才能伤害人体。因此我们在重视外力损伤等外因作用的同时，也要强调内因在发病学上的重要作用。当然，当外来暴力强烈，超越了人体防御力量或耐受力时，外力的伤害就成为主要的决定因素。

1. **年龄** 不同的年龄，伤病的好发部位和发生率也下一样，如跌倒时臀部着地，外力作用相同，老年人容易引起股骨颈骨折或股骨转子间骨折，青少年则较少发生。小儿因骨骼柔嫩，尚未坚实，所以容易折断，但小儿的骨骼骨膜较厚而富有韧性，骨折时多见不完全骨折。骺骨损伤多发生在儿童或 17～18 岁以下的正在生长发育、骨骺尚未愈合的少年。青壮年筋骨劲强，同样跌倒却不一定会发生骨折。剧烈运动导致的韧带损伤及重体力劳动者的机械性损伤则以青壮年为多。老年人气虚血衰，少动而好静，则劳损和和退行性改变导致关节、筋膜、肌肉疼痛或活动功能障碍的疾病较为多见，故有"年过半百，筋骨自痛"之说，因此骨与关节退行性疾病的发病率较高。

2. **体质** 体质的强弱与损伤的发生有密切的关系。如《素问·经脉别论》在论述病因时指出"当是之时，勇者气行则已，怯者则着而为病也"。年轻力壮，气血旺盛，肾精充实，筋骨坚强者则不易发生损伤。年老体衰，气血虚弱，肝肾亏损，骨质疏松者则易发生损伤，就如日常生活弯腰负重较大或者坐车时偶遇比较急的刹车，甚至是严重咳嗽或喷嚏等很容易导致高龄老人的脊柱压缩性骨折。《伤科补要》说："下颏者，即牙车相交之骨也，若脱，则饮食言语不便，由肾虚所致"，说明颞颌关节脱位的原因虽为骤然张口过大所致，但也往往与肾气亏损，而致面部筋肉松弛等有关，所以常见于老人。《正体类要·正体主治大法》中指出"若骨骺接而复脱，肝肾虚也"，说明肝肾虚损是习惯性脱位的病理因素之一。

3. **先天因素** 损伤的发生与先天禀赋也有密切关系，正如《灵枢·寿夭刚柔》所说："人之生也，有刚有柔，有弱有强"，先天禀赋不同，可以形成个体差异。先天禀赋不足或后天失养、气血虚弱、肝气虚损者，体质较弱，举动无力，稍过劳累，即感筋骨酸痛，易发劳损。先天充盛，又善摄养，经常参加体育锻炼者，气血充沛，体力健壮，则不易损伤，即使遇有损伤，一般恢复也较快。如遗传性疾病脆骨病，骨骼脆性较大，很容易发生骨折。

4. **解剖结构** 损伤与其局部解剖结构有一定关系。传达暴力作用于某一骨骼时，通常是在密质骨与松质骨交界处发生骨折，例如，桡骨下端骨折是因桡骨下端是由松质骨构成的，在桡骨下端 2～3cm 处是松质骨与密质骨交界处，从力学上来看是一个薄弱点，所以跌倒时若手掌着地，则由于躯干向下的重力与地面向上的反作用力交集于此处，即可造成此处的骨折。锁骨骨折多发生在无韧带肌肉保护的锁骨两个弯曲的交界处。

5. **病理因素** 伤病的发生还与组织的病变关系密切，内分泌代谢障碍可影响骨的成分。骨组织的疾患，如骨肿瘤、骨结核、骨髓炎、骨坏死均可破坏骨组织，导致局部结构破坏。

6. **职业工种** 损伤的发生与职业工种有一定关系，如手部损伤较多发生在缺乏必要的防护设备下工作的机械工人、编织工人和手工艺制作者，如扳机指、腕管综合征等；网球运动员易患网球肘，慢性腰部劳损多发于经常弯腰负重操作的工人、长期长时间坐位工作的制衣工、流水线作业人员、办公室工作人员等；运动员及舞蹈、杂技、武打演员容易发生各种运动损伤；长期伏案、使用电脑和智能手机的人，长时间低头工作或操作容易患颈椎病等。

7. **七情内伤** 在骨伤科疾病中，七情（喜、怒、忧、思、悲、恐、惊）的变化有着重要的作用。在一些慢性骨关节疾病中，如果情志不畅、忧思抑郁，则耗气伤血，可加重病情，延缓疾病的康复进程。如性格开朗，意志坚强，则有利于疾病的康复。因此中医骨伤科学历来重视精神的调养。

中医学的整体观表现在不仅人体是一个整体，人与自然环境间也是一个有机的整体，因此损伤的发生是内外因素作用的综合结果。不同的外因可以引起不同的损伤疾患，但由于内因的影响，在同一外因情况下，损伤的种类、性质和程度都可有所不同。所以，损伤的发生，外因虽然是重要的，但亦不能忽视内在因素。必须正确处理外因和内因的辩证关系，通过分析疾病的症状、体征来推理病因，从而提供治疗的根据，亦即是要做到"辨证求因""审因论治"。

二、损伤的分类

根据损伤的性质与特点，主要有以下几种分类方法。

1. **按照损伤的部位分类**　按损伤部位分类的不同，可将损伤分为外伤和内伤。外伤是指皮、肉、筋、骨、脉损伤。临床上，根据损伤的具体部位可分为骨折、脱位与筋伤。内伤是指脏腑损伤及损伤所引起的气血、经络、脏腑功能紊乱而出现的各种损伤内证。人体内外是一个有机的整体，皮肉裹于外，筋骨连续于内。从外伤来讲，皮肉受损，筋骨亦会累及；反之，筋伤骨损，皮肉必然受伤。对于内伤而言，因为经络为气血运行的通道，经络内属于脏腑，外络于肢节，而且五脏之道皆出于经隧，因此无论是伤气血或伤脏腑，均可导致经络阻滞；反之，经络损伤亦可内传脏腑，经络运行阻滞必然会引起气血、脏腑功能失调。同样，外伤与内伤也是密切相关的，肢体虽然受损于外，必然会由外及内使气血伤于内，并造成脏腑功能不和，外伤时必然会出现很多内证。

2. **按照损伤的性质分类**　按损伤的发生过程和外力作用性质，可将损伤分为急性损伤、慢性劳损。急性损伤是指由于急骤的暴力所引起的损伤；慢性劳损是指由于劳逸失度、或体位不正而外力又经年累月作用于人体所致的病证。

3. **按照受伤的时间分类**　按受伤时间可分为新伤、陈伤。新伤主要是指 2～3 周以内的损伤，或指受外力作用后发生病证并立即就诊者；陈伤又称宿伤，是指新伤失治，日久不愈，或愈后又因某些诱因，隔一定时间在原受伤部位复发者。

4. **按照受伤部位的破损情况分类**　按受伤部位的皮肤或黏膜是否破损，可将损伤分为闭合性和开放性损伤。闭合性损伤是受钝性暴力损伤而外部无创口者；开放性损伤是指由于锐器、火器或钝性暴力作用使皮肤黏膜破损，而有创口流血，深部组织与外界环境沟通者。皮肉是人体的外壁与屏障，皮肤完整，则伤处不会污染，外邪不易入侵。皮肤破损，外邪从伤口入侵，容易发生感染，故变证多端。

5. **按照受伤的程度分类**　按受伤程度不同，可将损伤分为轻伤和重伤。受伤的严重程度取决于致伤因素的性质、强度、作用时间的长短，受伤的部位及面积的大小、深度等。

6. **按照伤者的职业特点分类**　按伤者的职业特点，可将损伤分为生活损伤、职业损伤、交通损伤、运动损伤等。随着科技发展与社会的进步，人们的生活习惯与工作方式已经发生了巨大变化，已经逐步没有了工农业职业的区分，而各种职业的慢性损伤却越来越多。电脑、智能手机、电视等电子产品的日益普及及长时间使用，以及流水线和制衣工人长期低头坐位工作等，导致腰腿痛、颈肩痛等疾病的年轻化，而且发病率逐年上升。竞技体育、日常体育锻炼与健身等活动使运动创伤的发生也日益增多。

7. **按照致伤因素的理化性质分类**　按致伤因素的性质种类，可将损伤分为物理损伤、化学损伤和生物损伤等，如外力、高热、冷冻、电击导致的物理性损伤，以及化学液体烧灼等导致的化学性损伤。

三、损伤的病机

人体是由皮肤、筋骨、脏腑、经络、气血与津液等共同组成的一个有机整体，人体生命活动主要是脏腑功能的反映，脏腑功能的物质基础是气血、津液。脏腑各有不同的生理功能，通过经络联系全身的皮肉筋骨等组织，构成复杂的生命活动，它们之间保持着相对的平衡，互相联系，互相依存，互相制约，无论是在生理活动还是在病理变化方面都有着不可分割的联系。因此，伤病的发生和发展与皮肉筋骨、脏腑经络、气血津液等都有密切的关系。

人体的损伤，虽然有外伤和内损之分。外伤疾患多由于皮肉筋骨损伤而引起气血瘀滞，经络阻塞，津液亏损，或瘀血邪毒由表入里，而导致脏腑不和。正如明代薛己在《正体类要》序文中指出"肢体损于外，则气血伤于内，营卫有所不贯，脏腑由之不和"，明确指出人体的皮肉筋骨在遭受外力损伤时，可进而影响体内，引起气血、营卫、脏腑等一系列的功能紊乱。内损则多是由于脏腑不和，由里达表引起经络、气血、津液病变，导致皮肉筋骨病损。外伤与内损、局部与整体之间是相互作用、相互影响的。

因此，在外伤的辨证论治中，均应从整体观念加以分析，既要辨治局部皮肉筋骨的外伤，又要对外伤引起的气血、津液、脏腑、经络功能的病理生理变化加以综合分析，这样才能正确认识损伤的本质和病理现象的因果关系。这种局部与整体的统一观，是中医骨伤科治疗损伤疾患的原则之一。

（一）皮肉筋骨病机

1. 皮肉筋骨的生理功能 皮肉为人体之外壁，内充卫气，人之卫外者全赖卫气。肺主气，达于三焦，外循肌肉，充于皮毛，如室之有壁、屋之有墙，故《灵枢·经脉》曰："肉为墙。"筋是筋络、筋膜、肌腱、韧带、肌肉、关节囊、关节软骨等组织的总称。筋的主要功用是连属关节，络缀形体，主司关节运动。《灵枢·经脉》曰："筋为刚"，言筋的功能坚劲刚强，能约束骨骼。《素问·五藏生成》说："诸筋骨皆属于节"，说明人体的筋都附着于骨上，大筋联络关节，小筋附于骨外。《杂病源流犀烛·筋骨皮肉毛发病源流》中说："筋也者，所以束节络骨，绊肉绷皮，为一身之关纽，利全体之运动者也，其主则属于肝""所以屈伸行动，皆筋为之"。因此，筋病多影响肢体的活动。

骨属于奇恒之府。《灵枢·经脉》曰："骨为干"；《素问·痿论》曰："肾主身之骨髓"；《素问·脉要精微论》又曰："骨者髓之府，不能久立，行则振掉，骨将惫矣"，指出骨的作用，不但为立身之主干，还纳藏精髓，与肾气有密切关系，肾藏精、精生髓、髓养骨，合骨者肾也，故肾气的充盈与否能影响骨的成长、壮健与再生；反之，骨受损伤，可累及肾，两者互为影响。肢体的运动有赖于筋骨，而筋骨离不开气血的温煦濡养，气血化生，濡养充足，筋骨功能才可劲强；筋骨又是肝肾的外合，肝血充盈，肾精充足，则筋劲骨强。因此，肝肾精气的盛衰，关系筋骨的生长与衰退。

2. 损伤与皮肉筋骨的关系 皮肉筋骨的损伤，在骨伤科疾患中最为多见，一般分为伤皮肉、伤筋、伤骨，但又互有联系。

（1）伤皮肉：伤病的发生，或破其皮肉，是犹壁之有穴、墙之有窦，无异门户洞开，易使外邪侵入；或气血瘀滞逆于肉理，则因营气不从，郁而化热，有如闭门留邪，以致瘀热为毒；亦可由皮肉失养，导致肢体萎缩或功能障碍。

皮肉应为气血濡养，营卫气血的生理、病理变化关系到皮肉的消长和病变。受伤之后，若肺气不固，脾虚不运，则外卫阳气不能熏泽皮毛，脾不能为胃运行津液，而致皮肉濡养缺乏，引起肢体萎弱或功能障碍。损伤引起血脉受压，营卫运行滞涩，则筋肉得不到气血濡养，导致肢体麻木不仁、挛缩畸形。局部皮肉组织受邪毒感染，营卫运行功能受阻，气血凝滞，则郁热化火，酿而成脓，出现局部红、肿、热、痛等症状。若皮肉破损引起破伤风，可导致肝风内动，出现张口困难、牙关紧闭、角弓反张和抽搐等症状。

（2）伤筋：《杂病源流犀烛·筋骨皮肉毛发病源流》中说："筋也者，所以束节络骨，绊肉绷皮，为一身之关纽，利全体之运动者也，其主则属于肝。故曰，筋者，肝之合。按人身之筋，到处皆有，纵横无算。而又有力诸筋之主者曰宗筋""筋之总聚处，则在于膝"。《灵枢》云："诸筋者，皆属于节""所以屈伸行动，皆筋为之"。因此，筋病多影响肢体的活动。一般来说，筋急则拘挛，筋弛则萎弱不用。凡跌打损伤，筋每首当其冲，受伤机会最多。在临床上，凡扭伤、挫伤后，可致筋肉损伤，局部肿痛、青紫，关节屈伸不利。即使在"伤骨"（骨折）时，由于筋附着于骨的周围，筋亦往往首先受伤；骨折时，往往有肌肉、筋膜损伤，甚至神经损伤。关节脱位时，关节四周筋膜多有破损、韧带损伤。所以，在治疗骨折、脱位时都应考虑筋伤的因素。慢性的劳损，亦可导致筋的损伤，如"久行伤筋"，说明久行过度疲劳，可致筋的损伤。临床上，筋伤机会甚多，其证候表现、病理变化复杂多端，如筋急、筋缓、筋缩、筋挛、筋痿、筋结、筋惕等，宜细审察之。

（3）伤骨：在骨伤科疾患中所见的"伤骨"病证，包括骨折、脱位，多因直接暴力或间接暴力所引起。凡伤后骨折，出现肿胀、疼痛、活动功能障碍，局部畸形、骨擦音、异常活动；或关节脱位，使其正常解剖结构与关系异常，可使附着之筋紧张而出现弹性固定情况。但伤骨不会是单纯性的孤立的损伤。如上所述，损骨能伤筋，伤筋亦能损骨，筋骨的损伤必然累及气血伤于内，因脉络受损，气滞血瘀，为肿为痛。《灵枢·本藏》指出"是故血和则经脉流行，营复阴阳，筋骨劲强，关节清利矣"。所以治疗伤骨时必须行气消瘀以纠正气滞血瘀的病理变化。

伤筋损骨还可危及肝肾精气。《备急千金要方》说："肾应骨，骨与肾合""肝应筋，筋与肝合"。肝肾精气充足，可促使肢体骨骼强壮有力。因此，伤后如能注意调补肝肾，充分发挥精生骨髓的作用，就能促进筋骨修复。《素问·宣明五气》指出五脏所主除肝主筋外，还有"肾主骨"，五劳所伤除久行伤筋外，还有"久立伤骨"，说明过度疲劳也能使人体筋骨受伤，如临床所见的跖骨疲劳骨折等。《东垣十书·内外伤辨》指出的"热伤气""热则骨消筋缓""寒伤形""寒则筋挛骨痛"等，说明寒热对筋骨也有影响。

（二）气血津液病机

1. 气血病机

（1）气血的生理功能：气血运行于全身，周流不息，外而充养皮肉筋骨，内则灌溉五脏六腑，维持着人体正常的生命活动。

"气"一方面来源于与生俱来的肾之精气；另一方面来源于从肺吸入的清新之气和由脾胃所化生的"水谷精气"。前者为先天之气，后者乃后天之气，这两种气相互结合而形成的"真气"，成为人体生命活动的原动力，也可以说是维持人体生命活动最基本的力量。气是一种流动的物质，气的运动形式多种多样，主要有升、降、出、入四种基本运动形式。它的主要功能包括对一切生理活动的推动作用，温养形体的温煦作用，对外邪侵入的防御作用，血和津液的化生、输布、转化的气化作用，以及防止血、津液流失的固摄作用。总之，气在全身的流通，无处不到，上升下降，维持着人体动态平衡。

"血"由从脾胃运化而来的水谷精气变化而成。《灵枢·决气》说："中焦受气取汁，变化而赤，是谓血"，前人称"血主濡之"，血形成之后，循行于脉中，依靠气的推动而周流于全身，对各个脏腑、组织、器官有营养作用。《素问·五藏生成》说："肝受血而能视，足受血而能步，掌受血而能握，指受血而能摄"，说明全身的皮肉、筋骨、脏腑，都需要得到血液的营养，才能行使各自的生理功能。

"气"和"血"的关系十分密切。气推动血沿着经脉而循行全身，以营养五脏、六腑、四肢、百骸。两者相互依附，周流不息。《素问·阴阳应象大论》阐述了气血之间的关系："阴在内，阳之守也；阳在外，阴之使也"。《血证论·吐血》则概括为"气为血之帅，血随之而运行；血为气之守，气得之而静谧"。血的循行，靠气的推动，气行则血运行，气滞则血瘀；反之，血溢于外，成为瘀血，气亦必随之而滞。大量出血，必然导致气血同时衰竭，称为"气随血脱"。这些阴阳、内外、守使等概念，不仅说明了气血本身的特点，而且也生动地阐明了两者之间相互依存的关系。

（2）损伤与气血的关系：十分密切。当人体受到外力伤害后，常导致气血运行紊乱而产生一系列的病理改变。人体一切伤病的发生、发展无不与气血有关。

1）伤气：因用力过度、跌仆闪挫或撞击胸部等因素，导致人体气机运行失常，脏腑发生病变，出现"气"的功能失常及相应的病理现象。一般表现为气滞与气虚，损伤严重者可出现气闭、气脱，内伤肝胃可见气逆等证。

A. 气滞：气运行于全身，正常时流通疏畅，当人体某一部位、某一脏腑受伤或发生病变，都可使气的流通发生障碍，出现"气滞"的病理现象。《素问·阴阳应象大论》说："气伤痛，形伤肿。"气本无形，郁滞则气聚，聚则似有形而实无质，气机不通之处，即伤病所在，常出现胀闷疼痛。如气滞发生于胸胁，则出现胸胁胀痛，呼吸、咳嗽时均可牵掣作痛等。损伤气滞的特点为外无肿形，痛无定处，自觉疼痛范围较广，体表无明确压痛点。气滞在骨科中多见于胸胁屏伤或挫伤。

B. 气虚：是全身或某一脏腑、器官、组织出现功能不足和衰退的病理现象，在骨伤科疾病中某些慢性损伤患者、严重损伤后期、体质虚弱和老年患者等均可见到。其主要证候是伤痛绵绵不休、精神疲倦、语声低微、少气乏力、自汗、脉细软无力等。

C. 气闭：常为损伤严重而骤然导致气血错乱，气为血壅，气闭不宣。其主要证候为出现一时性的晕厥、不省人事、窒息、烦躁妄动、四肢抽搐或昏睡困顿等。《医宗金鉴·正骨心法要旨》有"或昏迷目闭，身软而不能起，声气短少，语言不出，心中忙乱，睡卧喘促，饮食少进"等描述，常见于严重损伤的患者。

D. 气脱：严重损伤可造成本元不固而出现气脱，是气虚最严重的表现。如损伤引起大出血，可造成气随血脱。气脱者多突然昏迷或醒后又昏迷，表现呼吸浅促、面色苍白、四肢厥冷、二便失禁、脉微弱等证候，常发生于开放性损伤失血过多、头部外伤等严重伤患。

E. 气逆：损伤而至内伤脾胃，可造成肝胃气机不降而反上逆，出现嗳气频频、作呕欲吐或呕吐等症。

2）伤血：由于跌打、挤压、挫撞及各种机械冲击等伤及血脉，以致出血，或瘀血停积。损伤后血的功能失常可出现各种病理现象，主要有血瘀、血虚、血脱和血热。

A. 血瘀：由于局部损伤出血及各种内脏和组织发生病变所形成。在骨伤科疾患中的血瘀多由于局部损伤出血所致。血有形，形伤肿，瘀血阻滞，经脉不通，不通则痛，故血瘀出现局部肿胀、疼痛。疼痛性质如针刺刀割，痛点固定不移，是血瘀最突出的一个症状，血瘀还可在伤处出现肿胀青紫，同时由于瘀血不去，可使血不循经，反复出血不止。全身症状表现为面色晦暗、唇舌青紫、脉细或涩等证候。在骨伤科疾患中，气滞血瘀常常同时并见，《素问·阴阳应象大论》指出"气伤痛，形伤肿。故先痛而后肿者，气伤形也；先肿而后痛者，形伤气也"。临床上多见气血两伤，肿痛并见，唯有所偏胜，或伤气偏重，或伤血偏重，以及先痛后肿，或先肿后痛等不同情况。

B. 血虚：是体内血液不足所发生的病变，其原因主要是由于失血过多或心脾功能不佳，生血不足所致。在骨伤科疾患中，由于失血过多，新血一时未及补充；或因瘀血不去，新血不生；或因筋骨严重损伤，累及肝肾，肝血肾精不充，都能导致血虚。血虚证候表现为面色不华或萎黄、头晕、目眩、心悸、手足发麻、心烦失眠、爪甲色淡、唇舌淡白、脉细无力。在骨伤科疾患中还可表现为局部损伤之处久延不愈，甚至血虚筋挛、皮肤干燥、头发枯焦，或关节缺少血液滋养而僵硬、活动不利。血虚患者，往往由于全身功能衰退，同时可出现气虚证候。气血俱虚则在骨伤科疾患中表现为损伤局部愈合缓慢，功能长期不能恢复等。

C. 血脱：在创伤严重失血时，往往会出现四肢厥冷、大汗淋漓、烦躁不安，甚至晕厥等虚脱症状。血虽以气为帅，但气的宁谧温煦需血的濡养。失血过多时，气浮越于外而耗散、脱亡，出现气随血脱、血脱气散的虚脱证候。

D. 血热：损伤后积瘀化热或肝火炽盛、血分有热均可引起血热。临床可见发热、口渴、心烦、舌红绛、脉数等证候，严重者可出现高热昏迷。积瘀化热，邪毒感染，尚可致局部血肉腐败，酝酿液化成脓。《正体类要·正体主治大法》说："若患处或诸窍出血者，肝火炽盛，血热错经而妄行也"，若血热妄行，则可见出血不止等。

因为气血之间有着不可分割的关系，所以在伤科疾病中，气血损伤密不可分，《素问·阴阳应象大论》曰："气伤痛，形伤肿。故先痛而后肿者，气伤形也；先肿后痛者，形伤气也"，说明肿与痛是气血损伤的病理反应。《难经·第二十二难》指出"气留而不行者，为气先病也，血壅而不濡者，为血后病也"。气无形，血有形。气为血帅，血随气行。气先伤及于血，或血先伤及于气。先痛而后肿为气伤形，先肿而后痛为形伤气。气血两伤，多肿痛并见。

李中梓的注解是"气喜宣通，气伤则壅闭不通，故痛；形为质象，形伤则稽留而不化，故肿。气本无形，故郁滞则气聚，聚则似有形而实无质，气机不通之处，即伤病所在之处，必出现胀闷疼痛"。形伤肿即指瘀血造成肿胀而言。血有形，形伤肿；瘀血留滞，局部出现肿胀。马莳注解说："然其为肿为痛，复有相因之机，先有痛而后发肿者，盖以气先受伤而形亦受伤，谓之气伤形也；先有肿而后痛者，盖以形先受伤，而气亦受伤，谓之气伤形也。形非气补充，气非形不生，形气相为依附，而病之相因者又如此。"因此，《杂病源流犀烛》曰："跌扑闪挫，卒然身受。由外及内，气血俱伤病也。"气血之间有着不可分的关系，临床上每多气血两伤，肿痛并见，但有所偏胜，或偏重伤气，或偏重伤血，以及先痛后肿，或先肿后痛等不同情况，故在治疗上常须理气活血同时并进。

2. 津液病机

（1）津液的生理功能：津液是人体内一切正常水液的总称，主要是指体液而言。清而稀薄者为津，浊而浓稠者为液。"津"多布散于肌表，渗透润泽皮肉、筋骨之间，有温养充润的作用，所以《灵枢·五癃津液别》说："以温肌肉，充皮肤，为其津"，汗液尿液均为津液所化生。津血互生，血液得津液的不断补充，才能在周身环流不息，故《灵枢·痈疽》说："津液和调，变化而赤为血。""液"流注、浸润于关节、脑髓之间，以滑利关节，濡养脑髓和骨髓，同时也有润泽肌肤的功能。津和液都是体内正常的水液，两者之间可互相转化，故并称津液，有充盈空窍，滑利关节，润泽皮肤、肌肉、筋膜、软骨，濡养脑髓和骨髓，即所谓填精补髓等生理功能。

（2）损伤与津液的关系：损伤而致血瘀时，由于积瘀生热，热邪灼伤津液，可使津液出现一时性消耗过多，而使滋润作用不能很好地发挥，出现口渴、咽燥、大便干结、小便短少、舌苔黄而干燥等症。由于重伤久病，常严重耗伤阴液，除了可见较重的伤津证候外，还可见全身情况差、舌色红绛而干燥、舌体瘦瘪、舌苔光剥、口干而不欲饮等症。津液与气有密切的关系，损伤而致津液亏损时，气亦随之受损。津液大量丢失，甚至可导致"气随液脱"；而气虚不能固摄，又可致津液损伤。

损伤后如果有关脏腑的气机失调，必然会影响"三焦气化"，妨碍津液的正常运行而导致病变。人体水液代谢调节，虽然是肺、脾、肾、三焦等脏器的共同职能，但主要起作用的还是肾。这是因为三焦气化生于肾气，脾阳根源于肾阳，膀胱的排尿功能依赖于肾的气化之故。肾气虚衰时可见小溲清长或水液潴留的表现，如局部或下肢浮肿，关节滑液停积时，可积聚为肿胀。

《灵枢·本神》说："两精相搏谓之神。"《灵枢·平人绝谷》说："神者，水谷之精气也。"《素问·六节藏象论》说："味有所藏，以养五气，气和而生。津液相成，神乃自生。"精、气、神三者，前人称为三宝，气的化生源于精，精的化生赖于气，精气生而津液成则表现为神；若精气伤，津液损，则失神，临床表现为危候。如机体因创伤、失血引起休克时，便会出现反应迟钝、表情淡漠、精神恍惚、烦躁不安或不省人事等神态异常，并有肢体出汗、皮肤湿润、尿量减少等征象。

3. 脏腑经络病机

（1）脏腑、经络的生理功能：脏腑是化生气血，通调经络，营养皮肉筋骨，主持人体生命活动的主要器官。脏与腑的功能各有不同。《素问·五藏别论》说："五脏者，藏精气而不泻也""六腑者，传化物而不藏"。脏的功能是化生和储藏精气，腑的功能是腐熟水谷、传化糟粕、排泄水液。

经络是运行全身气血，联络脏腑肢节，沟通上下内外，调节体内各部分功能活动的通路，包括十二经脉、奇经八脉、十五别络，以及经别、经筋等。每一经脉都连接着内在的脏或腑，同时脏腑又存在相互表里的关系，所以在疾病的发生和传变上亦可以由于经络的联系而相互影响。

人体是一个统一的整体，体表与内脏、内部脏腑之间有着密切的联系，不同的体表组织由不同的内脏分别主宰。脏腑发生病变，必然会通过它的有关经络反映在体表；而位于体表、组织的病变，同样可以影响其所属的脏腑出现功能紊乱。如"肝主筋""肾主骨""脾主肌肉"等。肝藏血主筋，肝血充盈，筋得所养，活动自如；肝血不足，筋的功能就会发生障碍。肾主骨，藏精气，精生骨髓，骨髓充实，则骨骼坚强；脾主肌肉，人体的肌肉依赖脾胃化生气血以资濡养。这都说明了人体内脏与筋骨气血的相互联系。

（2）损伤与脏腑、经络的关系：脏腑病机是探讨疾病发生发展过程中，脏腑功能活动失调的病理变化机制。外伤后势必造成脏腑生理功能紊乱，并出现一系列的病理变化。

1）肝、肾：《素问·宣明五气》提出五脏随其不同的功能而各有所主。"肝主筋""肾主骨"的理论亦广泛地应用在伤科辨证治疗上，损伤与肝、肾的关系十分密切。

肝主筋，《素问·五藏生成》曰："肝之合筋也，其荣爪也"；《素问·六节藏象论》曰："其华在爪，其充在筋"。这些条文都说明肝主筋，主关节运动。《素问·上古天真论》曰："丈夫……七八肝气衰，筋不能动，天癸竭，精少，肾脏衰，形体皆极"，指出人到了50多岁，则进入衰老的状态，表现为筋的运动不灵活，是由于肝气衰筋不能动的缘故。"肝主筋"也就是全身筋肉的运动与肝有密切关系。肝血充盈才能养筋，筋得其所养，才能运动有力而灵活。肝血不足，血不养筋，则出现手足拘挛、肢体麻木、屈伸不利等症。

肝藏血。《灵枢·本神》说："肝藏血"；《素问·五藏生成》说："故人卧，血归于肝……足受血能步，掌受血而能握，指受血而能摄"，是指肝脏具有储藏血液和调节血量的功能。凡跌打损伤之症，而恶血留内时，则不分何经，皆以肝为主，因肝主藏血，故败血凝滞体内，从其所属，必归于肝。如跌扑受挫进伤的疼痛多发生在胸胁少腹处，正是因为肝在胁下，肝经起于大趾，循少腹，布两胁的缘故。

肾主骨，精生髓。《灵枢·本神》说："肾藏精"；《素问·宣明五气》说："肾主骨"；《素问·六节藏象论》说："肾者……其充在骨"；《素问·阴阳应象大论》说："肾生骨髓""在体为骨"，都说明肾主骨生髓，骨是支持人体的支架。

肾藏精，精生髓，髓养骨。所以骨的生长、发育、修复，均须依赖肾脏精气所提供的营养和推动。临床上，肾的精气不足导致小儿骨软无力、囟门迟闭及某些骨骼发育畸形；肾精不足，骨髓空虚，可致腿足痿弱而行动不便，或骨质脆弱，骨质疏松，易于骨折。《诸病源候论·腰痛不得挽仰候》说："肾主腰脚""劳损于肾，动伤经络，又为风冷所侵，血气搏击，故腰痛也"。《医宗必读》认为腰痛的病因"有寒有湿，有风热，有挫闪，有瘀血，有滞气，有积痰皆标也，肾虚其本也"。所以肾虚者易患腰部扭闪和劳损等症，而出现腰背酸痛、腰脊活动受限等症状。又如骨折损伤必内动于肾，因肾生精髓，故骨折后如肾生养精髓不足，则无以养骨，难以愈合。故在治疗时，必须用补肾续骨之法，常配合入肾经的药物。筋骨相连，发生骨折时常伤及筋，筋伤则内动于肝，肝血不充，无以荣筋，筋失滋养而影响修复。肝血肾精不足，还可以影响骨折的愈合，所以在治疗时补肾同时须养肝、壮筋，常配合入肝经的药物。

2）脾、胃：胃为仓廪，主消化吸收。《素问·灵兰秘典论》说："脾胃者，仓廪之官，五味出焉"，说明胃主受纳、脾主运化。运化是指把水谷化为精微，并将精微物质转输至全身的生理功能。它对于气血的生成和维持正常活动所必需的营养起着重要的作用，故称为气血生化之源。此外，脾还具有统摄血液防止逸出脉外的功能。它对损伤后的修复起着重要作用。

脾主肌肉四肢。《素问·痿论》说："脾主身之肌肉。"《灵枢·本神》说："脾气虚则四肢不用。"全身的肌肉都要依靠脾胃所运化的水谷精微营养，一般人如果营养好则肌肉壮实，四肢活动有力，即使受伤也容易痊愈；反之，若肌肉瘦削，四肢疲惫，软弱无力，则伤后不易恢复。所以损伤之后要注意调理脾胃的功能。胃气强，则五脏俱盛。脾胃运化功能正常，则消化吸收功能旺盛，水谷精微得以生气化血，气血充足，输布全身，损伤也容易恢复。如果脾胃运化失常，则化源不足，无以滋养脏腑筋骨。胃气弱则五脏俱衰，必然影响气血的生化和筋骨损伤的修复。所以有"胃气一败，百药难施"的说法。这正是脾主肌肉，主四肢，四肢皆禀气于胃的道理。

3）心、肺：心主血，肺主气。气血的周流不息，输布全身，还有赖于心肺功能的健全。心肺调和，则气血得以正常循环输布，才能发挥煦濡的作用，而筋骨损伤才能得到痊愈。肺主一身之气，如果肺的功能受损，不但会影响呼吸功能，而且也会影响气的生成，从而导致全身性的气虚，出现体倦无力、气短、自汗等症状。《素问·痿论》说："心主身之血脉"，主要是指心气有推动血液循环的功能。血液的正常运行，不仅需要心气的推动，而且赖于血液的充养，气为血之帅，而又依附于血。因此损伤后出血过多，血液不足而心血虚损时，心气也会随之不足，出现心悸、胸闷、眩晕等症。

4）经络：经脉内联脏腑，外络支节，布满全身，是营卫气血循行的通路。《灵枢·本藏》说："经脉者，所以行血气而营阴阳，濡筋骨，利关节者也"，指出经络有运行气血、营运阴阳、濡养筋骨、滑利关节的作用。所以经络一旦受伤就会使营卫气血的通路受到阻滞。经络的病候主要有两方面，一是脏腑的损伤病变可以累及经络，经络损伤病变又可内传脏腑而出现症状；二是经络运行阻滞，会影响它循行所过组织器官的功能，出现相应部位的证候。正如《杂病源流犀烛·跌仆闪挫源流》中说："损伤之患，必由外侵内，而经络脏腑并与俱伤""其治之之法，亦必于脏腑经络间求之"。因此在医治骨伤科疾患时，应根据经络、脏腑学说来灵活辨证，调整其内脏的活动和相应的体表组织、器官功能。

第三节　筋骨损伤的检查及诊断

一、损伤的症状与体征

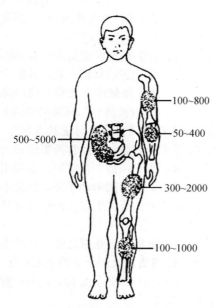

图 1-1　各部位骨折的失血量（ml）

人体遭受外力作用而发生损伤后，由于气血、营卫、皮肉、筋骨、经络、脏腑及津液的病理变化，因而出现一系列症状与体征。这些症状与体征对于损伤的诊断及了解其发展过程与预后有重要价值。临床上，筋骨损伤一般包括骨折、脱位、骨病与筋伤。

（一）骨折的临床表现与X线检查

大多数骨折一般只引起局部症状，严重骨折和多发性骨折可引起全身反应。

1.骨折全身症状

（1）休克：骨折所致的休克主要原因是出血，特别是骨盆骨折、股骨骨折和多发性骨折，其出血量大者可达1000ml以上（图1-1）。严重开放性骨折或并发重要脏腑损伤也可并发休克。患者可出现面色苍白、肢体厥冷、出冷汗、口渴、尿量减少、血压下降、脉搏细微或消失、烦躁或神情淡漠等表现。

（2）发热：骨折后一般体温正常，出血量较大的骨折如骨盆骨折、股骨骨折，瘀血停聚，积瘀化热，一般以低热为主，常伴有口渴、口苦、心烦、便秘、尿赤、烦躁不安等表现；开放性骨折，如果出现高热，应该考虑感染可能。

2. 骨折的局部表现

（1）疼痛：骨折后，由于骨断筋伤，脉络受损，气血凝滞，阻塞经络，不通则痛，故常出现不同程度的疼痛。在移动患肢时疼痛加剧，经妥善固定患肢后，疼痛可以减轻并渐至消失。

（2）肿胀：骨折后，由于骨髓、骨膜和周围软组织损伤，血管破裂出血，组织水肿，损伤部可出现肿胀。2～4 天内水肿达到最高峰，在张力最大时，局部皮肤可发亮，并可产生张力水泡。骨折部的瘀血溢到皮下，出现皮肤瘀斑。

（3）功能障碍：骨折后，肢体出现功能障碍、丧失活动能力是常见症状。其原因是多方面的。如剧烈疼痛，肌肉反射性痉挛；肌肉失去附着或失去骨骼的杠杆作用；神经、血管、肌肉、肌腱等组织的破坏等。但有个别骨折，如儿童的青枝骨折和成人的嵌入性骨折，因为骨的连续性部分存在，可无明显运动功能丧失。

3. 骨折的特有体征

（1）畸形：骨折端的移位，可以使患肢外形发生改变，主要表现为短缩、成角，或旋转畸形。

（2）异常活动：正常情况下肢体不能活动的部位，骨折后连续性、完整性丧失后可出现异常活动。

（3）骨摩擦音或骨擦感：即骨折端互相摩擦、碰撞所发出的声音或感觉。这种体征往往在局部检查时，用手触摸骨折处可感觉到。

具有以上三个骨折体征之一者，即可诊断为骨折。但骨折的异常活动、骨擦音或骨擦感应在初次检查并认识予以注意，不可故意反复多次检查，以免加重周围组织的损伤，特别是重要的血管、神经损伤。值得注意的是，有些骨折如裂隙骨折和嵌插骨折，可不出现上述三个典型骨折特有的体征，需进一步行影像学检查以确诊。

4. 骨折的 X 线检查　X 线检查对骨折的诊断与治疗具有重要价值。凡疑为骨折的患者应常规进行 X 线检查，X 线片可以显示临床上难以发现的不完全性骨折、深部骨折、关节内骨折和小的撕脱性骨折等。即使临床上已经表现为明显骨折的患者，X 线片检查也是必要的，可以帮助了解骨折的类型和骨折端的移位情况，对于骨折的治疗具有重要指导意义。

骨折的 X 线检查一般应该包括邻近一个关节在内的正、侧位片，必要时应拍摄特殊位置的 X 线片。如掌骨和距骨拍正位和斜位，跟骨拍侧位和轴位，腕舟状骨拍正位和蝶位。有时不易确定损伤情况时，尚需拍对侧肢体相应部位的 X 线片，进行对比。值得注意的是，有些轻微的裂隙骨折，急诊拍片未见明显骨折线，如果临床症状较明显者，应于伤后 2 周拍片复查。此时骨折端吸收常可出现骨折线，如腕舟状骨骨折。

（二）脱位的主要症状

关节脱位的诊断，主要根据临床症状、体征及 X 线照片。

1. 主要症状

（1）疼痛：关节脱位时，关节囊和关节周围的软组织往往有撕裂性损伤，致局部气滞血瘀而出现不同程度的疼痛。

（2）肿胀：关节脱位时，关节周围软组织损伤，血管破裂，筋肉出血，组织液渗出，充满关节囊内外，继发组织水肿，因而出现肿胀。

（3）功能障碍：由于关节脱位后出现关节结构失常，关节周围肌肉损伤致反射性肌肉痉挛，加之疼痛，造成脱位之关节活动功能部分障碍或完全丧失。

2. 特有体征

（1）关节畸形：关节脱位，使该关节的骨端脱离了正常位置，关节周围的骨性标志相互发生改变，破坏了肢体原有的轴线，与健侧对比不对称，因而发生畸形。如肩关节脱位后呈"方肩"畸形，是由肱骨头的位置改变、肩峰相对高突所致。关节脱位后，患肢也可出现畸形，如髋关节后脱位，患肢明显内旋、内收，髋、膝关节微屈，患侧足贴附于健侧足背上。

（2）关节盂空虚：关节脱位后，触摸该关节时，可发现其内部结构异常，构成关节的一侧骨端部分或完全脱离关节盂，造成原关节处凹陷、空虚，表浅关节比较容易触摸辨别。如肩关节脱位后，肱骨头完全离开关节盂，肩峰下出现凹陷，触诊时有空虚感。

（3）弹性固定：脱位后，骨端位置改变，关节周围未撕裂的肌肉痉挛、收缩，可将脱位后的骨端保持在特殊位置上，在对脱位关节做被动运动时，虽然有一定活动度，但存在弹性阻力，当去除外力后，脱位的关节又回复到原来的特殊位置，这种体征变化称为弹性固定。

（4）骨端脱出：在临床检查时，触摸关节周围的变化，可以发现移位的骨端位于畸形位置。如肩关节前脱位，在喙突下或锁骨下可扪及光滑的肱骨头。

二、骨病的症状与体征

骨骼、关节及其周围筋肉的疾病，称为骨病。骨病不仅产生局部病损与功能障碍，而且可能影响整个机体的形态与功能。因此，骨病也可出现一系列全身与局部的症状和体征。

（一）全身症状和体征

先天性骨与关节畸形、良性骨肿瘤、筋挛、骨关节退行性疾病等，肢体局部可以形成不同的形态改变，但全身症状一般不明显。骨痈疽发病时可出现寒战高热、出汗、烦躁不安、口渴、脉数、舌红、苔黄腻等全身症状；脓肿溃破后体温逐渐下降，全身症状减轻。骨痨（骨结核）发病时表现骨蒸潮热、盗汗、口燥咽干、舌红少苔或无苔、脉沉细数等阴虚火旺的症状；后期呈慢性消耗性病容、倦怠无力、舌淡苔白、脉濡细等气血两虚的症状。痹证可兼有发热、恶风、口渴、烦闷不安等全身症状。恶性骨肿瘤晚期可出现精神委靡、食欲不振、消瘦、贫血等恶病质症状。

（二）局部症状和体征

1. 一般症状和体征

（1）疼痛：不同类型或病程的骨病发生疼痛的表现各异。行痹表现为游走性关节疼痛；痛痹者疼痛较剧，痛有定处，得热痛减，遇寒痛增；着痹者关节酸痛、重着，痛有定处；热痹者患部灼痛，得冷稍舒，痛不可触；骨痈疽发病时疼痛彻骨，痛如锥刺，脓溃后疼痛减轻；骨痨初起时患处仅酸痛隐隐，继而疼痛加重，尤其夜间或活动时较明显；颈椎病可出现颈肩疼痛或上肢放射性疼痛；腰椎间盘突出症可出现腰腿疼痛或下肢放射性疼痛；恶性骨肿瘤后期呈持续性剧痛，夜间加重，止痛剂不能奏效。

（2）肿胀：骨痈疽、骨痨、痹证等患处常出现肿胀。骨痈疽者局部红肿；骨痨局部肿而不红；各种痹证，如风湿性、类风湿性、痛风性、血友病性关节炎等，关节部位常肿胀。

（3）功能障碍：骨关节疾患常引起肢体功能障碍。关节本身疾患往往主动或被动运动有障碍；神经系统疾患可引起肌肉瘫痪，不能主动运动，而被动运动一般良好。

2. 特殊症状和体征

（1）畸形：骨关节疾患，可出现典型的畸形。如脊柱结核后期常发生后凸畸形；类风湿关节炎可出现腕关节尺偏畸形、手指鹅颈畸形等；强直性脊柱炎可引起圆背畸形；特发性脊柱侧凸症可出现脊柱侧凸畸形；先天性肢体缺如、并指、多指、巨指、马蹄足等均有明显手足畸形。

（2）肌肉萎缩：是痿证最主要的临床表现。小儿麻痹后遗症出现受累肢体肌肉萎缩；多发性神经炎表现为两侧手足下垂与肌肉萎缩；进行性肌萎缩症出现四肢对称近端肌萎缩；肌萎缩侧索硬化症呈双前臂广泛萎缩，伴肌束颤动等。

（3）筋肉挛缩：身体某群筋肉持久性挛缩，可引起关节畸形与活动功能障碍。如前臂缺血性肌挛缩，呈爪形手；掌腱膜挛缩症发生屈指挛缩畸形；髂胫束挛缩症呈屈髋、外展、外旋挛缩畸形等。

（4）肿块骨肿瘤、痛风性关节炎、骨突部骨软骨病等：局部可触及肿块。关节游离体形成的肿块忽隐忽现；骨肿瘤形成的肿块固定不移，质较硬。

（5）疮口与窦道：骨痈疽的局部脓肿破溃后，疮口流脓，初多稠厚，渐转稀薄，有时夹杂小块死骨排出，疮口周围皮肤红肿；慢性跗骨疽反复发作者，有时可出现数个窦道，疮口凹陷，边缘常有少量肉芽组织形成。骨痨的寒性脓肿可沿软组织间隙向下流注，出现在远离病灶处；寒性脓肿破溃后，即形成窦道，日久不愈，疮口凹陷、苍白，周围皮色紫暗，开始时可流出大量稀脓，如豆腐花样腐败物，之后则流出稀薄浓水，或夹有碎小死骨。

三、中医骨伤科四诊

骨伤科辨证是在中医诊断学基本理论指导下，通过望、闻、问、切四诊，在收集临床症状与体征的基础上，结合实验室检查与影像学检查等，根据损伤的病因、部位、程度、性质进行分类与辨证分析，联系脏腑、气血、经络、皮肉筋骨等理论，综合分析，得出诊断。在临床上，辨证时，既要从中医整体观出发，又要结合骨伤科局部损伤特性，既要重视整体辨证，也要注重局部皮肉筋骨损伤的具体情况，这样才能全面掌握病情，做出正确的诊断。

（一）望诊

伤科的望诊，除了需要认真察看损伤局部及其邻近部位外，对全身的神色、形态、舌象及分泌物等方面的全面观察检查也不可遗漏。通过察看神态、色泽的变化来判断损伤轻重、病情缓急，通过望形态可了解损伤部位和病情轻重。

（二）闻诊

闻诊包括嗅气味和听声音。
1. 嗅气味 指嗅分泌物的气味。如铜绿假单胞菌感染时分泌物有恶臭味。
2. 听声音 包括听骨擦音、入臼声、骨的传导音、关节摩擦音、肌腱周围摩擦音、弹响声、皮下气肿摩擦音及小儿啼哭声等。

（三）问诊

问诊是伤科辨证的一个非常重要的环节，除收集患者的年龄、性别、职业等一般情况，以及中医"十问歌"的内容外，还要问以下几个方面。
（1）伤者的主要症状、发生及持续时间。
（2）受伤的经过、原因、时间、体位、暴力性质、作用方式、力量大小和方向。
（3）伤处情况，包括疼痛、肿胀、畸形、功能障碍等。
（4）过去与现在损伤有关的内容，外伤和骨与关节疾病的病史。
（5）家族史及个人生活史。
（6）治疗经过。
通过详细问诊，能充分全面地了解患者的情况，发现有价值的问题，动态了解病情变化，使临床诊断上有一个正确的思路，为下一步必要的检查提供基础。

（四）切诊

中医骨伤科的"切"诊包括切脉及触摸损伤部位。

1. 切脉 伤科脉法主要可归纳为以下几点纲要：瘀血停积者属实证，故脉宜坚强而实，不宜虚细而涩；洪大者顺，沉细者恶。亡血过多者属虚证，故脉宜虚细而涩，不宜坚强而实；故沉小者顺，洪大者恶。六脉模糊者，证虽轻而预后必恶。外证虽重，而脉来缓和有神者，预后良好。在重伤痛极时，脉多弦紧，偶然出现结代脉，是因疼痛而引起的暂时脉象，并非恶候。

2. 触诊 又称摸诊、摸法，是伤科诊断方法中的重要方法之一。它可帮助了解损伤的性质，有无骨折脱位及骨折脱位的移位方向等。尤其在无 X 线设备的情况下更为重要。要求做到"手摸心会"。主要内容有触痛处、触畸形、触肤温、触异常活动、触弹性固定感、触肿块。触诊的常用手法主要有五种：触摸法、挤压法（胸廓挤压法可检查肋骨骨折）、叩击法（可用于长管状骨和腰椎骨折的检查）、旋转法、屈伸法。在临床触诊时，应将患侧、健侧进行对比。

四、骨关节的各种测量法

（一）角度测量

1. 常见的记录方法

（1）中立位 0°法：确定每一个关节的中立位为 0°。例如，肘关节完全伸直时定为 0°，完全屈曲时为 140°。

（2）邻肢夹角法：以两个相邻肢段所构成的夹角计算。例如，肘关节完全伸直时定为 180°，屈曲时为 40°。

2. 人体各关节功能活动范围

（1）颈部：先置于中立位，颈部活动度为前屈 35°～45°，后伸 35°～45°，左右侧屈各 45°，左右旋转各 60°～80°（图 1-2）。

（2）腰部：采取直立、腰伸直自然体位，其活动度为前屈 90°，后伸 30°，左右侧屈各 30°，左右旋转各 30°（图 1-3）。

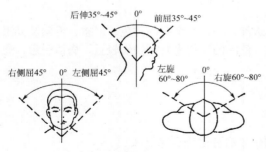

图 1-2 颈椎活动范围

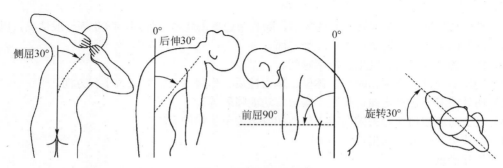

图 1-3 腰椎活动范围

（3）肩关节：先置于中立位，其活动度为前屈 70°～90°，后伸 40°，外展 80°～90°，内收 20°～40°，内旋 45°～70°，外旋 45°～60°，上举 180°（图 1-4）。

（4）肘关节及前臂：先置于中立位，其活动度为屈曲 135°～150°，过伸 10°，前臂旋前 80°～90°，旋后 80°～90°（图 1-5）。

（5）腕关节与手：腕关节先置于中立位，其活动度为背伸 35°～60°，掌屈 50°～60°，桡偏 25°～30°，尺偏 30°～40°。掌指关节先置于中立位，其活动度为掌指关节屈曲 60°～90°，伸直 0°；近节指间关节屈曲 90°，过伸 30°；远节指间关节屈曲 60°～90°，伸直 0°。掌拇关节先置于中立位，其活动度为掌侧外展 40°；对掌，注意拇指横越手掌之程度；屈曲，掌拇关节 20°～50°，指间关节 90°；内收，伸直位与示指桡侧并拢（图 1-6）。

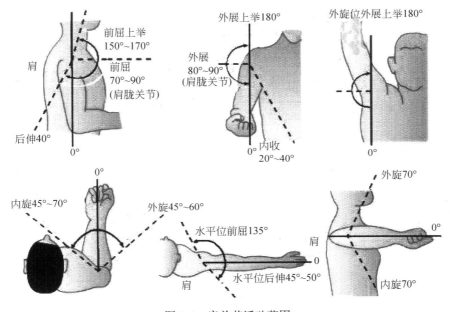

图 1-4 肩关节活动范围

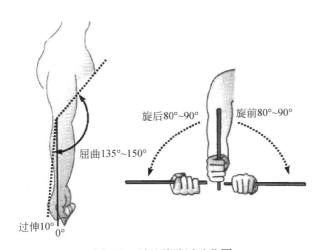

图 1-5 肘及前臂活动范围

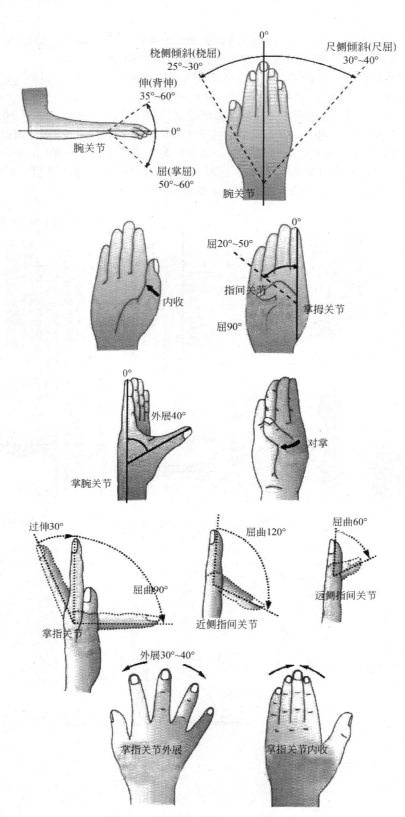

图 1-6　腕关节与手的活动范围检查

（6）髋关节：先置于中立位，其关节活动度为屈曲 130°～140°（仰卧位屈膝屈髋），后伸 10°～15°（俯卧位后伸），外展 30°～45°，内收 20°～30°，内旋 30°～40°（屈膝 90°位），外旋 40°～50°（屈膝 90°位）（图 1-7）。

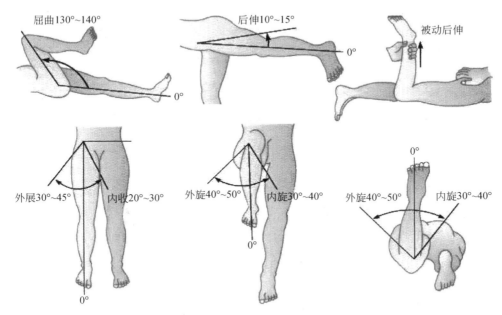

图 1-7　髋关节活动范围

（7）膝关节：先置于中立位，其活动度为屈曲 120°～150°，伸直 0°（可过伸 5°～10°），当膝关节屈曲时内旋约 10°，外旋 20°（图 1-8）。

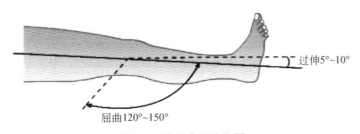

图 1-8　膝关节活动范围

（8）踝、足部：踝关节先置于中立位，其活动度为背伸 20°～30°，跖屈 40°～50°；跟距关节内翻 30°，外翻 30°～35°；跖趾关节背伸约 45°，跖屈 30°～40°（图 1-9）。

（二）肢体长度的测量

测量时应将肢体置于对称的位置上，先定出测量标志。四肢长度测量方法如下。

1. **上肢长度**　是指从肩峰至桡骨茎突尖（或中指尖）的距离。

（1）上臂长度：肩峰至肱骨外上髁的距离。

（2）前臂长度：肱骨外上髁至桡骨茎突的距离，或尺骨鹰嘴至尺骨茎突的距离。

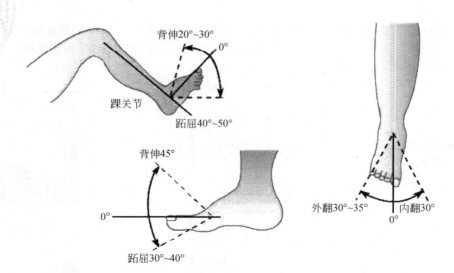

背伸20°~30°　0°

踝关节

跖屈40°~50°

背伸45°

0°

跖屈30°~40°

外翻30°~35°　0°　内翻30°

图1-9　踝关节活动范围

2. 下肢长度　是指髂前上棘至内踝下缘的距离，或脐至内踝下缘（骨盆骨折或髋部病变时用）的距离。

（1）大腿长度：髂前上棘至膝关节内缘的距离。

（2）小腿长度：膝关节内缘至内踝下缘的距离，或腓骨小头顶点至外踝下缘的距离。

（三）周径测量

两肢体取相应的同一水平测量。大腿周径测量通常取髌上 10～15cm 处；测量小腿周径取小腿最粗处。

五、骨关节的运动检查法

（一）步态

1. 正常步态　正常的跨步距离基本相等。在跨步中骨盆两侧保持相平。

2. 非正常步态

（1）抗痛性步态：患足刚落地，即迅速转为健足起步，以减少患肢承重，减轻疼痛。

（2）短肢性步态：患侧下肢短缩超过 3cm，骨盆及躯干发生倾斜。患者以患侧足尖着地或屈曲健侧膝关节行走。

（3）强直性步态：一侧髋关节在伸直位强直时，患者需转动整个骨盆，使患侧下肢向前迈步。双侧髋关节强直时，除转动骨盆外，患者依靠膝、踝关节迈小步。膝关节在伸直位强直，走路时健侧足跟抬高或患侧骨盆升高，患肢向外绕一弧形前进。

（4）剪刀式步态：见于大脑性痉挛性瘫痪。步行时两腿前后交叉前进。

（5）摇摆步态：见于先天性髋关节脱位或臀中肌麻痹，患侧负重时，躯干向患侧倾斜。双侧臀中肌麻痹或髋关节脱位时，躯干交替向左右倾斜，又称鸭步。

（6）臀大肌麻痹步态：以手扶持患侧臀部并挺腰，使身体稍向后倾行走（图 1-10）。

（7）股四头肌瘫痪步态：行走时用手压住患侧大腿前下方，以稳定膝关节（图 1-11）。

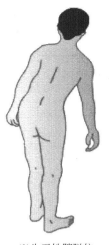
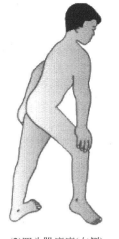
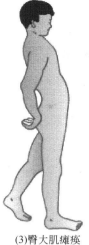

(1)先天性髋脱位　　　　(2)四头肌瘫痪(右侧)　　　　(3)臀大肌瘫痪

图 1-10　非正常形态

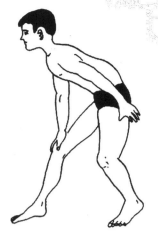

图 1-11　股四头肌瘫痪

（二）关节功能的检查

1.关节主动运动功能的检查　关节主动运动是由被检查的关节在无帮助的情况下，自身做运动。正常人因年龄、性别、职业而有轻微差异。

2.关节被动运动功能的检查　关节被动运动一般由检查者帮助被检查的关节做运动，或由被检查者另一肢体帮助做运动。一类是和主动运动方向相一致的活动，正常时被动运动往往比主动运动范围稍大；另一类是沿躯干或四肢纵轴或侧方的牵拉或挤压活动，以观察有无疼痛及异常活动。

六、骨科各部位特殊检查法

（一）颈椎特殊检查

1.颈椎间孔挤压试验　患者取坐位，医者双手手指互相嵌夹相扣，以手掌面下压患者头顶，两前臂掌侧夹于患者头两侧，使头颈向左后侧或右后侧倾斜（图 1-12）。当双手向下挤压时，诱发肩部或同侧上肢疼痛加重，即为阳性，常见于神经根管狭窄引起的神经根型颈椎病者。

2.臂丛神经牵拉试验　患者坐位，头微屈。医者立于患者被检查侧，一手置该侧头部，推头部向对侧，同时另一手握该侧腕部做相对牵引，此时臂丛神经受牵拉，若患肢出现放射痛、麻木，则视为阳性。颈椎病患者常出现该试验阳性（图 1-13）。

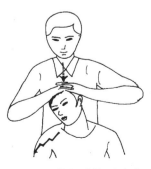
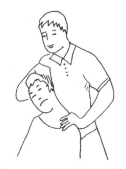

图 1-12　椎间孔挤压试验　　　　　图 1-13　臂丛神经牵拉试验

（二）腰骶部特殊检查

1. **直腿抬高试验**　患者仰卧位，双下肢伸直靠拢，嘱患者先将患侧下肢伸直抬高，在抬高角度<70°过程中出现患侧下肢放射性疼痛，为直腿抬高试验阳性。直腿抬高至痛时，降低下肢抬高度数至不痛，再使足背伸，可引起大腿后侧疼痛，为直腿抬高加强试验阳性（图1-14）。常见于腰椎间盘突出症所致的坐骨神经痛。同法检查健侧下肢，在抬高过程中出现患肢放射性疼痛，称为直腿抬高试验交叉阳性。多为较大或中央型椎间盘突出症。

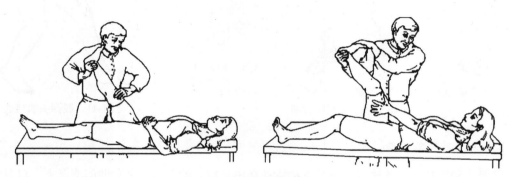

图1-14　直腿抬高及加强试验

2. **股神经牵拉试验**　俯卧位，患侧膝关节伸直180°，检查者将患肢小腿上提，使髋关节处于过伸位，出现大腿前方痛即为阳性，在腰2/3和腰3/4椎间盘突出症时为阳性。作上述动作时使股神经紧张性增高，从而刺激了被突出的椎间盘所压迫的神经根。

3. **跟臀试验**　患者俯卧位，双下肢伸直。检查者一手按于其骶髂关节部，一手握住患侧踝部，并将小腿向上提起，使足跟接近臀部。活动中出现腰部和大腿前侧放射性疼痛为试验阳性，提示股神经受到刺激，并可根据其起始位置判断受损部位（图1-15）。

4. **骨盆挤压、分离试验**　患者仰卧位，医者两手分别于髂骨翼两侧同时向中线挤压骨盆，如发生疼痛，即为骨盆挤压试验阳性（图1-16）；两手同时向外下方推压，若出现疼痛，即为骨盆分离试验阳性，提示骨盆环骨折。

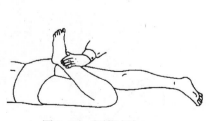

图1-15　跟臀试验

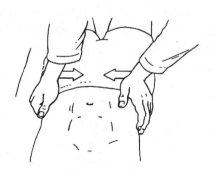

图1-16　骨盆挤压

5. **床边试验**　又称盖斯兰（Gaenslen）试验。患者仰卧，医者将其移至检查床边，一侧臀部放在床外，让该侧的腿在床边下垂，医者按压此腿使髋后伸，同时按压患者另一侧腿的膝关节，使之尽量屈髋、屈膝，使大腿靠近腹壁，这样使骨盆产生前后扭转的力，如骶髂关节发生疼痛，则本试验为阳性，提示骶髂关节病变（图1-17）。

6. **"4"字试验** 又称帕切克（Patrick）试验。患者仰卧，将其一侧下肢膝关节屈曲，髋关节屈曲、外展、外旋，把足架在另一侧腿的膝关节上，双下肢呈"4"字形，医者一手放在患者屈曲的膝关节内侧，另一手放在对侧髂前上棘前面，然后两手向下压，如屈曲侧膝关节不能贴近床面或骶髂关节处出现疼痛，本试验为阳性，提示骶髂关节病变（图1-18）。

7. **髋关节过伸试验** 俯卧位，医者一手按住患者骶骨背面，另一手将病膝屈至90°，握住踝部，向上提起，使髋关节被动后伸，如骶髂关节处疼痛，本试验为阳性，两侧做对比检查，提示骶髂关节病变（图1-19）。

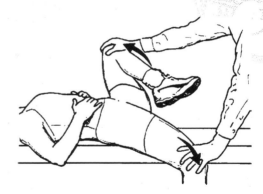

图1-17　床边试验（盖斯兰试验）

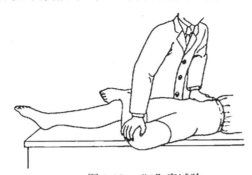

图1-18　"4"字试验

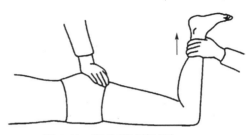

图1-19　髋关节过伸试验

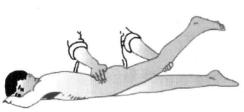

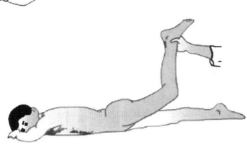

图1-20　股神经紧张试验

8. **股神经紧张试验** 俯卧位，两腿靠拢，嘱其尽量屈膝，使足跟尽量靠近臀部，如出现大腿前侧疼痛麻痹，本试验为阳性（图1-20）。

9. **斜扳试验** 侧卧，一侧腿伸直，另一侧腿屈髋、屈膝各90°，医者一手扶住该侧屈曲的膝部，另一手按住同侧肩部，医者用扶膝部的手推患者的腿内收并使该侧的髋关节内旋，如骶髂关节发生疼痛，本试验即为阳性，提示骶髂关节病变。

（三）肩部特殊检查

1. **搭肩试验** 又称杜加（Dugas）试验，主要检查肩关节有无脱位。检查时先嘱患者屈肘，将手搭于对侧肩上，如果手能搭到对侧肩部，且肘部能贴近胸壁为正常。若手能搭到对侧肩部，肘部不能靠近胸壁；或肘部能靠近胸壁，手不能搭到对侧肩部，均属阳性，提示肩关节脱位。

2. **直尺试验** 正常的肩峰位于肱骨外上髁与肱骨大结节连线之内侧，医者用直尺贴于患者上臂外侧，一端接触肱骨外上髁，另一端能与肩峰接触则为阳性征，说明有肩关节脱位。

3. **疼痛弧试验** 嘱患者肩外展或被动外展其上肢，当外展到60°～120°时，冈上肌腱在肩峰下摩擦，肩部出现疼痛为阳性，这一特定区域的外展痛称疼痛弧。

4. 冈上肌腱断裂试验　嘱患者肩外展，当外展30°～60°时可以看到患侧三角肌明显收缩，但不能外展上举上肢，越用力越耸肩。若被动外展患肢越过60°，则患者又能主动上举上肢。这一特定区的外展障碍为阳性征，提示冈上肌腱断裂。

（四）肘部特殊检查

1. 肘后三角检查　正常时，将肘关节屈曲90°，检查肱骨外上髁、内上髁和尺骨鹰嘴三点连线构成的等腰三角形（肘后三角）。当肘关节伸直时三点在一条直线上。如三点关系变化，提示可能鹰嘴骨折。

2. 抗阻力试验　检查时患者肘部屈肘90°，前臂旋前位被动屈腕，然后抗阻力外旋并伸腕，此时肱骨外上髁处出现疼痛则为阳性，表明有肱骨外上髁炎；反之，前臂旋后位被动伸腕，抗阻力内旋屈腕出现肱骨内上髁疼痛为阳性，表明有肱骨内上髁炎。

（五）腕和手部的畸形和特殊检查

1. 腕和手部的畸形

（1）腕部餐叉样畸形：发生于伸直型桡骨远端骨折。

（2）爪形手：因前臂缺血性肌挛缩所致，出现掌指关节过伸，近端指间关节屈曲畸形。由尺神经损伤所致，则掌指关节过伸，指间关节半屈曲，环指、小指不能向中间靠拢，且小鱼际肌萎缩（图1-21）。

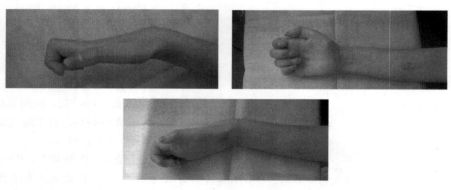

图1-21　爪形手畸形

（3）铲形手：由正中神经和尺神经合并损伤所致，表现为大、小鱼际肌萎缩，掌部的两个横弓消失，掌心变为扁平，状如铲形。

（4）腕下垂：桡神经损伤后，前臂伸肌麻痹，不能主动伸腕，形成腕下垂。此外，外伤性伸腕肌腱断裂亦可出现垂腕畸形。

（5）锤状指：主要由指伸肌腱止点及附近断裂，或止点处发生撕脱骨折，引起远端指间关节屈曲，不能主动伸指，形成锤状。

2. 腕和手部特殊检查

（1）腕三角软骨挤压试验：患手被动向尺侧偏斜，然后伸屈腕关节，挤压和研磨腕关节尺侧，如疼痛即为阳性，表明三角软骨有损伤。

（2）握拳尺偏试验：又称芬克斯坦（Finkelstein）试验，用于诊断桡骨茎突狭窄性腱鞘炎。检查时嘱患者屈肘90°，前臂中立位握拳，并将拇指握在掌心中，医者一手握住前臂远端，另一手握住患者手部，患者腕关节向尺侧偏斜用力，若桡骨茎突部出现剧烈疼痛，则本试验为阳性（图1-22）。

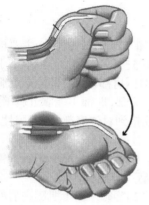

图1-22　握拳尺偏试验

（3）指浅屈肌试验：医者将被检查处的手指固定于伸直位，然后嘱患者屈曲需检查手指的近端指间关节，若不能屈曲，表明该肌腱有断裂或缺如。

（4）指深屈肌试验：检查时将患者掌指关节和近端指间关节固定在伸直位，然后让患者屈曲远端指间关节，若不能屈曲，表明该肌腱可能有断裂或该肌肉的神经支配发生障碍。

（六）髋部特殊检查

1. 托马斯（Thomas）试验　检查时患者仰卧，腰部放平，嘱患者分别将两腿伸直，注意腿伸直过程中，腰部是否离开床面，向上挺起，如某一侧腿伸直时，腰部挺起，本试验为阳性，则该侧髋关节有屈曲挛缩，见于髋关节僵硬、强直性脊柱炎或髂腰肌痉挛。另一方法是嘱患者一侧腿完全伸直，另一侧腿屈髋、屈膝，使大腿贴近腹壁，腰部下降贴近床面，伸直一侧的腿自动离开床面，向上抬起，亦为阳性征（图1-23）。

2. 艾利斯（Allis）试验　检查时患者取仰卧位，两腿屈髋、屈膝并拢，两足并齐，放于床面，观察两膝的高度，如两膝等高为正常。若一侧膝比另一侧低，即本试验为阳性（1-24），提示下肢短缩。

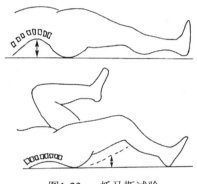

图1-23　托马斯试验

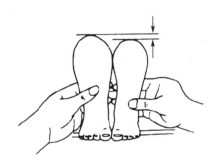

图1-24　艾利斯试验

3. 望远镜试验　又称杜普纯（Dupuytren）试验，用于检查婴幼儿先天性髋关节脱位。检查时患儿仰卧位，医者一手固定骨盆，另一手握住膝部将大腿抬高30°，并做上下推拉动作，若察觉有松动感者即为阳性。双侧对照检查（图1-25）。

4. 蛙式试验　多用于幼儿，检查时患儿仰卧，使双膝双髋屈曲90°，医者使患儿双髋做外展、外旋至蛙式位，双下肢外侧接触到检查床面为正常，若一侧或两侧下肢的外侧不能接触到床面，即本试验为阳性，提示可能有先天性髋关节脱位（图1-26）。

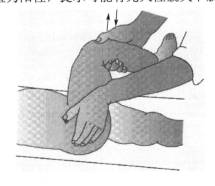

图1-25　望远镜试验

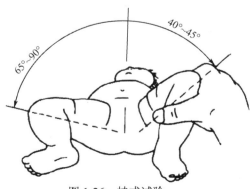

图1-26　蛙式试验

（七）膝部特殊检查

1. 回旋挤压试验　又称麦克马瑞（McMurray）试验。检查时患者仰卧，医者一手握足，一手固定膝关节，使患者膝关节极度屈曲，尽力使胫骨长轴内旋，并向内推挤膝关节使其外翻，小腿外展，慢慢伸直膝关节（图1-27）。如果膝关节外侧有弹响和疼痛，即本试验为阳性，表明外侧半月板有损伤。按上述原理做反方向动作，使膝关节外旋内翻，小腿内收，然后伸直膝关节，如果有弹响和疼痛，即为阳性征，表明内侧半月板有损伤。

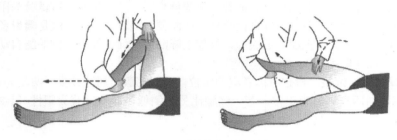

图1-27　回旋挤压试验

2. 研磨试验　又称阿普莱（Apley）试验、挤压或研磨试验。患者俯卧位，膝关节屈曲90°，医者一手固定腘窝部，另一手握住患肢足部，向下压足，使膝关节面靠紧，然后做小腿旋转动作。如有疼痛，提示有半月板破裂或关节软骨损伤（图1-28）。

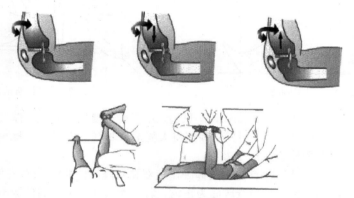

图1-28　研磨试验

3. 膝内外翻应力试验　检查时患者仰卧位，膝关节伸直，如检查内侧副韧带，医者一手置患者膝外侧推膝部向内，另一手拉小腿外展（图1-29），这时产生松动感和内侧疼痛，即为本试验阳性，表明膝内侧副韧带损伤或撕裂。反之，检查外侧副韧带有无损伤或断裂。

4. 抽屉试验　检查时患者仰卧位，双膝屈曲90°，医者用大腿压住患者的足背，双手握住小腿近端用力前后推拉（图1-30）。如果小腿近端向前移动，表明前交叉韧带断裂；反之，有向后过多的移动，表明后交叉韧带断裂。膝关节屈曲30°时，膝部肌肉更松弛，此时的抽屉试验称Lachmann试验，阳性率更高。

5. 浮髌试验　检查时患腿伸直，医者一手压在髌上囊部，向下挤压使积液局限于关节腔。然后用另一手拇、中指固定髌骨内外缘，示指按压髌骨，若感觉髌骨有漂浮感，重压时下沉，松指时浮起，此即浮髌试验阳性，表明膝关节腔内有积液。

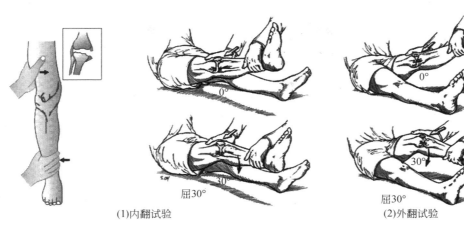

(1)内翻试验   (2)外翻试验

图 1-29 膝内外翻应力试验

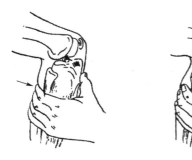 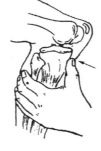 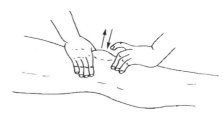

图 1-30 抽屉试验   图 1-31 浮髌试验

七、骨科神经系统检查概述

神经系统检查方法详见诊断学，在此不做详细赘述，仅简单介绍与骨科相关的一些临床意义。

（一）感觉检查的临床意义

了解感觉障碍的程度和范围，有助于确定神经损害的部位。

1. **神经根损伤** 感觉障碍的范围与脊髓神经节段分布区相一致，并伴有该部位的疼痛，称为"根性疼痛"。如椎间盘突出症、颈椎病等。

2. **神经干损伤** 感觉障碍的范围与某一周围神经的感觉分布区相一致。

3. **神经丛损伤** 感觉障碍的范围与该丛分布区相一致。

4. **脊髓完全横断性损伤** 脊髓完全横断性损伤即在损伤脊髓平面以下的运动、感觉、反射及括约肌和自主神经功能受到损害。

5. **不完全性脊髓损伤**

（1）脊髓前部损伤：表现为损伤平面以下的自主运动和痛觉消失。由于脊髓后柱无损伤，患者的触觉、位置觉、振动觉、运动觉和深压觉完好。

（2）脊髓中央性损伤：在颈髓损伤时多见，表现为上肢运动丧失，但下肢运动功能存在；或上肢运动功能丧失明显比下肢严重。损伤平面的腱反射消失而损伤平面以下的腱反射亢进。

（3）脊髓半侧损伤综合征（Brown-Séquard syndrome）：表现为损伤平面以下的对侧痛温觉消失，

同侧的运动功能、位置觉、运动觉和两点辨觉丧失。

（4）脊髓后部损伤：表现为损伤平面以下的深感觉、深触觉、位置觉丧失，而痛温觉和运动功能完全正常，多见于椎板骨折伤患者。

（二）肌力检查的临床意义

1.神经元损失　肌麻痹运动神经元损害，可产生肌力减退或丧失，出现部分或完全瘫痪。

2.肌萎缩　肌肉萎缩多见于下运动神经元损害；而上运动神经元损害，一般无明显肌肉萎缩，单纯前角细胞损害除外，但如瘫痪过久，可出现废用性肌萎缩。

3.肌张力　下运动神经元损害时，肌张力减低；上运动神经元损害时，肌张力增高。

（三）病理反射

病理反射是指在中枢神经损害时才出现的异常反射。常检查的病理反射有霍夫曼（Hoffmann）征、巴宾斯基（Babinski）征、奥本海姆（Oppenheim）征、戈登（Gordon）征、踝阵挛及髌阵挛。

（四）反射检查的临床意义

1.深反射减弱或消失　表示反射弧的抑制或中断。反射弧未中断时，如上运动神经元损害，可因中枢的抑制释放而反射增强，亦可因超限制而反射消失。

2.浅反射减弱或消失　表示反射弧的抑制或中断。反射弧未中断时，如上运动神经元损害，可因浅反射的皮层反射通路受损，亦表现为反射减弱或消失。

3.病理反射　一般表示上运动神经元损害，但在 2 岁以下小儿，正常时亦可引出。

（五）自主神经检查的临床意义

1.周围神经及脊髓损伤的表现　损伤节段以下皮肤缺少光泽，出现粗糙、无汗、脱屑，甚至发生营养性溃疡和压疮。

2.颈交感神经节或颈 8、胸 1 脊髓病变表现　颈交感神经节或颈 8、胸 1 脊髓病变可以出现颈交感神经麻痹综合征。

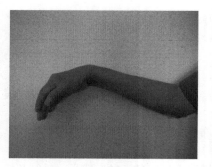

图 1-32　垂腕畸形

3.骶神经损伤及急性脊髓损伤表现　骶神经损伤及急性脊髓损伤可出现大/小便功能障碍。

4.周围神经和脊髓损伤定位　周围神经和脊髓损伤表现为损伤节段以下皮肤划纹反应减弱、消失，有助于病损定位。

（六）四肢神经损伤检查

1.桡神经　桡神经损伤后的主要临床表现为前臂伸肌群乏力和肌萎缩，呈垂腕状，前臂后侧、手背桡侧两个半手指虎口背侧皮肤的感觉障碍（图 1-32）。

2.正中神经　根据正中神经损伤的平面高低不同，临床表现也不一样，当发生在肘部以上高位损伤时，则前臂的旋前动作，桡侧屈腕动作，拇、示、中指的屈指动作完全丧失；当损伤平面发生在腕部时，出现手的内在肌麻痹。正中神经损伤后，手部出现大鱼际肌萎缩，对掌肌麻痹，掌心凹陷消失，称为"猿手"。正中神经损伤时，手掌的桡侧三个半手指感觉障碍。

3.尺神经　尺神经损伤后出现手部骨间肌萎缩，掌骨间呈沟状凹陷，小鱼际肌萎缩，掌心变平，环指和小指蚓状肌麻痹，表现为掌指关节过伸，环指、小指指间关节屈曲，即"爪形手"畸形。尺神经损伤后，小指和环指的尺侧皮肤出现感觉障碍（图 1-33、图 1-34）。

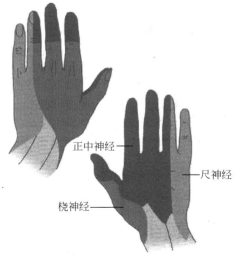

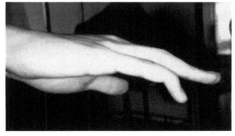

图 1-33　上肢神经损伤的皮肤感觉障碍分布　　　　图 1-34　尺神经损伤的表现

4. 股神经　股神经发生损伤时，大腿前侧和小腿内侧的皮肤感觉障碍。股神经损伤主要引起股四头肌肌力减退或消失，膝腱反射减退或消失。

5. 坐骨神经　坐骨神经损伤时，胫前肌、小腿三头肌及趾伸、屈肌均可出现减弱或消失，小腿、足感觉障碍，跟腱反射减弱或消失。

6. 腓总神经　腓深神经损伤时胫前肌、长伸肌肌力减弱或消失，第 1、2 趾之间皮肤感觉减弱或消失。腓浅神经损伤时腓骨长短肌减弱或消失，足背的大部皮肤减弱或消失。腓总神经损伤，以上所述肌力及感觉均减弱或消失。

7. 胫神经　胫神经发生损伤，站立时抬起足跟无力，踝跖屈和趾跖屈力量减弱或消失。小腿的后外侧和足底部此区皮肤感觉丧失。跟腱反射减弱或消失。

八、影像学检查

（一）X 线检查法

X 线检查法是骨伤科疾患非常重要的一种检查手段，主要显示骨骼的大体结构，相关内容见于放射学书中，本书不做详细介绍。

（二）电子计算机 X 线横断体层扫描

电子计算机 X 线横断体层扫描（CT）能够从躯干的横断面观察脊柱、骨盆、四肢骨与关节较为复杂的解剖部位与病变，还有一定的软组织分辨能力，且不受骨骼重叠及内脏覆盖影响，目前已经成为临床疾病诊断的重要手段。在骨科外伤的诊断中，螺旋 CT 可对患者进行快速、全面的扫描，并经过计算机的图像重建，形成三维立体图像，为临床医生的诊断提供较为全面的信息，提高诊断的准确性。对于外伤及重症患者，可以及时、准确地做出诊断。

（三）磁共振成像

磁共振成像（magnetic resonance imaging，MRI）是利用磁共振现象从人体中获得电磁信号，并重建出人体信息。MRI 与其他断层成像技术（如 CT）有一些共同点，比如它们都可以显示某种物理量（如密度）在空间中的分布；同时也有它自身的特色，MRI 可以得到任何方向的断层图像、三维体图像，甚至可以得到空间-波谱分布的四维图像。骨伤科方面，MRI 用于骨折，脊椎、脊髓、椎间盘及椎管内病变，骨关节及软组织病变，以及肿瘤等方面的诊断。与 CT 相比，MRI 对软组织、炎症水肿等状态的显示较清晰。

（四）放射性核素显像

放射性核素显像是利用趋骨性放射性核素及其标记化合物注入机体后，由扫描仪或 γ 照相仪探测，使骨骼与关节在体外显影成像，以观察骨病变的诊断技术。骨伤科常利用放射性核素显像协助诊断骨骼系统疾病。用放射性核素来检查骨骼系统，可以提高诊断的阳性率，并且具有早期诊断价值，主要用于骨肿瘤、炎症等的初步诊断。

（五）肌电图检查

记录和分析肌肉生物电的方法，称为肌电图检查。用特制的皮肤电极或针电极，将肌肉的动作电位引出，经过肌电仪的放大器、阴极示波器等装置，并以图像显示出来。根据不同的波形变化，对动作电位的时限、波幅、波形和频率等参数进行分析，结合被检查者主动放松、小力收缩及最大力收缩三个时相的表现，可协助判断神经肌肉的功能状态，以供临床诊断参考。

九、关节穿刺术

关节穿刺术是以空心针刺入关节腔，达到吸出关节内容物，注入药物或造影对比剂等目的的一项医疗技术。下面简介各关节穿刺方法及入路。

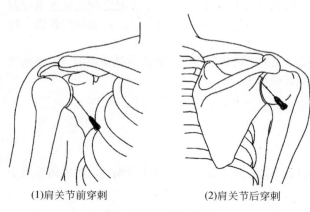

(1)肩关节前穿刺　　　(2)肩关节后穿刺

图 1-35　关节穿刺术

（一）肩关节

1. 后侧穿刺　在肩胛冈外端，紧贴肩峰下缘垂直穿刺。

2. 前侧穿刺　在肱骨小结节与肩胛喙突间连线的中点穿刺，针尖斜向后、内侧穿入（图 1-35）。

（二）肘关节

1. 后侧穿刺　肘关节屈曲 90°，于尺骨鹰嘴尖端，经肱三头肌腱穿刺，或在尺骨鹰嘴与肱骨外髁之间，向前下穿刺。

2. 桡侧穿刺　肘关节轻度屈曲，在桡骨头与肱骨小头之间垂直穿刺。

（三）腕关节

1. 桡侧背侧穿刺　取轻度掌屈及尺偏位，于拇长伸肌腱与示指固有伸肌腱之间或从桡骨茎突远端鼻烟壶处垂直穿入（图 1-36）。

2. 尺侧旁穿刺　腕取轻度掌屈及桡偏位，在尺骨茎突尖端，尺侧腕伸肌腱与指总伸肌腱之间垂直穿入。

（四）髋关节

1. 外侧穿刺　取侧卧位，于股骨大粗隆前下方，针尖向上向内，与下肢成 45°方向，贴骨骼穿入 5～10cm。

2. 后侧穿刺　取半俯卧位，腹壁与手术台面成 45°，于大粗隆中点与髂后上棘连线的中外 1/3 交界处垂直穿入。

3. 前侧穿刺　取仰卧位，自腹股沟韧带的中点向下和向外侧 2.5cm 处，即股动脉稍外侧处垂直穿入直达股骨头处，再退出 2～3mm（图 1-37）。

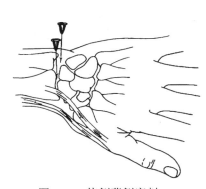

图 1-36　桡侧背侧穿刺

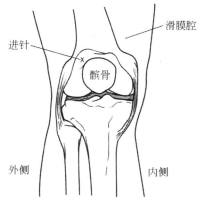

图 1-37　膝关节穿刺

（五）膝关节

髌周穿刺：膝关节伸直，于髌骨外上、外下、内上、内下方，距髌骨边缘约 1cm 处，针尖与额面平行，斜向髌骨与股骨关节面的间隙穿刺（图 1-38）。

（六）踝关节

1. 前外侧穿刺　患足取轻度下垂及内收位，在外踝前方，跖伸肌腱与外踝间，斜向内后方穿刺。

2. 前内侧穿刺　患足取轻度下垂及外翻位，于内踝前方，高于内踝尖端约 1 横指处紧贴胫骨前肌腱内侧与内踝之间，斜向外后方进针。

3. 后外侧穿刺　踝关节轻度背屈，紧贴外踝后侧，在高于外踝尖端 2 横指处，斜向前内方穿刺（图 1-39）。

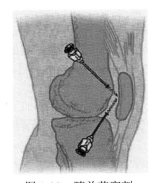

图 1-38　膝关节穿刺

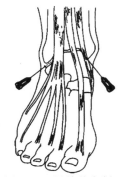

图 1-39　踝关节穿刺

（七）关节液的检查

（1）肉眼观察，正常关节液为无色、透明。如血性关节液，表示关节受损严重，应摄片检查有无骨折，或考虑关节内软骨面、软骨盘、韧带及滑膜囊损伤等。若内含脂肪滴，提示关节内骨折。急性化脓性关节炎，穿刺液初呈淡黄色，进而转成浆液纤维蛋白性，黏稠度增加，甚者为脓性。慢性损伤性滑膜炎和滑囊炎，穿刺液多为淡黄色并黏稠。冷脓肿者，穿刺液中可见蛋花汤样薄片。

（2）检查滑膜液红、白细胞，用偏光显微镜检查结晶体并分类。

十、活体组织穿刺

在骨科活体组织穿刺主要用于感染性疾病，骨或软肿瘤的分类和诊断。这类疾病单纯依靠临床检查和影像学很难做出正确的诊断，因而活检是绝大部分骨肿瘤诊断的必要途径。活检又分为穿刺活检和切开活检。穿刺活检是利用粗套管针穿取患者病变骨组织，有费用低、创伤小、恢复快等优点。切开活检往往在穿刺活检失败后进行，创伤大、恢复较慢，容易发生感染扩散和肿瘤的转移。肿瘤组织切开活检后，给二次广泛切除肿瘤的手术带来困难。

十一、造影检查

关节造影是选用不同的造影剂（碘剂、气体）注入关节腔内，以便对关节内软骨表面、滑膜、韧带或半月板等组织进行检查，达到辅助诊断的目的。椎管造影适用于椎管内肿瘤、椎间盘突出、神经根管及椎管狭窄等病变。

十二、关节镜检查

关节镜由不同规格内镜、光源系统、显像和录像系统及镜内各种操作器械等所组成。在直视下对关节内进行检查和各种手术操作。关节镜常用于膝、肩等关节病变的检查和治疗。可采取组织标本做病理检查，进行某些治疗如电灼、切断粘连、松解滑膜皱襞、切除或修补损伤的半月板、摘除关节内游离体及交叉韧带重建等。

（程志安）

第四节 筋骨损伤的中西医结合治疗

筋骨损伤有急性损伤，如车祸、坠落、跌打损伤等，也有慢性劳损，此类疾病与退变相关，与劳损、受凉等相关。筋骨损伤的治疗需具有"整体观念"，同时遵循筋骨并重、动静结合、内外兼顾、医患合作的原则，根据损伤的性质、部位、严重程度及受伤时间等区别，筋骨损伤的治疗侧重略有不同，对于危及生命的严重损伤及病情复杂、治疗过程处置不当可能引起后遗功能障碍的疾病需给予急救处置。具体治疗手段大体可分为手法、固定、药物、功能锻炼，以及针灸、针刀等其他疗法。

一、急救方法

对于危及生命的损伤应遵循先抢后救、检查分类、先急后缓、先重后轻、先近后远、连续监护、救治同步、整体治疗的原则。对于严重创伤伴意识障碍或已休克者要保持呼吸道通畅，适当给氧；创伤出血者应及时止血，合理补充与恢复血容量，纠正电解质及酸碱度紊乱，防治并发症；对于开放性创伤、伤口内有异物污染者要及时清创，尽量一期闭合创面，损伤严重可导致骨髓腔内游离脂肪滴入血，在肺血管床内形成栓塞可导致脂肪栓塞综合征，要监测患者生命体征，合理防治，前臂及小腿部损伤可造成筋膜间隔区内组织压升高，血循环障碍，肌肉和神经组织血供不足，引起筋膜间隔区综合征，要尽早诊断，结合实际情况，早期行减压处置，并防治感染及其他并发症；而四肢或躯干肌肉丰厚组织遭到长时间挤压，缺血坏死的组织在压力解除后有害物质释放入血，可引起肌肉组织缺血-水肿恶性循环导致坏死组织面积增大及肾功能障碍，最后引起全身组织器官功能衰竭，故此种情况要随时监测生命体征及离子水平等，及时处置，早期切开减压，必要时可行截肢，并结合积极的全身治疗。

二、手法整复

手法在骨伤科治疗中占重要地位，广泛应用于骨折脱位和筋伤的治疗。手法是指医者双手在患者体表特定的部位或穴位上施以各种不同动作，以调节人体的生理、病理状态，从而达到治疗疾病目的的一种方法。早在《内经》里就有推拿、按摩治疗手法的记载："按之则热气至，热气至则痛止矣"。《医宗金鉴·正骨心法要旨》中提到："夫手法者，谓以两手安置所伤之筋骨，使仍复于旧也"；同时将手法归纳为"摸、接、端、提、按、摩、推、拿"八法。

（一）手法治疗的作用

1. 舒筋活络，消肿止痛　筋骨损伤后由于血离经脉，经络受阻，气血流通不畅，从而出现局部肿胀、疼痛。手法可以促进局部血液和淋巴循环，加速局部瘀血吸收，改善局部组织代谢，理顺筋络，并可提高局部组织的痛阈，使气血通畅，从而起到舒筋活络，消肿止痛的作用。

2. 整复错位，调整骨缝　肌肉、肌腱、韧带受外界的暴力作用，可造成撕裂或引起肌腱滑脱，使所伤之筋骨离开原来正常的位置。手法可使损伤的软组织纤维抚顺理直，错缝的关节和软骨板回纳到正常位置，关节的功能活动正常，疼痛就可以缓解或消失。

3. 解除痉挛，放松肌肉　筋骨损伤后的疼痛可以反射性地引起局部软组织痉挛，痉挛的组织可能刺激神经，加重痉挛，形成恶性循环，同时痉挛日久形成不同程度的粘连、纤维化或瘢痕化而加重原有损伤。手法的镇静作用能解除痉挛，放松肌肉，打破和终止疼痛与肌肉、筋脉痉挛的恶性循环。

4. 松解粘连，滑利关节　筋骨损伤后期，软组织常形成不同程度的粘连、纤维化或瘢痕化。舒筋手法通过直接作用于损伤部位，加强损伤组织的血液循环，促进损伤组织的修复，同时被动运动手法，通过松解粘连，滑利关节，改善局部营养供应，促进新陈代谢，从而使变性粘连的组织逐渐得到改善。

5. 散寒除痹，调和气血　风寒湿邪是筋骨损伤的病因之一，《素问·痹论》中有云"风寒湿三气杂至，合而为痹。其风气盛者为行痹，寒气盛者为痛痹，湿气盛者为著痹也"。理筋手法具有舒筋通络、利关节和血脉而除痹痛的作用。

（二）手法的适应证与禁忌证

手法治疗的应用范围相当广泛，对手法的适应证与禁忌证的选择不必过于绝对化，关键在于掌握手法的使用原则，只要采取谨慎态度，掌握正确的操作方法，根据病情择其所宜，手法对于患者来说是安全无害的。

1. 适应证

（1）适用于一切无皮肤破损而筋没有完全断裂的急慢性筋伤患者。

（2）适用于骨折错位、关节脱位的患者。

（3）适用于急性筋伤后或因治疗不当而引起关节僵直的患者。

（4）适用于骨折、脱位后期关节僵直及筋骨肌肉萎缩的患者。

（5）适用于因骨性关节病及痹证而引起的肢体疼痛，关节活动不利的患者。

2. 禁忌证

（1）诊断尚未明确的急性脊柱损伤伴有脊髓症状的患者。

（2）急性软组织损伤局部肿胀严重的患者早期禁用手法。

（3）可疑或已经明确诊断有骨关节或软组织肿瘤的患者。

（4）有严重心、脑、肺疾患或有精神病疾患，又不能和医者合作的患者。

（5）有出血倾向的血液病患者。

（6）手法部位有严重皮肤损伤或皮肤病的患者。

（7）妊娠 3 个月左右的孕妇。

（三）常用手法

骨伤科手法可分为用于骨折的正骨手法、用于脱臼的复位手法及用于理筋的理筋手法。

1. 正骨手法

（1）拔伸：用于克服肌肉拮抗力，矫正患肢的重叠移位，恢复肢体的长度。开始拔伸时，肢体先保持在原来的位置，沿肢体的纵轴由远近骨折段作对抗牵引，再按照整复步骤改变肢体的方向，持续牵引（图 1-40）。牵引力的大小以患者肌肉强度为依据，要轻重适宜，持续稳妥。

（2）旋转：主要用于矫正骨折断端的旋转畸形。将远骨折段连同与之形成一个整体的关节远端肢体共同旋向骨折近端所指向的方向，矫正旋转畸形（图 1-41）。

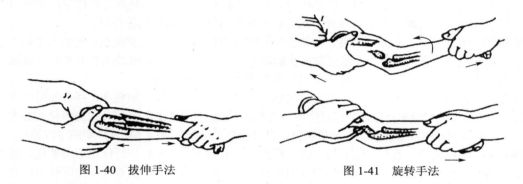

图 1-40　拔伸手法　　　　　　　　　　图 1-41　旋转手法

（3）屈伸：用于矫正骨折的成角畸形。术者一手固定关节的近段，另一手握住远端沿关节的冠状轴摆动肢体，以整复骨折脱位（图 1-42）。

（4）提按：用于前后位（即上下侧或掌背侧）移位的骨折畸形。术者借助掌、指分别置于骨折断端的前后或左右，用力夹挤，迫其复位（图 1-43）。

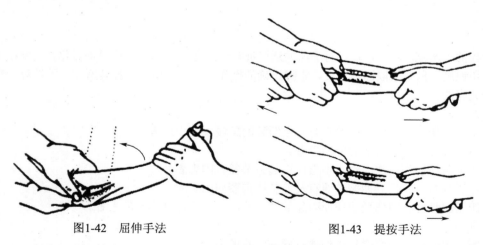

图1-42　屈伸手法　　　　　　　　　　图1-43　提按手法

（5）端挤：用于矫正内外侧（即左右侧）移位的骨折畸形。术者一手固定骨折近端，另一手握住骨折远端，用四指向术者方向用力谓之端，拇指反向用力谓之挤，将向外突出的骨折端向内挤迫（图 1-44）。

（6）摇摆：主要用于横断、锯齿型骨折的畸形矫正。当骨折重叠、旋转及成角畸形矫正后，横断、锯齿型骨折的断端可能仍有间隙，为了使骨折端紧密接触，增加稳定性，术者可用两手固定骨折，由助手在维持牵引下轻轻摇摆骨折远端，骨擦音减小或消失则骨折断端已吻合紧密（图 1-45）。

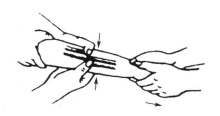
图1-44　端挤手法

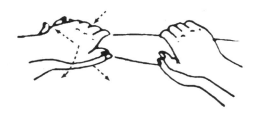
图1-45　摇摆手法

（7）触碰：又称叩击法，作用同摇摆手法，用于使复位的骨折部嵌插紧密。术者一手固定骨折的夹板，另一手轻轻叩击骨折远端，使骨折嵌插紧密，而复位稳定（图 1-46）。

（8）分骨：用于矫正两并列骨（尺桡骨、胫腓骨、掌骨、跖骨）骨折因骨间膜或骨间肌的牵拉而相互靠拢的侧方移位。术者用拇指及示、中、环指由骨折部的掌背侧对向夹挤两骨间隙，使骨折端分开而复位（图 1-47）。

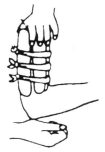
图 1-46　扣击手法

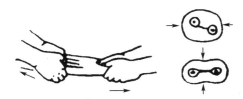
图 1-47　分骨手法

（9）折顶：适用于肌肉发达，单靠牵引力不能完全矫正重叠移位的横断或锯齿型骨折。术者两手拇指抵于突出的骨折一端，其他四指重叠环抱于下陷的骨折另一端，在牵引下两拇指用力向下挤压突出的骨折端，加大成角，当骨折远端骨皮质已经相顶时，骤然反折，四指将下陷的骨折端猛力向上提起，而拇指用力将突出的骨折端继续向下压，使骨折移位复位（图 1-48）。

（10）回旋：是背向移位的斜形、螺旋形骨折或有软组织嵌入的骨折畸形的矫正手法。有软组织嵌入的横断骨折，须加重牵引，使两骨折段分离，使被嵌夹的软组织松解出来，再根据骨折的移位方向反向旋转骨折远端，复位骨折端的移位（图 1-49）。

（11）蹬顶：用于单人操作复位肩、肘关节脱位及髋关节前脱位。以肩关节脱位为例，患者仰卧床上，术者站于患侧，一只脚蹬于患者腋下，双手紧握伤肢腕部反向牵拉，持续牵引 5 分钟以缓解肌肉痉挛，使关节完全拉开后外旋内收患者，同时蹬踏脚足跟向外顶住肱骨头，即可复位（图 1-50）。

（12）杠杆：用于整复难复的肩关节脱位或陈旧性脱位。两名助手抬一中间裹好棉垫的长圆木棒置于患者腋窝，术者紧握患者患侧手腕，外展 40° 方向牵拉患肢，解除肌肉痉挛，使肱骨头摆脱关节盂的阻挡，复位肩关节脱位（图 1-51）。

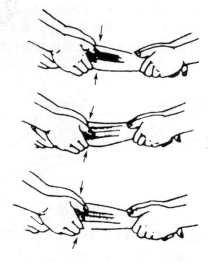

图 1-48 折顶手法

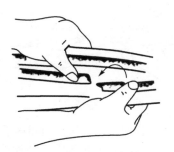

图 1-49 回旋手法

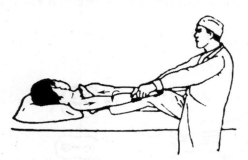

图1-50 蹬顶

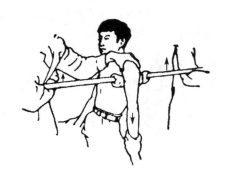

图1-51 杠杆

2. 理筋手法

（1）按摩法：一般在理筋手法开始和结束时应用，适合于全身各个部位，以胸腹胁肋处损伤较为常见。术者用单手或双手，用手指、掌根及全掌施行推摩理筋手法（图 1-52），也可双手重叠在一起操作，深部组织按摩还可以采用拇指推法和捋顺法。

（2）揉擦法：可分为揉法和擦法，适用于腰背肢体各部位损伤、慢性劳损、风湿痹痛。揉法即用拇指或手掌在皮肤上做轻轻回旋揉动的一种手法，揉动时手指或手掌一般不移开接触的皮肤；擦法是用手掌、大小鱼际、掌根或手指在皮肤上摩擦的一种手法（图 1-53）。

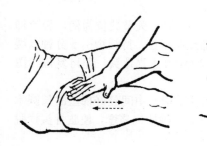

图 1-52 按摩手法

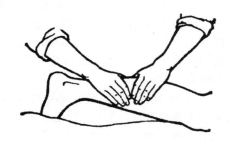

图 1-53 揉擦手法

（3）搓法：主要用于陈伤及慢性劳损，颈肩、腰背、四肢等肌肉丰厚部位的筋骨酸痛麻木不仁，以及肢体瘫痪。术者用手部的小鱼际尺侧缘及第 3、4、5 掌指关节的背侧，按于体表，沉肩、屈肘，手呈半握拳状，手腕放松，利用腕力和前臂的前后旋转，顺肌肉走行方向反复滚动（图 1-54）。

（4）打击法：适用于胸背部屏伤岔气，腰背部、大腿及臀部肌肉丰厚区域的陈旧性损伤而兼有风寒湿证者。术者用手掌拍打或拳捶击患处，头部可用指尖及指间关节叩打（图 1-55）。

（5）拿捏法：适用于急慢性筋伤而致痉挛或粘连者。术者用拇指与其他四指相对成钳形，一紧一松地用力拿捏，挤捏肌肉、韧带等软组织（图 1-56）。

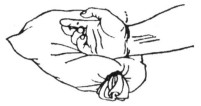

图 1-54 滚法

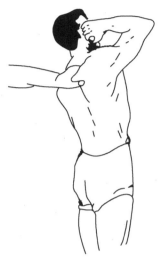

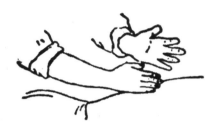

图 1-55 打击手法

图 1-56 拿捏手法

（6）点压法：适用于胸腹部内伤、腰背部劳损、截瘫、神经损伤、四肢损伤及损伤疾患伴有内证者。术者用中指一指或用拇、示、中指三指或五指捏在一起呈梅花状，根据经络循行路线，选择适当穴位进行点穴按压（图 1-57）。

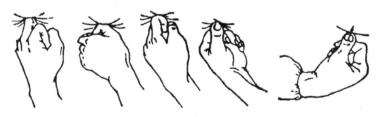

图 1-57 点压手法

（7）搓抖法：适用于四肢、肩、肘、膝关节部位的损伤，也可用于腰背、胁肋部的损伤。搓法即用双手掌面相对放置于患部两侧，用力快速地搓揉，并同时做上下或前后往返移动的手法；抖法是术者双手握住患肢远端，稍微用力做连续、小幅度、快速的上下抖动（图 1-58）。

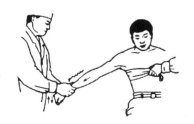
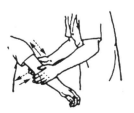

图 1-58 搓抖法

（8）屈伸法：适用于肩、肘、髋、膝、踝等关节伤后所致的关节功能障碍。术者一手握肢体的远端，一手固定关节部位，然后缓慢、均匀、持续有力地做被动屈伸或外展、内收活动，在屈伸关节时，要稍微结合拔伸或按压（图1-59）。

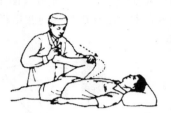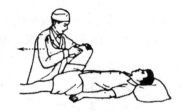

图 1-59　屈伸法

（9）旋转摇晃法：多用于四肢关节及颈椎、腰椎部的僵硬、粘连，以及小关节的滑脱、错位等。术者一手握住关节的近端，另一手握肢体的远端按关节功能活动范围做来回旋转及摇晃动作或一手托住患者下颌，一手按头后，做旋转动作（图1-60）。

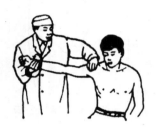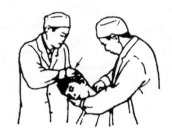

图 1-60　旋转摇摆法

（10）腰部背伸法：适用于急性腰扭伤、腰椎间盘突出症及稳定性腰椎压缩骨折。患者立位，术者略屈膝，背部与患者背部紧贴，用腰骶部抵住患者腰部，双肘与患者双肘屈曲反扣，将患者背起，使其双足离地，同时以臀部着力晃动牵引患者腰部，或是患者取俯卧位，术者一手扳住患者的腿，一手推按腰部，迅速向后拉腿而达到使腰部过伸的目的（图1-61）。

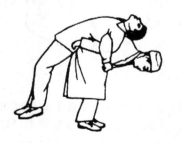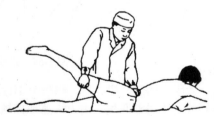

图 1-61　腰部背伸法

（11）拔伸牵引法：主要适用于肢体关节扭伤、挛缩及小关节错位等。术者和助手分别握住患肢远端和近端，对抗用力牵引（图1-62）。

（12）按压踩跷法：属于强刺激手法，常与揉法结合使用，适用于麻木、酸痛、腰肌劳损及腰椎间盘突出症等。术者握拳，拇指伸直，用指端或指腹按压，前倾身体，用上半身的体重加强按压患肢腰背部，或患者俯卧于床上，术者双手撑于特制的木架上，用双足踏于患者腰背部，随着患者呼吸踏跳起落（图1-63）。

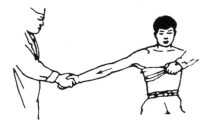

图1-62　拔伸牵引法

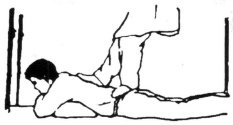

图1-63　按压踩跷法

三、固定方法

固定方法是利用一定器具加固损伤部位，维持整复后的良好位置，防止骨折、脱位再移位，为损伤组织提供稳定的愈合环境的治疗筋骨损伤的一相重要措施，常用的固定方法有外固定与内固定两大类。

（一）外固定

外固定是指损伤后用于体外的一种固定方法，包括绷带固定、夹板固定、石膏固定、牵引固定及牵引固定等。

1. **绷带固定**　是治疗筋伤的常用固定方法，包括普通绷带固定和弹力绷带固定。

（1）普通绷带固定：多用于韧带扭伤，其方法是用普通的绷带在损伤部位缠绕包扎固定，根据损伤部位、损伤性质及损伤机制的不同，缠绕包扎的方法也不同。如踝关节内侧韧带损伤多由外翻损伤造成，固定应选取内翻位固定，用绷带从内向外先在踝上缠绕几圈做为固定支点，然后通过足背外侧从足底绕过，再从内踝向上缠绕到踝上，如"8"字缠绕6～10圈；外侧韧带损伤的固定正好相反。

（2）弹力绷带固定：多用于关节损伤后引起的松动和损伤后血肿的压迫止血。如用弹力绷带在下尺桡关节部缠绕6～8圈固定下尺桡关节的损伤。对于筋伤后局部或关节内血肿过大或渗出液体过多，可在无菌操作下抽出瘀血或渗出液，然后用弹力绷带加压包扎固定。

2. **夹板固定**　是利用杉树皮、柳木条、竹板、木板、纸板等材料根据肢体的形态加以塑形，制成适用于各个部位的夹板，并用绷带扎缚，以固定垫配合保持复位后位置的固定方法。

（1）适应证：适用于四肢闭合性骨干骨折，如前臂骨折、小腿胫腓骨骨折；也用于邻近关节骨折，如桡骨远端骨折、肱骨髁上骨折；股骨干骨折因肌肉发达收缩力大，须配合持续牵引；四肢开放性骨折，创面小或经处理伤口闭合者；陈旧性四肢骨折运用手法整复者。

（2）禁忌证：较严重的开放性骨折；难以整复的关节内骨折；难以固定的骨折，如髌骨、股骨颈、骨盆骨折等；肿胀严重伴水泡者；伤肢远端脉搏微弱，末梢血循环较差，或伴有动脉、静脉损伤者。

（3）压垫：是用柔软有弹性的棉花、纱布、棉纸等安放在夹板与皮肤之间，利用压垫所产生的压力或杠杆力，配合夹板作用于骨折部，旨在维持骨折断端复位后在良好位置。固定垫的形态、厚薄、大小应根据骨折的部位、类型、移位情况而定：平垫（适用于肢体平坦部位，如骨干骨折）、塔形垫（适用于肢体关节凹陷处，如肘、踝关节）、梯形垫（适用于肢体具斜坡处，如肘后、踝关节）、高低垫（适用于锁骨骨折或复位后固定不稳定的尺桡骨骨折）、抱骨垫（适用于髌骨及尺骨鹰嘴骨折）、葫芦垫（适用于桡骨头骨折或脱位）、横垫（适用于桡骨远端骨折）、合骨垫（适用于下尺桡关节分离）、分骨垫（适用于尺桡骨骨折、掌骨骨折、跖骨骨折及胫腓骨骨折）、大头垫（适用于肱骨外科颈骨折）（图1-64）。

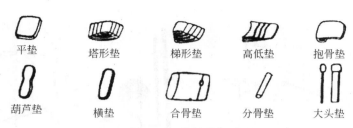

平垫　　塔形垫　　梯形垫　　高低垫　　抱骨垫

葫芦垫　　横垫　　合骨垫　　分骨垫　　大头垫

图1-64　常用压垫

（4）操作步骤：根据骨折的部位、类型及患者肢体情况，选择合适的夹板（通常使用4～5块夹板固定：骨干骨折大多数用不超关节固定，夹板长度接近骨折段肢体长度，以不妨碍关节活动为度；关节内或近关节处骨折选用超关节固定，夹板长度超过关节处2～3cm；夹板宽度相当于需固定肢体周径的4/5或5/6左右），将所需用的固定器材准备齐全，伤肢经手法整复完毕后放置好压垫，用棉垫包裹于伤处，将夹板置于外层，确保骨折线置于夹板中央，由助手扶持夹板，术者用绷带捆扎固定。

（5）注意事项：固定后稍抬高患肢，以利于肿胀消退；密切观察伤肢的血运情况，预防发生缺血性坏死；注意询问骨骼突出处有无疼痛感，防止发生压迫性溃疡；注意经常调节扎带的松紧度；定期进行X线检查，了解骨折是否发生再移位；指导患者进行合理的功能锻炼，积极同患者交流病情。

3. 石膏固定　是利用石膏绷带制成石膏托或直接缠绕制成管型石膏，用于手术后固定或各种骨折、筋伤整复治疗后的固定。由于石膏固定可根据肢体不同部位进行塑形固定，且石膏干涸后较牢固，整个肢体表面加压均匀，固定牢靠，故石膏固定在临床上应用较为广泛。

（1）操作步骤：先将患肢置于功能位，如患者无法持久维持这一体位，则需使用相应支架辅助，或由助手扶持，在患肢骨隆突处放置棉花或棉垫，用冷水浸透石膏绷带（石膏绷带干涸时间会随水温升高而缩短），用时略挤净石膏绷带中的水，用石膏托固定时在平整桌面上按所需长度和宽度往返折叠6～8层，抹平石膏绷带后将石膏托放置于患处，关节部避免石膏褶皱，外层再用绷带包扎肢体，采用管型石膏固定时由肢体的近端向远端缠绕石膏绷带，术者两手配合，一手缠绕石膏绷带，一手平整石膏绷带，切勿拉紧绷带，注意避免包扎得过松或过紧，一般应缠绕8～12层，在关节处适当加厚，以增强固定作用，在石膏未干涸前勿用手指捏压，防止石膏内层压迫皮肤，最后用笔在石膏显著位置标记诊断及固定日期，有创面者应表明创面位置，以备开窗。

（2）注意事项：石膏未干前勿用手指捏压，挪动患者须用手掌托起石膏，须防石膏折断；固定后稍抬高患肢，以利于肿胀消退；密切观察伤肢的血运情况，预防发生肢端缺血；注意询问骨骼突出处有无灼痛感，防止发生压迫性溃疡；如因肿胀消退或肌肉萎缩使石膏松动者，应立即更换石膏；手术后及有伤口者，如发现石膏被血或脓液浸透，应及时处理；注意保持石膏清洁，寒冷季节注意保暖；指导患者进行合理的功能锻炼，积极同患者交流病情。

4. 牵引固定　是通过牵引装置，利用悬垂之重量为牵引力，身体重量为反牵引力，达到缓解肌肉紧张和强烈收缩，整复骨折、脱位，预防和矫正软组织挛缩，以及对某些疾病术前组织松解和术后制动目的的一种治疗方法。根据牵引的方式可分为皮肤牵引、骨牵引及布托牵引。

（1）皮肤牵引：指牵引力通过对皮肤的牵拉作用力最终达到患处，并使复位、固定骨折或脱位的技术。皮肤牵引使用胶布固定，牵引力相对其他牵引方式相对较弱，只适用于骨折需持续牵引，但又不需强力牵引或无法行其他牵引者，如小儿股骨干骨折、小儿轻度关节挛缩症、老年股骨转子间骨折及肱骨髁上骨折肿胀严重或有水泡不能立刻复位者，但皮肤牵引易引起皮肤过敏或损伤，且不适用于肢体有血液循环障碍及骨折严重错位需要强力牵引矫正畸形者。

（2）骨牵引：系利用钢针或牵引钳穿过骨质，使牵引力直接通过骨骼而抵达损伤部位，并起到复位、固定与休息的作用。此法牵引力较大，可有效克服肌肉紧张，适用于需更大牵引力的严重骨折、脱位，但因需穿透皮肤或骨质，易招致针眼处感染，穿针部位不当可引起关节囊或神经、血管损伤。儿童采用骨牵引有损伤骨骺的风险。牵引处有炎症、开放创伤污染严重、牵引局部骨骼病变、严重骨质疏松或牵引局部需要切开复位者并不适于使用骨牵引。

常用的骨牵引部位有尺骨鹰嘴突、指骨远端、股骨髁上、胫骨结节、胫骨下端及跟骨结节。穿针时防止针进入关节腔，切勿损伤血管、神经，对小儿勿损伤骨骺，尺骨鹰嘴牵引应在鹰嘴尖端远侧 1.5 横指，距尺骨嵴 1cm 处由内向外进针，防止损伤尺神经；股骨下端骨牵引应在髌骨上缘 2cm 或内收肌结节上 2 横指处由内向外进针；胫骨结节牵引应在胫骨结节后 1 横指处由外向内进针，以防损伤腓总神经；跟骨牵引应在内踝尖与跟骨连线中点由内向外进针，以防伤及胫后动脉。

（3）布托牵引：是用厚布或皮革按局部体形制成兜托，托住患部，再用牵引绳通过滑轮连接兜托和重量进行牵引。常用的布托牵引有枕颌牵引、骨盆悬吊牵引，枕颌牵引适用于颈椎骨折脱位移位不大、颈椎病或痉挛性斜颈；骨盆悬吊牵引适用于对位比较良好的耻骨骨折、髂骨翼骨折折块向外移位、耻骨联合处分离、严重的骶髂关节分离等。

5. 支架固定 是通过支架取代肢体活动的夹板、石膏固定，功能支架又可以在满意地稳定骨折的同时允许伤肢功能活动，对肢体活动限制范围相对较小，但在特殊情况下，精神不健全不能合作或糖尿病伴有周围神经疾病、有皮肤感觉损害者并不适于支架固定。

6. 外固定器固定 是使用特制的外固定器械，通过骨圆针或螺纹针穿入骨折远近两端骨干上，固定骨折或脱位的一种固定方法。此种固定方法适用于以下情况：开放性骨折伴软组织广泛损伤需修复神经、血管、皮肤者；需维持肢体长度，控制骨感染的二期植骨者；各种不稳定性骨折、软组织损伤、肿胀严重的骨折、多发性骨折者；关节融合、畸形矫正、下肢短缩需延长者及骨折畸形愈合、迟缓愈合或不愈合者。

（二）内固定

内固定即切开复位内固定，是指骨折后直接通过手术切开患处皮肤、肌肉，整复错位，应用螺钉、髓内钉、钢丝张力带、克氏针、钢板等内固定物连接骨折两端进行固定的一种方法。内固定相对于其他固定方法具有一定优势，如可使骨折解剖复位，利于血管、神经损伤修复，有利于减少后遗症发生的机会，减少患者卧床时间，常适用于骨折非手术疗法未达到满意疗效、开放性骨折、多段骨折或骨折合并神经、血管损伤需一并处置者。但此法须手术切开整复，内固定物在愈合后多需二次手术取出，属于创伤性治疗，同时手术需严格执行无菌操作。

四、药物治疗

药物是治疗筋骨损伤的重要方法之一。人体是一个统一的整体，其正常的生命活动依赖于气血、营卫、脏腑、经络的维持，故筋骨受损后其内在气血、营卫、脏腑、经络功能必将受到影响，如《正体类要·序》说："肢体损于外，则气血伤于内，营卫有所不贯，脏腑由之不和。"因此，应根据局部与整体兼顾、外伤与内损并重的原则，运用八纲、气血、脏腑、经络及卫气营血辨证，进行选方取药治疗。药物治疗可分为内治法和外治法。

（一）内治法

根据损伤的发展过程，治疗通常分为初、中、后三期，依据损伤"专从血论""恶血必归于肝""肝主筋，肾主骨""客者除之，劳者温之，结者散之，留者攻之，燥者濡之"等理论，以调和气血、生新续损、强筋健骨为主要治法。

1. 初期治法 损伤后 2 周内，相当于炎症期和修复期的第一阶段，损伤局部肿胀疼痛明显，筋骨损伤尚未稳定，容易反复损伤，气血受损，气滞血瘀，经络受阻。

（1）活血化瘀法：由于气滞血瘀，壅阻经脉，局部肿痛明显，无里热实证者，治宜行气活血，化瘀止痛，以行气为主，用柴胡疏肝散、复原通气散；以活血为主，用复元活血汤、活血止痛汤；行气与活血并重，用膈下逐瘀汤、顺气活血汤。

（2）攻下逐瘀法：损伤早期瘀血蓄积不散，大便不通，腹胀拒按，舌苔黄，脉洪大而数的阳明腑实患者，可采用攻下逐瘀法，应用桃仁承气汤、大成汤、鸡鸣散、黎洞丸等方剂。本法属"八法"中"下法"，药多峻猛而苦寒通下，故年老体弱、妊娠、产后、月经期间及失血过多者当慎用。

（3）清热凉血法：伤后瘀血积久不消，郁而化热，热毒蕴结于筋骨，症见损伤局部红肿热痛、发热口渴、舌红苔黄、脉数者，可用清热解毒方剂，如五味消毒饮、黄连解毒汤；瘀血化热，或创伤感染，邪毒入侵，火毒内攻，或迫血妄行，吐衄发斑，舌红绛，苔黄，脉弦紧数者，可用清营汤、犀角地黄汤；若为湿热之邪侵袭筋骨，症见红、热、肿痛，肢体重着，功能障碍者，应清热除湿凉血，方用二妙汤、加味二妙散等。

（4）开窍活血法：当损伤后气血逆乱、瘀血攻心、神昏窍闭，出现神志昏迷时，属闭证者治宜用开窍活血、镇心安神，如羚角钩藤汤、镇肝熄风汤；属脱证者治宜固脱，用苏合香丸、复苏汤；若热毒蕴结筋骨，神昏谵语，高热抽搐者，宜用紫雪丹合清营凉血汤。开窍药走窜性强，易引起流产、早产，孕妇慎用。

2. 中期治法 损伤后3～4周，属于修复期中段，局部疼痛减轻，肿胀消退，但仍有瘀血未尽，疼痛减而未止，仍应以活血化瘀、和营生新、接骨续筋为主，但不可再用攻下之法，恐伤及正气。

（1）和营止痛法：属于"和法"，适用于损伤早期治疗后，仍有气滞血凝，肿痛尚未尽除，而继续攻下又恐伤正气，方用和营止痛汤、橘术四物汤、定痛和血汤、和营通气散等。

（2）接骨续筋法：适用于损伤中期，骨正筋顺，虽接而未坚，瘀血不去，新血不生，筋骨不相续接，故治应接骨续筋，佐以活血化瘀，如续骨活血汤、新伤续断汤、补肾壮筋汤。

3. 后期治法 损伤7～8周后，局部瘀肿已消，筋骨仍未坚实，功能尚未完全恢复，应以补气养血、补益肝肾、健脾益胃为主；筋脉拘挛，风寒湿邪侵袭，屈伸不利者宜以舒筋活络为用。

（1）补气养血法：筋骨损伤多内伤气血且久卧病榻，气血虚弱而不畅，筋骨失养而痿软，症见面色苍白、唇舌爪甲色淡无华、乏力倦怠，甚则头晕目眩、心悸怔忡、手足发麻、肢体疲软、脉细等，故选用补气养血治法，补益气血，濡养筋脉关节骨骼，用四君子汤、四物汤、八珍汤或当归补血汤。

（2）补益肝肾法：肝主筋，肾主骨，筋骨损伤，肝肾宜受累，故本法凡筋伤骨损治疗后期，年老体弱，筋骨痿软，损伤愈合迟缓者均可使用，属肝肾阴虚者多伴见形体消瘦、头晕耳鸣、潮热颧红、五心烦热、腰酸失眠多梦、舌红少苔、脉多细数，可用六味地黄丸、左归丸等；属肾阳虚者多见面色苍白、形寒肢冷、小便频数余沥不尽、舌淡苔白、脉沉细等，宜用肾气丸、右归丸等。

（3）健脾益胃法：脾胃为后天之本，脾主运化，胃司受纳，脾胃功能正常则气血充盛，四肢百骸得以滋养，筋骨关节活动灵利，筋骨损伤，耗伤正气，久病卧床，脾胃气虚，运化失职，四肢疲乏无力，肌肉萎缩，故应健脾益胃，助气血化生，促进筋骨损伤修复，常用补中益气汤、参苓白术散、归脾汤等。

（4）舒筋活络法：具有行气活血、舒经通络作用，适用于损伤中期，气血未畅，筋膜粘连，或兼风湿，筋络挛缩、强直，关节屈伸不利者，用舒筋活血汤；伤后风寒之邪侵袭，寒凝经络，症见肢体冷痛，四肢拘挛，得温痛减，舌淡苔白，脉沉迟者，治以温经散寒，舒筋活络，如当归四逆汤、麻桂温经汤；湿邪阻遏筋脉，筋骨酸麻胀痛，肢体沉重，遇阴雨天症状加重者，应除湿通络，用羌活胜湿汤、薏苡仁汤等；腰痛甚者可用独活寄生汤；肢节痹痛者用蠲痹汤；陈伤不愈者宜用大活络丹加减。

（二）外治法

外治法系指将药物制成一定剂型，使药物通过皮肤或损伤部位渗透进入体内发挥作用而达到治疗目的的一种方法。《理瀹骈文》云："外治之理，即内治之理；外治之药，即内治之药，所异者法耳。"筋骨损伤外治用药种类很多，功效也不尽相同，可分为消肿祛瘀、舒筋活血、温经通络、散寒祛湿等，用法也各有差异，临床常用的有敷贴药、熏洗湿敷药、搽擦药与热熨药。

1. 敷贴药　是将药物制剂直接敷贴于损伤局部，使药力发挥作用，常用的有药膏、膏药、药散三种。

（1）药膏（敷药或软膏）：将药物细粉用蜂蜜、饴糖、水、酒、药汁、凡士林等调成糊状摊涂于纱布或油纸上，敷于患处。根据功效不同又可分为活血化瘀，消肿止痛类，如消瘀止痛膏、双柏油膏等；接骨续筋类，如接骨续筋膏；清热解毒类，如四黄膏；活血舒筋类，如舒筋活络膏；温经通络，祛风除湿类，如温经通络膏；生肌长肉类，如生肌膏等。

（2）膏药（薄贴）：是中医外科特有的一种药物剂型，《肘后救急方》中有关于膏药制法的记载，现代伤科临床中应用较为普遍，是由药物细粉与黄丹、蜂蜡、香油等基质炼制而成，临用前烘热烊化后摊于皮纸或布上贴于患处。如具有消肿止痛，通经活络作用的生肌玉红膏、狗皮膏等。

（3）药散（掺药或丹药）：将药物的极细粉直接掺于伤口或加在敷药上。如具有止血收口作用的花蕊散、云南白药；具有祛腐拔毒作用的七三丹；具有生肌长肉作用的生肌八宝散；具温经散寒作用的丁桂散等。

2. 熏洗湿敷药　熏洗是把药物置于锅中加水煮沸，先用热气熏蒸患处，待水温稍减，再用药水浸洗患处的方法。早在《仙授理伤续断秘方》就有本法记载，古称"淋拓""淋洗"，具有疏松关节筋络、疏导腠理、流通气血、活血止痛等功效，适用于关节强直拘挛、酸痛麻木或损伤兼夹风湿者，如海桐皮汤、散瘀和伤汤等；湿敷，古称"溻渍""洗伤"，多用于创伤，现临床上把药物制成水溶液，供伤口湿敷洗涤用，如金银花、野菊花等煎水，2%～20%黄柏溶液等。

3. 搽擦药　搽擦药法始见于《素问·血气形志》"经络不通，病生于不仁，治之以按摩醪药"。醪药是配合按摩而涂搽的药酒，搽擦药可直接涂搽于伤处，多用活血舒筋的药物配制成酊剂或油剂，在施行理筋手法时配合推擦等手法使用，具有舒筋活络、调理气血、促进关节功能恢复的作用，如正骨水、万花油等。

4. 热熨药　是一种以物理热疗促进药物吸收的方法，使用时将药物加热后用布包裹，热熨患处，适用于不易外洗的部位，具有温经祛寒、行气活血止痛作用，如坎离砂、熨药，以及其他将粗盐、黄砂等炒热装入布袋中进行治疗。

五、功能锻炼

功能锻炼古称导引，系指导患者通过自身运动防治疾病、增进健康、促进肢体功能恢复的一种疗法。功能锻炼具有活血化瘀、消肿定痛、濡养患肢关节筋络、促进骨折愈合、防治筋肉萎缩、避免关节粘连和骨质疏松、扶正祛邪的作用，根据锻炼的部位，功能锻炼可分为局部锻炼和全身锻炼；按有无辅助器械又分有器械锻炼和无器械锻炼之别。锻炼内容和运动强度等锻炼计划的制订因人、因病而不同，在疾病的各个时期锻炼计划也略有区别，锻炼应循序渐进，次数、动作幅度、锻炼时间均应逐渐增加。

六、手术治疗

手术治疗系医生用医疗器械对患者进行切除病变组织、修复损伤、改善功能和形态的有创性治疗，除在复杂骨折保守治疗无效时采用手术切开复位内固定治疗外，肌腱、韧带断裂，神经、血管损伤，严重神经卡压性疾病，关节内游离体等疾病也需要手术治疗。随着外科学的手术技术和器械、设备的发展，骨伤科疾病的治疗除常规手术治疗外，现在临床还有椎间盘髓核摘除术、溶解术、椎体压缩骨折经皮成形术等微创手术技术，腰椎间盘经皮椎间孔内镜技术，以及肩、肘、髋、膝、踝关节镜技术等。

七、其他疗法

（一）针灸疗法

针灸疗法是指在中医理论指导下，采用不同的针具刺激穴位，或使用以艾草为主要成分的药物燃烧产生的热能，通过一定的手法刺激人体特定的部位或腧穴，以防治疾病的方法。常用的针法包括毫针、腹针、平衡针等，灸法包括直接灸、悬灸、雷火灸、隔姜灸等。

（二）针刀

针刀疗法是在解剖学知识指导下，利用金属材料做成的在形状上似针又似刀的一种针灸用具，治疗软组织粘连、挛缩等筋伤疾病的一种介于手术方法和非手术疗法之间的闭合性松解术。此操作手法通过恢复人体局部的组织平衡状态，起到松解瘢痕、解除挛缩、疏通组织、改善循环、减张减压、消肿止痛等作用，用于治软组织粘连、挛缩、瘢痕引起的顽固性疼痛，骨关节炎，腱鞘炎，滑膜炎，肌肉、韧带钙化及创伤引起的病理性损伤后遗症等，但对有发热症状、严重糖尿病、病变部位有感染及凝血功能障碍者禁用。

（三）封闭疗法

封闭疗法系通过局部注射药物，以达到抑制炎症渗出、改善局部营养状况、消肿止痛等目的的一种疗法。临床主要选取非甾体类抗炎药、糖皮质激素、中药提取液等在压痛点、腱鞘内、椎管内硬膜外及神经根等处进行注射治疗。本法的使用需严格执行无菌操作，防止感染发生，并且需对施术部位的解剖层次充分了解，药物剂量及使用频次需根据患者身体状况、合并症等情况确定。

（四）物理治疗

物理治疗是利用各种物理手段作用于机体，通过调节、加强或恢复各种生理功能，影响病理过程，从而达到加速创伤愈合、促进瘢痕软化与粘连吸收、镇痛及减轻伤后并发症和后遗症等治疗康复目的的手段。临床应用的物理疗法有火罐治疗、电疗法、超声疗法、光疗、激光疗法、磁疗法、蜡疗法等。物理治疗种类较多，在临床主要起辅助治疗作用，应根据患者的病情灵活选择使用。

（牛　维）

第五节　骨折的愈合及影响骨折愈合的因素

一、骨折愈合过程

骨折愈合过程是指骨折断端间的骨与软组织修复过程。在愈合过程中，骨与邻近软组织在解剖结构、生理、病理及生化等各方面的修复变化，均是按一定规律进行的、连续不断的过程。骨折愈合过程一般可分为血肿炎性期、软骨痂形成期、硬骨痂形成期，骨痂塑形期，在四个阶段之间并无明显的界限（图1-65）。

（一）血肿炎性期（肉芽组织修复期）

骨折后，骨膜、骨质及邻近软组织的血管断裂，骨髓腔出血，血液瘀积于骨折断端、髓腔、被掀起的骨膜下及邻近组织间隙中，形成骨折部位的血肿。

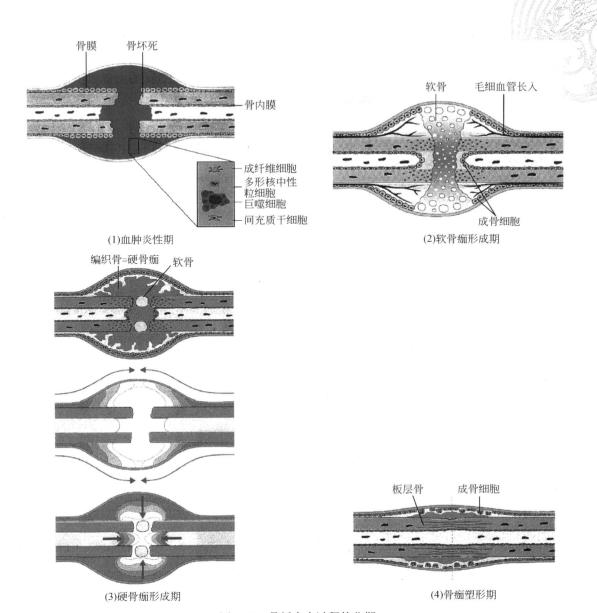

图 1-65　骨折愈合过程的分期

由于创伤性炎性反应，红细胞坏死，纤维蛋白渗出，血肿在 6～8 小时开始凝结成含有网状纤维的血凝块。在血肿周围组织中毛细血管增生，同时血管周围产生许多成纤维细胞，这些细胞与新生的毛细血管，从四面八方侵入血肿和坏死组织中，将其分隔成许多小块，血肿被吞噬细胞和异物巨细胞清除，逐渐变成肉芽组织，再演变成纤维结缔组织，凝结于骨折断端之间及其周围，使骨折断端初步连接在一起，成为纤维性骨痂，此期约在骨折后 2 周完成。

（二）软骨痂形成期

骨折后 2～3 周，疼痛和肿胀消退，软骨痂形成。骨外膜和骨内膜生发层中的干细胞受刺激向成骨细胞分化。在距骨折间隙一定距离的骨表面开始发生膜内附着性成骨，在外骨膜形成一个套袖状编织骨，并填充髓腔。毛细血管进入骨痂增加了骨痂的血供。靠近骨折端时，间充质干细胞增生扩散，穿过骨痂并分化为成纤维细胞或软骨细胞，纤维组织和软骨组织各自发挥其细胞外基质的作用特点，逐渐取代血肿。

（三）硬骨痂形成期

当骨折两端的软骨痂连接时，硬骨痂阶段开始出现，其持续至骨折由新生骨形成的坚强愈合为止（3～4个月）。随着膜内成骨的进行，骨折间隙中的软组织开始出现软骨骨化，此时骨痂逐渐转变为坚硬的钙化组织（编织骨）。骨折处外围的应变较低，硬骨痂形成期是由外周开始逐渐向骨折和骨折间隙的中心进展的。最初的骨性连接形成于远离原骨皮质部位的外周或骨髓腔中心。然后通过软骨内骨化，骨折间隙中的软组织逐渐由编织骨所取代，并最终与原来的骨皮质连续到一起。

（四）骨痂塑形期

骨折达到骨性愈合后，随着机体运用和负重，为了适应力学的需要，骨痂中的骨小梁不断进行调整排列。不需要的骨痂（髓腔内或皮质骨突出处）通过破骨细胞作用而吸收，骨痂缺少部位（弯曲或凹陷处）通过膜内成骨而产生新生骨充填。最后骨折的痕迹在组织学或放射学上可以完全或接近完全消失。这一过程持续数月或数年不等，一直持续到骨骼恢复其原始形态。

二、影响骨折愈合的因素

（一）内在因素

1. 骨折断端血液供应对骨折愈合的影响 影响骨折愈合快慢的主要因素是断端血液供应。若骨折断端血液供应通畅，肉芽组织形成及生长迅速，是骨折愈合过程的基本条件；反之，骨折断端血液供应完全被切断，骨折就难于愈合。血运差的骨折，如股骨颈骨折、腕舟状骨折、距骨颈部骨折由于断端的血运中断，常出现骨折难愈合（图1-66）。

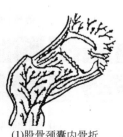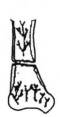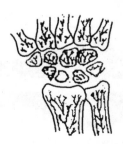

(1)股骨颈囊内骨折　　　　(2)胫骨下1/3骨折　　　　(3)舟状骨骨折

图 1-66　因血供差而影响骨折愈合的常见部位

2. 年龄和体质营养状态的影响 未成年人，年龄越小，修复能力越强，骨折愈合越快，其组织再生和塑形能力强。身体健壮、气血旺盛对骨折愈合有利，愈合较快。营养不良者，骨折愈合得慢。

3. 全身或局部骨质病变的影响 如骨质疏松症、骨质软化症、脆骨病、骨纤维异常增殖症、恶性骨肿瘤、骨髓炎、骨结核等疾病并发骨折后，均愈合缓慢甚至不愈合。

4. 骨感染的影响 骨感染发生后，局部充血，脓液形成脓腔，内压增大，加上微生物的代谢产物刺激，出现骨质吸收破坏，甚至形成死骨，导致骨折不愈合。

5. 骨折局部情况的影响 骨折断端需大量的骨痂来填补修复，如果有缺损，愈合就会延缓。如果骨折断端软组织嵌入，阻挡骨痂通过骨折断端，可造成骨折不愈合。不同骨折类型对骨折愈合速度也有不同的影响。

6. 神经、血管损伤的影响 神经损伤肌肉麻痹，失去肌肉对骨折断端的约束作用，使断端分离不稳定；血管损伤，使软组织及骨质的血液供应遭受障碍，影响骨折的愈合进程。

（二）外在因素

1. 复位的影响　骨折后复位时间越早骨折愈合越快，越迟愈合越慢。反复多次进行复位操作，可损伤软组织血运，影响愈合。骨折复位后断端对位程度（断面接触程度）大，骨折修复时间短；对位少，骨折愈合慢。

2. 固定的影响　固定的方法对骨折愈合的速度有影响，外固定或微创内固定，对软组织的损伤小，又能维持断端的相对稳定，有利于骨折愈合；相反，切口大，广泛剥离的内固定，影响骨愈合。过于坚强的内固定，也会影响骨愈合。传统的小夹板加垫固定，对部分骨折可达到良好的生物稳定作用，有利于愈合。但如果固定不牢，就可能导致不愈合或畸形愈合。

三、骨折愈合的标准

1. 临床愈合标准

（1）局部无压痛感。

（2）局部无纵向叩击痛。

（3）局部无异常活动（自动或被动）。

（4）X 线片显示骨折线模糊，有连续性骨痂通过骨折线。

（5）外固定解除后，肢体能满足以下要求者：

上肢：向前平伸持重 1kg 达 1 分钟以上者。

下肢：不扶拐在平地上连续行走 3 分钟，并不少于 30 步者。

（6）连续观察 2 周，骨折不变形者。

2. 骨性愈合标准

（1）具备临床愈合标准条件。

（2）X 线片显示骨痂通过骨折线，骨折线消失或接近消失。

四、骨折的畸形愈合、迟缓愈合和不愈合

（一）骨折的畸形愈合

骨折的畸形愈合是指骨折断端在重叠、旋转、成角状态下连接而引起肢体功能障碍。骨折畸形愈合多由骨折未得到良好整复、固定不恰当移位，或过早拆除固定及进行不适当的活动、负重等，使折端重新移位而引起。

对畸形较轻，年龄在 13 岁以下的患者，除旋转移位及严重成角畸形外，常能在发育过程中自行矫正，不必进行处理。如果畸形严重，如下肢短缩超过 2cm、成角超过 15°、旋转超过 30°、影响肢体功能者，不论年龄大小，均应及早进行治疗，治疗方法有手法折断、手术截骨或切开重新复位内固定等。

（二）骨折迟缓愈合

骨折经治疗后，已超过同类骨折正常愈合的最长期限，骨折端仍未能达到临床愈合标准，X 线摄片显示骨痂生长缓慢而未连接，但骨折断端无硬化现象，骨髓腔仍通者，称为骨折迟缓愈合。

（三）骨折不愈合

骨折不愈合是指骨折愈合功能停止，骨折断端已形成假关节，X 线摄片显示骨折端互相分离，间隙增大，骨折端硬化或萎缩疏松、髓腔封闭。

骨折部位本身条件差，如大块骨缺损、软组织严重剥离；骨折断端间有不利于骨折愈合的应力干扰；骨本身的感染和骨折端周围软组织的感染；骨折端复位不好或断端有软组织嵌入，血供受阻；另外，多次粗暴的手法整复，手术造成骨膜广泛剥离，接骨板螺丝钉的反应，过于坚强固定断端无微少应力，或伴有血管、神经损伤等也会引起骨折不愈合。

（许树柴）

第六节 神经损伤的修复

外伤导致周围神经损伤极为常见，常修复困难，引起伤残，是当今医疗面临的挑战之一。神经损伤多与骨折、脱位等合并损伤为主，多见于刀伤、撕脱伤、压榨伤、枪弹伤等，也见于神经沟处的骨折。例如，肱骨干骨折可伴有桡神经损伤，肱骨内上髁骨折可引起尺神经损伤，膝关节脱位可致胫神经或腓总神经损伤。四肢神经伤最多见于尺神经、正中神经、桡神经、坐骨神经和腓总神经，还有臂丛损伤。

按损伤神经的完整性分，有完全断裂伤、部分断裂伤；按受伤类型分，有撕裂伤、压迫伤、烧灼伤、牵拉伤、放射伤等。

一、周围神经的大体结构

周围神经的显微功能解剖包括以下两部分。

1. **神经元** 包括运动神经元、感觉神经元和交感神经元。

神经元是组成神经系统的基本结构及功能单位，神经元具有感受刺激、传导兴奋的功能，即神经元能完成神经的基本功能。神经元由细胞体和细胞突起（轴索）所组成；轴索排列成束形成神经纤维束，由脊髓内发出分布到四肢及躯干形成周围神经。运动神经元位于脊髓的前角细胞中，感觉神经元和交感神经元位于脊髓椎旁的交感神经节中。

2. **神经干** 由三部分组成：神经纤维、支持组织和营养血管。

（1）神经纤维：包括轴索、髓鞘及神经内膜，其中轴索里面是轴浆，轴浆由近端向远端形成一定的压力，造成轴浆的流动；髓鞘是一种脂类结构，主要功能是防止兴奋扩散；神经膜内包着轴索和髓鞘，并包覆着一层施万细胞，施万细胞是神经再生的通道，也是神经结构中非常重要的一部分。

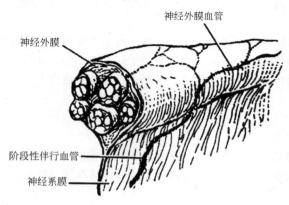

图 1-67　支持结构及血管

（2）支持组织：神经干的支持组织，包括神经外膜及神经束膜。若干神经纤维组成一个神经束，有神经束膜包绕。若干神经束组成神经干，由神经外膜包绕。神经外膜为一层结缔组织，有很多纵形的纤维，在对抗关节屈伸活动及短束神经牵拉时起到一定的缓冲作用。

（3）营养血管：神经的营养血管由神经系膜发出来，然后延伸到外膜发布于神经中。伴行的血管随神经系膜发出后，在神经外膜分别向近端和远端纵形走向，在这些纵形走向血管形成广泛的吻合支，使得神经的血液供应非常丰富（图1-67）。

二、周围神经损伤的病理变化

1. **瓦勒变性**　轴突和髓鞘的分解吸收及施万细胞增生等现象，称为瓦勒变性（Wallerian degenration）。瓦勒变性是在周围神经损伤 1～2 天之内开始，首先是轴索和髓鞘破裂成碎片，被巨噬细胞吞噬，之后施万细胞增生，形成一个再生的通道，整个瓦勒变性过程，需要 3～4 周。

2. **神经的修复**　神经轴突顺着神经内膜向远端生长，如果是断裂伤，生长会受断裂口增生的瘢痕阻挡形成神经瘤。神经再生速度受很多因素影响，如包裹周围组织的营养状态、血液供应情况及年龄等。

三、周围神经损伤的分类

根据神经损伤的分类，能判断神经损伤的程度，判断预后，以及制订治疗方案。目前临床上周围神经损伤的分类有两种方法：Seddon 分类法和 Sunderland 分类法。

1. **Seddon 分类**

（1）神经震荡（神经失用）：神经功能传导障碍，而神经的轴突、髓鞘及支持性结构保持完整，有感觉减退、肌肉瘫痪，但营养正常，多因神经受压或挫伤引起，大多可以恢复；但如压迫不解除则难以恢复。如骨折压迫神经，需复位或手术解除神经压迫。

（2）轴索中断：神经轴突完全断裂，但鞘膜完整，损伤的远侧段发生瓦勒变性。再生轴突可长向损伤的远侧段，神经再支配以 1mm/d 速度自行恢复。

（3）神经断裂：神经干完全断裂。神经束（干）完全断裂，需手术修复才有可能恢复。

2. **Sunderland 分类**　Sunderland 分类方法将周围神经损伤分为五度。

Ⅰ：病理特点是神经传导中断，损伤远端不发生瓦勒变性，相当于 Seddon 分类中的神经震荡。这种损伤通常在 3～4 周内自行恢复，预后良好。

Ⅱ：病理特点是神经轴突中断，损伤远端发生瓦勒变性。这种损伤其周围的支持结构保持完好，3～4 周后神经可以 1mm/d 的速度向远端再生，功能可自行恢复，预后较为良好。

Ⅲ：病理特点是轴突与神经内膜中断，但神经束膜连续性存在。这种损伤有自行恢复的可能，但由于内膜瘢痕化，可能阻挡神经再生长，恢复常不完全。

Ⅳ：病理特点是束膜严重损伤或中断，外膜也在一定程度上受损，但神经干本身的连续性存在。由于神经束广泛损伤，很少能自行恢复，常需手术切除瘢痕后修复。

Ⅴ：病理特点是神经干连续性丧失，没有自行恢复的可能性。需要手术切除断端的纤维瘤，修复神经。

四、周围神经损伤的临床表现及诊断

根据外伤史、临床症状和检查，判断神经损伤的部位、性质和程度。首先检查肢体的运动、感觉功能。

1. **运动功能检查**　运动功能障碍表现为肢体乏力，主动活动受限，肌张力下降，远期肌肉萎缩。根据肌肉无力情况判断神经损伤及其程度，周围神经损伤可引起肌肉软瘫，失去张力，有进行性肌肉萎缩。

2. **感觉功能检查**　感觉功能障碍表现为触觉、痛觉等异常。

3. **神经营养性改变**　神经损伤后，由于其支配区域的失神经营养作用，查体可见支配区的皮肤发冷、无汗、光滑、萎缩。如坐骨神经伤常发生足底压疮，足部冻伤。无汗或少汗区一般符合感觉消失范围。可作出汗试验。

如有 1～2 项，则为神经功能损伤。

4. **神经干叩击试验（Tinel 征）**　由 Tinel 首先描述，表现为叩击神经损伤部位出现放射性的麻痛感，以及扣击部位的点状自痛感。Tinel 征有两种意义，一是可以帮助判断神经损伤的部位；二是在神经修复以后，或是神经恢复的过程中，可以检查神经修复后的再生情况。另外，神经近侧断端有假性神经瘤，常有剧烈疼痛和触痛，触痛放散至该神经支配区。

5. 电生理检查 通过肌电图神经传导速度及诱发电位检查，判断神经损伤范围、程度、吻合后恢复情况及预后，是临床上最常使用的辅助检查手段，包括肌电图（EMG）、躯体感觉诱发电位（SEP）、复合肌肉动作电位（CMAP）、感觉神经动作（SNAP）、神经传导速度（NCV）、F 反射等。

6. 影像学检查 B 超和 MRI 可见神经纤维中断。在周围神经损伤的诊断中，体征、症状及查体所见是最关键的，而电生理检查及其他影像学诊断，均应作为辅助手段。

五、周围神经损伤的治疗

神经损伤的治疗具有一定时效性，对于周围神经损失的修复，原则上应尽早修复。损伤后时间过长，神经终板结构包括运动终板和感觉终板会发生蜕变、纤维化、瘢痕化，如在这之后，即使进行了有效的神经修复，可能也达不到有效的临床结果。因此，周围神经损伤应该争取尽量一期修复，如果一期修复结果不佳，也应该争取尽早进行二期修复。同时，决定神经损伤的修复效果，时间不是绝对因素，还包括年龄、患者的营养状态、周围软组织血液条件等。

一般处理原则：①用修复的方法治疗神经断裂；②用减压的方法解除压迫；③用松解的方法解除瘢痕粘连绞窄；④用锻炼的方法恢复肢体功能。

（一）治疗原则

1. 闭合性损伤 采取保守治疗 3 个月，主要包括神经营养药物、针灸、中药和神经电刺激治疗等。神经营养药物临床上使用最多的有维生素 B_1、维生素 B_6、地巴唑、弥可保等；神经电刺激治疗是通过电刺激感觉终板和运动终板使之蜕变的速度减缓，等待神经再生，再支配。闭合性的神经损伤超过 3 个月，如果神经功能没有恢复，或恢复中断较长时间或呈跳跃式恢复者均应考虑手术探查。

2. 开放性损伤 任何开放性损伤，争取一期修复神经的断裂伤。一期修复是指 6～8 小时之内，修剪断端失活及污染组织，无张力吻合神经，如果确实吻合张力过大，应该考虑神经移植。对于一期伤口不能吻合神经的情况，可以考虑在伤口愈合后 2～4 周之内，延迟修复神经，切断断端神经瘤，无张力吻合神经或直接神经移植。对于陈旧损伤病例，可以考虑神经移植或神经移位。

（二）手术方法

1. 手术分类 周围神经损伤的手术方法包括三类：神经松解、神经吻合及神经移植。神经松解术包括神经干周围的松解、松解致压物及结缔组织瘢痕，然后进行神经内松解，包括外膜松解、束膜松解。神经吻合的方法包括神经外膜缝合、束膜缝合及束膜与外膜联合缝合三种方法。神经移植针对神经缺损的病例，可以采取的方法有神经干移植、束间神经电缆式移植及带血管蒂的神经移植。

2. 术后处理 用石膏或支架固定关节，使神经处于松弛位，吻合的神经不受任何张力。一般术后 4～6 周去除石膏或支架，逐渐伸直关节，练习关节活动，按摩有关肌肉，促进功能恢复。但伸直关节不能操之过急，以免过度牵拉吻合的神经。

（林定坤　赵兵德）

第七节　慢性筋骨病的特点

慢性筋骨病是指筋、骨在自然退变的基础上，由于自身功能退化无法维持原有的功能状态，或因外力作用，或风、寒、湿等兼邪侵袭，导致筋骨失衡，局部内环境失调而引起病变部位疼痛、麻木、痉挛、僵硬、活动受限等临床表现的一组综合征。慢性筋骨病是一种衰老性疾病，是慢性、退变性骨与关节及软组织疾病，主要包括脊柱退变性疾病、髋与膝关节等负重关节疾病及其周围软组织疾病，如腰椎管狭窄症、髋关节炎、膝骨关节炎等（图1-68）。

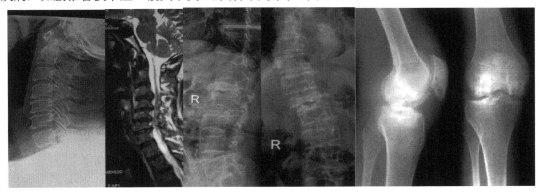

图1-68　慢性筋骨病示意图（颈/腰/膝退变及劳损）

一、何谓筋与骨

综合《内经》记载（有"筋、筋膜、宗筋"名称），结合现代医学，所谓"筋"主要是指人体皮肤、皮下浅深筋膜、肌肉、肌腱、腱鞘、韧带、关节囊、滑膜囊、椎间盘、周围神经及血管等软组织；"骨"主要是指骨架，全身的骨头。广义的筋则包括了脾所主的肌肉。肝主筋，脾主肉，肾主骨，肝肾互济互损、脾肾相互资生、肝脾及脾肾五行相克，筋、肉、骨密切相关。《杂病源流犀烛·筋骨皮肉毛发病源流》曰："筋之也，所以束骨络节，绊肉绷皮，为一身之关纽，利全体之运动者也，其主则属于肝"；《内经》曰："宗筋主束骨而利机关也"；国医大师石仰山曰："筋束骨、骨张筋"，都指出筋、骨相连，其主要功能是连接关节、络缀形体、主司关节运动。

二、病因病理

人类随着年龄的增长，伴随着骨质疏松、关节软骨退化、筋肉力量及弹性减弱等自然退化。骨与关节及周围软组织的衰老是慢性筋骨病发病的主要原因。虽然组织的衰老增加了慢性筋骨病的发生率，但衰老并不等于发病。只有当骨与关节、筋肉之间的生物力学环境发生改变，且局部筋骨失平衡时，慢性筋骨病才会发生。

人体筋、骨等组织的老化会促进组织的易损性。第一，骨组织随着老化而明显退化，强度降低。如脊柱的椎体外层为皮质骨壳，内部有骨小梁助其传导轴向压力，而年老可致骨髓空虚，骨壳缺少骨小梁支撑，发生微骨折，重者则椎体随之塌陷而发生骨折。第二，老化肌肉氧化能力降低，本体感觉能力受损，肌肉反应慢，运动控制力减低；且肌肉体积和力量随着老化而降低，易于疲劳，并因慢性疾病而加剧，易反复损伤并形成慢性劳损性疾病。

从中医学上说，它可归属于"痹证""痿证"范畴，但此二证并不等于慢性筋骨病。该病似与五体痹（筋脉肉皮骨）相关，可作为其中的一部分，如筋伤、节错、骨疾、髓病。

气血、筋骨、兼邪是其发病的主要影响因素。气血不和是其发病基础。《正体类要》指出，肢体损于外，则气血伤于内，营卫有所不贯，脏腑由之不和。《素问·调经论》指出，五脏之道，皆出于经隧，以行血气。血气不和，百病乃变化而生。筋骨失衡是其发病主要机制。清代叶桂指出，劳力动伤阳气、劳伤久不复元为损。《诸病源候论》指出，肝主筋而藏血，肾主骨而生髓，虚劳损血耗髓，故伤筋骨也。兼邪侵袭是其诱发因素。国医大师石仰山先生认为"凡非本病，其发生不论前后，而有一个时期与本病同时存在的，都叫兼邪。"

三、疾病特点

（1）筋病：主要表现为局部肌肉酸、麻、胀、痛，或肌痉挛、紧张、压痛等，少数可有肢体神经放射性疼痛。

筋伤往往作为先趋的病态出现，触之可及痉挛、结节等，所伤之处局部筋膜压力增高、经络不通。《医宗金鉴·正骨心法要旨》曰："以手扪之，自悉其情。"长期的慢性疼痛可造成局部组织损伤。现代医学认为炎症、损伤等病变均可造成局部组织充血、水肿、渗出而引起相应的症状。若损伤出现在神经周围，如椎间盘突出压迫神经根，则可出现下肢放射性痹痛。

（2）骨病：主要表现为局部疼痛、关节周围疼痛、肢体放射痛等。

年老骨髓空虚致骨质疏松，或骨支撑失衡致骨增生，或骨应力集中致微骨折，退化产生的病变均可引起相应的临床症状。

（3）筋、骨同病：筋的痉挛、粘连可使骨关节错缝或交锁，骨关节错缝、增生也可使筋偏离正常的生理位置而令其活动功能受限。现代医学认为，组织损伤修复过程中如果纤维化（成纤维）过程相对加快，病变局部或病变组织与邻近的组织发生粘连，或关节及其辅助结构、邻近结构痉挛粘连等都会影响关节的功能运动。

四、治疗及预后

慢性筋骨病为衰老性疾病，迁延难愈，治疗上应遵循治疗、康复、预防一体化的原则，做到未病先防、已病防变，边治边防边康复，康复与治疗同步。中医方面，应从调和气血、平衡筋骨、并除兼邪三方面进行辨证论治，同时运用现代医学理论及体系来指导治疗。

五、展望

由于现代科学技术的迅猛发展和城市化进程的加快，骨伤科的发展也将随着时代的潮流开始转变。疾病谱开始出现变化，城市中骨折患者急剧减少，脊柱、关节退行性疾病及软组织疾病迅速增加。随着电子化、老年化社会的到来，慢性筋骨病的发病率急剧增多、发病年龄年轻化；随着神经、肌肉、骨骼功能研究的深入，慢性筋骨病在病因、病理、诊断、治疗、预防等各方面的研究将进一步深入。

传统中医在软组织损伤方面的经验，将得以继承和发扬；而现代医学的修复外科技术（如关节镜技术），在组织修复医学（如细胞移植）的支持下，也将得以发展。对慢性筋骨病的早期干预，防止疾病的加重，将成为新的治疗趋势；中医学从筋论治的经验将得以继承和发展。传统的练功和现代的康复手段结合，将成为促进骨关节疾病康复的重要手段。而人体的自我修复和平衡能力，也将得到进一步的认识。中医学的筋骨平衡理论和理筋技术，将进一步指导慢性筋骨病的治疗，为非手术治疗带来广大的前景。精准的脊柱外科微创技术将快速发展，微创管道技术为治疗骨伤科疾病带来更大的惊喜。治养结合的诊疗模式和社区管理模式将得以推广，以对抗日益增长的慢性疾病的增长。

（林定坤　陈树东）

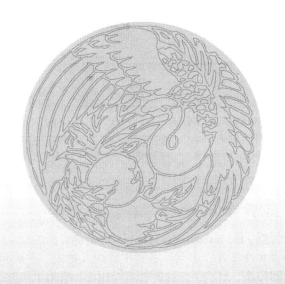

第二篇 骨折与脱位

第二章 骨 折

第一节 上肢骨折

一、锁骨骨折

锁骨骨折（the fracture of clavicle）占全身骨折的 6% 左右，占肩部骨折的 44%～66%，男性患者数量约为女性患者的 2 倍，各种年龄均可发生，多见于青壮年及儿童。锁骨呈"S"形，在胸骨端与胸骨柄相连、肩峰端与肩胛骨肩峰相连，横架于胸廓前上方，保护臂丛神经及锁骨下血管，支撑肩胛骨，保证上肢的灵活运动。锁骨胸骨端粗大、肩峰端扁平，这种形态变化在锁骨中外 1/3 尤其明显，因此锁骨骨折多发生于中外 1/3 处。锁骨骨折传统医学书中称"缺盆骨折""锁子骨折""井栏骨折断"等。

（一）病因病理

锁骨骨折多因直接击打，或跌倒致肩、肘、腕等处着地，锁骨受直接或间接暴力而发生，以间接暴力较多。传导暴力冲击锁骨发生骨折，多为横断形或短斜形骨折。直接暴力亦可从前方或上方作用于锁骨，发生横断形或粉碎性骨折。骨折严重移位时，锁骨后方的臂丛神经和锁骨下动、静脉可能合并损伤。受伤原因常为运动伤、交通伤等中等能量或高能量创伤；老年患者常因跌倒等低能量创伤引起。儿童锁骨骨折多见于摔倒损伤，由于骨膜厚，骨质弹性好，常为青枝骨折（图 2-1）。

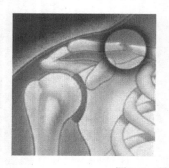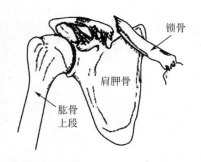

锁骨

肩胛骨

肱骨
上段

图 2-1　锁骨中段骨折示意图

根据骨折部位，可将锁骨骨折分为中外 1/3 骨折、外 1/3 骨折、内 1/3 骨折。

1. **中 1/3 骨折**　最为多见，多为间接暴力所致。骨折常为横断形或小斜形，儿童为青枝骨折或移位骨折，老人多为粉碎性。如移位较大，内侧端移位向后上方，外侧端移位向前下方，并向内侧端重叠。儿童锁骨骨折多为青枝骨折，向前上方成角。粉碎性骨折骨折片旋转、倒立，易刺破胸膜、血管及神经，造成复合伤。

2. **外 1/3 骨折**　多由肩部着地或直接暴力损伤所致。骨折常为斜形、横断形。少数为粉碎性。骨折可能波及损伤肩锁韧带和喙锁韧带。锁骨远端骨折的治疗和预后有其特殊性，Rockwood 等对此类骨折单独进行了分型，有临床参考价值。

锁骨远端骨折的 Rockwood 分类：

Ⅰ型：轻度移位（韧带间的）。

Ⅱ型：骨折中度移位，内侧到喙锁韧带。

A.锥状韧带和斜方韧带附着。

B.锥状韧带断裂，斜方韧带附着。

Ⅲ型：关节面骨折（图 2-2）。

3. 内 1/3 骨折　骨折近端移位向后上方，外侧端由于受三角肌和胸大肌的影响，常有旋转发生。

（二）临床表现与诊断

锁骨骨折有明确外伤史。骨折部位疼痛、肿胀、瘀斑，患肩及上臂拒绝活动。外观出现骨折部位突起畸形，可触及骨擦感。幼儿和儿童，如为青枝骨折时疼痛可轻，无骨擦音，可做关节活动，往往见患者锁骨不平整，有突出成角及压痛。来诊时，头倾向患侧，下颌部转

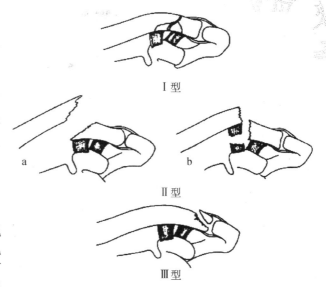

图 2-2　锁骨远端骨折的 Rockwood 分类

向健侧，同时用健侧手托住伤侧前臂及肘部，以减少伤肢重量牵拉引起骨折移位的疼痛（图 2-3）。如果锁骨骨折合并肩锁关节脱位，锁骨远端上移，按压锁骨远端时可产生弹性活动感，称为琴键征阳性。

1. 锁骨骨折的辅助检查

（1）X 线检查

1）锁骨正位 X 线检查能判断是否骨折，双侧对比能确定是否存在肩锁关节脱位。

2）如果锁骨骨折合并有肩锁关节损伤，建议加拍双侧肩锁关节赞卡（Zanca）位片（图 2-4）：投照方法为球管射线向上成角 10°～15° 前后位，通过对比，可发现患侧肩锁外端与肩峰间距离较健侧增大；有半脱位和全脱位之分（锁骨外侧端与肩端完全分离）。

3）合并有肩锁关节损伤时，加拍肩关节腋位 X 线片（图 2-5）：有助于诊断前后移位的锁骨骨折或肩锁关节脱位。

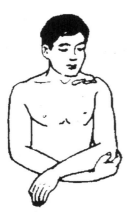

图 2-3　锁骨骨折姿势

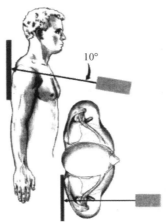

图 2-4　赞卡（Zanca）位片

肩锁关节赞卡位片是在上肢负重与不负重
情况下，投射角度与肩锁关节呈 10°～15°，
有助于发现肩锁关节部位小的骨折或者脱位

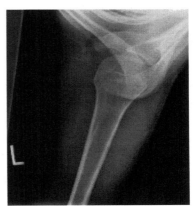

图 2-5　腋位片

肩锁关节腋位片可以证实锁骨远端相对
于肩峰向后移位

（2）CT 检查：对于可疑骨折脱位又因外伤体位受限等原因 X 线不能确诊的，可行 CT 检查；另外对锁骨远端骨折合并肩锁脱位或肩胛骨骨折，锁骨的胸骨端骨折等情况可行螺旋 CT 重建以明确损伤类型，指导制订进一步的治疗方案。

2. 锁骨骨折的常见并发症

（1）神经血管损伤：移位的骨折端切割可能会损伤锁骨下动静脉及臂丛神经，需详细检查。锁骨畸形愈合，可引起胸廓出口综合征，出现臂丛神经损害。

（2）肩锁关节脱位：锁骨骨折如合并喙锁韧带损伤，往往会出现肩锁关节脱位，造成肩部不稳定；锁骨骨折合并肩胛颈骨折致"浮肩损伤"。

（3）合并其他脏器损伤：高能量损伤的锁骨骨折可以合并肺部挫伤、气胸等内脏损伤，患者如果伴随呼吸气促、憋闷、血压不稳定等，需特别留意。

（三）治疗

锁骨骨折的治疗应遵循复位、固定、药物治疗和功能锻炼的原则。儿童骨折生长发育和锁骨功能的特殊性，不要求解剖对位，因此常采用闭合复位，不强求复位，常用绷带等软性固定。外固定维持复位有一定困难。对幼儿无移位骨折或青枝骨折可用三角巾悬吊患侧上肢。有移位骨折虽可设法使其复位，但不强求对位，最终可能会残留一定的畸形，儿童由于骨塑形能力强，大部分畸形在发育中可自行矫正。<14 岁患儿一般是保守治疗，不宜随意采用手术治疗。

成人锁骨移位骨折，可手术治疗，也可保守治疗。保守治疗一般手法整复，力争解决重叠错位，寻求可靠固定。成人移位骨折，可采用手术治疗。

1. 复位　大部分为闭合复位或撬拨复位；有骨折端锐利刺激神经血管者，可能需要开放复位（开放复位，详见手术章节）。

（1）幼儿锁骨有移位骨折：患儿由家长揽抱或坐位，助手在患儿背后用双手扳住患儿两肩外侧，两拇指顶住肩胛向背后徐徐用力拔伸，使患儿挺胸、肩部后伸，以矫正重叠移位，此时骨折移位即可复位或改善。如仍有侧方移位，可用提按手法，使之复位。如复位不理想，不需要重复去复位。

（2）少年及成年人锁骨骨折

1）膝顶复位法：令患者坐凳上，挺胸抬头，上肢外旋，双手叉腰，术者在背后一足踏于凳缘上，将膝部顶住患者背部正中，双手握其两肩外侧，向背后徐徐拔伸，使患者挺胸、肩部后伸，以矫正骨折端重叠移位。如仍有侧方移位，术者用捺正手法矫正之。亦可由一助手用膝部顶住患者背部正中，双手握其两肩外侧，向背后徐徐拔伸，待重叠移位矫正后，术者站于患者前面，并以两手拇、示、中指分别捏住两骨折端，将骨折近端向前向下推按，骨折远端向后向上端提，使之复位。

2）卧位复位法：对于肌肉发达强壮者，坐位叉腰挺胸抬头法如果复位困难，可以让患者平躺，胸背部后放小的软枕，使双肩后伸，对锁骨产生牵张力，以纠正锁骨重叠和成角移位；平卧 3～5 分钟后，肌肉自然放松，用捺正手法矫正残余的侧方移位。复位后坐位维持，再按常规包扎固定。

2. 固定方法

（1）软性外固定：幼儿无移位骨折或青枝骨折用三角巾悬吊患侧上肢 2～3 周。对少年及成年的无明显移位的锁骨骨折，可予前臂吊带悬吊制动即可。有移位骨折的固定方法较多，可根据具体情况选择使用。

1）绕圈绷带固定法（图 2-6）：移位明显者，可根据移位情况在骨折部放置固定垫和弧形短夹板固定。固定时先在两腋下各置一块厚棉垫，用绷带从患侧肩后起，经患侧下，绕过肩前上方，横过背部，经健侧腋下，绕过健侧肩前上方，绕回背部至患侧腋下，如此反复包绕 8～12 层，用胶布粘贴绷带末端。包扎后，用三角巾悬吊患胶于胸前。

2）斜"8"字绷带固定法（图 2-7）：亦称十字搭肩法、人字绷带或单"8"字绷带法固定。固定时先在两腋下各放置一块厚棉垫，用绷带从患侧肩后经腋下，绕过肩前上方，横过背部，经对侧腋下过胸前，再经患侧肩前至患侧腋下如此反复包绕 8～12 层，主要适合于锁骨外 1/3 骨折。

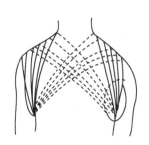
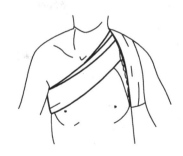

图2-6　绕圈（横"8"字）绷带固定法　　　　图2-7　斜"8"字绷带固定法

　　3）双圈固定法：将事先准备好的大小合适的两个固定棉圈分别套在两侧肩部，从背后紧拉固定圈，用短布带将两固定圈的后下部紧紧扎住。用另一条短布带松松扎住两圈的后上部，用长布带在胸前缚住两圈前方。胸前及背侧上方两布带的作用，主要是防止固定圈滑脱，不能过紧，特别是前侧布带，过紧则使肩部前屈，失去固定作用。最后在患侧腋窝部的圈外再加缠棉垫1～2个，加大肩外展，利用肩下垂之力，维持骨折对位固定时，患者应保持挺胸抬头双手叉腰，以防复位后的骨折端重新移位。睡眠时，取仰卧位，在两肩胛骨之间纵向垫一窄软枕头使两肩后伸，胸部挺起。儿童有移位骨折一般固定 2～3 周，成人固定 4 周，粉碎性骨折固定 6 周（图 2-8）。

　　（2）锁骨远端骨折的外固定方法

　　1）胶布固定法：骨折局部放少许的驳骨油纱块及小棉垫，用宽胶布沿上臂纵轴，缠住锁骨远端与肘关节。前臂以颈腕带悬吊胸前。如胶布带松动，应随时加固粘绑，以促进骨折与损伤的关节囊及韧带的修复（图 2-9）。

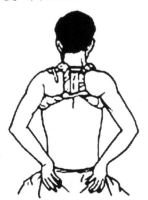
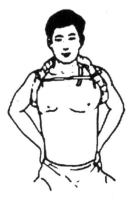
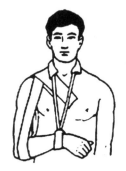

图 2-8　双圈固定法　　　　　　　　　图 2-9　胶布固定法

　　2）肩锁固定带固定法：对锁骨远端骨折，或者锁骨远端骨折合并有肩锁关节脱位的病例，可使用魔术贴弹力布生产的多功能肩锁固定带治疗，应用简便，固定确切。使用状态示意图如图 2-10 所示。

　　3）其他外固定法：如石膏条固定法、弹性绷带加垫片固定法、各种加压背带及支具、各式肩肘腋带固定法，如 Kenny-Howard 带（图 2-11）等。

　　3.辨证论治　幼儿锁骨骨折一般不必使用中药，成人按骨伤科三期治疗，结合具体体质因素辨证用药。

　　4.外治法　早期复位后在外固定的同时可予驳骨油纱外敷患处以消肿止痛；后期可予骨伤洗剂

外洗舒筋活络或者四子散热熨祛风散寒。

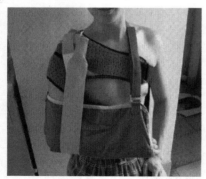
图2-10　肩锁固定带固定法

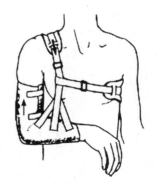
图2-11　Kenny-Howard带固定

5. 西药治疗　在急性期疼痛剧烈者，适当使用镇痛药。可以使用接骨续筋药膏等中药外用剂，以促进损伤组织修复，但是应注意避免局部皮肤过敏反应。儿童患者骨折愈合迅速，如无兼证，不必用药；对于老年骨质疏松症患者，可适当使用抗骨质疏松药物。

6. 手术治疗

（1）手术治疗的主要适应证：①移位的锁骨骨折，合并有锁骨下神经、血管损伤；②骨折端有软组织嵌入，影响骨折愈合；③骨折不愈合；④开放性锁骨骨折，需要手术清创；⑤多发骨折，尤其同一肢体多发骨折时，锁骨骨折采用内固定可使创伤治疗更加容易，可选择性应用；⑥对畸形明显的成人病例，尤其对年轻妇女，为美容考虑，可选择性应用；⑦骨折移位明显，有皮肤破损的危险，采用手术治疗可获得良好的骨折复位；⑧浮动肩，即锁骨骨折伴有不稳定的肩胛骨骨折；⑨不能忍受长时间的制动者，如帕金森病或癫痫等神经肌肉疾病患者；⑩锁骨外端骨折伴有喙锁韧带断裂；⑪锁骨内端骨折向胸骨后移位，闭合复位后不稳定或复位失败者；⑫移位的骨折，如果患者需求，亦可考虑手术。

（2）切开复位内固定的方式：①闭合撬拨复位，微创经皮髓内钉或克氏针等固定；②钢板螺丝钉内固定，多选择重建钢板或锁骨解剖形钢板固定；③锁骨远端骨折根据类型可以采用钢丝捆绑固定，克氏针张力带，锚钉修复/重建喙锁韧带，微型解剖型钢板，锁骨钩钢板等固定，必要时可能需要修复/重建喙锁韧带（图2-12、图2-13）。

7. 功能锻炼　根据外固定与内固定及稳定性情况，循序渐进进行锻炼，活动关节又不影响断端稳定为原则。初期可作手指、腕、肘关节屈伸活动和用力握拳活动，以促进气血运行，达到消肿止痛的目的。中期逐渐作肩部练功活动，如耸肩活动和肩部后伸的扩胸活动。后期拆除固定，可逐渐作肩关节的各方向活动，重点是肩外展和旋转运动，防止肩关节因固定时间太长而致肩关节周围炎。

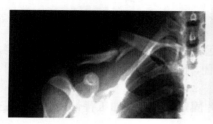
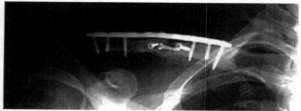
图2-12　锁骨骨折术前/术后 X 线片

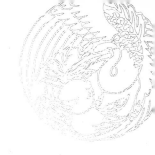

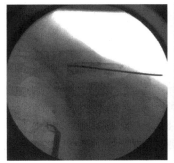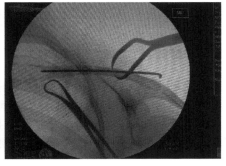

图 2-13　锁骨中 1/2 骨折克氏针固定

（四）预防与调理

软性外固定者，睡眠时需平卧免枕，肩胛骨间垫小枕，以保持双肩后仰，有利于维持骨折复位。固定期间如发现神经或血管受压症状或固定绷带等松动，应及时调整绷带松紧度或随诊。内固定者，需适度保护患肢，患肩不能受挤压。侧卧位时，不能患肩朝下。注意疼痛及伤后心理的调理与护理、并发症的预防等。

（五）预后与转归

无论保守或者手术治疗，锁骨骨折绝大部分愈合良好。对锁骨骨折到底是保守治疗还是手术治疗，争论了很久。这两种方法都可以治好患者，又都存在风险。有人研究了 2000 多个保守治疗锁骨中段骨折的患者，不到 0.1%没有愈合。而且保守治疗还可以避免麻醉风险等手术并发症。然而，保守治疗也不是没有风险。近些年来，越来越多的文献提出手术疗法尤其是解剖型钛钢板内固定才是最佳的选择，并认为保守治疗有许多缺点和并发症。

传统非手术疗法常采用"8"字绷带复位固定，需要患者长时间挺胸、叉腰、抬头，姿势极不舒服，需要患者克服。再加上"8"字绷带经常松动，失去固定作用。在治疗过程中，骨折有可能重新错位，出现骨折畸形愈合，锁骨局部突起影响外观，心理伤害等问题。外 1/3 骨折需注意喙锁韧带和肩锁韧带的修复，否则出现肩锁关节疼痛、功能障碍。

（陈伯健　许树柴）

二、肱骨外科颈骨折

肱骨外科颈骨折（fracture of surgical neck of humerus）是指肱骨解剖颈下 2～3cm 处的骨折，相当于大小结节下缘与肱骨干的交界处骨折。此处是疏松骨质和致密骨质交界处，骨皮质薄，无肌肉附着，是应力的薄弱点，常易发生骨折（图 2-14）。肱骨外科颈骨折是肩部常见的骨折之一，是肱骨近端骨折中最常见的类型，占肱骨近端骨折的60%～65%，在全身骨折约占 0.9%。肱骨外科颈骨折在祖国医学中属于"臑骨肩端骨折"的范畴，各年龄段均可发生，但以老年人居多，其中女性又多于男性。由于紧靠肱骨外科颈内侧有腋神经向后进入三角肌内，臂丛神经、腋动静脉通过腋窝，所以严重移位的骨折可合并神经、血管

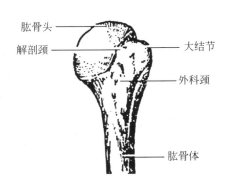

图 2-14　肱骨的结构

损伤，此处骨折属于近关节骨折，应仔细复位，若处理不当，容易遗留不同程度的肩关节功能障碍。

（一）病因病理

肱骨外科颈骨折多为间接暴力所致。老年人由于骨质疏松，轻度摔倒的较少暴力损伤即可引发骨折，而年轻人多为车祸、电击、癫痫发作、高处摔下等较大暴力损伤才会导致骨折，如果年轻人轻度摔倒即引起骨折，则要考虑因骨肿瘤、骨结核等病理因素引起骨折的可能。最常见的受伤机制是，患者摔倒时手掌着地，间接暴力往上传导，根据上臂受伤时所处的位置（内收或外展），往往会导致不同类型的骨折。直接暴力损伤比较少见，主要是由打击或跌倒时肩外侧或后外侧着地而造成。外伤无论是直接或间接暴力所致，均有可能使肩关节各块肌肉强烈收缩，牵拉肌肉附着点各个骨块引起相应部分的损伤。根据损伤机制和骨折移位情况，临床上常将肱骨外科颈骨折分为以下五种类型（图 2-15）。

1. **裂缝骨折**　肩部外侧受到直接暴力或摔倒手掌着地等间接暴力均可引起裂缝骨折，但暴力较轻，造成大结节骨裂与外科颈骨折，骨裂多系骨膜下，故骨折多无移位。

2. **嵌插骨折**　由间接暴力所致，受伤时上臂处在相对垂直位置，手掌或肘部着地，骨折后肱骨外科颈远端骨皮质嵌插到近端的骨松质当中，多为骨膜下骨折，骨折端比较稳定。

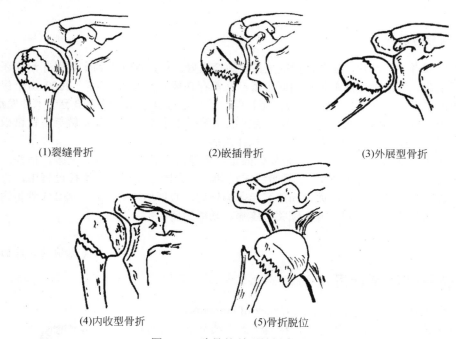

(1)裂缝骨折　　　　(2)嵌插骨折　　　　(3)外展型骨折

(4)内收型骨折　　　　(5)骨折脱位

图 2-15　肱骨外科颈骨折类型

3. **外展型骨折**　受外展间接传达暴力所致。如摔倒时上肢处在上臂外展、肘关节屈曲、前臂旋前位时，传导暴力使肩峰卡在肱骨大结节部和肱骨头基底部之间，并以该部为支点，肱骨干成为暴力的杠杆长臂，作用力使前臂被迫外展，同时损伤暴力作用于肱骨上端的应力薄弱点而发生肱骨外科颈骨折，肱骨近端受冈上肌、冈下肌牵拉，呈轻度外展、外旋位；骨折远端受背阔肌、胸大肌、大圆肌牵拉而向内、向前、向上侧方移位，两骨折端外侧嵌插而内侧分离；或断端重叠移位，骨折远端位于近端内侧，骨折处多向前、内侧突起呈角，常伴有肱骨大结节撕脱骨折。

4. **内收型骨折**　受内收间接传达暴力所致。摔倒时上肢处在内收位，手掌撑地，应力集中在肱骨外科颈内侧引起骨折，肱骨近端受冈上肌、冈下肌牵拉，呈轻度外展、外旋位，肱骨大结节向肩峰靠拢，骨折线多由外上方斜向内下方，骨折端内侧相互嵌插，或骨折远端向外侧方移位，或有短缩重叠移位。因背阔肌、胸大肌、大圆肌和三角肌的牵拉，使骨折远端向上短缩移位和向外、向前成角移位，两骨折端内侧嵌插而外侧分离，或骨折处形成向外，或向外、向前角。

5. **肱骨外科颈骨折合并肩关节脱位**　往往由上肢外展外旋间接暴力所致。除引起外展型嵌插骨折外，若暴力继续作用于肱骨头，可使肱骨头冲破关节囊向前下方移位而造成肩关节前脱位。

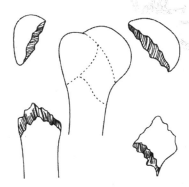

图 2-16　肱骨近端骨折 Neer 分类

肱骨外科颈骨折属于肱骨近端骨折，目前国际上肱骨近端骨折广泛采用的分类方法为 Neer 分类（图 2-16），此分类方法主要考虑到以骨折的部位和骨折的数目来区分严重程度，大致是按骨骺的闭合线将肱骨近端分为肱骨头（以解剖颈为界）、大结节、小结节、肱骨干（以外科颈为界）四部分，分类的主要依据是以骨折移位的程度来区分一到四部分骨折：即以骨折块移位>1cm 或成角畸形>45°为标准进行分类。如肱骨近端骨折，即使包括几处骨折，只要未超过上述明显移位的标准，说明骨折部位尚有一定的软组织附丽连接，尚保持一定的稳定性，这种骨折为轻度移位骨折，属于一部分骨折。二部分骨折是指某一主骨块与其他三个部分有超出上述标准的明显移位。三部分骨折是指有两个骨折块彼此之间及与另两部分之间均有明显的移位。四部分骨折是肱骨上端四个主要骨折块之间均有明显移位，形成四个分离的骨块，此时肱骨头成游离状态并失去血液供应，日后容易引起骨坏死。

Neer 分类对肱骨近端骨折脱位的诊断有明确、严格的定义。真正的骨折脱位是骨折伴有肱骨头脱出盂肱关节，而不能将肱骨近端骨折时伴有的肱骨头向下半脱位（关节内）或肱骨头的旋转移位混为一谈。根据脱位的方向可分为前脱位、后脱位。根据骨折移位的数目可分为二部分骨折脱位、三部分骨折脱位及四部分骨折脱位。肱骨头的劈裂骨折和关节面嵌压骨折是特殊类型的肱骨上端骨折。

肱骨外科颈骨折是近关节的骨折，周围肌肉比较发达，肩关节的关节囊和韧带比较松弛，骨折后容易发生软组织粘连，或结节间沟不平滑，使肱二头肌长头腱发生粘连。中年以上患者常易并发肱二头肌长头肌腱炎、冈上肌腱炎或肩周炎，严重影响肩关节的活动功能。

（二）临床表现与诊断

伤后肩部剧烈疼痛，肿胀明显，上臂内侧可见瘀斑，肩关节活动障碍，患肢不能抬举，肱骨外科颈局部有环形压痛和纵向叩击痛。非嵌插骨折可出现畸形、骨摩擦音和异常活动。外展型骨折肩部仍饱满，但肩部下方稍呈凹陷，在腋下肱骨近端内侧能摸到移位的骨折远端或向内成角，与肩关节脱位不同。内收型骨折在上臂近端的外侧可摸到突起的骨折远端和向外成角畸形。合并肩关节脱位者，肩部肿胀甚剧，青紫瘀斑也较严重，肩峰下呈凹陷，在腋下可摸到肱骨头，但无脱位的弹性固定体征，将患侧手部置于健侧肩上时，患肢肘部可贴近胸部。如果骨折脱位移位严重，压迫腋部血管神经，将会出现上肢麻痹、放射痛及血液循环障碍的情况。X 线正位片可显示骨折内、外侧方移位和向内或向外成角的情况，至于肱骨头有无旋转，骨折有无前后侧方移位和向前或向后成角畸形，则必须拍穿胸侧位片。为了更清楚了解骨折块之间的立体关系和移位程度，则需要做螺旋 CT 重建。

（三）治疗

大部分的肱骨外科颈骨折移位不大，无需复位。移位较大的外科颈骨折原则上应首选闭合复位治疗，闭合复位应在满意的麻醉下进行，以保证肌肉松弛，易于手法操作及复位。复位操作应轻柔，根据创伤解剖及移位的方向按一定的手法程序进行。不要盲目、反复、粗暴地进行复位，否则不仅增加损伤，而且使骨折端磨圆滑，影响骨折端的稳定。有条件者可在 C 形臂监视下进行复位。

1.**整复方法**

（1）无移位的裂缝骨折或嵌插骨折不需要整复，仅用绷带贴胸固定、三角巾悬吊伤肢于胸前 2～3 周即可。

（2）外展型骨折（图 2-17）：患者坐位或仰卧位，一助手用布带绕过患侧腋窝向上提拉，屈肘 90°，前臂中立位，另一助手握其肘部，沿肱骨纵轴方向牵引，矫正重叠移位。然后术者双手握骨折部，两拇指按于骨折近端的外侧，其余各指抱骨折远端的内侧向外捺正，助手同时在牵引下内收上臂即可。

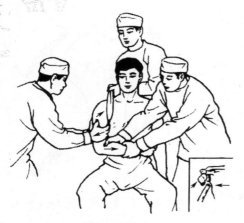

图 2-17　外展型骨折的整复

（3）内收型骨折（图 2-18）：患者坐位或仰卧位，一助手用布带绕过患侧腋窝向上提拉，屈肘 90°，前臂中立位，另一助手握其肘部，沿肱骨纵轴方向牵引，矫正重叠移位。然后术者两拇指按压骨折部向内侧推，其余各指使骨折远端外展，助手在牵引下使上臂外展，使之复位。若有向前成角畸形，应做进一步矫正，术者双手拇指置于骨折部的前侧向后按压，其余各指抱骨折远端后侧稍向前移，助手在牵引下徐徐向上抬举上臂过头顶，以矫正向前成角畸形。此时，术者立于患者前外侧，用两拇指压住骨折远端，其余各指由前侧按住成角处，如有骨折端相互抵触则表示成角畸形已矫正。

（4）肱骨外科颈骨折合并肩关节脱位：助手将患肢置于外展 90°～150° 的位置上，用骨折远端对准骨折近端的纵轴所指的方向，拔伸片刻，以解除骨折远端对肱骨头的挤压，打开肱骨头进入关节盂的通路。复位时助手轻力拔伸，术者两拇指从患侧腋部的前、后侧伸向腋窝，向上、向后、向外顶住肱骨头的前、下缘，其余指按住肩峰处作支点，或由另一助手按压固定肩峰。术者两拇指用力推顶肱骨头的同时，助手在原外展位上将患肢做顺、逆方向捻转法加摇晃法等活动，并逐渐内收患肢，术者可感觉到有肱骨头进入关节盂的复位感。术者再从腋下摸认骨折对位情况，用捺正法整复侧方移位后，术者双手固定骨折端，令助手做沿患肢纵轴方向向近侧端推顶或叩击使骨折嵌插，以稳定骨折端，防止再移位，然后屈肘 90°，轻轻放下患肢至自然下垂。同时注意拔伸不能过猛，力量不能过大，因为在拔伸下，位于骨折端之间

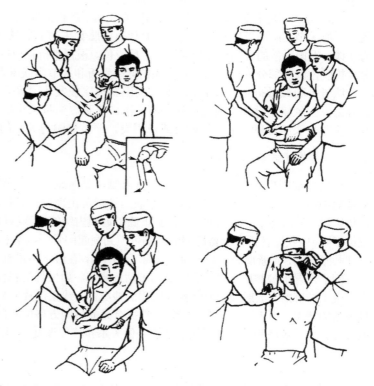

图 2-18　内收型骨折的整复

的肱二头肌短头、喙肱肌及破裂的关节囊呈紧张状态，闭合了脱位的通路，使脱位的肱骨头无法纳入关节内，所以拔伸力量需适度。

（5）手法复位＋皮（套）牵引：对手法复位后的肱骨外科颈骨折，特别是老年患者可行上肢重力位皮（套）牵引，重量不超过患者体重的1/10，患者可带皮（套）牵引自由行走，当疼痛缓解后，可早期进行甩肩功能锻炼；卧位时，可通过地架滑轮保持持续水平牵引，定期拍片，勿使过牵，及时调整牵引重量。牵引由重至轻，并依据患者骨折的移位情况和感觉调整牵引角度，平均牵引4～6周，但合并有大结节撕脱骨折的患者不能使用。

2. 固定方法　可采用上臂超肩关节夹板固定，长夹板三块，下达肘部，上端超过肩部。短夹板一块，由腋窝下达肱骨内上髁以上，夹板的一端用棉花包裹成蘑菇头状。固定时，在助手的牵引下，术者捏住骨折部保持复位后位置，并将3～4个棉垫放于骨折部周围，三块长夹板分别放在上臂前、外、后侧，短夹板放在内侧。若内收型骨折，内侧的蘑菇头应放在肱骨内上髁的上部；若外展型骨折，蘑菇头应顶住腋窝部；有向前成角者，在前侧夹板下相当于成角突出处置一平垫。内收型骨折，在外侧夹板下相当于成角突出处置一平垫；外展型骨折，则在内侧夹板下相当于肱骨大结节处放一平垫。肱骨外科颈骨折合并肩关节脱位者的夹板和固定垫安放位置，与内收型骨折相同。先用三条横带在骨折部下方将夹板捆紧，然后用长布条穿过三块超关节夹板顶端的布带环，做环状节扎，再用长布带绕至对侧腋下，用棉垫垫好后打结，以免压迫皮肤。

对移位明显的内收型骨折，除夹板固定外，尚可配合上肢皮肤悬吊牵引3周，肩关节置于外展前屈位，其角度视移位程度而定，牵引重量为2～4kg，以使患侧肩部离床；亦可配合铁丝外展架，将患肢固定于外展前屈位，外展角度视移位程度而定，前屈约30°，3～4周后拆除外展架。对于肱骨外科颈粉碎性骨折等不稳定骨折，亦采取过头骨牵引术和外展骨牵引术。外展骨牵引应使上臂外展45°～60°，屈肘90°。这样往往可以取得较好的效果。

夹板固定后，应注意患肢血运和手指活动情况，及时调整夹板的松紧度。入眠时需仰卧，在肘后垫一枕头，维持肩关节于前屈30°位。内收型骨折及骨折脱位应维持患肩于外展位，外展型骨折应维持患肩于内收位，以免骨折发生再移位。夹板固定时间为4～5周（图2-19）。

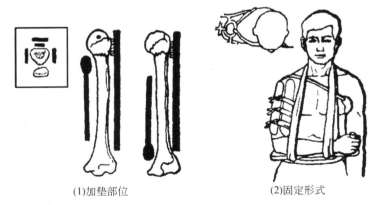

(1)加垫部位　　　　　　　　(2)固定形式

图2-19　肱骨外科颈骨折的夹板固定

3. 辨证论治　骨折初期患肢瘀肿，疼痛较甚，治宜活血化瘀，消肿止痛，内服可选用和营止痛汤或肢伤一方，若瘀肿甚者加三七、茅根等，外敷双柏散或消瘀止痛膏。中期瘀肿虽消而未尽，骨尚未连接，治宜和营生新，接骨续筋，内服可选用生血补髓汤或肢伤二方；外敷接骨膏或接骨续筋药膏。

儿童骨折愈合和消肿较快，可不内服中药。老年患者则因气血虚弱，血不荣筋，易致肌肉萎缩、关节不利，后期治宜养气血，补肝肾，壮筋骨，内服可选用肢伤三方或补肾壮筋汤。解除固定后，可选用海桐皮汤熏洗患肢，亦可配合按摩推拿。

4. 功能锻炼 早期做抓空增力，五指用力伸展，再用力握拳；腕关节做背伸掌屈的摆动；左右摆拳，腕关节做内收外展活动。中期随着肿胀消退，疼痛减轻，可继续做上述动作，但运动量应加大。拆除外固定后，做肩肘屈伸，健患两侧上肢同时做肩关节前屈，肘关节伸直位运动。但需注意骨折在 2～3 周内，外展型应限制肩关节做外展活动，内收型应限制肩关节做内收活动。

5. 手术治疗 指征取决于全身和局部的伴随损伤，骨折的类型和稳定程度，患者的年龄和全身状况，以及骨骼质量（是否骨质疏松）。稳定和移位是相互依存的。相邻的软组织及骨膜损伤越重，越可能需要手术固定及早期术后功能锻炼。但约 80% 病例中，骨折块被肌肉、肌腱所附着的腱袖连接在一起，因此常需保守治疗，尤其是对老年患者及轻微移位患者更加如此。手法复位未能成功，也可采取微创的针拨复位，如果仍然不能成功，则需考虑手术切开复位。

切开复位内固定适应证：

（1）骨折移位严重，骨折端不稳定，并有软组织嵌入其间。

（2）手法整复或外固定治疗失败，骨折移位严重和脱位不能复位者。

（3）治疗时间较晚已不能用手法整复，如不有效复位将严重影响关节活动功能。

手术方式一般多采用螺丝钉、"T"形或解剖型钢板等固定方式。对于老年人粉碎性骨折，内固定发生肱骨头坏死的概率较高，也可考虑肱骨头置换术（图 2-20）。

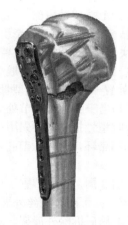

图 2-20 肱骨外科颈骨折的内固定示意图

（四）预防与调理

肱骨外科颈骨折多见于老年人，与肱骨近端的骨质疏松有一定关系，老年人肢体活动能力下降，灵活性和平衡能力减弱，这些都与肱骨外科颈骨折相关。所以，预防骨质疏松、防范跌倒、提高肢体平衡和灵活性是主要的预防措施。合理膳食、增加钙质摄入、合理接受阳光照射、科学健身（练习八段锦、太极拳、五禽戏、气功、健走等有氧运动）对于预防骨质疏松，提高肢体灵活性具有良好的作用。对于已发生骨折的患者，除了有计划地进行康复训练外，预防骨质疏松或防止骨质疏松加重显得尤为重要，这是一个持续监控的过程，应把这些患者纳入长期的健康管理，必要时接受正规的中西医结合治疗。另外，在防滑倒方面，要对家居和周边的环境进行测评，尽力改善防滑设施和穿戴用具。

（五）预后与转归

肱骨近端由于血运丰富，肱骨外科颈骨折在临床上发生骨折延迟愈合、不愈合、肱骨头坏死的概率很低。大部分患者移位不大，可恢复迅速。即使移位明显的病例，一般通过手法复位、外固定、合理的功能康复锻炼均可收到满意的效果。对于年老体弱多病的患者，移位虽然明显，但由于肩关节本来的活动范围较大，代偿能力强，只要判断其预后对肩关节功能的恢复可以满足一般的生活需求，就不必承担手术带来的风险，仍以采取保守治疗为宜。对于儿童患者，由于其骨折后骨端塑形能力较强，骨折端即使有轻度向前约 30° 或向内 10° 的内收角，最终并不影响肩关节的功能。肱骨外科颈骨折合并肩关节脱位多见于强大暴力所致的高能量损伤，并尤以青壮年患者多见，应尽早进行手法复位，如果手法复位失败，尤其合并神经血管损伤者，则需及时进行手术治疗，否则遗留明显的功能障碍。应该注意，手术由于不可避免的剥离软组织，仍有可能影响到肱骨近端的血运而导致骨折延缓愈合、不愈合甚至肱骨头坏死，若为儿童肱骨头骺板损伤，日后可能导致生长畸形，这些情况都需要和患者及其家属做充分的沟通并取得配合。若为年老患者，考虑到日后肱骨头坏死的概率很高，合适的病例可以考虑一期行人工肱骨头置换术。

（刘　军　潘建科）

三、肱骨干骨折

肱骨干骨折（humerus fracture）是指肱骨外科颈以下 1～2cm 至内外髁上 2cm 处的骨折。肱骨干骨折在临床上较为常见，占全身骨折总数的 3%～5%，可发生于任何年龄，但多见于青壮年。骨折好发于骨干的中 1/3 及中下 1/3 交界处，下 1/3 次之，上 1/3 最少。中下段骨折容易合并桡神经损伤。传统医学称之为臑骨骨折、胳膊骨折。

（一）病因病理

直接暴力和间接暴力均可造成肱骨干骨折（图 2-21）。肱骨干的上 1/3、中 1/3 骨质较为坚硬，该段骨折多由直接暴力引起，如棍棒打击、重物挤压和机器缠绞等，折线多为横断或粉碎。肱骨干下 1/3 较为薄弱，该段骨折多由间接暴力引起，折线多为斜形或螺旋，如跌仆时手掌或肘部着地，暴力传至肱骨下 1/3 而发生骨折；姿势错误的猛力投掷（如投掷手榴弹、标枪等）及掰腕，由于动作不协调，当旋转暴力超过了肱骨干所承受的限度时，即可造成旋转骨折。投掷所致的肱骨干骨折又称投掷骨折或投弹骨折。

肱骨干周围有许多肌肉附着，由于肩部和上臂周围肌肉的牵拉，在不同平面的骨折可造成不同方向的移位。肱骨干上 1/3 骨折（三角肌止点以上）时，骨折近端因胸大肌、背阔肌和大圆肌的牵拉而向前、向内移位，骨折远端因三角肌、喙肱肌、肱二头肌和肱三头肌的牵拉而向上、向外移位。肱骨中 1/3 骨折（三角肌止点以下）时，骨折近端因三角肌和喙肱肌的牵拉而向外、向前移位，骨折远端因肱三头肌及肱二头肌的牵拉而向上移位。肱骨干下 1/3 骨折时，骨折远端移位的方向可因前臂和肘关节的位置而异。伤后患者常将前臂依附在胸前壁，造成骨折远段内旋。骨折的

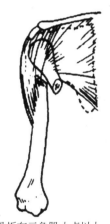
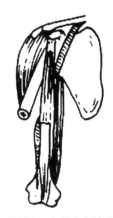

(1)骨折在三角肌止点以上　　(2)骨折在三角肌止点以下

图 2-21　肱骨干骨折

成角往往还与暴力的方向有关，如来自外侧的直接暴力可使骨折断端向内成角。

桡神经由腋部发出，经肱骨上、中段内、后侧，转至肱骨下段，肱骨中段外侧面有三角肌粗隆，粗隆后下方有一桡神经沟，为桡神经下行径路。在肱骨中、下 1/3 处桡神经与肱骨干相接触，肱深动脉与之伴行，故该段骨折易并发桡神经损伤。移位较大的骨折，在骨折愈合过程中，桡神经有可能被骨痂包埋。当桡神经受损或被骨痂包埋时，会出现相应不同程度的桡神经受损症状。故在骨折早期或晚期均应注意对桡神经的检查，了解神经损伤的情况。

肱骨干的滋养动脉在中段偏下进入骨内向下行，如骨折发生在其入口以下的平面上时，使骨折远段的血供减少，对骨折愈合发生不良影响。肱动脉紧贴肱骨中下段，其下方为肱二头肌腱膜所固定，移动范围较小，强大的直接暴力造成的骨折，其移位的骨折断端可损伤肱动脉。

由于上肢本身的重力下垂，或复位时强力牵拉而致上臂肌肉松弛，均可使骨折断端发生分离移位而影响骨折愈合。骨折断端之间如有软组织嵌入，使两骨折断端不能接触，可致骨折不愈合。

（二）临床表现与诊断

伤后患臂疼痛、肿胀明显，活动功能障碍，患肢不能抬举，局部有明显环形压痛和纵向叩击痛。无移位的裂缝骨折和骨膜下骨折者，患臂无明显畸形。但绝大多数均为有移位骨折，患臂有缩短、成角或旋转畸形，有异常活动和骨擦音，骨折端常可触及。X线正侧位照片可明确骨折的部位、类型和移位情况，并有助于鉴别是否为骨囊肿、骨纤维异常增殖症及成人非骨化性纤维瘤等所致的病理性骨折。检查时必须注意腕及手指的功能，以便确定是否合并有神经损伤。肱骨中、下1/3骨折常易合并桡神经损伤。桡神经损伤后，可出现腕下垂畸形，掌指关节不能伸直，拇指不能伸展，手背第1、2掌骨间（即虎口区）皮肤感觉障碍。拍摄X线正侧位片，可明确骨折存在，了解骨折移位情况。

肱骨干骨折的常见并发症如下。

（1）上肢缺血性肌挛缩。

（2）血管、神经损伤。

（3）骨折迟延愈合、不愈合、畸形愈合，特别是肱骨干中下1/3骨折和多段骨折尤为常见。

（4）皮肤坏死和缺损。

（三）治疗

治疗原则：肱骨干骨折的治疗方法很多，各有优缺点。非手术治疗虽然难以达到解剖复位，但绝大部分骨折可达到功能复位。肱骨干骨折无移位或移位不明显者，用四块小夹板加压垫固定、前臂吊带悬吊，防止骨折移位即可。对有明显移位的骨折，应先进行手法整复，然后用小夹板加压垫固定、前臂吊带悬吊。对于难以达到功能复位标准、复位后难以固定的多段性骨折、严重的开放性骨折或骨折不愈合，以及合并完全性桡神经损伤、血管损伤者，应手术治疗。如果术前无桡神经损伤表现而术后立即出现者，应考虑为牵拉伤和粗暴操作所致；如果术后渐进性出现桡神经损伤表现，应考虑为骨痂或瘢痕粘连所致。若出现桡神经损伤，要鉴别清楚是术前损伤还是术中损伤，通过询问病史、发病时间和发病经过、临床表现则不难诊断。

1. 婴幼儿及儿童肱骨干骨折　新生儿及婴儿肱骨干骨折，因婴幼儿骨塑形能力较强，不宜采用手术治疗，应采用保守治疗（如三角巾悬吊固定法）。儿童移位的肱骨干骨折，年龄较大的少年，需小夹板固定、前臂吊带悬吊3～5周。年龄较大的患儿若有手术指征者（开放性骨折，移位骨折断端有合并损伤神经血管的危险），可考虑行手术治疗。

2. 成人肱骨干骨折　常由较大外力引起，骨与软组织损伤较重，而且骨愈合能力及塑形能力减弱，因此需重视骨折的复位与固定。在充分医患沟通的前提下，大多数肱骨干（螺旋形、横形、斜形、楔形及复杂骨折）可采用非手术方法治疗。对于反复手法复位失败，骨折端对位对线不良、骨折有分离移位或折端有软组织嵌入、合并神经血管损伤、陈旧骨折不愈合、影响功能的畸形愈合、多发骨折及开放性骨折等，则需手术治疗。

3. 手法整复　患者坐位或平卧位。骨折移位较少者，不必麻醉。骨折移位较大者，可在局部麻醉或高位臂丛神经阻滞麻醉下进行复位。一助手用领带通过腋窝向上提拉，另一助手握持前臂在中立位向下、沿上臂纵轴徐徐用力拔伸牵引，一般牵引力不宜过大，否则容易引起断端分离移位。待重叠移位完全矫正后，根据骨折不同部位的移位情况进行复位。

（1）上1/3骨折：在助手维持牵引下，术者两拇指抵住骨折远端后外侧，其余四指环抱近端前内侧，将近端托起向外，使断端微向外成角，继而拇指由外推远端向内，即可复位。术者亦可用一手拇指抵住骨折近端的前内侧，另一手拇指抵住骨折远端的后外侧，两手拇指同时用力，将两骨折断端按捺平复。

（2）中1/3骨折：在助手维持牵引下，术者以两手拇指抵住骨折近端外侧推向内。其余四指环抱远端内侧拉向外，使两骨折断端内侧平齐，并微向外成角，然后两拇指再向内推，纠正成角，使两骨折断端平复归原。术者亦可用一手拇指抵住骨折近端的前外侧，另一手拇指抵住骨折远端的后内侧，两手同时用力按捺，使两骨折断端平复归原。纠正移位后，术者捏住骨折部，助手徐徐放松牵引，使断端互相接触，微微摇摆骨折远端或从前后内外以两手掌相对挤压骨折处，矫正残余侧方移位，若感到断端摩擦音逐渐减小，直至消失，骨折处平直，表示已基本复位。

（3）下 1/3 骨折：多为螺旋形或斜形骨折，复位时仅需轻微力量牵引，骨折断端可留少许重叠，术者用按捺手法矫正成角畸形，再用两手掌将两斜面相对挤紧捺正。对螺旋形骨折，应分析是由于内旋暴力还是由于外旋暴力所造成的。复位时，可握住骨折远端作与旋转暴力方向相反的较轻的旋转手法以矫正旋转畸形。

骨折断端如有分离移位，切忌拔伸牵引，可在矫正侧方移位后，纵向推挤，使两骨折断端紧密接触。

4.固定方法

（1）夹板固定：前、后、内、外侧夹板，其长度视骨折部位而定。肱骨干上 1/3 骨折要超肩关节固定，下 1/3 骨折要超肘关节固定，中 1/3 骨折则不超过上、下关节固定。同时应注意前侧夹板下端不能压迫肘窝，以免影响患肢血运及发生压迫性溃疡。如果侧方移位及成角畸形已完全矫正，上 1/3 骨折则在骨折近端的前、内侧各放置一长方形固定垫，在骨折远端的后侧、外侧各放置一长方形固定垫；中 1/3 骨折则在骨折近端的前侧、外侧各放置一长方形固定垫，在骨折远端的后侧、内侧各放置一长方形固定垫，以防骨折断端重新移位。若仍有轻度侧方移位时，可采用两点加压法放置固定垫；若仍有轻度成角时，可采用三点加压法放置固定垫，使其逐渐复位。若粉碎性骨折的碎骨片不能满意复位时，也可用固定垫将其逐渐压回。但应注意固定垫厚度要适中，防止局部皮肤压迫性溃疡和坏死。在桡神经沟部不要放置固定垫，以防桡神经受压而发生麻痹。包扎后，肘关节屈曲 90°，以带柱托板或三角巾将前臂置于中立位，患肢悬吊于胸前（图 2-22、图 2-23）。

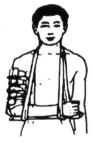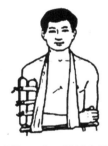
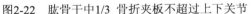

图2-22 肱骨干中1/3 骨折夹板不超过上下关节　　　　图2-23 肱骨干下1/3骨折夹板超肘关节

固定期间应定期做 X 线透视或拍摄照片，检查骨折断端是否有分离移位。若发现骨折断端分离，应在夹板外面加用弹性绷带或宽 4～5cm 的橡皮带上下缠绕肩、肘部，或采用环绕肩肘部的宽胶布条固定后再用夹板固定，使骨折断端受到纵向挤压而逐渐接触，并卧床休息 2 周，或加用铁丝外展架，以克服患肢重量的悬垂作用。固定时间成人为 6～8 周，儿童为 3～5 周。肱骨中下 1/3 骨折是迟缓愈合和不愈合的好发部位，固定时间可适当延长，必须在临床症状消失、X 线照片复查有足够骨痂生长之后，才能解除固定。

（2）石膏固定：可以使用管状石膏固定或者石膏夹暂时固定。

悬垂石膏外固定：依靠石膏的重量牵引达到骨折复位并维持对位。要求患者站立时保持上臂下垂于胸前，卧位时上臂置于半下垂位。但悬垂石膏可引起骨折端分离，致骨折延迟愈合或不愈合。肱骨的横断形骨折更易发生这种情况。肱骨中段短缩移位的斜形骨折及螺旋形骨折可适当考虑使用悬垂石膏。

（3）功能支架治疗：功能性支架利用上肢的重力作用达到骨折的对线，肩肘关节的生理活动可促进骨折端的愈合。通过软组织加压来固定上臂，一般达不到解剖复位。可能遗留成角畸形，固定时间 8～11 周。骨不连发生率：开放性肱骨干骨折为 6%，闭合性骨折为 2%。

5. 辨证论治　肱骨干骨折的辨证论治规律以三期辨证为主，气滞血瘀证、瘀血内阻证、气血亏虚证、肝肾亏虚证是基本证型，在此基础上可加用其他多种辨证方法。

6. 外治法　肱骨干骨折的外用药主要有消瘀退肿的双柏散、驳骨油纱；舒筋活血的舒筋活络膏等。对于新伤中后期瘀血积聚者可选用海桐皮汤，但在操作时有一定难度；陈伤风湿冷痛、瘀血已初步消散者，可选用上肢损伤洗方。

7. 功能锻炼　固定后患肢即可做伸屈指、掌、腕关节和耸肩活动，前臂和手肿胀较甚者，应每日进行用力握拳及轻柔抚摩。肿胀消退后，做患肢上臂肌肉舒缩活动，以加强两骨折端在纵轴上的挤压力，防止骨折断端分离。若发现骨折断端分离时，术者一手按患侧肩部，一手托肘部，沿纵轴轻轻相对挤压，每天1次，使骨折断端逐渐接触，并相应延长带柱托板或三角巾悬吊时间，直至分离消失、骨折愈合为止。中期除继续初期的练功活动外，应逐渐进行肩、肘关节活动。练功时不应使骨折处感到疼痛，以免引起骨折重新移位或产生剪切力、成角及扭转应力而影响骨折愈合。骨折愈合后，应加大肩、肘关节活动范围，如做肩关节外展、内收、抬举活动及肘关节屈伸活动等，并可配合药物熏洗、按摩，使肩、肘关节活动功能早日恢复。

8. 手术治疗

（1）手术治疗适应证：多数肱骨干骨折采用非手术治疗可望得到满意的治疗效果。但在某些情况下，一些类型的骨折需采用手术治疗。以下为手术治疗的参考指征：

1）合并神经、血管损伤或多段骨折。

2）开放性肱骨干骨折或病理性骨折。

3）肱骨干横行骨折、肥胖，以及肌力较差的老年患者。

4）肱骨干骨折合并同侧尺桡骨骨折，形成浮动肘。

5）肱骨干骨折端间夹有软组织影响愈合，或有骨折端潜在顶破皮肤、损伤神经血管的危险不宜闭合复位。

6）多发损伤或双侧肱骨干骨折，肢体需早期开始功能锻炼。

7）不愿忍受长期非手术制动，或伴发损伤的治疗要求卧床休息。

8）患者并发神经系统或神经血管病变，如帕金森病等，外固定难以奏效，或不能长期忍受非手术制动。

9）骨不连，以及肱骨中下1/3骨折采用手法复位或应用夹板或石膏固定后出现桡神经麻痹。

10）非手术治疗不能达到满意的功能复位标准。

（2）手术方法：建议遵循现代内固定原则和要求进行选择。有切开复位钢板螺钉内固定术（图2-24）；带锁髓内钉内固定术（图2-25）；外固定支架固定术（图2-26）；植骨内固定术；桡神经损伤/血管损伤探查术等。

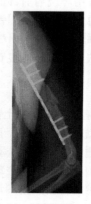 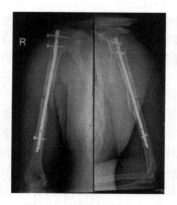 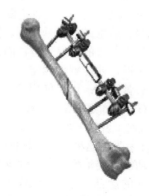

图2-24　钢板固定　　　　　图2-25　髓内钉固定　　　　　图2-26　外固定支架固定

弹性髓内针固定术：适用于 3～15 岁的儿童患者，大龄肥胖儿童不适用，年龄限制根据儿童生长发育而定。

（四）预后及转归

肱骨干骨折非手术与手术治疗都有一定的骨折不愈合率，临床上应根据患者具体的情况选择非手术治疗还是手术治疗。非手术治疗在经济上明显优于手术治疗。手术可造成医源性瞬间桡神经损伤，桡神经损伤很常见，约为 12%，大部分为暂时性的，剩余的需要修复或移植，与手术入路也有关系，前外侧入路桡神经损伤风险最小。非手术治疗可能遗留一定程度的成角畸形。

（许树柴　刘洪亮）

四、肱骨髁上骨折

肱骨髁上骨折（supracondylar fracture of humerus）是儿童肘部最常见的骨折，占儿童肘部损伤的 50% 以上。肱骨髁上骨折多见于 3～12 岁儿童，尤多见于 5～8 岁；成年和老年人亦可发生，但较少见。本病男多于女，左侧多于右侧。

解剖特点：肱骨下端较扁薄，髁上部处于松质骨和密质骨交界处，后有鹰嘴窝，前有冠状窝，两窝之间仅为一层极薄的骨片，故髁上部比较薄弱，该处又是肱骨自圆柱形往下转变为三棱状的形状改变部位，为应力上的弱点，故易发生骨折。肱骨内、外两髁稍前屈，并与肱骨纵轴形成向前 30°～50° 的前倾角，骨折移位可使此角发生改变。肱骨滑车关节面略低于肱骨小头，前臂伸直，完全旋后时，上臂与前臂纵轴呈 5°～15° 外翻的携带角，骨折移位可使携带角改变，多数呈肘内翻，有时呈肘外翻畸形。肱动、静脉和正中神经从上臂的下段内侧逐渐转向肘窝部前侧，由肱二头肌腱膜下通过而进入前臂。桡神经通过肘窝前外方并分成深浅两支进入前臂，深支与肱骨外髁部较接近。尺神经紧贴肱骨内上髁后方的尺神经沟进入前臂。肱骨髁上部为接近松质骨的部位，血液供应较丰富，骨折多能按期愈合。

（一）病因病理

肱骨髁上骨折多为间接暴力所致，如爬高墙、攀树跌下，嬉戏追逐跌倒或不慎滑倒等。而较小年龄的患儿，如 1～2 岁的小儿，多由于在家中从沙发上跌落受伤。根据暴力方向和受伤机制的不同，可将肱骨髁上骨折分为伸直型和屈曲型两种，其中伸直型最多见，约占髁上骨折的 93% 以上；屈曲型较少见，多发生于 8 岁以上的儿童。

1. **伸直型**　跌倒时，肘关节在微屈或伸直位，手掌先着地，暴力自地面向上经前臂传达至肱骨髁部，将肱骨髁推向后上方，由上而下的身体重力将肱骨干推向前方，使肱骨髁上骨质薄弱处发生骨折。骨折线由前下方斜向后上方，骨折近端向前移位而骨折远端向后、向上移位，骨折处向前成角畸形（图 2-27）。骨折严重移位时，向前移位的骨折近端常穿通肱前肌，甚至损伤正中神经和肱动脉，有时也可能损伤尺神经或桡神经。

骨折除前后移位外还有侧方移位。根据骨折远端侧方移位的方向，又分为尺偏型和桡偏型。骨折远端侧方移位时，易造成骨折近段内侧或外侧的骨膜剥离，而使骨折虽经整复固定，但仍不稳定，容易发生再移位。尺偏型骨折往往由于尺侧骨皮质遭受挤压而产生塌陷或嵌插，且由于骨折近端内侧的骨膜剥离，骨折整复后容易再发生骨折远端的尺偏移位及向尺侧倾斜，造成骨折愈合后出现肘内翻畸形。骨折远端若桡偏桡倾移位严重，则遗留肘外翻畸形。骨折远端侧方移位严重时，还可挫伤桡神经或尺神经。有时因跌倒时手掌撑地而固定，躯干及上臂发生相对旋转；同时由于附着于髁部的前臂肌肉的牵拉，骨折远端可发生旋转移位，尺偏型骨折远端多为旋前（内旋）移位，桡偏型骨折远端多为旋后（外旋）移位。

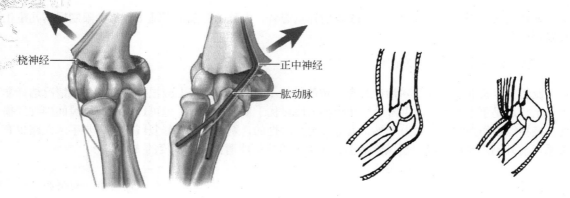

图 2-27　髁上骨折伸直型

2. 屈曲型　跌倒时，肘关节在屈曲位，肘尖先着地，暴力经过尺骨鹰嘴把肱骨髁由后下方推向前上方，而造成肱骨髁上屈曲型骨折。骨折线由后下方斜向前上方，骨折远端向前、向上移位，骨折处向后成角畸形，很少并发血管、神经损伤，骨折端亦可发生侧方移位和旋转移位。根据骨折远端的侧方移位，亦可分成尺偏型和桡偏型。有时，受伤姿势虽与骨折类型有关，但并非呈必然的因果关系（图 2-28）。

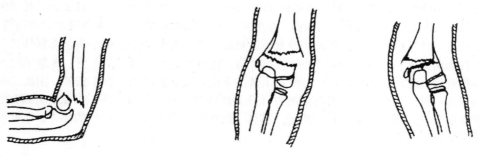

图 2-28　髁上骨折屈曲型

目前最常用分类方法为 Gartland 分类。此分型是基于骨折端的影像学表现。具体分型如下：

（1）Ⅰ型：无移位。

（2）Ⅱ型：骨折部分移位（前侧皮质张开，后侧皮质完整）。

（3）Ⅲ型：骨折完全移位（骨皮质完全分离）。

（二）临床表现与诊断

无移位骨折肘部疼痛、肿胀，肱骨髁上有环形压痛，肘关节活动功能障碍；有移位骨折肘部疼痛、肿胀较明显，肱骨髁上部有异常活动和骨擦音，肘后的肱骨内、外上髁和尺骨鹰嘴三点关系仍保持正常（正常的肘关节伸直时肱骨内、外上髁和尺骨鹰嘴在一直线上，肘关节屈曲时肱骨内、外上髁和尺骨鹰嘴三点呈一等腰三角形）。伸直型骨折肘部呈半伸位，肘后突起，呈靴形肘畸形，在肘前可扪及突出的骨折近端。屈曲型骨折肘后呈半圆形，在肘后可扪及突出的骨折近端。有侧方移位者，肘尖偏向一侧；尺偏移位者，肘尖偏向内侧；桡偏移位者，肘尖偏向外侧。此外，还应注意桡动脉的搏动、腕和手指的感觉、活动、温度、颜色，以便确定是否合并神经或血管损伤。若肘部严重肿胀，桡动脉搏动减弱或消失，肢剧痛，手部皮肤苍白、发凉、麻木，被动伸指时有剧烈疼痛者为肱动脉损伤或受压所致的前臂缺血，不及时处理者可形成缺血性肌挛缩，晚期出现爪形手畸形。骨折畸形愈合以后遗留肘内翻多见，肘外翻较少见。

肘关节正侧位 X 线照片可显示骨折类型和移位方向。有移位的骨折极易诊断。无移位骨折的 X

线征象较细微，必须仔细观察，有时可见肱骨髁上部一侧骨皮质有轻微成角、皱折，或呈小波浪状改变，同时还往往有较厚的脂肪垫阴影显影，关节囊外脂肪垫向上推移，如"三角旗"飘扬。正位X线照片上，如两骨折端不等宽，或有侧方移位而两侧错位的距离不相等，则说明骨折远端有旋转移位。根据受伤史、临床表现和X线照片可做出诊断。

（三）治疗

1. 手法复位　Ⅰ型无移位骨折，完全可以保守治疗。因前后骨膜均未破裂，骨折稳定，可置患肢于屈肘90°位，用颈腕带悬吊，对于疼痛不明显，仅有轻微肿胀者，只用三角巾悬吊也是不错的选择。而对于对疼痛有恐惧的小儿，则需用石膏在屈肘90°位固定，一般固定2~3周即可。对于Ⅱ型的，即骨折部分移位（前侧皮质张开，后侧皮质完整）的，要特别注意，因为骨折端的不稳定，如果治疗不慎，极易遗留伸屈受限及肘内翻畸形。除非医生自己有经验，否则建议多数手法复位后穿针内固定。对于Ⅲ型骨折完全移位（骨皮质完全分离）的，建议全部手法复位闭合穿针内固定。

有人喜欢使用尺骨鹰嘴牵引复位，由于复位技术的不断改进，目前很少使用此法，因为徒手复位已完全能够将骨折复位。即使是肿胀严重可能发生筋膜室综合征的患者，也应抓紧时间手法复位，而不是在牵引下缓慢复位。因为那样可能在缓慢复位时并达不到理想的复位程度，且一旦生成骨痂则再难以手法整复。肱骨髁上骨折并发血循环障碍者，必须紧急处理，首先应在牵引下整复移位的骨折，以解除骨折端对血管的压迫。如短时间内手指的血运恢复，可用石膏托固定，如不能恢复，可能有栓塞或血管破裂伤，需手术处理。肱骨髁上骨折合并神经损伤者，一般多为挫伤所致，骨折移位整复后，在3个月内多能自行恢复。

整复时机把握很重要。伤后数小时内肿胀轻，手法整复较易。如肿胀严重，即使出现张力性水疱，也应尽快闭合手法复位，克氏针穿针固定，然后用石膏托固定患肢，卧床抬高悬吊患肢，使患肘消肿。不建议在不复位的情况下，仅仅是悬吊抬高，这样并不利于肿胀的减轻，反而由于骨折生长快速，骨痂形成时造成复位困难。

复位要求：尽量解剖复位，并要特别注意尺侧不可出现压缩，并使肱前线通过肱骨小头骨化核的中心。不同类型的骨折可按下列方法进行复位。

（1）伸直型骨折：患儿取仰卧位，患侧行臂丛麻醉或全身麻醉后，将患儿上臂置旋后位，2名助手握持患臂骨折处远近端，屈肘30°，接着沿上肢的纵轴方向对抗轻柔缓慢行拔伸牵引1~2分钟，当怀疑骨折近端刺入肱肌时，采用持续、逐渐、充分牵引，同时术者在肱二头肌表面双拇指采用由近及远的挤压手法，使骨折近端脱离软组织嵌顿。先以一只手掌侧置于骨折远端尺侧，另一只手拇指推挤骨折近端行对抗用力，纠正侧方尺偏移位，并施以外翻应力，再嘱一助手顺势极度屈肘，同时前臂由旋后位变为极度旋前位，术者改双手2~5指环抱上臂前侧，双手拇指从后向前推挤鹰嘴纠正远端向后的移位（图2-29、图2-30）。

（2）屈曲型骨折：患者仰卧，患肢外展，肘关节屈曲90°，助手握上臂上段，术者双手拇指按压于前臂远段背侧，其余四指环抱前臂中段。沿肱骨纵轴方向进行拔伸牵引，以矫正重叠移位。然后术者改用一手握住前臂中段维持牵引，另一手拇指按住骨折近端桡侧，其余四指将骨折远端由尺侧向桡侧扳拉，以矫正尺偏移位。术者矫正尺偏移位之手固定患肢上臂中段，握前臂之手将肘关节屈曲成锐角并用力向后推，以矫正向前移位。

（3）陈旧骨折畸形愈合：一般来说，陈旧是一个相对的概念。陈旧性髁上骨折不再建议强行手术复位，否则会损伤骺板，反而会造成医源性畸形。这时，可以等等畸形的自我塑形，或日后行截骨矫形术。

2. 固定方法　复位后，以往多采用石膏或夹板固定。伸直型骨折将肘关节置于屈曲，前臂旋前位置3周。夹板长度近端应上达三角肌中部水平，远端超腕关节。屈曲度数应根据前后移位程度及血运情况决定，原则上不大于 120°。屈曲型骨折则多固定肘关节于半屈伸位 40°～60° 2 周，以后逐渐将肘关节屈曲至 90° 位置 1～2 周。如外固定后患肢出现血循环障碍，应立即松解全部外固定，置肘关节于屈曲 45° 位置进行观察。而以上这些固定方法，由于肘内翻的概率较大，所以目前往往在手法复位后给予克氏针闭合穿针交叉固定（图 2-31）。固定后，仍需石膏外固定。由于骨折稳定，术后肘关节往往可以固定在屈肘 45° 位。这样有利于骨折处尽快消肿，以减少并发症的发生。

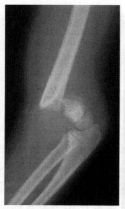
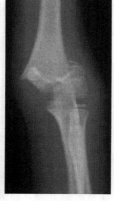
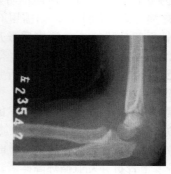
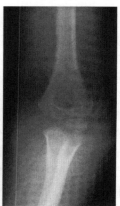

图2-29　伸直型骨折整复前X线片　　　　　图2-30　伸直型骨折整复后石膏固定X线片

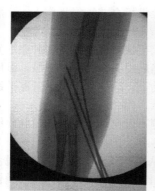
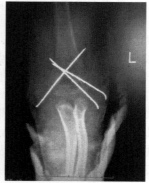

图 2-31　髁上骨折交叉克氏针内固定法（桡侧穿针及交叉穿针）

3.辨证论治　儿童由于骨折生长迅速，可以不服用中药。但如果合并有发热、流涕等，可以服用银翘散等以疏风清热。

4.功能锻炼　骨折复位固定后，即可开始练功活动，应多做握拳、肩关节伸屈等活动。在解除固定后，应积极主动锻炼肘关节屈伸活动，以患者自己主动锻炼为主，严禁暴力被动活动，以免发生损伤性骨化，影响肘关节活动功能。

5.手术治疗　此处主要针对必须切开的患者进行讨论，不包括闭合穿针的治疗方法。合并筋膜间隔区综合征者，应及时手术探查，切开肱二头肌腱膜及前臂掌侧深筋膜进行减压，骨折端复位。如有血管痉挛、血栓形成、血管穿破或断裂等情况，则应做相应处理。

（1）血管损伤探查术：合并血管损伤一般不用切开探查，但如果遇到巨大血肿迅速形成，且桡动脉搏动消失，则有探查的指征。但应注意到，在桡动脉搏动消失而皮肤色泽和温度正常，经手法复位后，动脉搏动常可逐渐恢复正常，这种情况下是不需要切开探查的。如果肢体远端剧痛（pain）、苍白（pallor）、麻木（paralysis）、无脉（pulselessness）、感觉异常（paraesthesia）等早期缺血性挛缩表现（五"P"征）时，其实已经失去了手术探查的时机。因此，何时需要切开探查或减压，因根据临床情况灵活掌握。

（2）开放复位内固定手术适应证：经手法复位失败者可以施行开放复位，临床需要开放复位者比较少见，可采用交叉克氏针内固定术。

（3）陈旧性肱骨髁上骨折畸形愈合的手术治疗：移位的肱骨髁上骨折如果早期得不到治疗或治疗不当，则后期多数会遗留肘关节内翻畸形。由于此类骨折很少涉及关节，所以，即使是畸形愈合，对肘关节的功能影响也不大。肱骨髁上骨折后遗肘内翻畸形超过 15°以上，肘关节伸屈功能尚好，不论年龄，均可施行肱骨下端截骨术，儿童多选用克氏针内固定而成人则可选用钢板内固定。一般在骨折半年后即可施行。截骨方式有楔形、弧形、"V"型截骨等。

（四）预后

完全移位的肱骨髁上骨折施以保守治疗，多可获得满意的临床结果，但早期福克曼（Volkmann）缺血性挛缩和后期肘内翻畸形是常见并发症。文献报道肘内翻的发生率为 24%～58%。目前经过不断的技术改良，肘内翻的发生率已低于 8%。而 Volkmann 挛缩的发生率为 3% 以上，这与患者的就诊时间及主治医生的经验有直接的关系。

（刘　岩）

五、肱骨髁间骨折

肱骨髁间骨折（intercondylar fracture of humerus）是严重的肘部损伤之一，多见于青壮年人，但在中年人群中发生率正在增加。肱骨髁间部为松质骨，局部血运丰富，骨折容易愈合，但伤后出血、肿胀较甚，软组织损伤严重，局部皮肤常易产生张力性水疱，同时骨折块粉碎，骨折线侵犯关节面，不但整复困难，固定亦不稳。若治疗不当，常造成创伤性关节炎或遗留肘关节活动功能障碍。

（一）病因病理

多种暴力都可以引起肱骨髁间骨折。肘关节伸直位，由于前臂杠杆作用或者屈肘关节肘后方的直接暴力，都可使肱骨髁间骨折。患者的骨质至关重要，对于老年患者可能一次简单的跌倒就会导致严重的复杂骨折。

（二）临床表现与诊断

伤后肘部剧烈疼痛，压痛广泛，肿胀明显并可伴有畸形，严重时可出现皮下瘀斑。肘关节呈半屈曲位，前臂旋前，体检时鹰嘴后半部突出，可触及骨折块活动和骨擦感。肘后三角骨性标志紊乱，肘关节屈伸活动功能障碍。应注意检查桡动脉搏动情况，腕和手指的感觉、皮温、颜色和活动能力，以便确定有无血管和神经损伤的合并症。肘关节的正侧位 X 线照片，不但可明确诊断，而且对于骨折类型和移位程度的判断有重要意义。

1.Jupiter 双髁骨折分类　Jupiter 双髁骨折将肱骨髁间骨折分为七个类型，能帮助制订手术计划（图 2-32）。①A 型：高"T"型骨折，骨折线在鹰嘴窝上界或近侧；②B 型：低"T"型骨折，骨折线经过鹰嘴窝，通常正好在滑车的近侧，远侧骨折块较小；③C 型：骨折线呈"Y"型，通过双柱的斜行骨折线，在鹰嘴窝交汇，再形成垂直的骨折线；④D 型：骨折线呈"H"型，内侧柱的骨折线在内上髁的上方和下方，外侧柱的骨折线呈"T"型或"Y"型，滑车成游离骨块并且有发生缺血性坏死的危险；⑤E 型：骨折线偏向内髁，呈内侧"λ"型，最近骨折线从内侧柱穿出，外侧柱骨折线在外上髁远侧穿出；⑥F 型：骨折线偏向外髁，呈外侧"λ"型，与没有内侧柱骨折的"H"型骨折相似；⑦多平面骨折：包括标准的肱骨远端"T"型骨折，伴有另外一种骨折线在冠状面的骨折。

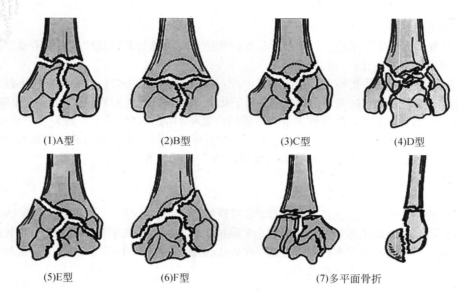

|(1)A型|(2)B型|(3)C型|(4)D型|
|(5)E型|(6)F型||(7)多平面骨折|

图 2-32　Jupiter 双髁骨折分型示意图

（引自：胡永成，马信龙，马英. 骨科疾病的分类与分型标准[M]. 北京：人民卫生出版社，2014）

2. AO 分类　肱骨髁间骨折为 AO 分类的 C 型骨折。AO 分类应用最为广泛。

（三）治疗

肱骨髁间骨折属于关节内骨折，基于肘关节在上肢活动中的重要性，要求尽可能达到解剖对位和稳定的固定使骨折得到良好的愈合，并减少创伤性关节炎和关节僵硬。无移位的骨折处理简单，夹板或石膏板固定就可达到目的。有明显移位的骨折，手法复位困难，外固定也难以维持稳定，通常需切开复位内固定。手术技巧的提高和内固定钢板的改进，手术往往能达到解剖复位和满意的内固定，使以往难于解决的粉碎性骨折恢复良好的功能成为可能。肱骨髁间骨折断端的出血使肘部多出现肿胀、瘀斑。早期，要注意保护肘部周围软组织，防止张力性水疱的破损，避免感染发生，尽可能为进一步整复或手术提供条件。围手术期中药内服外敷，对促进肿痛消退有良好的作用。

1. 手法整复，超肘夹板固定　对于移位轻的骨折可使用牵引方法纠正短缩和成角、旋转移位，再用推按端提夹挤等，纠正侧方移位和分离移位。肘部放衬垫后，用"L"型夹板或石膏板固定。

2. 尺骨鹰嘴牵引　适用于骨折移位明显，尤其是肿胀明显、皮肤水疱明显或年老多病不能耐受手术者。悬吊牵引较水平牵引消肿更快。牵引后 1~2 天复查 X 线片（床边），以了解骨折对位情况。在充分牵引纠正短缩移位后，加用手法对分离的内、外髁进行夹挤，然后在内外侧加用小夹板。如果过牵可出现远近端分离，可减少牵引重量。牵引 1 周后，可进行主动屈肘功能锻炼，在牵引状态下活动，促进内外髁骨块趋于复位、关节面趋于平整和恢复肘关节部分功能的作用。牵引 4~6 周后，解除牵引，改用小夹板或石膏托板固定至临床愈合。

此法不适合内外髁有翻转的骨折。牵引过程中拍片，如 2 周内骨块对位差、移位>2cm，可改用手术治疗。

3. 手术切开复位钢板内固定　适用于有移位的骨折，尤其是粉碎性骨折、内外髁翻转骨折、手法和牵引复位不满意者及陈旧性骨折移位都是手术的适应证。内固定材料的选择可以根据不同的骨折类型分别选用不同柱钢板，重建肱骨远端的解剖结构（图 2-33）。术后建议早期进行主被动功能锻炼，预防肘关节僵硬。

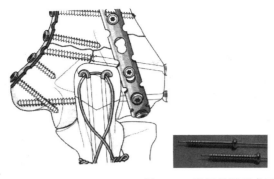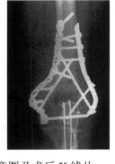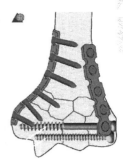

图 2-33　髁间骨折手术示意图及术后 X 线片

4. 功能锻炼　在骨折复位固定后，即可开始做伸屈手指、腕关节及握拳活动。尺骨鹰嘴牵引者，3～5 天后，即开始练习肘关节的自动伸屈活动。一般自 10°～20° 活动范围起，以后逐渐加大活动范围。

5. 药物治疗　骨折初期肿胀、疼痛较甚，治宜活血祛瘀，消肿止痛，可内服和营止痛汤加减。如血运障碍严重疑为筋膜间隔区综合征者，若患者体质无虚象，宜服大剂活血祛瘀药，可用抵当汤，外敷跌打万花油或双柏散。如局部有水疱，可在刺破或穿刺抽液后，再外敷跌打万花油或生肌玉红膏。中/后期辨证施治。合并损伤性骨化者用散瘀和伤汤熏洗患肢。

6. 陈旧性损伤的治疗　有旋转移位的肱骨髁间骨折早期未能得到及时治疗，晚期可导致肘关节面的完全紊乱及关节僵硬和肘内翻畸形等，应采用手术治疗。手术的方法包括切开矫形内固定、肘关节融合术和成形术等。

（四）预防与护理及预后

术后尽早保护性制动，即使不可避免要造成一些僵硬，但也胜于内固定失败。异位骨化可出现于颅脑损伤后，但是更常见于骨折内固定的延误及肘关节的被动牵拉。

（林　强　　许树柴）

六、肱骨外髁骨折

肱骨外髁骨折（the lateral condylar fracture of humerus）在儿童肘部骨折中较常见，儿童肱骨外髁骨折亦称肱骨外髁骨骺骨折、肱骨外髁骨骺分离，占儿童肘部骨折的 10%～20%，男女之比为 3.3∶1，左侧多于右侧。

肱骨外髁骨折的骨折块包括肱骨小头与肱骨滑车之桡侧壁、肱骨下端桡侧干骺骨折片及肱骨外上髁骨骺。骨折块很大部分由软骨组成，患者年龄越小，则软骨越多。在 X 线片上显示仅为肱骨外髁骨骺的骨化中心和干骺端骨折片，软骨不显影。事实上骨折块相当大，几乎等于肱骨下端骨骺的一半。故在临床上对骨折块的大小要给予充分的估计。如肱骨小头骨化中心出现在 7 个月至 1 岁，肱骨外上髁骨化中心则出现在 11～13 岁，桡骨小头骨化中心出现在 5～9 岁，尺骨鹰嘴骨化中心出现在 9～12 岁，外上髁骨化中心出现在 6～9 岁，滑车骨化中心则出现在 10～13 岁。

肱骨外髁骨折属于关节内骨折，存在不愈合及继发生长发育畸形的可能。

（一）病因病理

肱骨外髁骨折的伤因：多由间接复合外力造成，当儿童摔倒时手掌着地，前臂多处于旋前，肘关节稍屈曲位，大部分暴力沿桡骨传至桡骨头，再撞击肱骨外髁骨骺而发生骨折，同时多合并肘外翻或肘内翻应力，以及前臂伸肌群的牵拉力，而造成肱骨外髁骨折的不同类型。

1. 根据骨折线的解剖位置分类（图 2-34）

（1）Milch Ⅰ型：骨折线起于干骺端，斜形穿过骺板，随之穿过肱骨小头骨化核中心。骨化中心和干骺端的骨桥连接会引起生长抑制，对年龄非常小的儿童尤为如此。

（2）Milch Ⅱ型：这种骨折最常见。骨折线起于干骺端的后外侧。骨折线往往穿过骨板，延伸至尚未骨化的肱骨滑车。

2. 根据其移位程度分度（图 2-35）

（1）Ⅰ度：骨折无相对移位，关节面完整。因为滑车是完整的，所以鹰嘴无侧方移位。

（2）Ⅱ度：骨折线完全通过关节面。这使骨折块更易移位，鹰嘴可向内侧移位。

（3）Ⅲ度：髁骨折块旋转并向外侧、近侧移位，使鹰嘴和桡骨头脱位。

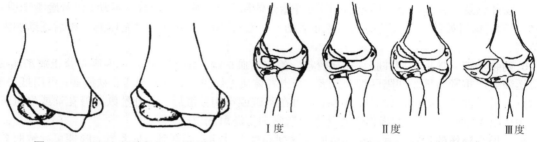

图 2-34　Milch Ⅰ型和 Milch Ⅱ型　　　　图 2-35　肱骨外髁骨折分级

（二）临床表现与诊断

当儿童发生肱骨外髁骨折后，肘部外侧肿胀、疼痛和不敢活动。骨折脱位型肿胀最严重。肘外侧出现皮下瘀斑，且有明显肿胀、压痛，甚至可产生张力性水疱。移位型骨折，肘外侧可扪及活动的骨折块，并可触及骨擦音，肘关节活动丧失。X 线可见骨折线，由于儿童肘部有多个二次骨化中心，骨骺愈合时间不一，不同年龄的肘部 X 线所见不同，通常需拍健侧肘关节正侧位加以对照。外髁骨折很少伴随神经损伤症状（图 2-36）。

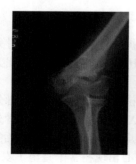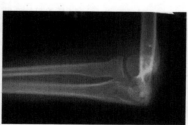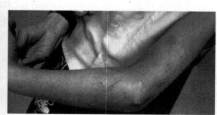

图 2-36　肱骨外上髁骨折 X 线片及肘关节外观（局部突出）

（三）治疗

肱骨外髁骨折是一关节内骨折，又是骨骺骨折，骨折线通过骺板，复位的满意与否直接影响到关节功能。但如果失治误治，则易遗留骨折不愈合，或畸形愈合，均可产生肘外翻或肘内翻畸形。并且随着年龄的增大，畸形加重，直到骨骺闭合。肘关节长期在不相适应的情况下，则会发生关节软骨退行性变化，造成创伤性关节炎。因此无论采取何种方法治疗，最终应达到解剖复位或近似解剖复位。治疗过程中，需保护骨骺，减少骺板损伤。

1. 手法整复

（1）Ⅰ度、Ⅱ度骨折：患者坐位或仰卧位，有助于握持患侧上臂下段，术者一手握前臂下段，将患肘屈曲30°，前臂旋后，另一手拇指按在骨折块上，其余四指扳住患肘内侧。两手向相反方向用力，使患肘内翻，加大关节腔外侧间隙，同时拇指将骨折块向内推挤，使其进入关节腔而复位。术者再用一手按住骨折块做临时固定，另一手将患肘做轻微的屈伸动作数次，以矫正残余移位，直到骨折块稳定且无骨擦音为止。

（2）Ⅲ度骨折：患者坐位或仰卧位，术者先用拇指指腹或大鱼际揉按肘部，轻柔地由浅及深按压肿胀处，以消肿散瘀。同时用拇指摸清骨折块的方位和旋转程度，摸清骨折远端的关节面和骨折线，前者光滑，后者粗糙，做到手摸心会。手法要轻柔、均匀用力，切忌揉捻皮肤。凡属前移翻转型，先将骨折块向后推按，使之变为后移翻转型，然后用以下方法整复（以右肱骨外髁翻转骨折为例）：

助手握持患者上臂，术者立于患者外侧，左手置于患肘外侧，右手握持患肢腕部，置肘关节于屈曲60°位。术者左手拇指按清远端的骨折面后，右手将患肢前臂旋后，并逐渐加大屈肘角度，同时左手拇指按住骨折块徐徐推向肘后尺骨鹰嘴的桡侧。当骨折块已挤到肘后，左手拇指按在骨折面由上向下方按压，使远端骨折块又向外翻转移位倒转成单纯前后移位，随后再由拇指向前方推送。此刻，术者右手握住患者前臂，在逐渐加大屈肘的同时使前臂旋前，以加大肘关节外侧的间隙，再利用前臂伸肌总腱和旋后肌的肌力，使骨折块进入肘关节而回纳原位。最后，将肘关节伸直并保持于旋后位，术者左手轻轻触摸骨折块，检查复位后解剖关系是否正常，如复位满意则行固定。

2. 固定方法

无移位的骨折，则可以行石膏外固定，固定在屈肘30°前臂旋后位。然后每隔三天复查一次X线片，若连续3次复查都没有移位时，则再移位的概率大大降低。对于有移位骨折如果采用保守治疗，则需在闭合整复后，肘关节屈曲30°，前臂旋后位，肱骨外髁处放一薄垫，尺侧肘关节上、下各放一固定垫，掌侧板加长超腕关节，使手掌处于背伸位，其余夹板从上臂中上段到前臂中下段，四条布带缚扎，肘关节伸直而稍外翻位固定2～3周。每周拍片1次。

目前对于有移位的骨折，多采用切开复位克氏针内固定的方式处理。这样可以减少移位机会，恢复快，日后肘关节功能活动优良。

3. 手术治疗

（1）适应证

1）对于移位超过2mm的，建议手术治疗。如果肿胀不严重，可以闭合穿针固定。如果肿胀严重，则证明关节囊损伤较重，瘀血较多，建议切开复位克氏针内固定。

2）移位骨折，局部明显肿胀，影响手法复位或手法复位失败者，原则上，Ⅱ度、Ⅲ度骨折切开复位克氏针内固定。

3）某些陈旧性移位骨折：对于移位明显的陈旧骨折，建议行切开复位克氏针或空心螺钉内固定术，与是否植骨和骨折的时间有关。

（2）手术操作：臂丛麻醉或全身麻醉。取肘外侧切口。复位后，儿童以克氏针固定，成人可使用螺钉或克氏针固定。将肘关节屈曲90°，前臂旋后位，石膏固定。4周后拆除石膏并拔除克氏针做功能锻炼。

4. 药物治疗

本病以儿童多见，成人极少发生。所以在中药方面一般不必服用，但如果合并发热、流涕、咽痛者，则可加服银翘散以疏风清热。

5. 功能锻炼

骨折临床愈合前忌做肘、腕、手指屈伸活动和前臂旋转活动。解除固定后方做各关节活动。

（四）预后与转归

大部分解剖对位者恢复良好，但如果涉及骨骺损伤者，在骨折愈合后，会出现肘关节畸形，甚至影响关节功能。

七、肱骨内上髁骨折

肱骨内上髁（骨骺）骨折（the fracture of medial epicondyle of humerus）是一种常见的肘部损伤，多见于儿童和青少年，尤其是年轻的体操运动员和垒球手，多为急性损伤，严重者可伴肘关节脱位。本病约占肘关节骨折的 10%，仅次于肱骨髁上骨折和肱骨外髁骨折，占肘关节骨折的第 3 位。

肱骨内上髁为肱骨内髁的非关节部分，有前臂屈肌总腱附着。内上髁后面有尺神经沟，尺神经紧贴此沟通过。因此应根据骨折的移位程度来评估有无伴发损伤。如尺神经损伤、桡骨颈骨折、外髁骨折等。

（一）病因病理

当肘伸直位以手掌撑地摔倒时，上肢处于外展位，造成肘关节的外翻应力。肱骨内上髁骨骺是一个闭合比较晚的骨骺，在骨骺未闭合前，骺线本身就是潜在的弱点，再加上处于紧张状态的前臂屈肌群的骤然收缩，结果导致内上髁（骨骺）骨折，内上髁被牵拉向下、向前，并旋转移位。与此同时，内侧副韧带丧失了正常的张力，维持肘关节稳定的重要因素遭到破坏，结果出现肘关节内侧间隙暂时被拉开，或者发生肘关节侧后方脱位，撕脱的内上髁（骨骺）被夹在或完全嵌入关节内。尺神经走行于肱骨内上髁后方的尺神经沟内，骨折时尺神经可能被牵拉、辗挫，甚至连同骨折处一起嵌入关节间隙，造成尺神经损伤。

内上髁移位的程度，实际上标志着肘关节内侧结构（包括尺神经）被牵拉的程度。根据损伤的严重程度分为四度。

（1）Ⅰ度损伤：内上髁（骨骺）分离，移位极小。

（2）Ⅱ度损伤：撕脱的内上髁（骨骺）向远端、向外侧旋转移位，可达关节水平。

（3）Ⅲ度损伤：撕脱的内上髁（骨骺）嵌夹在内侧关节间隙，实际上肘关节处于半脱位状态。

（4）Ⅳ度损伤：肘关节向后或向外后侧脱位，撕脱的内上髁（骨骺）嵌夹在关节内（图 2-37）。

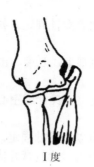 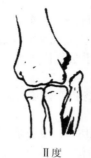 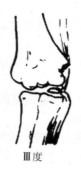 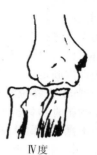

Ⅰ度　　　　　　Ⅱ度　　　　　　Ⅲ度　　　　　　Ⅳ度

图 2-37　内上髁骨折分型/分度

（二）临床表现与诊断

伤后肘关节呈半屈伸位，肘关节内侧肿胀、疼痛，有皮下瘀斑，正常内上髁的轮廓消失，局部压痛明显，肘关节屈伸活动受限。前臂伸肌腱被牵拉时肘内侧痛。第Ⅰ、Ⅱ度骨折者关节活动尚好，仅有肘内侧牵拉性疼痛；第Ⅲ度骨折者肘关节屈伸明显障碍；第Ⅳ度骨折者肘关节明显畸形，肘后三点关系不正常。

合并肘关节脱位者，肘关节出现畸形；合并尺神经症状，出现小指和环指的尺侧麻木，感觉迟钝。X 线照片需拍健侧对比，必要时加拍斜位片。根据患者外伤史、体征和 X 线片所见，可明确诊断。

（三）治疗

Ⅰ度骨折无需复位，夹板或石膏板固定。在早期愈合过程中要注意及时复查 X 线片以确定是否有进一步移位；Ⅱ、Ⅲ、Ⅳ度骨折可先手法复位，夹板或石膏固定，复位不满意或再移位者，理论上可导致关节不稳乏力或肘外翻，所以建议选择切开复位内固定，对运动员更应如此。

1. 手法整复

（1）Ⅰ、Ⅱ度骨折：患者坐位或平卧位，患肢屈肘 45°，前臂中立位，术者以拇指、示指固定骨折块，拇指自下方向上方推挤，使其复位。如骨折块翻转移位>90°者，则改为患肢屈肘 90°，前臂旋前，腕及掌指关节于自然屈曲位，术者一手握患肢前臂，另一手置于肘部，先用拇指揉按骨折局部，使肿胀消退后，摸清骨折块，由远端向近端、由掌侧向背侧翻转过来，再由骨折近端挤按，使之复位。

（2）Ⅲ度骨折：手法整复的关键，在于解脱嵌夹在关节内的骨折块，将第Ⅲ、Ⅳ度骨折变为Ⅰ度或Ⅱ度骨折。

在臂丛神经麻醉下，患者平卧位，肘关节伸直，两助手分别握持上臂和腕部，进行拔伸牵引。在拔伸牵引下，握腕部的助手逐渐将前臂旋后、外展，术者一手置关节外侧向内推，造成肘外翻，使肘关节的内侧间隙增宽。术者另一手拇指在肘关节内侧触到骨折块的边缘时，助手即极度背伸患肢手指及腕关节，使前臂屈肌群紧张，将关节内的骨折块拉出关节间隙，必要时术者还可用拇指和示指抓住尺侧屈肌肌腹的近侧部向外牵拉，即辅助将骨折块拉出关节间隙。如骨折块仍有分离移位，再按第Ⅱ度骨折做手法整复。

（3）Ⅳ度骨折：应首先整复肘关节侧方移位，多数随着关节脱位的复位而骨折块一同得到复位，少数仍有移位者应再将骨折块加以整复。

患者平卧，患肢外展，肘关节伸直，前臂旋后位，助手两人分别握着患肢远、近端，尽量内收前臂，使肘关节内侧间隙变窄，防止骨折块嵌入关节腔内。术者一手将肱骨下段自内向外推挤，另一手将尺、桡骨上端自外向内推挤，将骨折块推挤出关节，同时将肘关节侧方脱位整复，然后牵引前臂，逐渐屈肘关节至 90°，最后再按第Ⅰ或Ⅱ度骨折处理。整复后，应注意勿使其转变为第Ⅲ度。整复后，应及时进行 X 线摄片复查，若发现转变为第Ⅲ度骨折，则可将肘关节重新造成向桡侧脱位，再进行手法整复。

2. 固定方法　复位满意后，在骨折块的前内方放一半月形软垫，缺口朝向后上方，用于兜住骨折块，再用上臂超肘、腕关节夹板固定于屈肘 90°，前臂旋前位以放松屈肌及旋前圆肌，固定 4 周。因肱骨内上髁骨块较小、活动性大，如固定不当，容易变位，应及时拍片复查，随时调整夹板松紧度。

3. 手术治疗　对于手法复位失败、有尺神经症状者，或同时合并其他骨折（骨骺损伤）者，以及对延误治疗的陈旧损伤，应当果断采取切开复位内固定手术治疗。临床上有克氏针固定法、螺丝钉固定法及缝合法等。

第Ⅲ和第Ⅳ度骨折做手法复位两次，如骨折块仍嵌夹在关节内，则可考虑行切开复位、钢针或半螺纹空心螺钉内固定术，儿童则可用丝线缝合骨折线两端的骨膜，一般不需做尺神经前置术，术中仅仅找到尺神经并加以保护即可。

陈旧性肱骨内上髁骨折而无骨性连接者，可考虑切开复位或切除骨折块（图 2-38）。

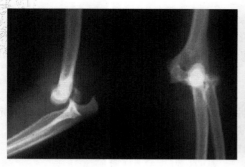 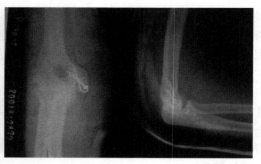

图 2-38　肱骨内上髁骨折手术前后 X 线片

4. 药物治疗　同肱骨髁上骨折或肱骨外上髁骨折。

5. 功能锻炼　临床愈合前禁忌做握拳及前臂旋转活动，解除固定后可配合中药熏洗并加强肘关节屈伸活动。不应强力进行被动牵拉活动，以免引起再骨折或引起肌肉牵拉伤，反而影响功能的恢复。由于本病易引起肘关节僵硬，所以建议早期活动肘关节。

（刘　岩　许树柴）

八、尺骨鹰嘴骨折

尺骨鹰嘴骨折（the fracture of ulnar olecranon）是常见的肘部损伤之一，中医古籍称之为鹅鼻骨骨折。尺骨鹰嘴骨折多见于成人；儿童的尺骨鹰嘴短而粗，同时亦较肱骨下端的骨质为强，故少见骨折。大部分尺骨鹰嘴骨折为关节内骨折，若处理不当，日后可发生创伤性关节炎，影响肘关节的活动功能。

（一）病因病理

直接暴力或间接暴力均可造成尺骨鹰嘴骨折，多数为间接暴力所致。

（1）间接暴力：跌倒时，肘关节处于半伸位，掌心着地，由上向下的重力及由下向上传达的暴力集中于尺骨半月切迹，同时肘关节突然屈曲，肱三头肌反射性急骤地强烈收缩，造成尺骨鹰嘴撕脱骨折。若投掷运动时用力过猛，肱三头肌强烈收缩，亦可造成尺骨鹰嘴骨折。骨折近端被肱三头肌牵拉而向上移位，骨折线为横形或斜形。此骨折在青少年常为骨骺分离，在儿童则多为纵形裂缝骨折或青枝骨折（图 2-39）。

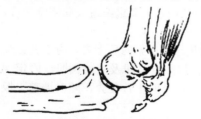

图 2-39　尺骨鹰嘴移位骨折

（2）直接暴力：跌倒时，肘关节屈曲，肘后部着地，使鹰嘴受到直接撞击，或外力直接打击于肘后，可造成尺骨鹰嘴骨折，多为粉碎性骨折。由于鹰嘴支持带未被撕裂，故骨折移位不大。

（3）由直接暴力和间接暴力合并引起者，骨折可呈不同程度的粉碎，并有较严重的骨折片移位。若肘部后面遭受较严重的暴力，造成尺骨鹰嘴骨折时，可并发肘关节前脱位，临床较少见。

（二）临床表现与诊断

伤后尺骨鹰嘴部疼痛、肿胀。骨折分离移位时，肘后部肿胀较严重，鹰嘴两侧凹陷处隆起，可扪及骨折端的间隙和向上移位的骨折片，有时尚可扪及骨擦音或骨擦感，肘关节不能主动伸直。严重粉碎性骨折或骨折脱位时，可伴有肘后皮肤挫伤或开放性损伤，或尺神经损伤等。

拍摄肘关节正侧位 X 线照片可了解骨折类型和移位程度。此骨折有时需与青少年的骨骺线未闭合者相鉴别。对骨折诊断有怀疑时，应做健侧对照摄片，有助于诊断。

尺骨鹰嘴骨折分型较多，最常使用 Mayo 临床分型。

Ⅰ型：无移位骨折。

Ⅱ型：移位稳定，移位>3mm，侧副韧带完整，前臂相对于肱骨稳定。

Ⅲ型：移位不稳定。

（三）治疗

对无移位骨折或老人粉碎性骨折移位不显著者，不必手法整复，予石膏托制动。有分离移位者，需要手术复位固定，要求达到解剖复位并良好的固定，尽可能早功能锻炼。不能耐受手术或移位<2mm 者，可用手法整复石膏板外固定。

1. **手法整复**　关节内积血较多，肿胀较严重，难于摸清近端者，整复前可在无菌操作下抽出关节内积血，并做局部麻醉，然后再进行手法复位。

患者仰卧或坐位。肘关节呈 30°～45° 微屈位，助手握持患肢前臂，术者站在患肢外侧，面向患肢远端。术者先用轻柔的手法按摩肱三头肌和上臂其他肌肉，然后再以两手持尺骨鹰嘴上端的内、外侧，由近侧向远侧推挤，使骨折端靠拢，然后使肘关节徐徐伸直，再将骨折端轻轻摇晃，使两骨折端紧密嵌合。此时，术者紧推骨折近端，令助手做缓慢轻度的屈伸患肘数次，使半月切迹的关节面平复如旧。再将患肢置于屈曲 0°～20° 位。

2. **手术治疗**　移位骨折切开复位时关节外的撕脱骨折可以缝合，经关节的有移位骨折，可以用螺丝钉、克氏针、钢丝张力带、解剖型锁定钢板固定等。固定坚固可早期功能锻炼（图 2-40、图 2-41）。

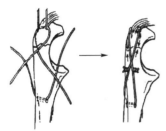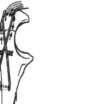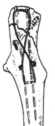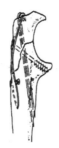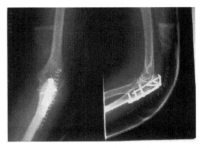

图2-40　AO张力带固定　　　　　　　　　　图2-41　钢板螺钉固定

3. **药物治疗**　早期宜活血祛瘀，消肿止痛，可内服正骨紫金丹或桃红四物汤，外敷定痛膏或万灵膏。中/后期按骨折三期辨证施治；解除固定后，可用上肢损伤洗方熏洗患肢。

4. **功能锻炼**　无移位或轻度移位骨折，通过主动的练功活动，常可获得迅速和良好的功能恢复。老年人应适当缩短夹板固定时间，尽早进行肘关节的屈伸功能锻炼。有移位骨折在 3 周以内只做手指、腕关节屈伸活动，禁止肘关节屈伸活动，拆除外固定后才逐步做肘关节主动屈伸锻炼。

九、桡骨头骨折

桡骨头骨折（fracture of head of radius）包括桡骨头部、颈部骨折和桡骨头骨骺分离，亦称辅骨上端骨折、桡骨小头骨折。桡骨头骨折临床上易被漏诊和误诊，若未能及时治疗，将造成前臂旋转功能障碍或引起创伤性关节炎。桡骨头部骨折以青少年较多见，亦可见于青壮年。

（一）病因病理

桡骨头骨折多由间接暴力所致。跌倒时患肢外展，肘关节伸直，前臂旋前位，手掌先着地，暴力由桡骨下端向上传达，引起肘部过度外翻使桡骨头向上、向尺侧冲击，躯干重力向下传导，使肱骨小头向下，向桡侧撞击桡骨头，而发生桡骨头骨折。根据骨折发生部位、程度和移位情况，一般分为六种类型。

1. **青枝骨折**　桡骨头向外侧移位，桡骨头关节面沿线不与桡骨小头关节面平行，桡骨头内侧缘对向肱骨小头关节面，骨膜未完全破裂。

2. **裂缝骨折**　桡骨头部或颈部呈裂缝状的无移位骨折。

3. **劈裂骨折**　桡骨头外侧缘被劈裂，骨折块占关节面的 1/3～1/2，且常有向外或向外、向下移位。

4. **粉碎性骨折**　较强的暴力撞击，致桡骨头呈粉碎性骨折，骨碎片有分离，或部分被压缩而使桡骨头关节面的中部塌陷缺损。

5. **嵌插骨折**　在桡骨颈部产生纵向嵌插，在颈部有一根横形骨折线，但无明显移位。

6. **嵌插合并移位骨折**　桡骨颈骨折或桡骨小头骨骺分离，骨折近端向外移位，桡骨头关节面向外倾斜，桡骨头关节面与肱骨下端关节面由平行改变为交叉，骨折近端、远端与骨端外侧缘嵌插，呈"歪戴帽"式移位。严重移位时，桡骨头完全翻转移位。其关节面向外，两骨折面互相垂直而无接触，骨折近端还可同时向前或向后移位。如为桡骨头骨骺分离，则往往整个骨骺向外移位而呈带有三角形的一块干骺端（图 2-42）。

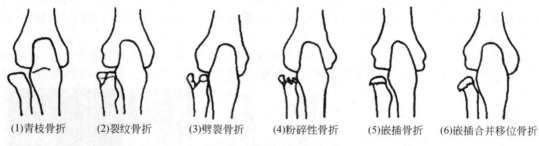

(1)青枝骨折　(2)裂纹骨折　(3)劈裂骨折　(4)粉碎性骨折　(5)嵌插骨折　(6)嵌插合并移位骨折

图 2-42　桡骨头骨折分型

（二）临床表现与诊断

伤后肘部疼痛，肘外侧局限性肿胀，但若血肿被关节囊包裹，肿胀可不明显，在桡骨头局部压痛，肘关节屈伸活动及前臂旋转活动受限制，尤以前臂旋后功能受限最明显。检查时，必须注意肘和手的感觉与活动功能，以了解是否合并桡神经损伤。正、侧位 X 线片有助于诊断和了解骨折移位程度。无移位的嵌插骨折，有时 X 线片上仅能见到骨折部有皱褶，而无明显的骨折线，读片时必须仔细。5 岁以下的儿童，桡骨头骨化尚未出现，只要临床表现符合，即可诊断，不必完全依赖 X 线片。

（三）治疗

对无移位的裂缝骨折和嵌插骨折，仅用三角巾悬吊患肢于胸前，早期进行练功活动。对轻度移位骨折，如嵌插骨折而桡骨头关节面倾斜度在 30° 以下者，估计日后不影响肘关节活动功能，则不必强求解剖复位，对明显移位骨折，则要求有良好的对位。

1. **手法整复**　患者仰卧或坐位，术者站于患侧，整复前先用拇指指腹在桡骨头的外侧进行揉按，迫使局部肿胀消退，并准确地摸出移位的桡骨头。

一助手固定患肢上臂，术者一手握持前臂，将肘关节伸直，并拔伸牵引，另一手掌置于患肘后侧，拇指按于桡骨头外侧，余指握住前臂上段内侧并向外扳，两手配合，使肘关节内翻以增宽肱桡关节的间隙。拇指将桡骨头向上、向内侧推挤，同时握持前臂之手将前臂轻轻来回旋转，使骨端来回转动，使骨折复位。一旦原先可触及的骨折近端已消失，肱桡关节位置触诊正常，说明复位成功。

骨折复位后，术者拇指仍按住桡骨头，握持前臂之手将肘关节徐徐屈曲至90°（图2-43）。

2. **固定方法** 无移位骨折可屈肘90°，用三角巾悬吊患肢于胸前3~4周。有移位骨折复位满意后，在桡骨头部置一长方形平垫，呈弧形压于桡骨头外侧，用胶布粘贴，将肘关节屈曲90°，前臂旋前位，用肘、腕四块夹板或石膏托外固定3~4周。

3. **手术治疗** 移位严重的桡骨颈骨折或有大的劈裂骨折块的桡骨头骨折，经手法复位和钢针拨正仍不能复位者，可考虑切开复位。桡骨颈复位后，一般较稳定，不必做内固定。若骨折块不稳定，可行内固定。劈裂骨折块可用小螺钉固定。操作时，应避免伤及桡神经深支。成年人桡骨头粉碎性骨折、塌陷骨折超过周径1/3，以及嵌插合并移位骨折的关节面倾斜度在30°以上且手法复位和钢针拨正不能整复、影响前臂旋转功能者，可考虑行切开复位内固定术。

对粉碎性骨折，骨片分离移位明显者及年轻患者应手术复位内固定。

老年患者（年龄＞60岁）肘关节稳定者，可考虑行桡骨头切除术。

对于年轻患者的桡骨小头严重粉碎性骨折，可行碎片拼接后微型钢板螺钉固定（图2-44）；对无法复位固定的粉碎性骨折，患肘功能要求又高者，可行人工桡骨小头置换术。但桡骨头骨骺尚未

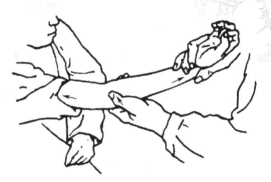

图2-43　桡骨头骨折复位法

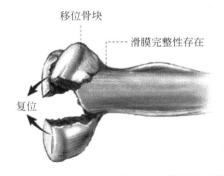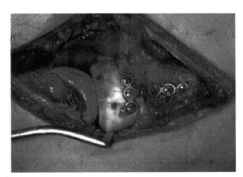

移位骨块

滑膜完整性存在

复位

图2-44　桡骨小头粉碎性骨折微型钢板螺钉固定

闭合的14岁以下儿童，则不宜切除桡骨头。术后应注意观察腕部和手指的感觉及运动情况，以了解是否损伤桡神经深支。

4. **药物治疗** 按骨折三期辨证施治。

5. **功能锻炼** 复位固定后即做手指、腕关节屈伸活动，并用力握拳和行肩关节功能锻炼，禁止做前后旋转活动。2周后逐渐做肘关节伸屈活动。解除固定后，可做前臂轻度旋转活动，活动度逐渐加大，直至痊愈。

（李晓初）

十、桡尺骨干双骨折

桡尺骨干双骨折（fracture of radial and ulnar shaft）是较常见的上肢骨折，约占全身骨折的6%，多见于儿童或青壮年。

（一）病因病理

前臂遭受直接、间接或旋转暴力均可产生桡尺骨干双骨折。

（1）直接暴力：多为重物砸伤、撞击伤和压轧伤所致。两骨骨折线多在同一水平，呈横断、粉碎或多段骨折。

（2）间接暴力：多为跌倒时手掌着地，暴力沿桡骨纵轴向上传导，在桡骨中、上段发生骨折，多为横断或锯齿状骨折，暴力通过斜行的骨间膜转移到尺骨，造成尺骨低位短斜形骨折，尺骨骨折线往往低于桡骨骨折线，桡、尺骨骨折端均向掌侧成角移位，其背侧骨间膜常常是完整的，时有远侧骨折端的旋后移位，周围软组织损伤一般不严重，但成角移位较大时，骨折端可刺破皮肤而形成开放性骨折。

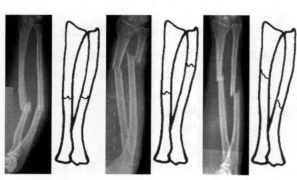

(1)直接暴力　　(2)间接暴力　　(3)旋转暴力

图2-45　不同外力所致的桡尺骨双骨折

（3）旋转暴力：机器转轮或皮带绞伤，或跌倒时手掌着地，躯干过分朝一侧倾斜，在遭受传导暴力的同时，前臂又受一种扭转暴力，致前臂极度旋前或旋后，造成两骨的螺旋形骨折，骨折线的方向是一致的，多数由内上（尺骨内侧）斜向外下（桡骨外侧），但往往平面不同，尺骨骨折线在上，桡骨骨折线在下。完全骨折时，由于外力及肌肉收缩的共同作用，两骨折端可发生重叠、成角、旋转和侧方移位（图2-45）。

（二）临床表现与诊断

有上述明确外伤史，根据症状、体征及影像学检查可以确诊。

1. **症状**　伤后前臂肿胀较甚，疼痛剧烈，活动时疼痛加剧，活动功能丧失。开放性骨折可见骨折端刺破皮肤所致伤口，皮肤伤口一般较小，外露的骨折端有时自行回纳至伤口内。

2. **体征**　局部压痛明显，有纵向叩击痛，有移位的完全骨折者，有骨擦音和异常活动。前臂可有短缩、成角或旋转畸形。

儿童青枝骨折则仅有成角畸形。不完全骨折，局部无明显畸形、肿胀和疼痛，肘、腕关节活动功能也多无明显受限，容易漏诊。因此，对儿童患者更应仔细检查前臂有无压痛，旋转活动是否受限和疼痛。

若骨折后患肢剧烈疼痛、肿胀严重、手指麻木发凉、皮肤发绀、被动活动手指疼痛加重，则应考虑为前臂筋膜间隔区综合征。

3. **影像学检查**　拍摄前臂正、侧位X线片可确定骨折类型、移位方向等。注意拍片时应包括肘关节和腕关节，以免遗漏上下尺桡关节脱位。

（三）治疗

桡尺骨构成前臂的旋转活动，对手部功能的发挥至为重要，对复位、愈合和功能恢复要求高，一般要求解剖对位或接近解剖对位，这样才能最大限度地恢复前臂的功能。若治疗失当，将严重影响手部和前臂旋转的功能。

无移位骨折可仅用夹板固定，外敷药物。有移位的闭合骨折可采用手法整复、夹板固定治疗或手术内固定治疗。开放性骨折应先予以清创，是否内固定应依据开放性伤口污染的程度、治疗时间的早晚等诸多因素决定。陈旧性骨折、旋转、重叠移位不大者，可考虑先做手法整复。若骨折对位不良，有旋转、成角畸形，或因骨间膜严重损伤，可选择手术切开复位内固定治疗。

1. **手法整复** 臂丛神经阻滞麻醉或局部麻醉。患者仰卧位，肩外展 80°，肘屈 90°，分以下几步进行手法整复。

（1）拔伸牵引：一助手握肘上，另一助手握手部的大、小鱼际处。两助手顺势对抗牵引 3～5 分钟，以矫正骨折的重叠和成角畸形。然后，依据骨折远端对近端的原则，将前臂置于骨折近端旋转方向相应的位置，继续进行牵引，以矫正旋转畸形。经拔伸牵引而重叠移位未完全矫正者，一般采用折顶手法；斜形或螺旋形骨折，背向重叠移位较多时，拔伸牵引无法矫正背向重叠移位，可采用回旋法（图 2-46）。

（2）分骨：重叠移位纠正后，进行夹挤分骨。桡、尺骨干骨折后，骨间膜松紧不均，骨折端容易向前臂轴心靠拢，影响其旋转功能，故必须使骨间膜恢复正常。术者两手分别置于患臂桡侧和尺侧，两手的拇指及示、中、环三指分别置于骨折部的掌、背侧，沿前臂纵轴方向夹挤骨间隙，使向中间靠拢的桡、尺骨断端向桡尺侧各自分离（图 2-47）。分骨时，各手指与皮肤须紧密相贴，千万不要在皮肤上来回磨蹭，以免损伤皮肤。

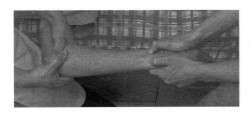
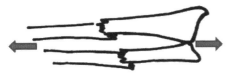

图 2-46　拔伸牵引

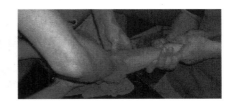
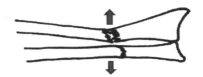

图 2-47　夹挤分骨

（3）推按摇晃：矫正重叠或旋转移位后，横断或斜形骨折有侧方移位者，两助手继续维持牵引，术者在维持分骨情况下，一手捏持骨折近端，另一手捏持骨折远端，矫正骨折的残余侧方移位。锯齿形或横断形骨折仍有轻微移位者，术者两手拇指及示指分别由掌、背侧紧紧捏住已复位的骨折部，令牵引远侧端的助手轻轻地小幅度旋转，并向桡、尺侧微微摇晃骨折远端，然后，术者两手捏紧骨折部，向掌、背侧及桡、尺侧摇晃骨折部，矫正残余移位，并可使已复位的骨折端紧密接触。一般在开始摇动时，可有极细微的骨擦音，待骨擦音完全消失后，指下会有稳定感，提示骨折已整复成功（图 2-48）。

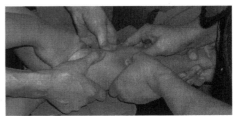
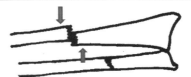

图 2-48　推按摇晃

（4）触顶合骨：骨折复位后，一助手固定骨折近端，术者两手紧捏骨折部，另一助手握骨折远端向骨折近端轻轻纵向触顶，迫使骨折端互相嵌插紧密，有利于骨折整复后的稳定性。若属不稳定性骨折，则不宜采用此法。

（5）按摩理顺：术者两手在分骨情况下，一手固定骨折部，另一手沿骨干纵轴往返捋摩，顺骨捋筋，调理仍有旋转曲折的软组织。

采用手法复位应注意以下几个问题：①若桡尺骨干上 1/3 骨折者，因尺骨位于皮下，上段较粗，能触摸清楚，可考虑先整复尺骨骨折的移位；若为下 1/3 部位骨折者，因桡骨下端较粗，位于皮下，能触摸清楚，可先整复桡骨骨折的移位。②桡尺骨干双骨折骨折断端移位复杂，骨折的治疗要求解剖或近解剖对位，整复前应根据患者的受伤机制，结合 X 线片所显示的骨折部位、类型及移位特点，认真分析，力争一次手法复位成功。③整复时，要时刻注意保持肘关节屈曲位，因肘关节伸直时，肱二头肌、旋前圆肌等肌肉紧张，牵拉时会加重骨折的移位，增加手法复位的难度。④整复时应先整复稳定性骨折，然后整复不稳定性骨折，如两骨折中，一骨为横断骨折，另一骨为短斜形骨折，应先整复横断骨折，整复后相对较稳定，可作为支柱，然后整复斜形骨折就比较容易。⑤前臂因有旋转肌群、肱二头肌和骨间膜的存在，所以前臂具有旋转的独特功能，骨折后，骨折端也有轻重不同的旋转移位，整复时，要充分考虑这一解剖特点。

儿童青枝骨折的复位手法比较简单，患儿仰卧位或坐位，患肢前臂旋后，在两助手牵引下，术者两手拇指置于骨折成角凸起处；两手其余手指置于凹侧的骨折远、近端，拇指向凹侧用力按压，其余手指同时向凸侧端提，将成角畸形完全矫正（图 2-49）。

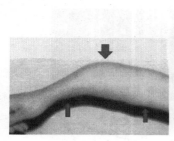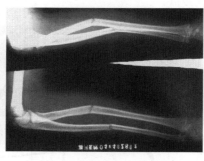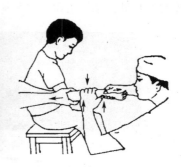

图 2-49 儿童青枝骨折的复位

儿童的生长塑形能力很强，8 岁以下的儿童骨骼对对位的塑形能力较好，但对旋转与对线的塑形能力较差，根据这个特点，在复位过程中重点纠正旋转、成角与重叠畸形。但超过 12 岁的儿童，塑形机会就大大减少，故对骨折应力求有良好的复位，不能依赖塑形来矫正畸形。

2. 固定方法　手法复位成功后，在助手维持牵引下，局部外敷药物。可选择使用以下几种外固定方法。

（1）夹板固定：前臂夹板分掌侧、背侧、尺侧和桡侧夹板，共四块，以掌、背侧夹板为主。掌、背侧夹板的上下两端各为患肢前臂上、下两段最大周径的 1/7，夹板间距离约 1cm。掌侧夹板长度由肘横纹至腕横纹，背侧夹板由尺骨鹰嘴至腕关节或掌指关节，桡侧夹板由桡骨头至桡骨茎突，尺侧夹板由肱骨内上髁下达第 5 掌骨基底部，尺侧夹板超过腕关节，可克服因手部重力下垂而致使尺骨骨折端向桡侧成角的杠杆力作用。

掌、背骨间隙各置一分骨垫，若桡尺骨干双骨折在同一平面时，分骨垫占骨折线上下各一半；骨折线不在同一平面时，分骨垫放在两骨折线之间。掌侧分骨垫放在掌长肌腱与尺侧屈腕肌腱之间；背侧分骨垫放在尺骨背面的桡侧缘。放妥后，分别用胶布固定。分骨垫不宜卷得太紧，以免引起皮肤受压坏死。

若骨折原有成角移位或侧方移位，则可按移位的方向，用三点加压法或两点加压法放置压垫。一般上、中 1/3 骨折在前臂掌侧面（相当于骨折部）放置一平垫；在前臂背侧上、下端各放置一平垫，上端放置部与桡骨头平齐，下端放置在腕上 2cm 处，施行三点加压，维持桡、尺骨为背侧弯曲的生理弧度。上 1/3 骨折，桡骨近折端易向掌侧及桡侧偏移，可在桡骨近端的桡侧再放一个小纸压垫。中、下 1/3 骨折，骨折易向掌侧及桡侧成角，除施行三点加压外，必要时，在骨折部的桡侧再置一小平垫。

各垫放置妥当并用胶布固定后，先放掌侧、背侧夹板，用手捏住，再放桡、尺侧夹板，然后在中间先绑扎一道或两道布带，后绑扎两端的布带，绑扎的松紧度要适宜。绑扎后，再用前臂带柱托板固定，肘屈 90°，三角巾悬吊胸前，前臂原则放置中立位，上 1/3 骨折前臂可放置稍旋后位。此外，要严格限制前臂旋转。

（2）石膏外固定：前臂中段以下的骨折可使用"U"型石膏夹，前臂中段以上的骨折，可使用长臂石膏前后托。在石膏凝固之前，尺桡骨骨间掌背侧以手指指腹塑形，使呈双凹状，起到分骨的作用。前臂应尽量固定于中立位，以利旋转功能的恢复。

手法整复外固定术后应注意如下事项：①骨折整复固定后，即摄正、侧位 X 线片复查。固定早期每 3～5 天拍摄 X 线片 1 次，发现骨折移位及时纠正。2 周后，每 2～4 周拍摄 X 线片复查，以观察骨折位置和骨折愈合情况。②抬高患肢，密切观察，及时调整布带的松紧度，以免因肿胀消退，夹板松动而引起骨折重新移位。③儿童青枝骨折固定 3～4 周，成人固定 6～8 周，待骨折临床愈合后拆除外固定。若为稳定性骨折，固定时间可酌情缩短。尺骨下 1/3 骨折，由于局部血供差，若又固定不良，断端间有旋转活动，则容易造成骨折迟缓愈合或不愈合，故固定必须牢靠，固定时间必须适当延长。④复位固定后，必须严密观察手的血运，注意手的皮肤温度、颜色、感觉及手指活动情况等，预防前臂筋膜间隔区综合征发生，一旦发生，应立即拆除外固定，必要时手术探查或切开减压处理，避免症状的进一步加重或恶化。

3. 手术治疗　切开复位内固定术的主要适应证如下。

（1）手法复位外固定失败者。

（2）多段骨折移位严重，或骨折合并血管神经损伤者。

（3）开放性骨折，受伤时间短，尚未出现感染者。

（4）陈旧性骨折，骨折不愈合或畸形愈合，功能障碍者。

（5）尺桡骨双骨折移位明显者。

目前最常用的内固定方式青少年多用弹性髓内钉内固定，成年人多用加压钢板内固定（图 2-50、图 2-51）。

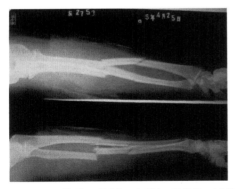
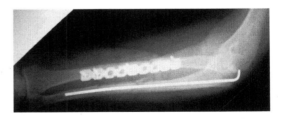

图2-50　尺桡骨双骨折（多段）手术前X线片　　图2-51　尺桡骨双骨折（多段）手术后X线片

4. 药物治疗　按骨折三期辨证施治。解除夹板固定后，若前臂旋转活动仍有障碍者，外用中药熏洗，以舒筋活络促进关节活动功能恢复。

5. 功能锻炼　骨折复位固定后，即鼓励患者练功活动，分以下四式进行（图 2-52）。

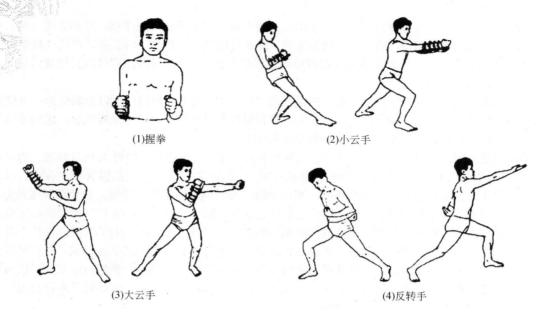

(1)握拳　　　　　　　　　(2)小云手

(3)大云手　　　　　　　　(4)反转手

图 2-52　骨折复位固定后功能锻炼

（1）握拳：麻醉消退后，即鼓励患者做握拳活动。握拳时，屈伸手指应尽量用力，待手部肿胀消退后，可以握紧拳头时，再开始做屈伸肘关节活动。

（2）小云手：患侧下肢向前方跨半步。患手紧握拳头，前臂中立位，健手托患腕，使患肢向健侧的前外方伸出。此时，患侧膝伸直，健侧膝屈曲。而后前臂由健侧转向患侧，患侧膝由伸变屈，健侧膝由屈变伸，两臂亦由伸变屈，回到胸前。如此反复练习，逐渐增大肩、肘关节活动范围，待患肢有力，不需扶托时，再做大云手活动。

（3）大云手：下肢横跨同肩宽，患手紧握拳头，以健侧带动患侧，两臂交替做云手动作，一直练到骨折临床愈合。以上锻炼均要求前臂不做旋转运动，只做肩、肘关节和掌指关节的活动，以免出现骨折的错位。

（4）反转手：拆除夹板后，做反转手活动，以恢复前臂旋转功能。下肢前弓后蹬，手指伸直，肘屈曲，前臂旋后位，由腋后向前伸出，而后外展内旋，由背后收回到腋下。活动中，前臂由旋后位经旋前又回到旋后位，上下肢配合动作，左腿前弓出右手，如此反复。

6. 桡尺骨干双骨折常见并发症

（1）延迟愈合和骨不愈合。

（2）畸形愈合。

（3）筋膜间隔区综合征。

（4）尺桡骨多段骨折应注意上/下尺桡关节脱位。

（王海洲）

十一、尺骨上 1/3 骨折合并桡骨头脱位

1814 年 Monteggia 首先描述了尺骨上 1/3 骨折合并桡骨头脱位，故又称孟氏骨折（Monteggia fracture），是指尺骨半月切迹以下的上 1/3 骨折，桡骨头同时自肱桡关节、上尺桡关节脱位，而肱尺关节无脱位，是前臂损伤中常见的复杂骨折合并脱位类型，可发生于各年龄段，多见于儿童。此类型骨折整复及固定困难，容易出现畸形。

（一）病因病理

直接暴力和间接暴力均可造成尺骨上 1/3 骨折合并桡骨头脱位，但以间接暴力所致者为多。根据暴力作用的方向、骨折移位的情况及桡骨头脱位的方向，Bado（1967 年）分类最受推荐，分为四型（图 2-53）。

（1）Ⅰ型（前脱位型）：约占 60%，为尺骨上 1/3 的骨折，尺骨断端向前侧成角，合并桡骨头前脱位。本型多见于儿童。

（2）Ⅱ型（后脱位型）：约占 15%，为尺骨干骨折，向后侧（背侧）成角，合并桡骨头后脱位。本型多见于成人。

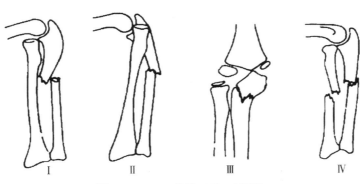

图 2-53　Bado 分类（Ⅰ～Ⅳ型）

（3）Ⅲ型（外侧脱位型）：约占 20%，为尺骨近侧干骺端骨折，合并桡骨头的外侧或前侧脱位。本型多见于幼儿，亦可见于年龄较大的儿童。

（4）Ⅳ型（桡骨小头脱位合并双骨折）：约占 5%，为桡骨头前脱位、桡骨上 1/3 骨折、尺骨任何水平的骨折。本型多见于成人，临床上最少见；机器绞轧或重物击伤亦可造成。

尺骨上 1/3 骨折合并桡骨头脱位时，约有 1/10 的病例，由于桡神经可被夹于桡骨头及深筋膜之间或由于桡骨头的牵拉，造成桡神经的损伤。

（二）临床表现与诊断

伤后肘部和前臂疼痛、肿胀、前臂旋转功能及肘关节功能障碍，移位明显者前臂背侧可见尺骨成角畸形。检查时，在肘关节外、后外或前外侧可扪及脱出的桡骨头；骨折和脱位处压痛明显，被动旋转前臂时有锐痛，在尺骨上 1/3 处可扪及骨擦音和异常活动；若为不完全骨折，则无骨擦音和异常活动，前臂旋转功能较差。检查时还要注意腕和手指感觉和运动功能，以便确定是否合并桡神经损伤。

影像学及其他检查：X 线片检查可以明确骨折的类型和移位的方向。拍摄 X 线片时应包括肘、腕关节，注意有无合并上、下尺桡关节脱位。正常桡骨头与肱骨头相对，桡骨干纵轴线向上延长，一定通过肱骨小头的中心。对患儿，最好同时拍摄健侧 X 线片以便对照。如患侧尺骨上 1/3 骨折出现桡骨干纵轴线有向外或向内移，应诊断为尺骨上 1/3 骨折合并桡骨头脱位。如 X 线片上仅

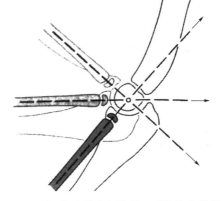

图 2-54　标准肘关节侧位片（无论什么角度，桡骨小头对准肱骨头中心）

有尺骨上、中段骨折而无桡骨头脱位者，应详细询问病史，认真检查桡骨头处有无压痛，注意对桡骨头脱位由于伤者的活动或检查而自动还纳者，亦应按照尺骨上 1/3 骨折合并桡骨头脱位处理（图2-54）。

（三）治疗

儿童孟氏骨折首选闭合复位外固定。成人孟氏骨折，应根据不同分型考虑不同的治疗方法。对于新鲜 I 型、II 型、III 型骨折可采用闭合复位，但如果闭合复位不能达到要求时即应切开复位，行钢板内固定。对 IV 型骨折，应早期切开复位，尺桡骨均行钢板内固定。反复出现桡骨头脱位者，需予以切开复位。

1. **手法整复**　复位时应根据具体情况决定先整复脱位或先整复骨折。一般原则是先整复桡骨头脱位，再整复尺骨骨折。桡骨头复位后，以桡骨为支撑，则尺骨骨折易于整复。但若尺骨为稳定性骨折，或尺骨为斜形或螺旋形骨折并有背向移位者，则可先整复尺骨骨折。前者以稳定的尺骨作支撑，使桡骨头易于复位；后者因背向移位的尺骨抵住桡骨，以及变应的骨间膜的牵拉，使脱位的桡骨头难以复位，故应先将尺骨骨折整复，消除阻碍后，桡骨头才易于复位。

（1）I 型：患者平卧，肩外展 70°～90°，肘伸直，前臂中立位。一助手握持上臂下段，另一助手握持腕部，两助手拔伸牵引，持续 3～5 分钟，矫正重叠移位。术者立于患者外侧，两拇指放在桡骨头外侧和前侧，向尺侧、背侧按捺，同时嘱牵引远段的助手将肘关节徐徐屈曲 90°，使桡骨头复位。复位后嘱牵引近段的助手，用拇指固定桡骨头，维持复位。然后术者两手紧捏尺骨骨折断端，助手在牵引下来回小幅度旋转前臂，并逐渐屈曲肘关节至 120°～130°，利用已复位的桡骨的支撑作用使尺骨对位。若仍有向掌侧、桡侧成角移位，术者可将尺骨骨折远端向尺侧、背侧按捺、提拉，使之复位。若仍有残余侧方移位，可用摇晃手法加以矫正。

（2）II 型：患者平卧，肩外展 70°～90°，肘关节半伸屈位。一助手握持上臂下段，另一助手握腕部，两助手进行拔伸牵引。术者两拇指在背侧、桡侧按住桡骨头并向掌侧、尺侧按捺，同时助手将肘关节徐徐伸直使桡骨头复位，有时还可听到或感觉到桡骨头复位的滑动声，然后术者在尺、桡骨间隙挤捏分骨，并将尺骨骨折远端向掌侧、尺侧按捺，使尺骨复位。

（3）III 型：患者平卧，肩外展，肘伸直或半伸屈位，前臂旋后。两助手分别握持上臂下段和腕部，进行拔伸牵引。术者站于患肢外侧，拇指放在桡骨头外侧，同时助手在维持牵引下将患者肘关节外展，向内侧推按脱出的桡骨头，使之还纳。与此同时，尺骨向桡侧成角畸形亦随之矫正。IV 型多手术治疗。

2. **固定方法**　复位后立即用石膏夹板固定，采用长臂前后石膏夹板固定。I 型固定于屈肘 110°位，前臂旋后位，如骨折脱位稳定，也可固定于屈肘 90°，前臂旋转中立位。II 型固定于屈肘 70°位，前臂旋后位，III 型固定于屈肘 90°位，前臂中立位或轻度旋后位。成人固定 6～8 周，小儿固定 4～6 周。定期复查愈合情况。

3. **辨证论治**　按骨折治疗三期辨证施治。幼儿可以不必用药。

4. **功能锻炼**　复位固定后，应作掌指关节的屈伸、握拳活动和肩关节活动的功能锻炼。小儿 6周内肘关节不要做屈伸活动，也不能做前臂旋转活动。3 周后骨折初步稳定，可逐步做肘关节屈伸活动，如小云手等。但前臂应始终保持中立位，严防尺骨骨折处发生旋转活动，否则可造成尺骨迟缓愈合或不愈合。当骨折临床愈合，拆除夹板或石膏托固定后，可加强肘关节伸屈活动，并开始进行前臂旋转活动功能锻炼。

5. **手术治疗**　切开复位内固定术，其手术适应证如下。

（1）新鲜孟氏骨折，经手法复位失败或复位后不稳定者。

（2）尺骨为粉碎性骨折、多段骨折。

（3）合并桡骨近端骨折者。

（4）桡骨头虽能复位，而尺骨骨折位置不良时应切开复位。

（5）陈旧性孟氏骨折，骨折端不愈合或畸形愈合者。

尺骨骨折切开复位后以钢板或髓内针内固定。只要尺骨复位固定良好，桡骨小头采用手法即可复位，手术内固定治疗者术后应用长臂石膏托制动4～6周。

陈旧性孟氏骨折脱位治疗困难，手法方式较复杂，如切开复位桡骨头后，尺骨截骨加大弓形征＋外固定，锁定钢板固定尺骨等（图2-55）。必须由有经验的医师根据病情、器械等个体化治疗。

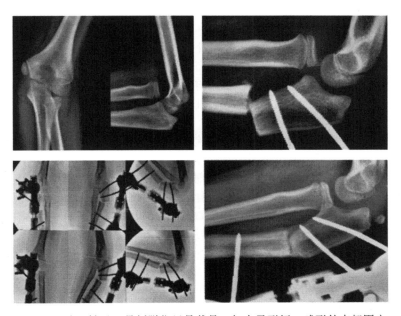

图2-55　陈旧性孟氏骨折脱位尺骨截骨，加大弓形征，球形外支架固定

（四）预后与转归

如能早期正确诊断，正确处理，其预后是良好的。但闭合整复外固定容易出现再移位，需密切观察，在2周后骨折仍错位或桡骨头脱位者，应改用手术，尺骨行切开复位内固定，大部分桡骨头可随之复位。

十二、桡骨下1/3骨折合并下尺桡关节脱位

1934年，Galeazzi详细描述了桡骨下1/3骨折合并下尺桡关节脱位，故又称盖氏骨折（Galeazzi fracture），多见于20～40岁的成年男子，儿童较少见。盖氏骨折极不稳定，外固定困难，治疗要求高。儿童的桡骨干中下1/3骨折，可以合并尺骨下端骨骺分离，而不发生下尺桡关节脱位。

（一）病因病理

直接暴力和间接暴力均可造成盖氏骨折，以间接暴力所致者为多见。①直接暴力：多为前臂被重物打击、砸压，或操作机器时被轮带卷伤所致。桡骨多为横断或粉碎性骨折。②间接暴力：多为向前跌倒时，手掌先着地，暴力通过桡腕关节向上传导至桡骨下1/3处，因该处为应力上的弱点而发生骨折，同时三角纤维软骨复合体及腕尺侧副韧带撕裂，或尺骨茎突被撕裂，造成下尺桡关节脱位。骨折线多为短斜形或横断形，螺旋形少见。骨折远端向上移位，并可向掌侧或背侧移位。跌倒时，若前臂在旋前位，桡骨远端向背侧移位；若前臂在旋后位或中立位，则桡骨远折端向掌侧移

位。一般向掌侧移位较多见。

本病可分为三种类型：

（1）Ⅰ型：桡骨远端青枝骨折合并尺骨下端骨骺分离，多见于儿童。

（2）Ⅱ型：桡骨干中下 1/3 骨折，骨折移位明显，下尺桡关节明显脱位。

（3）Ⅲ型：桡尺骨干双骨折并发下尺桡关节脱位。成人骨折脱位较严重。青少年桡尺骨干双骨折位置较低，移位较少，有时尺骨可有弯曲畸形，相对稳定。

（二）临床表现与诊断

伤后前臂中下段及腕部疼痛、肿胀，桡骨干下 1/3 部向掌侧或背侧成角，尺骨小头常向尺侧、背侧突起，腕关节呈桡偏畸形。桡骨下 1/3 部压痛及纵叩痛明显，有异常活动及骨擦音，下尺桡关节松弛，按压尺骨茎突有弹跳感，并有挤压痛，前臂旋转功能障碍。桡骨干骨折有明显成角或重叠移位，而尺骨未见骨折或弯曲畸形时，应考虑合并下尺桡关节脱位。临床检查时，若只注意骨折征象，而忽略下尺桡关节的体征，则容易漏诊。

影像学及其他检查：X 线检查时，应拍包括腕关节的尺桡骨正、侧位片，以确定骨折类型和移位情况，并观察下尺桡关节是否有分离及分离程度，以及是否伴有尺骨茎突骨折。正位片显示下尺桡关节间隙变宽，成人若>2mm，儿童若>4mm，则为下尺桡关节脱位。侧位片示正常时桡尺骨骨干应相互平行重叠，若桡尺骨干下段发生交叉，尺骨远端向背侧移位，则为下尺桡关节脱位。桡骨干骨折单纯成角而无重叠移位，尺骨远端向背侧或掌侧脱位时，尤其容易漏诊。因此，拍摄尺桡骨 X 线片时，必须包括腕关节，以免漏诊，影响临床疗效。

（三）治疗

复位原则是：必须矫正骨折短缩、旋转和成角移位，同时包括下桡尺关节的脱位。可先考虑手法整复小夹板固定。如复位效果欠佳或复位固定失败，应予切开复位内固定。

1. 手法整复　首先必须矫正桡骨骨折短缩移位，恢复桡骨长度及下尺桡关节的关节面解剖关系，而尺骨的背侧脱位在前臂旋后位时可以得到矫正。

（1）拔伸牵引：患者仰卧，肩外展，肘曲 90°，前臂中立位，一助手握住上臂下段，另一助手，一手握住拇指，另一手握住其余四指，两助手进行对抗牵引 3～5 分钟，矫正短缩移位和部分成角畸形。

（2）分骨提按或分骨折顶：分骨手法以矫正桡骨断端向尺侧移位。提按及折顶用以矫正前后方移位。

（3）推挤回旋：经上述手法整复后，若桡骨远折端仍有向尺侧残余移位者，可用推挤方法。之后用回旋方法矫正选择移位。如尺骨向背侧脱位在推挤桡骨远端，使断端在相对稳定状态下，将前臂旋于旋后位，可矫正尺骨背侧脱位。术者一手拇指及示、中、环三指在夹挤分骨下，将远折端向桡侧推挤，另一手拇指将骨折近折端向尺侧按捺，使之对位。特殊性骨折整复时，若尺骨有弯曲畸形，则需先矫正之，再整复下尺桡关节脱位，最后按桡尺骨干双骨折手法整复骨折。

脱位、骨折整复成功后，再轻轻将下尺桡关节扣挤。经 X 线透视检查，位置满意，再做正式固定。

2. 固定方法　本病固定方法基本与桡尺骨干双骨折相同，但尺侧夹板不超过腕关节，加合骨纸压垫一个。整复成功后，在维持牵引和分骨下，捏住骨折部，肿胀较重者，先外敷消肿药膏，再用绷带松松包扎 3～4 层，骨折部位之掌背侧骨间隙处各放一分骨垫。若桡骨远折端向尺侧偏移者，分骨垫在骨折远侧占 2/3，近侧占 1/3。用手捏住掌、背侧分骨垫，各用两条胶布固定。然后根据骨折远段的移位方向，再加用小平垫。一般在桡、尺骨远端的桡、尺侧各放置一平垫，有利于维持脱位整复的位置。最后用前臂四块夹板固定，先放置掌、背侧夹板，用手捏住，再放桡、尺侧夹板。桡侧夹板下端稍超过腕关节，以限制手的桡偏。尺侧夹板下端不超过腕关节，以利于手的尺偏，借紧张的腕桡侧副韧带牵拉桡骨远折端向桡侧，克服其尺偏倾向。若桡骨远折端向桡侧偏移者（骨折线自外侧上方斜向内侧下方），分骨垫置于骨折线的近侧。尺侧夹板改用自尺骨鹰嘴至第 5 掌骨颈部的夹板（即超尺腕关节固定），以限制手的尺偏，有利于维持骨折对位（图 2-56）。值得注意的是：桡骨中下 1/3 骨折合并下尺桡关节脱位，牵引下复位并不十分困难，但维持复位后的位置却颇为困难，其原因有：①旋前方肌的收缩，使桡骨远折段向尺骨靠拢，并牵拉其向近侧及掌侧移位；②肱桡肌牵拉桡骨远折端使之向近侧段短缩移

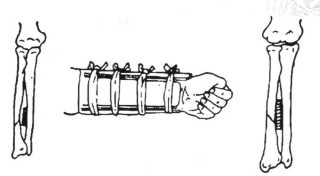

(1)分骨垫放置法　　(2)固定外形　　(3)骨折线由外上至内下的分骨垫放置法

图 2-56　桡骨下 1/3 骨折合并下尺桡关节脱位的固定方法

位；③外展拇肌及伸拇肌使桡骨远折段向尺骨靠拢，向近侧短缩移位。固定时应限制或克服以上几种移位倾向力，才能维持骨折的良好对位。

3. 辨证论治　按骨折三期施治；去除夹板固定后，外用舒筋活络的骨科外洗一方、苏木煎或上肢损伤洗方煎水熏洗。

4. 功能锻炼　固定后，即可鼓励患者开始做握拳动作，以促进血液循环，减轻前臂远段的肿胀，并可使骨折两端紧密接触，而增加骨折端的稳定性。握拳和伸指时均需尽量用力。待肿胀基本消退后，即可开始肩、肘关节的屈伸活动。但必须禁止做前臂的旋转活动，以防止骨折再移位。在练功时，应尽量尺偏而限制桡偏，待骨折愈合牢固后，解除夹板固定，开始练习前臂旋转活动。

5. 手术疗法　切开复位内固定的手术适应证如下。

（1）盖氏骨折，经手法复位失败或复位后不稳定者。

（2）桡骨为粉碎性骨折、多段骨折或合并尺骨小头骨折者。

手术切口采用背侧或掌侧切口。内固定材料的选择以钢板为妥，钢板必须有足够的长度和强度；由于桡骨中下段髓腔宽大，髓内针难以提供稳定的固定作用，故一般不宜采用髓内针固定。如果桡骨骨折钢板固定后尺桡下关节仍不稳定，可以暂时以克氏针固定远端尺桡关节，6 周后拔除克氏针。尺桡远端脱位也可使用微型带绊钢板固定（图 2-57、图 2-58）。

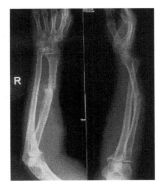

图2-57　桡骨下1/3骨折合并下尺桡关节
脱位术前X线片

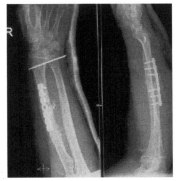

图2-58　桡骨下1/3骨折合并下尺桡关节
脱位术后X线片

（四）预防与调理

术后行超肘关节石膏托固定，前臂旋转中立位或者稍旋后位制动 4～6 周，以使下尺桡关节周围被损伤的组织获得愈合。手法整复或内固定不当而失效者，预后不良。如骨折复位良好，内固定

坚固，下尺桡关节及桡骨骨折解剖复位者预后良好。

（李晓初　许树柴）

十三、桡骨远端骨折

桡骨远端骨折（fracture of the distal radius）是指桡骨远侧端 3cm 范围内的骨折，约占全身骨折的 10%，前臂骨折的 75%，是临床上最常见的骨折之一。桡骨形态上由上向下逐渐变宽膨大，其横断面近似四方形，以松质骨为主，松质骨外面仅裹以极薄的密质骨，松质骨与密质骨交界处为应力上的弱点，故中老年伴有骨质疏松症的患者此处容易发生骨折，且多数是由摔伤等低能量损伤所致。大部分桡骨远端骨折是因摔倒时腕部呈背伸位，手掌着地，外力通过手部传导至桡骨下端而导致，形成典型的克雷骨折。正常人桡骨下端关节面向掌侧倾斜（即掌倾角）10°～15°，向尺侧倾斜（即尺偏角）20°～25°。当桡骨远端发生骨折时，上述正常解剖关系常发生改变，不但桡骨下端关节面的角度改变，腕关节纵向负荷传导障碍，关节软骨压力不均衡，引起软骨退变或继发腕关节不稳定。因此，桡骨远端骨折治疗的主要目的是重建桡骨远端解剖结构，包括恢复桡骨高度、整复关节面台阶或分离、恢复掌倾角和尺偏角、维持腕关节稳定等，从而尽可能恢复腕关节的功能。本病传统医学也称"桡骨下端骨折"（图 2-59）。

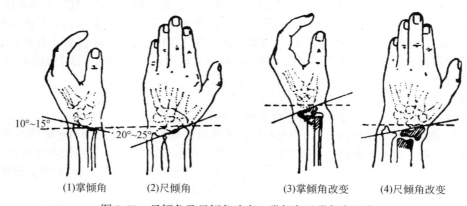

| (1)掌倾角 | (2)尺倾角 | (3)掌倾角改变 | (4)尺倾角改变 |

图 2-59　尺倾角及尺倾角改变、掌倾角及掌倾角改变

（一）病因病理

直接暴力和间接暴力均可造成桡骨远端骨折，但多为间接暴力所致。根据所遭受暴力作用的方向，受伤时患者的体位和骨折移位的不同，可分为伸直型骨折、屈曲型骨折、巴尔通骨折等类型。本病临床研究根据 AO 分型较常见，涉及桡骨远端关节面的属 C 型骨折。

1. 伸直型　伸直型骨折又称克雷氏骨折（Colles 骨折），是指骨折远端向背侧移位的桡骨远端骨折，最为常见，占所有骨折的 6.7%～11%，多发生于中年人及老年人，女性多于男性。

克雷氏骨折多为间接暴力所致，常见于跌倒，前臂旋前，腕关节呈背伸位，手掌小鱼际部着地，躯干向下的重力与地面向上的反作用力在桡骨下端 1.5cm 处呈现剪力，造成骨折。暴力轻时，骨折嵌插而无明显移位。暴力较大时，则腕关节的正常解剖关系发生改变，骨折远端向桡侧和背侧移位，桡骨下端关节面改向背侧倾斜或成为负角；向尺侧倾斜减少或完全消失，甚至向桡侧倾斜而成为负角。严重移位时，骨折端可有重叠移位，腕及手部形成"餐叉样"畸形。由于桡骨远端骨折有成角移位及重叠移位，常合并有下桡尺关节脱位及尺骨茎突骨折。若尺骨茎突无骨折而桡骨骨折远端移位较多时，三角纤维软骨盘可同时被撕裂。跌倒时若前臂纵轴与地面成 60° 以上夹角，暴力过大，使骨折远折端遭受严重挤压力，以致发生桡骨远端伸直型粉碎性骨折。骨折线往往进入关节面，甚至骨折块有纵向分离移位，影响预后；若为幼儿桡骨远端骨骺块被压缩，伤及骨骺生长软骨，可影响骨骺的生长发育。骨折移位明显时，桡骨下端背面的纵沟亦随之移位，通过此沟的肌腱亦发生扭曲错位。若复位不良，腕背侧的肌腱可发生磨损，造成腕与手指的功能障碍。

2. 屈曲型　屈曲型桡骨远端骨折又称史密斯骨折（Smith 骨折）、反克雷氏骨折，刚好与克雷氏骨折移位方向相反，临床上较少见，约占全身骨折的 0.11%。

直接暴力和间接暴力均可引起史密斯骨折，以间接暴力多见。间接暴力引起的骨折，多因跌倒时，前臂旋前腕关节呈掌屈位，手背先着地，身体重力沿桡骨向下冲击，地面的反作用力沿手背向上作用于桡骨下端而造成骨折。骨折线由背侧下方斜向掌侧上方。骨折平面与克雷氏骨折相同，但移位方向相反，故亦称为"反克雷氏骨折"。骨折远端向桡侧和掌侧移位，桡骨下端关节面向掌侧倾斜，手腕部外形呈"锅铲样"畸形。直接暴力所致的骨折，多因在桡骨远端的背侧被外力直接打击、碰撞、轧压等，造成史密斯骨折。

3. 巴尔通骨折（Barton 骨折）　指桡骨远端骨折涉及关节面合并腕关节半脱位者（图 2-60）。

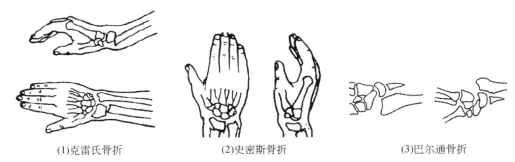

(1)克雷氏骨折　　　　　(2)史密斯骨折　　　　　(3)巴尔通骨折

图 2-60　桡骨远端骨折的分类

（二）临床表现与诊断

1. 临床表现　一般桡骨远端骨折患者均有明显的外伤史。伤后腕部压痛明显，有纵轴叩击痛，可感知骨擦音，手指处于半屈曲休息位，不敢握拳，做握拳动作时疼痛加重。患者往往用健侧手托扶患侧手，以减轻疼痛。有移位骨折常有典型畸形；骨折远端移向背侧时，腕掌侧隆起，而其远侧向腕背侧突出，从侧面观可见典型的"餐叉样"畸形；骨折远端向桡侧移位并有缩短移位时，桡骨茎突上移至尺骨茎突同一水平，甚至高于尺骨茎突的平面，从手掌正面观，可见腕部横径增宽和手掌移向桡侧，中指轴线与桡骨轴线不在同一平面上呈"枪刺样"畸形（图 2-61）。同时桡腕关节和下尺桡关节可分别单独受累，也可同时受累。屈曲型骨折远端向掌侧移位并有重叠时，从侧面观可见"锅铲样"畸形（图 2-61）。

2. 辅助检查

（1）X 线检查：一般应常规拍摄腕关节正、侧位 X 线片。伸直型桡骨远端骨折正位片上显示，骨折远折段向桡侧移位，可与近折端有嵌插，下桡尺关节距离增大（分离）。桡骨下端关节面向尺侧倾斜角度减少到 5°～15°，甚至尺倾角消失或成负角。侧位片上显示，桡骨远折端向背侧移位，关节面掌侧倾斜角度减少或消失。屈曲型则是桡骨之远折端连同腕骨向掌侧移位，向近侧移位。尺骨茎突可受累或不受累，很少有嵌入骨折，掌侧骨皮质常有粉碎。骨折涉及关节面时，常伴有关节面的移位、塌陷、旋转、压缩。

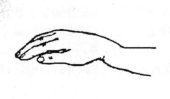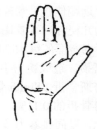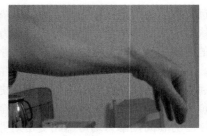

图 2-61　克雷氏骨折"餐叉样"畸形及"枪刺样"畸形

（2）CT 检查：是判断关节内骨折移位程度的可靠方法，严重涉及关节面的粉碎性骨折行 CT 检查可明确关节面移位情况。

（三）治疗

桡骨远端骨折是临床上最常见的骨折之一，在骨科急诊中有超过 20％的患者为桡骨远端骨折。治疗方案有保守治疗和手术治疗等不同方法，需根据患者年龄、骨折类型及移位程度、骨质情况、内科病情、功能需求、经济水平等综合考虑决定治疗方案。对无移位骨折或不全骨折不需要整复，仅用掌、背侧夹板固定 2～3 周即可；新鲜移位骨折，要尽早进行手法复位，并以小夹板或石膏托固定。绝大多数病例通过手法复位外固定，可获得满意的治疗效果。对于个别病例如果复位不能维持，或手法整复不能恢复关节面平整及正常的生理倾斜度，且有手术指征的患者，可考虑切开复位内固定或其他手术治疗。

1.手法整复

（1）伸直型骨折：牵抖复位法。此法适用于骨折线未进入关节，骨折端完整的青壮年患者。患者取坐位，患肢外展，肘关节屈曲 90°，前臂中立位，一助手握住患肢前臂上段，术者两手紧握手掌，两拇指并列置于骨折远端背侧，两手其余手指置于腕掌侧，扣紧大、小鱼际，先顺畸形拔伸牵引 2～3 分钟，待重叠移位完全矫正后，将前臂远段旋前，在维持牵引力情况下，顺桡骨纵轴方向骤然猛抖，同时迅速尺偏掌屈，骨折即可复位（图 2-62）。

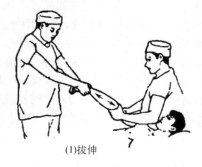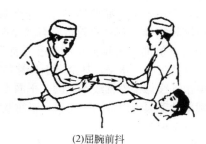

(1)拔伸　　　　　　　　　　　　　　　　(2)屈腕前抖

图 2-62　牵抖复位法

（2）屈曲型骨折：患者坐位，肘关节屈曲 90°，前臂中立位或旋后位。一助手握住手指，一助手握住前臂上段，两助手对抗拔伸牵引 2～3 分钟，矫正骨折的嵌插或重叠移位。然后，术者用两手拇指由掌侧将骨折远端向背侧推挤，同时，用示、中、环三指将骨折近端由背侧向掌侧按压，与此同时，嘱牵引手部的助手缓缓将腕关节背伸、尺偏，骨折即可复位。此法安全可靠，效果好。

（3）巴尔通骨折：患者取坐位，前臂中立位：背侧缘骨折者，助手握住前臂上段，术者两手紧握患腕，将患腕前后扣紧，与助手对抗拔伸牵引，并将腕部轻度掌屈，然后，两手向中轴线相对挤压，在腕背之手用拇指推按背侧缘骨折块，使之复位；掌侧缘骨折者，一助手握住前臂上段，另一助手握住手指，两助手拔神牵引，并将患腕轻度背伸，术者两手掌基底部置于骨折处的掌、背侧相对挤压，掌侧缘骨折块即可复位。

2. 固定方法

（1）夹板固定：维持牵引下，用四块夹板固定，伸直型骨折在骨折远端背侧和近端掌侧分别放一平垫。在骨折远端的背桡侧尚可放置一横挡纸垫，一般长 6～7cm，宽 1.5～2cm，厚约 0.3cm，以能包缠前臂远端的背、桡两侧为度，以尺骨头为标志，但不要压住尺骨茎突。如放横挡纸垫，则在背侧不再放平垫。纸压垫放置妥后，再放夹板。夹板上端达前臂中、上 1/3 处，背侧夹板和桡侧夹板的下端应超过腕关节，限制手的桡偏和背伸活动，掌侧夹板和尺侧夹板则不应超过腕关节，以维持骨折对位；屈曲型骨折应在骨折远端的掌侧和近端的背侧各放置一平垫，桡侧夹板和掌侧夹板下端应超过腕关节，以限制手腕的桡偏和掌屈活动，尺侧夹板和背侧夹板不超过腕关节，以保持骨折对位。背侧缘骨折者，在骨折远端的掌侧和背侧各放置一平垫，背侧夹板下端应超过腕关节，以限制腕背伸活动，并将腕关节固定于轻度屈曲位；同理，掌侧缘骨折者，掌侧夹板应超过腕关节，以限制腕关节掌屈活动，并将腕关节固定于轻度背伸位。固定垫、夹板放妥后，用三条布带捆扎。最后将前臂置中立位，屈肘 90°，悬吊于胸前，成人患者保持固定 4 周已足够，再长时间的固定，对防止骨折的移位不起作用，相反却会影响腕关节功能的恢复。儿童患者则固定 3 周已足够（图 2-63～图 2-65）。

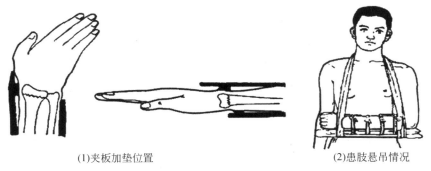

(1)夹板加垫位置　　　　　　　　　(2)患肢悬吊情况

图 2-63　克雷氏骨折夹板固定

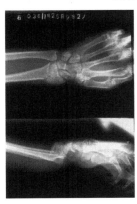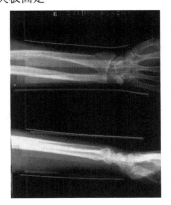

图 2-64　克雷氏骨折整复固定前 X 线片　　　图 2-65　克雷氏骨折整复固定后 X 线片

（2）石膏外固定：整复后也可采用短臂石膏夹外固定，根据骨折类型决定腕关节固定位置，石膏长度自掌横纹至肘下，以便肘关节和手指的充分活动（图 2-66）。

3. 辨证论治　幼儿桡骨远端骨折一般不必使用中药，成人按骨伤科三期治疗，结合具体体质因素辨证用药。

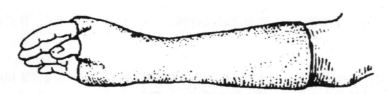

图 2-66　桡骨远端骨折石膏固定

4. 外治法　初期局部肿胀较甚，治宜活血祛瘀，消肿止痛，可外敷驳骨油纱。后期拆除夹板固定后，可应用中药熏洗以舒筋活络，通利关节，可选用骨伤洗剂外洗或者四子散热熨。外用药物也可以外擦双氯芬酸乳胶剂等非甾体类药物及各类接骨续筋药膏等中药外用剂，以促进损伤组织修复，但是应注意避免局部皮肤过敏反应。

5. 西药治疗　在急性期根据疼痛程度，选择性使用镇痛药等对症治疗。儿童患者骨折愈合迅速，如无兼证，不必用药；对于老年骨质疏松症患者，可适当使用抗骨质疏松药物。

6. 功能锻炼　骨折复位固定后，即鼓励患者开始积极进行指间关节、掌指关节屈伸锻炼，以及肩、肘关节的各向活动。老年患者常见肩关节僵硬的合并症，即肩手综合征，故应注意肩关节活动，加强锻炼，预防合并症产生。粉碎性骨折，骨折线通过关节面，关节面遭到破坏，愈合后常易继发创伤性关节炎，应尽早进行腕关节的功能锻炼，使关节面得到模造改善关节功能，预防后遗创伤性关节炎。解除固定后，做腕关节屈伸、旋转及前臂旋转活动。应该指出，一些医师往往忽视尽早进行功能锻炼的原则，造成患者上肢各关节僵硬，故应及时指导和鼓励患者进行积极的功能锻炼。

7. 手术治疗　对于不稳定性骨折，保守治疗容易导致失败，此时可考虑手术治疗。手术治疗的主要适应证：①骨折不能手法复位者；②骨折不稳定，掌背侧骨皮质粉碎，能手法复位但不能维持者；③开放性骨折或骨折伴血管、神经或肌腱损伤者；④多发伤或双手外伤者；⑤桡骨短缩>5mm；⑥掌倾角呈负角，桡偏，骨折块旋转，脱位或半脱位；⑦关节内粉碎性骨折，关节内骨折明显移位或台阶>2mm；⑧骨折后希望早日恢复活动者。

手术方法：①经皮穿针复位内固定；②外固定架技术；③切开复位内固定，掌侧钢板，背侧钢

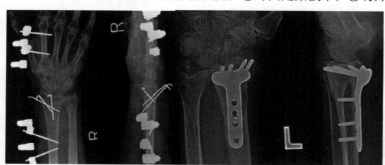

图 2-67　桡骨远端骨折手术治疗

板，掌、背侧联合钢板，牵引钢板固定，骨块特异性切开复位和针板固定；④闭合或有限切开复位髓内钉（针）治疗；⑤小切口微创治疗；⑥关节镜治疗。各种方法可单独也可组合应用。近年来随着腕关节镜技术的发展，镜下手术逐渐在临床应用。术前应做详细的 X线或 CT 评估，以判断关节脱位、关节内骨折块粉碎及移位的程度（图 2-67）。

（四）预防与调理

复位固定后应观察手部血液循环，随时调整夹板松紧度；注意将患肢保持在旋后15°或中立位，纠正骨折再移位倾向；伸直型骨折固定期间应避免腕关节桡偏与背伸活动。粉碎性骨折者，骨折线通过关节面，对位不良者容易遗留腕关节功能障碍，或致创伤性关节炎形成，故要求正确对位，并加强患者肢体功能锻炼，以免后遗症发生。

（五）预后与转归

目前，对于桡骨远端骨折的最佳治疗方式仍存在争议。大多数桡骨远端骨折通过手法复位石膏、夹板或支具外固定等保守治疗方法可达到治疗目的。少数骨折因未得以解剖复位及早期功能锻炼可遗留骨折畸形愈合、腕关节不稳定、肩手综合征、创伤性关节炎等并发症。随着人们生活水平的提升和患者对充分恢复关节功能要求的提高，手术治疗越来越受到外科医生青睐。其中，切开复位掌侧锁定钢板内固定是目前治疗桡骨远端骨折最流行、应用最广的方法，小切口微创治疗是最新提出的微创手术方法，也是将来桡骨远端骨折手术治疗的发展趋势。虽然越来越多的桡骨远端骨折采用手术治疗，但术后是否有更好的长期疗效仍不确定。

（杨文斌）

十四、腕舟状骨骨折

腕舟状骨骨折（fracture of scaphoid bone）的发生率占全身骨折的 2%，是最常见的腕骨骨折，多发生于 15～40 岁男性，10 岁以下儿童腕舟状骨骨折罕见。腕舟状骨通过诸多韧带与桡骨远端、月骨、头状骨及大小多角骨构成关节，在维持腕关节稳定性和力量传导方面起着极为重要的作用。腕舟状骨骨折后延迟愈合率、不愈合率和缺血性坏死率都远远高于其他腕骨，常引起创伤性关节炎，导致腕关节运动功能障碍。

（一）病因病理

腕舟状骨骨折多为间接暴力所致。跌倒时手掌着地，腕关节强力背伸，地面的反作用力向上传导，腕舟状骨被锐利的桡骨关节面背侧缘或茎突缘切断而发生骨折。舟骨四周与桡骨及腕骨构成关节面，80%被软骨覆盖，营养血管从舟骨的腰部及结节部进入，血流方向是由远而近的分布，舟骨腰部骨折可使近端骨血流中断。近端骨折循环完全丧失，易发生缺血性坏死及不愈合。其骨折分型如下：

按损伤时间分型：损伤<3 周为新鲜骨折；4 周到 6 个月为陈旧性骨折。

按骨折稳定与不稳定分型：无移位或者侧方移位幅度<1mm 的骨折或者结节部骨折均为稳定性骨折；侧方移位超过 1mm、有背侧成角移位、伴腕骨脱位的骨折为不稳定性骨折。舟骨不稳定性骨折有较高的不愈合和坏死发生率。

按骨折所在舟骨部位分型：结节骨折、腰部骨折、近端 1/3 骨折。

1. 结节骨折 本型骨折属于关节外骨折，不论血管分布属于哪一类，均不影响骨折端的血液供应。6～8 周可以愈合。

2. 腰部骨折 本型骨折属关节内骨折，最常见，约占舟状骨骨折的 70%。骨折一般无移位，若暴力过大，骨折近端可向掌侧、尺侧移位，远折端向背侧、桡侧移位，亦可有旋转移位。若同时伴舟月骨韧带断裂，屈腕时不能保持骨折位置的稳定。相反如屈腕位能保持骨折稳定，表示韧带无损伤，骨膜完整。大部分腰部骨折的病例，给予及时适当的处理，骨折可在 10～12 周愈合。但有少数病例，因局部血液供应差、承受的剪切力大，或由于误诊失治，可造成骨折迟缓愈合或不愈合，甚至近折端骨块发生缺血性坏死。

3. 近端 1/3 骨折 本型骨折属关节内骨折，处于桡腕关节窝部，大部分被软骨面覆盖，无血管进入，骨折后血源断绝，发生骨不连接或缺血性坏死的可能性大（图 2-68）。

Herbert 分型是国际上通用的手舟骨分类方法，能体现舟骨骨折的部位、时间、类型、是否稳定、是否有骨不连等分型，方便临床选择治疗方法。

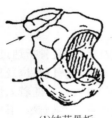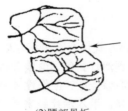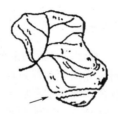

(1)结节骨折　　　　　　(2)腰部骨折　　　　　　(3)近端1/3骨折

图 2-68　腕舟骨骨折类型

（二）临床表现与诊断

主要根据外伤病史、症状、体征和影像学检查明确诊断。

有摔倒手撑地病史，出现腕背桡侧疼痛、肿胀，尤以鼻烟窝处明显。检查发现腕背桡侧或鼻烟窝处有明显压痛，陈旧性骨折肿痛不明显，腕背伸及用力时出现疼痛。

影像学检查：常规拍摄腕关节正、侧、斜（蝶式位）位片，必要时加拍旋前位片（即手部极度旋前投照舟状骨背部切线位）。无移位骨折，斜位片易看出腰部的骨折线；骨折有移位者，正位片即易看出，侧位片呈台阶状，同时其桡侧的脂肪阴影带消失。

本骨折容易漏诊，有些裂纹骨折，在早期 X 线片上可能是阴性，常被误诊为腕关节扭挫伤。因此第一次摄片未发现骨折而临床表现仍有骨折可疑时，应先按舟状骨骨折处理，1～2 周后拍片复查，此时骨折端的骨质吸收，骨折线明显。

陈旧性腕舟状骨骨折须与先天性双舟状骨鉴别。必要时可拍健侧腕关节 X 线片作对照。

高度怀疑腕舟骨骨折而 X 线片无法确诊时可以行 CT 检查。普通 X 线片上似乎是稳定性的骨折在高清晰度的 CT 像中不少是有移位或粉碎的骨折而须将之归为不稳定性骨折。CT 也适合评估舟骨骨折的愈合程度。MRI 是诊断手舟骨骨折最有效的方法。

（三）治疗

新鲜稳定性骨折仅以拇人字管型石膏固定即可。新鲜不稳定性骨折，则遵循复位、固定和功能锻炼的原则，要求解剖对位。一般先行手法复位，再行拇人字管型石膏固定。对位手法复位不良者改为切开复位内固定。陈旧性稳定性骨折，如骨折端硬化和吸收不明显，可用石膏固定 3 个月，如不仍不愈合，可考虑手术治疗，也可以首选手术治疗，术式宜切开复位、植骨、内固定。陈旧性不稳定性骨折，首选手术治疗。

1. **手法整复**　　无移位骨折，可仅做前臂超腕关节夹板固定，或用包括拇指近节的短臂石膏固定。一般固定 8～12 周。有移位骨折则必须行手法复位。

整复方法：患者仰卧位，肩外展，肘屈 90°，一助手握住患肢上臂，另一助手一手握住拇指，另一手握住 2～4 指，使前臂轻度旋前，腕关节中立、尺偏，两助手对抗牵引 3～5 分钟，术者立于患肢外侧，面向患肢远端，两拇指置于骨折远端背、桡侧，两手 2～5 指重叠地托住腕关节掌、尺侧，助手先将腕关节背伸，轻度桡偏，然后将腕关节做掌屈、尺偏，同时，术者两拇指向掌、尺侧挤压，骨折即可复位。整复后，骨折多较稳定，不易再移位。

2. **固定方法**　　腕舟状骨骨折的固定，应尽量使骨折线垂直于前臂纵轴，以增加骨折间隙的压力，避免剪切力，有利于骨折愈合。骨折复位后，根据骨折线方向确定腕关节位置，一般固定腕关节在背伸 30°、稍尺偏的功能位。

石膏范围上至前臂中上段，下至掌骨颈部，将腕关节固定于背伸30°～35°，尺偏10°，拇指对掌和前臂中立位。固定前臂的目的在于控制旋前及旋后活动，减少桡腕韧带对骨折端的作用力（图2-69）。

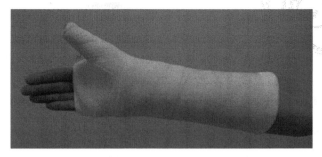

图2-69　腕舟状骨骨折管型石膏固定

3. 手术治疗　腕舟状骨近端骨折、不稳定的新鲜腕舟状骨骨折及骨折脱位手法复位不成功，固定不稳定者，陈旧性不稳定性骨折，陈旧性稳定性骨折且经过石膏固定 3 个月仍不愈合者，应及时手术切开内固定。内固定可提高骨折愈合率，术后仍然需石膏外固定，但可早期开始腕关节功能锻炼。内固定加压螺钉（如 Herbert 螺钉、微型螺钉）等为好（图2-70）。

导致腕舟状骨骨折不愈合的因素包括：延误诊断、明显移位、合并其他腕骨损伤和血供受损等。腕舟状骨骨折缺血坏死的发生率为 30%～40%，最常见于近端骨折，与其血供有一定关系。本病需积极手术治疗，争取解剖复位和骨折愈合。手术原则：保护血供、恢复腕骨排列和重建腕关节稳定。

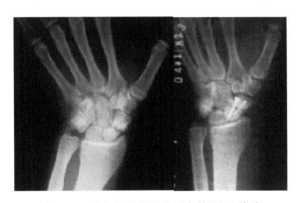

图2-70　腕舟状骨腰部骨折术前/后 X 线片

延迟愈合及舟骨骨不连，可根据具体情况采用：桡骨筋膜骨瓣转移植骨术、钻孔自体骨植骨术、近端骨块切除术或桡骨茎突切除术等。腕关节有严重创伤性关节炎者可做腕关节融合术。

4. 功能锻炼　骨折复位固定后，早期可作肩、肘关节的活动，屈伸范围不限，亦可作手指的屈伸活动，但禁忌作腕关节的桡偏动作。中期以主动屈伸手指的握拳活动为主。后期解除固定后，可作握拳及腕部的主动屈伸，以及前臂的旋转活动。骨折迟缓愈合者，暂不宜作过多的腕部活动。

（四）预后与转归

舟状骨结节骨折预后良好，一般固定 6～8 周可以愈合。舟状骨腰部骨折大部分病例给予及时适当的处理，骨折可在 10～12 周愈合。但有少数病例，因局部血液供应差、承受的剪力大，或由于误诊失治，可造成骨折迟缓愈合，有时需固定 6～12 个月，骨折始能愈合。约有 30%的病例发生骨折不愈合或近折端骨块发生缺血性坏死。舟状骨近端骨折发生骨不连接或缺血性坏死的可能性大。

（谢杰伟　陈海云）

十五、掌、指骨骨折

掌骨骨折（metacarpal　fracture ）和指骨骨折（fracture of phalanx of finger）是手部常见的骨折，其发病率高。掌骨为短小的管状骨，共 5 块。第 1 掌骨短而粗，第 2、3 掌骨长而细，第 4、5 掌骨既短且细。指骨共 14 块，除拇指为 2 节指骨外，其他四指均为 3 节。掌骨近端与远排腕骨形成掌腕关节；远端与近节指骨形成掌指关节。其中以拇指的掌腕关节和掌指关节最为重要，是手部的关键性关节。抓握活动是手的最重要功能活动，拇指对掌是完成精细抓握和强力抓握不可少的动作，若丧失拇指就意味着丧失手功能的 40%。由于第 1 掌骨的活动性较大，骨折多发生于基底部，还可合并掌腕关节脱位，临床上较常见。第2、3掌骨较长，握拳击物时，重力点多落在第2、3掌骨上，故易发生骨折。第4、5掌骨易遭受打击而发生掌骨颈骨折。掌骨骨折多见于成人，儿童较少见，男多于女。指骨骨折可发生于近节、中节或末节，可单发或多发，多见于成人。掌、指骨骨折，因手部周围的肌肉、肌腱较多，肌肉的收缩牵拉可导致骨折的移位。在治疗过程中，若处理不当，可发生骨折畸形愈合，或造成关节囊挛缩，或骨折端与邻近肌腱发生粘连，关节僵硬，不能握拳，严重影响手指功能，故对掌、指骨骨折的处理，应保持手的功能位，即腕关节背伸30°，掌指关节屈曲45°，近侧指间关节屈曲45°，远侧指间关节屈曲25°～30°，有利于维持骨折对位和骨折愈合，以及手部功能的康复。

（一）病因病理

直接暴力和间接暴力均可造成掌、指骨骨折。常见的掌、指骨骨折有下列几种：

1. 掌骨骨折

（1）第1掌骨基底部骨折：系指第1掌骨基底部1cm处骨折，由间接暴力引起，多因拇指受到纵向外力冲击，如跌倒时拇指触地或外力作用于掌骨头所致，多为横形或粉碎性骨折。骨折远端受拇长屈肌、大鱼际肌及拇指内收肌的牵拉，向掌侧及尺侧移位，骨折近端受外展拇长肌的牵拉，向背侧及桡侧移位，形成骨折端向背桡侧成角畸形，尺侧骨折端可互相嵌入（图2-71）。

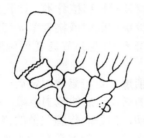
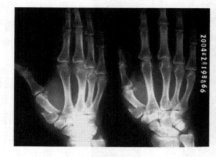
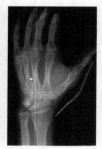

图2-71　第1掌骨基底部骨折

（2）第1掌骨基底部骨折脱位（Bennett 骨折）：由间接暴力引起，如跌倒时拇指触地或外力击于掌骨头，向上传导造成第1掌骨基底部骨折脱位。骨折线由掌骨基底部掌、尺侧斜向背、桡侧而进入掌腕关节，掌骨基底尺侧形成一个三角形骨块，为关节内骨折（图2-72）。此骨块因有掌侧韧带相连而保持原位。第1掌腕关节是鞍状关节，掌骨基底尺侧骨折后失去骨性阻挡，加之拇长展肌及鱼际肌附着于外侧骨块，肌肉收缩牵拉导致第1掌腕关节脱位或半脱位，骨折远端滑向桡侧、背侧及近侧，不稳定，严重影响拇指对掌和外展活动。第1掌骨基底部关节内的"T"型或"Y"型骨折，称为 Rolando 骨折（即粉碎性 Bennett 骨折）。

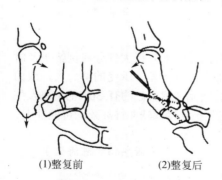

（1）整复前　　（2）整复后

图2-72　Bennett 骨折

（3）掌骨颈骨折：以第4、5掌骨为好发部位，第2、3掌骨次之，间接暴力和直接暴力均可引起，如以拳击物时，第4、5掌骨头首当其冲，故易发生骨折；常发生于打架或拳击运动中，因拳击对手所致，故名"拳击骨折"，多为横断骨折。骨折远段因受骨间肌、蚓状肌及屈指肌的牵拉，向掌侧屈曲，骨折处呈向背侧成角畸形。因手指背伸肌腱牵拉引起掌指关节过伸，近节指骨向背侧脱位，手指越伸直，畸形越明显。

（4）掌骨干骨折：可为单根骨折或多根骨折，由打击或挤压的直接暴力所致者，多为横断或粉碎性骨折；由传导或扭转暴力所致者，多为螺旋形或斜形骨折。由于骨间肌、蚓状肌的牵拉，一般骨折多向背侧成角移位。单根掌骨骨折移位较少，而多根骨折则移位较多，且对骨间肌的损伤也比较严重（图 2-73）。

2. 指骨骨折　直接暴力和间接暴力均可造成指骨骨折，但多由直接暴力所致，且多为开放性骨折。闭合性骨折以横断形较多见，斜形骨折次之，开放性骨折以粉碎性较多见，往往波及关节面。

（1）近节指骨骨折：多由间接暴力所致，以骨干骨折较多见。骨折断端受骨间肌、蚓状肌及伸指肌腱的牵拉而向掌侧成角畸形。

（2）中节指骨骨折：由直接暴力打击可引起横断骨折，受间接暴力者可引起斜形或螺旋形骨折。由于骨折部位不同可发生不同的畸形。若骨折发生在屈指浅肌腱止点的近侧，远侧骨折端受屈指浅肌的牵拉，形成向背侧成角畸形。若骨折发生在屈指浅肌腱止点的远侧，受屈指浅肌的牵拉近侧骨折端向掌侧移位，并有向掌侧成角畸形。

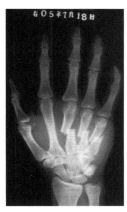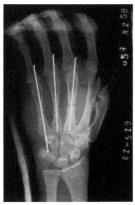

图 2-73　掌骨干骨折手术前/后 X 线片

（3）末节指骨骨折：多因直接暴力所致，如打击、重物砸伤及挤压伤等。轻者仅有骨裂纹，重者可形成粉碎性骨折，合并软组织破裂者较为多见。骨折移位者少见，若手指在伸直位，间接暴力作用于指端，迫使手指末节突然屈曲，由于受伸肌腰的牵拉，末节指骨基底部背侧可发生撕脱骨折。如在接球时，指端被球撞击所致。骨折后远侧指间关节屈曲，呈典型的锤指畸形。

（二）临床表现与诊断

骨折后局部疼痛、肿胀，手指功能障碍，有明显压痛及纵轴叩击痛。掌骨和指骨均可在皮下触摸清楚，骨折的畸形、移位一摸便知，诊断不难。

掌骨骨折若有重叠移位，则该掌骨短缩，握拳时尤为明显。第 1 掌骨基底部骨折或骨折脱位，则拇指内收、外展、对掌等活动均受限，握拳无力，并伴有疼痛。掌骨颈和掌骨干骨折，可扪及骨擦音，掌指关节屈伸功能障碍。指骨骨折若有明显移位时，近节、中节指骨骨折可有成角畸形。末节指骨基底部撕脱骨折可有锤状指畸形，末节指间关节不能主动伸直。有移位骨折可扪及骨擦音，有异常活动。

X 线检查应拍摄手部的正位和斜位片，因侧位片第 2～5 掌骨互相重叠，容易漏诊。第 1 掌骨骨折或骨折脱位，应拍摄以拇指为中心的正、侧位片，而指骨骨折应单独拍摄手指正、侧位或正、斜位片。

（三）治疗

掌、指骨骨折要求有正确的复位，合理而有效的固定。在治疗过程中应掌握以下原则：①骨折必须正确整复对位，不能有成角、旋转、重叠移位，否则将造成手指功能障碍。②既要充分固定，又要适当活动，动静结合，有利于关节功能的恢复。③固定骨折时，以采用夹板固定为佳，将其附近的关节置于屈曲位，有利于维持骨折对位及关节活动，并防止侧副韧带及关节囊挛缩。④对未受伤手指绝对不能固定，以保证各手指、掌指及指间关节的活动。⑤开放性骨折，首先要争取伤口一期愈合，同时也要注意骨折的正确整复。⑥对手指的固定位置，不论夹板、石膏固定或内固定，都应注意将手指半屈曲位指端指向舟状骨结节。

1. 手法整复

（1）掌骨骨折整复法可在臂丛麻醉下进行手法整复。

1）第 1 掌骨基底部骨折：患者取坐位，术者一手握住腕部，拇指置于第 1 掌骨基底部骨折成角处，另一手握住患侧拇指，先顺畸形对抗牵引，再向桡侧牵引，然后将第 1 掌骨头向桡侧与背侧扳拉，同时以拇指用力向掌侧和尺侧推及骨折处，以矫正骨折向桡侧与背侧的成角畸形，骨折即可复位。

2）第 1 掌骨基底部骨折脱位：手法整复容易但不稳定，难以维持对位。可采用与第 1 掌骨基底部骨折相同的整复方法。亦可用两人复位法，患者取坐位，助手一手握住患侧拇指呈外展和轻度对掌位，另一手握住其余四指。术者一手握住腕上，与助手对抗牵引，然后术者另一手拇指置于骨折部的背侧、桡侧，向尺侧、掌侧推按，同时用示指将第 1 掌骨头向背侧、桡侧扳拉，第 1 掌骨外展骨折即可复位。

3）掌骨颈骨折：患者取坐位，术者一手握住手掌，用手指捏持骨折近段，另一手握住患指，将掌指关节屈曲 90°，使掌指关节侧副韧带紧张，移位的掌骨头受近节指骨基底的压迫而被推向背侧，同时用拇指将掌骨干向掌侧按压，畸形即可矫正，骨折脱位亦可随之复位。整复时，若错误地将掌指关节背伸或伸直位牵引，这样会以侧副韧带在掌骨头上的止点处为轴心，使掌骨头向掌侧旋转，反而加重掌骨头屈曲畸形，更难于整复（图 2-74）。

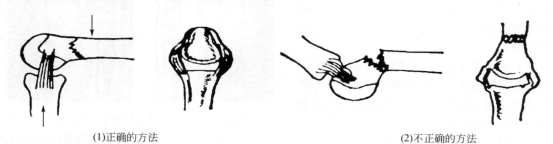

(1)正确的方法　　　　　　　　　　　　　　　　(2)不正确的方法

图 2-74　掌骨颈骨折的整复方法

4）掌骨干骨折：患者取坐位，助手握住前臂下段，术者一手牵引患指，另一手拇指向背侧、掌侧按压，矫正背侧成角畸形，然后拇指与示指在骨折两旁的掌侧与背侧夹挤分骨，矫正侧方移位，骨折即可复位。

（2）指骨骨折整复法：在指神经阻滞麻醉或臂丛麻醉下整复。

1）近节指骨骨折：术者一手拇指与示指捏住骨折近段，另一手的中指扣住患者手指中节的掌侧，用环指压迫其背侧，在牵引下屈曲其指间关节，以矫正骨折的重叠移位，然后术者牵引骨折远段之手的拇指和示指，分别置于骨折处的尺侧、桡侧进行挤捏，以矫正侧向移位。最后术者握住骨折近段之拇指由掌侧向背侧推扳，以矫正侧方成角畸形。指骨颈骨折整复时，应加大畸形，用反折手法，先将骨折远端呈 90° 向背侧牵引，然后迅速屈曲手指，同时将骨折近端的掌侧顶向背侧，使之复位（图 2-75）。

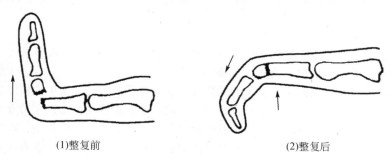

(1)整复前　　　　　　　　　　　　　　　(2)整复后

图 2-75　指骨颈骨折整复法

2）中节指骨骨折：整复时，术者一手拇指和示指捏住骨折近段固定患指，另一手拇指、示指捏患指末节，先对抗牵引，然后在骨折处的尺侧、桡侧进行挤捏，以矫正侧方移位。最后拇指与示指改为捏住骨折处的掌背侧进行提按，以矫正掌背侧移位。

3）末节指骨骨折：在牵引下，术者用拇指和示指先后在骨折处的掌背侧和尺桡侧进行挤捏，骨折即可复位。若为开放性骨折，有小的碎骨片或指端骨折，在清创缝合时，应将碎片切除，以免日后指端疼痛。若甲根翘起者，须将指甲拔除，骨折才易复位，甲床用凡士林纱布外敷，指甲可重新长出。末节指骨基底背侧撕脱骨折整复时，将近节指间关节屈曲，远侧指间关节过伸，撕脱的骨折块即可向骨折远端靠近而复位。

2. 固定方法

（1）掌骨骨折固定法：第1掌骨基底部骨折与骨折脱位之固定方法相同。在骨折远端的背、桡侧放一平垫，控制骨折成角或关节脱位。在掌骨头的掌侧放一平垫，以防止掌骨因屈肌收缩时向掌侧屈曲。用胶布将平垫均匀固定在皮肤上。将备用的30°弧形外展夹板置于前臂桡侧及第1掌骨的桡背侧，弧形夹板成角部正好对准腕关节。用较宽胶布将弧形夹板近端固定在前臂及腕部，然后再用一条胶布将置于掌骨头的平垫固定在弧形夹板的远端，保持第1掌骨在外展30°位轻度背伸，拇指屈曲在对掌位。掌指关节及指间关节保持一定的活动度。若骨折脱位整复后不稳定，容易引起短缩移位时，可在拇指的两侧用一条 2cm×10cm 的胶布做皮肤牵引。还可采用前臂管型石膏做外固定，并在石膏上包一粗铁丝，做拇指皮肤牵引，也可做拇指末节骨牵引。

掌骨颈骨折整复后，将直角竹片夹板或铝板置于手背，把掌指关节和近侧指间关节固定于屈曲90°位。预防骨折畸形愈合后，掌骨头突向手掌，握物时疼痛。若为掌骨头粉碎性骨折无法整复，也不易维持骨折对位，可用竹片或石膏托做短期固定，以减轻疼痛，待稍消肿后早期开始活动，在活动中重新塑形关节面，力争保留较多的关节活动度。

掌骨干骨折复位后，先将骨折部背侧骨间隙各放一分骨垫，用胶布固定。若骨折端向掌侧成角，则在掌侧放一平垫，用胶布固定。然后在掌、背侧各放一块厚2～3mm 的硬纸壳夹板，用胶布固定，并用绷带包扎。若为斜形、粉碎、短缩较多的不稳定性骨折，可在末节指骨穿针，并用丁字铝板做功能位固定加牵引。一般牵引3周后，骨折处有纤维性连接，除去牵引，继续用夹板固定至骨折愈合（图2-76）。

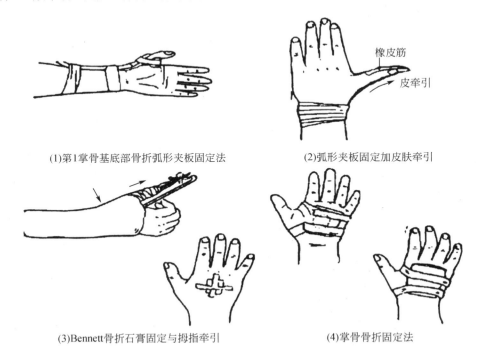

(1)第1掌骨基底部骨折弧形夹板固定法　　　　(2)弧形夹板固定加皮肤牵引

(3)Bennett骨折石膏固定与拇指牵引　　　　(4)掌骨骨折固定法

图2-76　掌骨骨折固定法

（2）指骨骨折固定法：近节指骨骨折、无移位者，用塑形竹片或铝板固定于功能位3周左右。有移位的骨折或指骨颈骨折，复位后，在掌、背侧和尺、桡侧各放一竹片夹板，其长度相当于指骨，不超过指间关节，然后胶布固定。对于有向掌侧成角的骨折，可置绷带卷或裹有 3～4 层纱布的小玻璃瓶（或小木棒），手指屈在其上，手指尖指向舟状骨结节，以胶布固定，外加绷带包扎（图 2-77）。中节指骨骨折复位后，其固定方法同近节指骨骨折。末节指骨骨折复位后，其固定方法同近节指骨骨折。末节指骨基底部背侧撕脱骨折复位后，可用塑形竹片、铝板或可透光记忆合金复合材料夹板固定患者近侧指间关节于屈曲位，远侧指间关节于过伸位 6 周左右（图 2-78）。

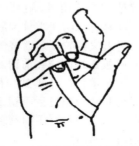
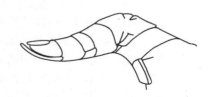

图2-77　近节指骨骨折固定法　　　图2-78　末节指骨背侧撕脱性骨折固定法

3.**手术治疗**　第 1 掌骨基底部骨折或骨折脱位，若复位后仍不稳定者，可采用内固定。若内侧骨折块较小，可将第 3 掌骨固定在大多角骨上。陈旧性骨折脱位，则宜切开复位，克氏针内固定，拇指固定在握拳位。若骨折脱位关节面粉碎者，如症状明显，影响功能，则可考虑做掌腕关节融合术。若损伤时掌骨头屈曲越严重，则掌骨颈掌侧皮质骨粉碎越多，复位后越不容易维持骨折对位，应考虑用经皮穿入细克氏针做内固定。

掌骨干骨折若处理不当，容易发生短缩、背侧成角或旋转畸形。短缩在 1～3mm 时功能无大影响，可以接受；短缩严重者，可使屈伸指肌腱及骨间肌张力失调，影响伸指功能。若有背侧成角，轻者影响外观，重者也可影响骨间肌的张力。旋转畸形带来的功能影响更明显，握拳时手指将发生交叉。以上畸形严重者，均应考虑行切开复位内固定术。掌骨干多根骨折，若错位明显而复位困难，或难以维持骨折对位者，或开放性骨折，或皮肤损伤严重者，均可采用切开复位克氏针内固定，克氏针远端应尽量在掌指关节背侧穿出，以减少对关节面的损伤；此外，还可以用微型钢板固定。

对于近节及中节指骨骨折的治疗，一是争取解剖复位，因屈伸肌腱紧贴指骨，若骨折错位或成角移位，容易发生肌腱粘连，或张力失调；二是注意防止旋转移位，否则，屈指时，患指将与邻指交叉，故指骨骨折手法复位不成功者，或骨折不稳定者，或骨折错位、成角、旋转移位者，应行切开复位内固定。末节指骨基底部背侧撕脱骨折，若手法复位不成功，或为陈旧性骨折，则可考虑切开复位。若骨折块较大，可用克氏针或丝线固定于原位。微型铆钉可以帮助固定伸指肌腱止点（图 2-79）。

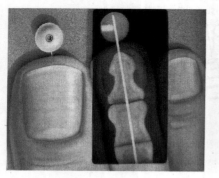

图 2-79　特制克氏针固定远端指骨示意图

4.**药物治疗**　可按骨折三期治疗。解除固定后，外用中药熏洗。

5.**功能锻炼**　有移位的掌、指骨骨折，固定后，应避免患指的活动，可做肩、肘关节活动。在 3～4 周内，第 1 掌骨各类骨折不能做掌腕关节内收活动；掌骨颈骨折不能做伸指活动；第 2～5 掌骨干骨折不能做用力伸指和握拳活动。一般 4～6 周骨折达临床愈合后，可解除外固定，逐步加强手指和腕关节的主动活动，禁止做被动暴力扳拉，以矫正受限的关节功能。

（林　强）

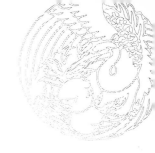

第二节　下肢骨折

一、股骨颈骨折

股骨颈骨折（femoral neck fracture）是指股骨头下至股骨颈基底部之间的骨折，常发生于老年人，女性居多，男：女＝1：7.4，以 50～70 岁者最多，平均年龄在 60 岁以上，骨折发生率占全身的 3.6%，随着人类寿命的延长，骨折发生率有逐渐上升的趋势。股骨头颈又名髀杵，俗称胯骨轴，属中医"髀骨骨折"范畴。

（一）病因病理

老年人股骨颈骨折有两个基本因素，内因为骨强度下降，多由于骨质疏松，尤其是股骨颈部张力骨小梁减少甚至消失，最后压力骨小梁数目亦减少，加之股骨颈上区滋养血管孔密布，均可使股骨颈生物力学结构削弱。另外，因老年人髋周肌群退变，反应迟钝，不能有效地抵消髋部有害应力，加之髋部受到应力较大（体重的 2～6 倍），使人在平地滑倒时在下肢杠杆作用力下发生骨折。而青壮年股骨颈骨折，往往由于严重损伤如车祸或高处跌落致伤，偶有因过度过久负重劳动或行走，逐渐发生骨折者，称为疲劳骨折。

（二）临床表现与诊断

本病诊断主要依靠病史、临床表现和理化检查。

1. **病史**　多有明确外伤史，老年人多见于平地滑倒，年轻患者多见于高能量损伤。

2. **症状**　伤后患髋部疼痛、活动时加重，疼痛可反射至大腿内侧或膝部，髋关节功能障碍，患者不能站立行走或坐起。有的无移位骨折仅感觉髋部疼痛，尚能站立行走或骑单车，无明显畸形，易被误诊漏诊而不能获得及时处理，再遇外力或继续负重活动即可造成完全性骨折或骨折移位。因此凡遇到老年人跌倒，髋部受伤且疼痛，应首先考虑有无股骨颈骨折的可能。

3. **体征**

（1）畸形：有移位骨折时，患肢出现短缩，呈外旋外展及轻度屈髋屈膝畸形。远端受肌群牵引而大粗隆向上移位。

（2）肿胀：股骨颈骨折多为囊内骨折，骨折后出血不多，又有关节囊和丰厚肌群的包裹，因此外观上肿胀不明显。

（3）压痛及叩击痛：腹股沟中点稍下方常有深压痛。在患肢足跟部或大粗隆部叩击时，髋部有纵轴叩击痛。

（4）骨摩擦音和骨摩擦感：在搬动严重股骨颈骨折患者时，常可检查到骨摩擦音和骨摩擦感。注意要严禁为检查而主动去寻找骨摩擦音和骨摩擦感，以避免加重无移位骨折的损伤。

（5）嵌插骨折以上体征不明显，仅表现为下肢杆力减弱，内旋时疼痛，远端叩击引起髋部疼痛。

4. **影像学检查**

（1）X 线片：检查髋关节正侧位 X 线片，可进一步明确诊断和了解骨折类型、病理情况。对线状不完全骨折或无移位完全骨折尤为重要，X 线片可能不能立即显示骨折线，待 2～3 周后，由于骨折端的骨吸收现象，骨折线才能清楚地显示出来。因此，凡临床上怀疑有股骨颈骨折，如果 X 线片暂未发现骨折线，应进一步行 CT 或 MRI 检查以明确诊断；如果没有条件，则应按股骨颈骨折处理，卧床 2 周后再拍片复查，防止漏诊。

（2）CT 检查：能够准确判断骨折移位程度、股骨头有无旋转和有无骨折碎片。CT 对陈旧性股骨颈骨折的治疗与预后有指导作用，能够了解股骨头有无囊性变、空洞形成等坏死情况。

（3）MRI 检查：具有很高的分辨率，对于血管损伤引起小片骨坏死、细微骨折和疲劳骨折十分敏感。

5.骨折诊断分类

（1）按照骨折部位分型：即按照骨折线的走行分型（图 2-80）。

1）头下型：骨折线行经股骨头下。

2）头颈型：骨折线自后外侧之头下向内斜行，内下侧多带有三角形鸟嘴状的颈部骨折片。

3）经颈型：骨折线位置较低，基本全部行经股骨颈部。

4）基底型：骨折线位于股骨颈和转子之间。

（2）按骨折线走行方向分型（Pauwels 分类法）：骨折线与骨盆水平线相交的夹角为 Pauwels 角（图 2-81）。

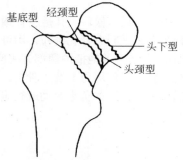

图 2-80　股骨颈骨折，按骨折部位分类

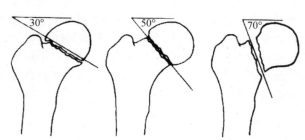

图 2-81　Pauwels 角

1）骨折线与骨盆水平线夹角<30°，为外展型骨折，剪切力较小，较稳定。

2）骨折线与骨盆水平线夹角位于 30°～50°，为中间型骨折，稳定性较差。

3）骨折线与骨盆水平线夹角>50°，为内收型骨折，骨折断端之间剪切力较大，不稳定，角度越大越不稳定。

（3）按骨折端移位程度的 Garden 分类法，在国际上应用广泛。

Garden Ⅰ 型：有两种情况，一是不完全骨折；另一种更为常见的是外展嵌插型骨折，同时可伴有股骨头一定程度后倾。

Garden Ⅱ 型：完全骨折，但没有发生移位。

Garden Ⅲ 型：完全骨折，部分移位，股骨颈轻度上移并外旋，股骨头外展、后倾，骨折端部分接触。

Garden Ⅳ 型：骨折完全移位。X 线片股骨颈明显上移和外旋，骨折端完全失去接触而股骨头与髋臼关系相对正常（图 2-82）。

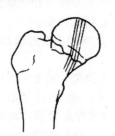 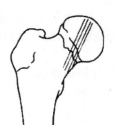 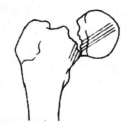 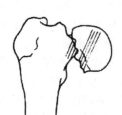

Ⅰ型不完全骨折　　Ⅱ型完全骨折无移位　　Ⅲ型完全骨折部分移位　　Ⅳ型完全骨折完全移位

图 2-82　Garden 分型

股骨颈骨折应与股骨转子间骨折、髋关节后上方脱位相鉴别。股骨粗隆间骨折多见于老年人，损伤后患者短缩、内收、外旋更加明显，由于局部血运丰富，因此骨折后肿胀、瘀斑明显，疼痛较剧烈，压痛点位于大转子处。而股骨颈骨折多为囊内骨折，骨折后肿胀不明显，瘀斑较轻，压痛点多位于腹股沟韧带中点下方。髋关节后上方脱位多见于青壮年，损伤暴力大，损伤后患肢屈曲、内收、内旋、短缩畸形，呈弹性固定状态，无骨擦音，骨干力存在，活动功能障碍。影像学检查可以明确鉴别诊断。

由于股骨颈骨折愈合较慢，平均为 3～6 个月，无移位的骨折通常不愈合较少见，但在有移位的骨折中，有 15% 的患者会出现不愈合表现。近年来随着治疗的进展，骨折愈合率有所提高，但股骨头缺血性坏死仍无明显下降，成为决定预后的主要问题。

（三）治疗

股骨颈骨折的治疗应尽早复位，选择合适的固定方法，早期功能锻炼，内外用药，以提高愈合率，降低坏死率。临床上常用 Garden 分型，结合患者的年龄和全身情况，使用不同的治疗方法。所有股骨颈骨折，只要条件容许，均要尽早手术治疗。对于新鲜无移位骨折（Garden I 型，部分 Garden II 型）可采取非手术治疗。为了防止再移位，也主张内固定治疗，除非患者存在绝对禁忌证或者患方所拒绝。而对移位明显或粉碎性骨折（Garden III、IV 型）采用手术治疗。特别对于高龄或体弱的患者，情况许可应该尽早进行手术治疗，避免长期卧床出现压疮、呼吸系统感染、泌尿系统感染、脏器衰竭等危及生命的疾病。

1. 保守疗法

（1）非手术治疗：适用于骨折无移位的骨折如 Garden I 型，部分 Garden II 型。这类骨折多属稳定性骨折，一般仅需要局部制动，卧床休息，患肢适当外展，用"丁字鞋"（图 2-83）避免外旋；或采用皮肤牵引固定，以对抗髋部肌群的收缩及适当防止外旋；嘱咐患者"三不"，即不侧卧，不下地，不盘腿。6～8 周后复查 X 线片，可考虑扶双拐不负重下地，以后每隔 1～2 个月复查 X 线片，根据骨折愈合情况逐步负重锻炼。对某些疑有骨折患者，可按此法治疗，2～3 周后再照片检查以明确。对于不合作的儿童患者，则可用髋人字石膏固定 2～3 个月。

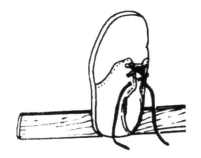

图 2-83 "丁字鞋"

（2）辨证用药

1）骨折早期：患髋肿胀，疼痛，腹部胀痛，按之痛甚，或大便不通，口干口苦，舌质红，苔黄腻，脉弦实。治宜攻下逐瘀，理气活血。方选加味承气汤。瘀血重者加桃仁破瘀，或加苏木、木通、陈皮以加强活血利水；瘀热重而伴发热者加栀子、丹参以凉血清热。中成药可用三七伤药胶囊。

2）骨折中期：肿胀逐渐消退，疼痛减轻，痛处固定在髋部，拒按，舌质紫暗，脉细而涩。治宜活血止痛，祛瘀生新。方选和营止痛汤。疼痛较重者，加三七、延胡索以理气止痛；痛轻者可加牛膝、杜仲以补肾壮骨。中成药用骨康胶囊。

3）骨折后期：筋骨痿软，腰膝无力，步履艰难，头目眩晕，形体消瘦，舌淡苔薄白，脉弱，多为损伤后期，肝肾亏损。治宜补益肝肾，强壮筋骨。方选补肾壮筋汤。若腰膝酸软重者加龟胶、鳖甲、枸杞子以增加强壮筋骨之力。中成药选择，阴亏明显用左归丸，阳虚明显用右归丸。

（3）外治法：早期可敷双柏散以消肿止痛；中期可用接骨续筋药膏以接骨续筋；后期可用海桐皮汤煎水外洗以通利关节。

（4）其他疗法：骨折早期瘀肿明显，局部发热，可以用冰袋外敷患处，以减少出血及水肿，有利于消肿止痛。中后期出现髋关节活动受限，甚至关节僵硬、髋部酸痛乏力等，可以配合适当的按摩治疗，以促进症状的缓解和功能恢复。骨折在固定后，即应进行股四头肌锻炼、足踝关节锻炼和全身锻炼。鼓励患者每天做深呼吸或按胸咳嗽，以利排痰。无移位骨折，可在伤后约3个月，经X线照片复查认可，再做扶双拐不负重步行锻炼；有移位骨折，则下地负重时间不宜过早，应根据患部X线片及临床骨折愈合情况，考虑患肢逐步负重锻炼。

2.**手术疗法**　股骨颈骨折后不愈合及股骨头坏死仍是目前股骨颈骨折治疗的棘手问题。因此，为获得良好复位和保护血供，应以手术治疗为主。治疗技术可分为重建保髋和人工假体替代两大类。

（1）手术适应证

1）骨折移位明显，手法整复困难或有软组织嵌入难以整复者。

2）骨折呈粉碎性，移位严重，伴有股骨颈缺损者。

3）骨折后血运中断，股骨头血供差需重建血供者。

4）高龄老人有移位的股骨颈骨折。

5）儿童股骨颈骨折并骨骺滑脱，手法难以复位者。

（2）手术禁忌证

1）严重骨质疏松，内固定难以稳定者不宜行内固定手术。

2）年老体弱，伴发严重内科疾病如瘫痪、心肺功能异常等未能有效控制，不能耐受麻醉和手术者。

3）精神病患者，症状未能得到有效控制者。

4）损伤局部有活动性感染或骨髓炎未能有效控制者。

5）有凝血功能障碍患者。

（3）骨折复位方法

1）闭合复位

A.手法复位：可在牵引前进行，或在牵引中逐步复位，亦可于手术时同步进行。

一法：麻醉后取仰卧位，助手固定骨盆。术者左手托住膝部，右手握踝部，使膝、髋屈曲20°～30°，大腿外旋伸展，然后徐徐将患肢内旋伸直，并保持患肢于内旋、外展位（图2-84）。

二法：麻醉后仰卧，助手固定骨盆。术者左手托住腘部，右手握住踝部，屈髋屈膝至90°，大腿外旋，沿股骨干纵轴拔伸，然后依次使髋内旋、外展，使断端扣紧，然后伸直髋、膝，保持患肢于外展内旋位（图2-85）。

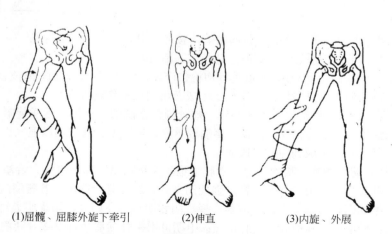

(1)屈髋、屈膝外旋下牵引　　　　(2)伸直　　　　(3)内旋、外展

图2-84　股骨颈骨折手法复位一法

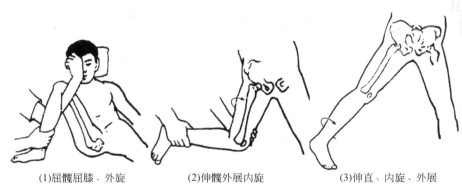

(1)屈髋屈膝、外旋　　　　(2)伸髋外展内旋　　　　(3)伸直、内旋、外展

图 2-85　股骨颈骨折手法复位二法

经上述手法复位后，可作托掌试验（图 2-86）：将患足跟置于手术者手掌之上，而足不外旋是复位的征象。

复位后，如在侧位 X 线片上显示有前后移位，应予以纠正。若远折端仍后移，可在骨牵引过程中减少屈髋角度。如仍不能纠正，可用下法：一助手固定骨盆，另一助手沿下肢纵轴拔伸，并稍外旋。术者用一宽布带套住患肢根部，布带另一端套在术者脖子上。术者按住膝部、股骨头，同时挺腰伸颈，助手同时内旋患肢，即可纠正前后移位。

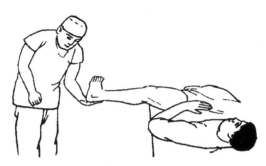

图 2-86　掌托试验

若折端向前成角，单纯内旋患肢不能纠正时，可用下法：一助手拔伸患肢，术者一手压于股骨颈前方向下用力，一手扣住大转子，力量向上端提，同时用力，助手在拔伸下再将患肢强力内旋，向前成角即可纠正。

B.骨牵引逐步复位法：患者入院后，在外展中立位行骨牵引，重量为 4～8kg，牵引 2～3 天后，将患肢由中立位改为微内旋位，以便纠正骨折的向前成角，使复位的骨折端紧紧扣住，并在床边拍摄髋关节正侧位 X 线片，如尚未复位，则调整内收或外展角度，或适当调整牵引重量，此时移位应大有改善，若仍有残余移位，则采用手法整复纠正。一般情况下，复位在 1 周内完成。此法的优点是不会加重原有损伤，且无需麻醉。

C.骨折整复快速牵引复位法：复位在手术室进行。患者麻醉后，将其放在整复床上，会阴部用立柱挡住，两足绑在整复床的足托上，旋转骨折整复床的牵引装置，快速牵引在适当位置的患肢，并保持其纵轴牵引，待缩短畸形完全纠正后，再将患肢外展并内旋，使骨折面扣紧。

2）切开复位：经上述闭合复位方法仍不能复位者，应考虑近侧骨折端可能插在关节囊上，或有撕裂的关节囊夹在骨折端间而阻碍复位，或骨折本身碎片较多且有分离，应施行切开复位。

（4）固定方法

1）多枚空心螺钉加压内固定：目前临床上多采用三枚空心半螺纹钉平行固定，呈倒三角形放置，具有直径细、多点固定和抗旋转能力较强等特点。骨折端可以获得轴向的加压作用，可使骨折面产生压缩应力，使骨折两端紧密接触，固定牢靠，有利于骨折的愈合，由于有螺纹不易松动，可无退钉和游走之虞（图 2-87）。

2）滑动式内固定：滑动式内固定钉以动力髋螺钉（DHS）应用较广，它是基于股骨颈骨折嵌入治疗的观点而设计的。固定钉可借助周围肌肉的收缩在套筒内滑动，当骨折断端有吸收时钉则向套筒内缩短，维持骨折端的紧密接触。但该钉的抗旋转能力较差，近年来主要用于股骨颈基底部骨折和内收型高剪切应力的股骨颈骨折。

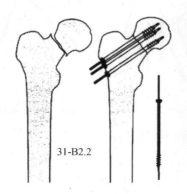
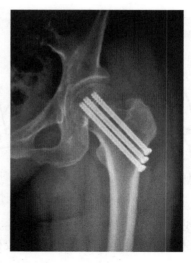

31-B2.2

图 2-87　股骨颈骨折三枚空心半螺纹钉平行固定

　　3）带血运骨瓣移植术：目前已采用的带血运骨瓣有股方肌骨瓣移植、缝匠肌骨瓣移植、带阔筋膜张肌蒂髂骨移植、带臀中肌蒂骨瓣、旋股外侧血管横支的大转子骨瓣、旋髂深血管蒂骨瓣、吻合血管腓骨移植等。这些带血运骨瓣的应用，有效地提高了股骨颈骨折的愈合率，减少了股骨头坏死的发生，成为股骨颈骨折内固定治疗中的有效辅助手段。此方法不作为首选，年轻患者骨折不愈合或迟缓愈合时可选择。

　　（5）人工假体置换：是治疗 70 岁以上老年人股骨颈头下型或粉碎性骨折的首选方法，可以解决骨不愈合及股骨头坏死等并发症，使患者早期下床活动，减少长期卧床带来的多种并发症，尽快恢复正常生活能力，提高生活质量。常用的假体置换技术主要分两类，即人工股骨头置换和全髋关节置换术。人工股骨头置换术适合于伴有痴呆、精神病、偏瘫或身体条件较差的 80 岁以上移位型股骨颈骨折患者，具有手术简单、操作时间短、出血量少等优点。全髋置换术主要适宜于 60 岁以上，身体相对健康，有移位的头下型或粉碎性股骨颈骨折患者，人工髋关节假体存活寿命为 10～20 年。但随着假体置换应用增多，假体置换的并发症亦日渐增多，如假体松动、假体断裂、假体周围骨折、异位骨化等（图 2-88）。

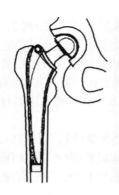
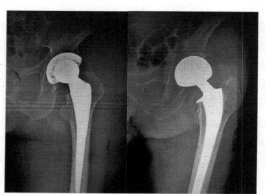

图 2-88　股骨颈骨折人工假体置换术

　　（6）围手术期处理：股骨颈骨折多见于老年人，往往有内科疾病的存在，骨折后的创伤反应会导致内科疾病的加重，以及出现新的并发症。因此，围手术期应注意以下几点：

1）仔细评估患者全身状况，排除手术禁忌证；控制内科疾病，保证手术的安全进行。

2）根据个体差异，选择合适的术式、周密的术前计划及充分的术前准备，可以降低手术并发症。

3）指导患者练习床上排便，以防术后尿潴留和便秘；观察肢体肿胀、肢端血液循环、皮肤感觉和运动情况，做股四头肌收缩训练，直腿抬高训练；指导患者做深呼吸、扩胸、上肢外展运动以增强心肺功能。

4）镇痛：围手术期给予积极的多模式镇痛方案，如针灸、药物、冰敷、止痛泵（PCA）等。

5）预防感染：选用足量、广谱、高效及敏感抗生素预防感染。

6）支持疗法：能量合剂或极化液补充，纠正贫血和低蛋白状态。

7）预防深静脉血栓形成（DVT）：伤后卧床即开始实行物理方法预防 DVT，如果没有禁忌证给予药物抗凝。

（四）预防与调理

股骨颈骨折多见于老年人，其主要原因为骨质疏松，使骨小梁变得极为脆弱；同时老年人自理能力较差，反应迟钝，因而遭受轻微外力即可发生骨折。本病大多为生活性损伤，如平地滑倒或绊倒、由床上或座椅上跌伤等。部分老年人伤前可能患有高血压、心脏病、糖尿病或瘫痪等全身疾患。因此，老年人起居生活要特别小心，以防止发生意外。伤后患者需要卧床牵引，老年人不愿意活动，不配合功能锻炼，易发生坠积性肺炎、压疮、下肢静脉栓塞等并发症。所以早期指导患者功能锻炼十分重要，术后应予抗骨质疏松治疗。

（五）预后与转归

股骨颈骨折愈合缓慢，平均需 3～6 个月，而且骨折不愈合率较高，可达 15%。骨折不愈合的原因很多，如与骨折的类型、移位程度、复位质量、营养血管损伤的情况、内固定是否牢靠、术后护理是否恰当等因素均有关系。患者的全身情况、慢性疾病亦影响骨折愈合。股骨颈骨折后容易发生股骨头缺血性坏死，发生率为 20%～30%，无论骨折临床愈合与否均可发生坏死，故仍为骨科尚未解决的难题。临床上股骨头坏死出现的时间最早可在伤后 2～3 个月，最迟达 4 年。故术后继续观察时间不能少于 3 年。由于股骨颈解剖生理的特殊性，骨折后髋关节功能恢复远不如其他骨折，一般尽管妥善诊治，除不愈合和头坏死之外，仍有相当部分患者后期出现髋关节创伤性关节炎的表现。老年髋部骨折的围手术期死亡率可高达 4%～13%。

（六）古籍精选

《医宗金鉴·正骨心法要旨》曰："环跳者，髋骨外向之凹，其形似臼，以纳髀骨之上端如杵者也，名曰机，又名髀枢，即环跳穴处也。或因跌打损伤，或蹉垫挂镫，以致枢机错努，青紫肿痛，不能步履，或行止欹侧艰难。宜先服正骨紫金丹，洗以海桐皮汤，贴万灵膏，常服健步虎潜丸。"

（陈海云）

二、股骨转子间骨折

股骨转子间骨折（intertrochanteric fracture of femur ）是指股骨颈基底以下，小转子下缘水平以上部位的骨折，是临床最常见的髋部骨折之一，好发于老年人，其发病率占全部骨折的 3%～4%，占髋部骨折的 35.7%，患者平均年龄较股骨颈骨折高。老年人的转子间骨折常在骨质疏松基础上发生，股骨上端的结构变化对骨折的发生与骨折的固定有较大的影响。转子部血运丰富，骨折时出血多，但愈合好，很少有骨不连发生。

本病属中医学"髀骨骨折"范畴，转子部位于髀骨上端，髀枢以下部位。

（一）病因病理

其伤因与股骨颈骨折者相似，多发生于老年人，青少年极罕见。其可由直接或间接外力，或两种外力引起。直接外力是外力直接作用于转子部，可沿股骨干长轴作用于转子部；间接外力是指转子部受到内翻及向前成角的复合应力。因该处骨质本已松脆，老年人骨质疏松，故骨折多为粉碎性。

（二）临床表现与诊断

本病诊断主要依靠病史、临床表现、查体所见和实验室检查。

1. **症状** 外伤后，髋部疼痛、肿胀、瘀斑明显，患肢杆力消失，不能站立、行走并拒绝活动。
2. **体征**
（1）畸形：有移位骨折时，患肢出现短缩，呈外旋外展畸形。
（2）肿胀：股骨转子间骨折为囊外骨折，骨折后出血较多，因此外观上肿胀比较明显。
（3）压痛及叩击痛：大转子部压痛明显。在患肢足跟部或大转子部叩击时，髋部有纵轴冲击疼痛。
（4）骨摩擦音和骨摩擦感：在搬动严重移位骨折患者时，常可检查到骨摩擦音和骨摩擦感。
3. **实验室检查** 严重移位的股骨转子间骨折可有白细胞增高、红细胞和血红蛋白减少。
4. **影像学检查** 髋关节正侧位 X 线片，可进一步明确诊断和了解骨折类型、病理情况。
5. **骨折分型** 目前临床应用较多的分型有 Evans 分型和 AO 分型。
（1）Evan 分型：目前该种分类方法已被广泛采用（图 2-89）。

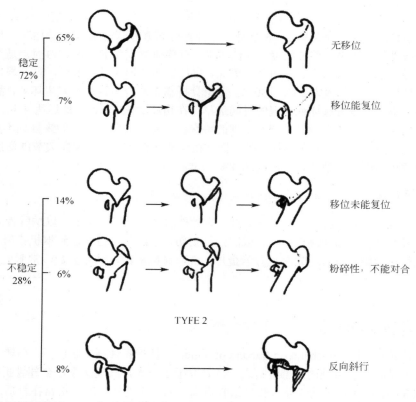

图 2-89　股骨转子间骨折 Evan 分型[图片引自 Evans EM.The treatment of trochanteric fractures of the femur.J Bone Joint Surg Am，1949，31B（2）：190-203]

第一型：顺转子间骨折，又分为四组。

第一组：股骨转子部内侧皮质完整，无移位。

第二组：股骨转子部内侧皮质有重叠，复位后完整，稳定。

第三组：股骨转子部内侧皮质有重叠，复位后仍缺乏支撑，不稳定。

第四组：股骨转子部内侧皮质有重叠+转子粉碎，复位后仍缺乏支撑，不稳定。

第二型：反转子间骨折。

（2）AO分型（图2-90）

A1型：两部分顺转子间骨折。

A2型：粉碎性顺转子间骨折，小转子部有一个以上骨折块。

A3型：反转子或转子下骨折。

AO分型的A1.1～A2.1为稳定性骨折，A2.2～A3.3均为不稳定性骨折。

6. 鉴别诊断 股骨转子间骨折应与股骨颈骨折相鉴别，股骨转子间骨折多见于老年人，损伤后患者短缩、内收、外旋更加明显，由于局部血运丰富，因此骨折后肿胀、瘀斑明显，疼痛较剧烈，压痛点位于大转子处。而股骨颈骨折多为囊内骨折，骨折后肿胀不明显，瘀斑较轻，压痛点多位于腹股沟韧带中点。

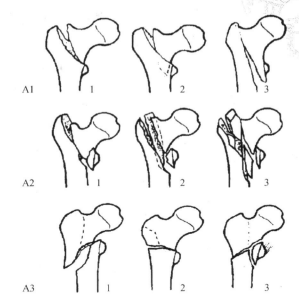

图2-90 股骨转子骨折AO分类法（图片引自Muller ME，Nazarian N，Koch P，et al. The Comprehensive Classification of Fractures of Long Bones：Les Os Longs.Berlin：Springer-Verlag，1990）

7. 并发症 伤后应注意防治创伤性休克，老年患者加强预防肺炎、压疮、尿路感染等因长期卧床所致的并发症。如手术治疗，术后应尽早坐起和下床负重锻炼。

转子间骨折髋内翻的发生率较高，如内固定欠坚强，粉碎性骨折再移位的可能性较高，所以在治疗时应注意选择较为合理的方法。如已发生严重的髋内翻，需考虑截骨矫正手术，以恢复行走功能。转子间骨折甚少发生骨不连。

（三）治疗

股骨转子间骨折患者多为高龄老人，治疗上首先注意全身情况，预防由于骨折后卧床不起而引起危及生命的各种并发症，如肺炎、压疮和泌尿系感染等。骨折治疗的目的是防止发生髋内翻畸形，具体治疗方法应根据骨折类型、移位情况、患者年龄和全身情况等，分别采取不同的方法。

非手术治疗是本病的一种传统治疗方法，具有比较好的疗效。该法需长期卧床，置患肢外展30°位，行骨、皮牵引治疗，以保证骨折较好复位和快速愈合，尤其适用于一些体质太差、内科问题严重、心肺功能差或骨质疏松很严重、内固定也难以固定等情况的高龄老人，但长期卧床的并发症如压疮、坠积性肺炎、泌尿系感染等是此种治法面临的一大难题，目前主要也只能采取加强护理等非手术措施的方法来尽可能减少并发症的出现。

1. 手法整复 有移位骨折者要手法复位，方法与股骨颈骨折大致相同，亦可在X线机监视下采用骨牵引床配合手法进行复位。

2. 牵引复位 适合所有类型的转子间骨折，对无移位的稳定性骨折并有较重内脏疾患不适于手术者；骨折呈严重粉碎性，不适宜内固定及患者要求用牵引治疗者均适用。一般选用Russell牵引法，肢体安放在带有屈膝附件的托马架上，亦可以用胫骨结节骨牵引。Russell牵引的优点是可控制患肢外旋，对Ⅰ、Ⅱ型稳定性骨折，牵引8周，然后活动关节，用拐下地，但患肢负重需待12周骨折愈合坚实后才可，以防髋内翻的发生。

3. 固定方法 对无移位或移位轻微者，仅用丁字鞋或外展夹板固定，或采用牵引与外展夹板相结合固定，对儿童亦可单纯采用皮肤牵引固定。对各型不稳定性骨折牵引要求是牵引重量要足够，约占体重的1/7，否则不足以克服髋内翻畸形；持续牵引过程中，要保持足够牵引重量，一旦髋内翻畸形矫正后，不可减重过多，需保持占体重1/10～1/7的牵引重量，以防髋内翻畸形再次发生；牵引应维持足够时间，一般均应超过8～12周，骨折愈合初步坚实后去牵引，才有可能防止髋内翻再发。牵引期间患肢保持外展中立位。

4. 辨证论治 按照骨折三期辨证早期以活血化瘀为主；中期以接骨续筋为主；晚期以补气养血，健壮筋骨为主。要注意的是股骨转子间骨折患者出血较多，因此早期患部肿胀，宜适当增加祛瘀消肿药物。但因多数患者年龄较大，因而用药不要过于苦寒峻猛。中后期应侧重健脾胃、补肝肾、强筋壮骨为主。根据情况在早期也应用攻中带托补之法。

5. 外治法 早期可敷双柏散以消肿止痛；中期可用接骨续筋药膏以接骨续筋；后期可用海桐皮汤煎水外洗以利关节。

6. 其他疗法 骨折早期，瘀肿明显，局部发热，可以运用冰袋外敷患处，以减少出血，有利于化瘀消肿。骨折中后期出现膝关节活动受限，甚至关节僵硬、髋部酸痛乏力等，可以配合适当的按摩治疗，以促进症状的缓解和功能恢复。使用中药离子导入、电脑中频、红外线照射等治疗，有利于舒筋活络，祛瘀消肿，促进关节功能恢复。复位、固定后，即应积极锻炼股四头肌及踝关节，并积极做全身锻炼，以预防长期卧床并发症。

7. 手术治疗 由于此类患者保守治疗有相当高的死亡率，而且保守治疗骨折愈合后容易留下髋内翻、下肢外旋、短缩等畸形，因而大多学者皆主张采用手术内固定治疗。手术治疗主要采取的内固定种类较多。一般可分为钉板结构和髓内固定装置，也有人使用人工髋关节假体置换作为手术治疗方式。

（1）常用手术方法

1）钉板类（图2-91）：动力性髋关节螺钉（DHS）是专门为股骨转子间骨折设计的内固定装置。贯穿骨折段的螺钉与安放在股骨上段外侧的钢板借套筒相连，加于股骨头上的载荷可分解为促使近骨折段内翻和沿螺钉轴线下压的两个分力，钉板的特殊连接方式可有效抵抗内翻分力，而保留使骨折线加压的轴向分力，从而保持骨折部的稳定性。

2）髓内固定装置：髓内固定的主要优点是降低了弯曲力臂的长度，因而降低了作用于固定装置上的弯矩，提高了内固定的稳定性。目前多使用PFNA等作为髓内固定物（图2-92）。

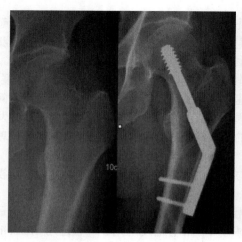

图2-91 髋关节螺钉固定

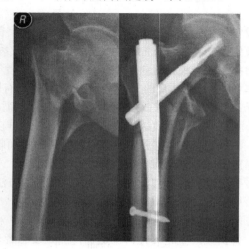

图2-92 PFNA钉固定

3）人工髋关节假体置换术：目前主要应用于治疗各种髋关节疾患，包括股骨颈骨折、股骨头坏死、类风湿等。应用人工假体治疗股骨转子间骨折应严格掌握适应证：患者必须是 70 岁以上，患有骨质疏松症，不稳定、粉碎性的转子间骨折。不是手术治疗的首选方案。

（2）围手术期处理：股骨转子间骨折类似于股骨颈骨折，多见于高龄老人，骨折前往往有诸多内科疾病的存在，一旦发生骨折后，患者丧失了行动的主动权，巨大的创伤会引起全身反应，导致内科疾病的加重及导致新的并发症出现。因此对于该类骨折患者需要做好充分的术前准备，使患者在一个相对安全的条件下进行手术治疗，有助于患者术后安全度过危险期。

（四）预防与调理

股骨转子间骨折多见于高龄患者，其主要原因为骨质疏松，使骨小梁变得极为脆弱；同时老年人自理能力较差，反应迟钝，因而遭受轻微外力即可发生骨折。本病大多为生活性损伤，如平地滑倒或绊倒、由床上或座椅上跌伤等。部分老年人骨折前可能患有高血压、心脏病、糖尿病或瘫痪等全身疾患。因此，老年人起居生活要特别小心，以防止发生意外。骨折后患者需要长期卧床牵引，老年人不愿意活动，不配合功能锻炼，易发生坠积性肺炎、压疮、下肢静脉栓塞、泌尿系结石和感染等并发症。长时间的牵引后期容易导致膝关节僵硬，所以正确地指导患者展开积极有效的功能锻炼十分重要。骨折后或手术后患者失血较多，情绪悲观，容易产生疲劳综合征，因此要积极进行饮食方面的调护和心理上的调理，术后抗骨质疏松治疗。

（五）古籍精选

《伤科补要·治伤法论》曰："夫跌打损伤，坠堕磕碰之证，专从血论。或有瘀血停积，或为亡血过多，然后施治，庶不有误。若皮不破而内损者，多有瘀血停滞。或积于脏腑者，宜攻利之；或皮开肉绽，亡血过多者，宜补而行之。更察其所伤上下轻重浅深之异，经络气血多少之殊，先逐其瘀，而后和营止痛，自无不效。《内经》云：形伤则痛，气伤则肿。又曰：先肿而后痛者，形伤气也；先痛而后肿者，气伤形也。凡打扑闪错，或恼怒气滞、血凝肿痛，或因叫号血气损伤，或过服克伐之剂，或外敷寒凉之药，致气血凝结者，宜活血顺气之法。夫损伤杂证，不及备载，俱分门晰类，详列于后，学者宜尽心焉。"

（王海洲）

三、股骨干骨折

股骨干骨折（fracture of femoral   shaft）是指股骨粗隆下 2～5cm 至股骨髁上 2～5cm 的骨折，占全身骨折的 4%～6%。股骨干是人体最粗、最长、承受应力最大的管壮骨。由于股骨的解剖及生物力学特点，需遭受强大暴力才能发生股骨干骨折，同时也使骨折后的愈合与重塑时间延长。骨折多发生于 20～40 岁的青壮年，10 岁以下儿童次之，男性多于女性，约 2.8∶1。

（一）病因病理

多数骨折由强大的直接暴力所致，如重物击伤、车祸碰撞等，可引起股骨的横断骨折或粉碎性骨折；间接暴力，如从高处跌下、机器绞伤，可引起股骨的斜形或螺旋形骨折。儿童的骨皮质韧软，骨折时可以折断一侧骨皮质，而对侧骨皮质保持完整，即青枝骨折。由挤压伤所致股骨干骨折，有引起挤压综合征的危险。成人股骨干骨折后，出血量可达 800～1200ml，出血多者可能出现休克现象。

根据骨折的形状可分为横形骨折、斜形骨折、螺旋形骨折、粉碎性骨折和青枝骨折。临床上股骨干骨折一般按解剖部位分类，可分为股骨干上 1/3、中 1/3、下 1/3 骨折（图 2-93）。AO 分类是

32-（A-C）（1-3）。骨折的移位方向除受肌肉的牵拉影响外，与暴力作用的方向与大小、肢体所处的位置、急救搬运过程等诸多因素有关。

（1）股骨干上 1/3 骨折：骨折近端因受髂腰肌、臀中、小肌及外旋肌的牵拉，而产生屈曲、外展及外旋移位；远折端因受内收肌群的牵拉而向后上、内移位，因此造成成角及短缩畸形。

（2）股骨干中 1/3 骨折：骨折端的移位无一定规律性，视暴力方向而异，若骨折端尚有接触而无重叠时，由于内收肌的作用，骨折向外成角。

（3）股骨干下 1/3 骨折：由于膝关节囊及腓肠肌的牵拉，骨折远端多向后倾斜，有压迫或损伤腘动静脉和胫、腓总神经的危险，而骨折近端内收向前移位。

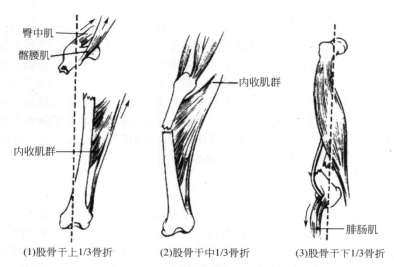

图 2-93　股骨干骨折的一般移位方向

（二）临床表现与诊断

患者常有严重的外伤史，有剧烈疼痛、肿胀、短缩、畸形和肢体的异常扭曲，髋膝不能活动。股骨干骨折常合并休克，也容易发生脂肪栓塞综合征而危及生命。因此在诊断和急救时需注意骨折后可能发生的全身并发症。对股骨干下 1/3 骨折，由于骨折远端向后移位，有可能损伤腘动脉、腘静脉和胫神经、腓总神经，应注意检查足背动脉的搏动、足的关节运动及皮肤感觉情况，排除血管、神经损伤，同时还应注意排除患者是否合并颅脑损伤和（或）脏器损伤及其他部位骨折等合并症。

X 线检查对诊断有明确意义（图 2-94）。正侧位 X 线片可明确骨折的部位和类型，以及移位情况，但中上段骨折应包括髋关节，下段骨折包括膝关节，以免漏诊及合并损伤，必要时可行 CT 检查。

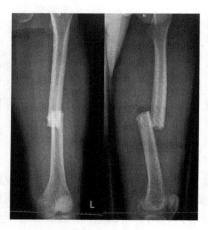

图 2-94　股骨干骨折正侧位 X 线片表现

（三）治疗

由于股骨是体内最大的长骨，且为下肢主要的承重骨，治疗不当可引起严重的功能障碍。股骨干骨折常为高能量外伤所致，可合并多部位或多系统受损。因此治疗的同时，应特别注意合并损伤的急救和休克的防治。对于比较稳定的股骨干骨折，软组织条件差者，可采用非手术疗法。在麻醉下，在胫骨结节或股骨髁上进行骨骼牵拉。取消短缩畸形后，用手法复位，减轻牵引重量，叩击肢体远端，使骨折端嵌插紧密。X 线证实对位对线良好，大腿部用四块夹板固定。同时继续用维持重量牵引。牵引方法多样，在成人可采用 Braun 架固定持续牵引。3 岁以下儿童则采用垂直悬吊皮肤牵引。在牵引过程中，要定时测量肢体长度和进行床旁 X 线片，以了解牵引力是否足够。若牵引力过大，导致过度牵引，骨折端出现间隙，将会发生骨折不愈合。儿童的股骨干骨折多采用手法复位、小夹板固定、皮肤牵引维持方法治疗。<15° 的成角畸形及 2 cm 以内的重叠是可以接受的。因为儿童骨的再塑能力强，随着生长发育，逐渐代偿，至成人后可不留痕迹。

成人股骨干骨折的治疗目的是防止畸形，使骨折在正常解剖或功能位愈合，尽早恢复负重和关节功能。成人股骨干骨折临床上多采用手术内固定，对于存在手术禁忌证或者不愿意接受手术的患者，骨折一般需持续牵引 8～10 周，可在维持牵引条件下活动髋、膝关节，作肌肉等长收缩训练，以防止肌萎缩、粘连、关节僵硬。在 X 线摄片证实骨折愈合后，方可逐渐下地活动。严重开放性骨折可用外固定架治疗。

1. 手法整复

（1）上 1/3 骨折复位法：近侧端因受髂腰肌、臀肌及外旋肌牵拉而呈屈曲、外展、外旋移位，故应将患肢抬高、外展并略加外旋。先进行牵引，待骨折重叠移位矫正后，术者一臂放于近骨折段的外前方，另一臂放在远侧骨折段的内后方，两手交叉，同时用力。在左右两臂之间形成一种钳式剪切力，使骨折复位。

（2）中 1/3 骨折复位法：除有重叠外，因受内收肌的牵拉，骨折端多向外成角。复位时应将患肢置于外展位牵引，开始加大牵引力，待重叠移位矫正后，术者用两臂左右夹挤复位。

（3）下 1/3 骨折复位法：骨折远段因受膝后方关节囊及腓肠肌的牵拉，向后旋转移位。复位时，应在膝关节屈曲 90° 位牵引，放松膝后方关节囊及腓肠肌，向后旋转移位的远侧端即可复位。若向后移位仍未矫正，术者可用两臂上下夹挤复位，挤远折端向前压近折端向后复位。

2. 固定方法

（1）儿童股骨干骨折的固定

1）垂直悬吊皮牵引法：适用于 3 周岁以下的患儿。先用四根粘膏贴在双下肢内、外侧，长度应达到大腿根部。患侧及健侧同时牵引，两腿同时垂直向上悬吊，所用重量以患儿臀部稍稍离床为度，但健侧重量应稍轻于患侧。为了防止发生向外成角畸形，可同时用夹板固定。牵引 3 周后即可去除牵引，继续用夹板固定 2～3 周（图 2-95）。

2）水平皮牵引法：适用于 4～8 岁的患儿。用粘膏贴于患肢内、外两侧，再用螺旋绷带绑住。将患肢置于牵引

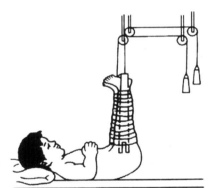

图 2-95　垂直悬吊皮牵引

架（Thomas 架）上，牵引重量为 2～3kg。当股骨干上 1/3 骨折时，患肢应在充分屈髋、外展、外旋位，促使骨折远端接近近端。当骨折位于下 1/3 时，须尽量屈膝以松弛膝后方关节囊及腓肠肌，减少远端向后移位的倾向。牵引后应绑上夹板，以防止成角畸形。牵引时间为 4～6 周，拆除牵引后继续用夹板固定 2～3 周。

3）骨牵引法：适用于 10 岁以上的患儿。对股骨上 1/3 及中 1/3 骨折，可选用胫骨结节牵引；下 1/3 骨折，可选胫骨结节或股骨髁上牵引。牵引重量可用 4～8kg，根据骨折移位的程度和患者体质、肌肉丰满程度等适当调整，避免牵引过重导致骨折断端分离，牵引应联合骨悬吊如用大腿和小腿吊带或 Thomas 架等。

（2）成人股骨干骨折的固定：股骨干骨折复位比较费力和困难，怎样对抗和消除大腿部强大肌

力所造成的重叠和成角畸形，是复位成败的关键，所以，除不完全骨折外，手法复位、夹板固定后，均应加用骨牵引，以达到间接复位和维持固定的作用。

1）夹板加骨牵引固定：①复位满意后，用棉垫包扎，在骨折近端前、外侧加垫，用夹板固定。术后应将患肢尽量放在屈曲、外展位牵引。牵引时间为 4～8 周，牵引重量为 4～8kg。②复位满意后用棉垫包扎患侧大腿，于骨折外侧加一平垫，以夹板外固定。将患肢放于 Thomas 架上，采用轻度外展位牵引，重量为 4～8kg。③复位后用棉垫包扎，在骨折部近端前侧加一棉垫，用夹板固定后在中立位牵引。股骨髁上牵引膝关节在伸直位，胫骨结节牵引膝关节屈曲位，一般重量为 4～6kg，牵引 4～6 周。移位不多的骨折，只要牵引充分，骨折多可自行对位，可不必进行复位。

2）平衡持续牵引：可用皮牵引或骨牵引，以便患者的身体及各关节在床上进行功能活动。皮牵引适于 12 岁以下小儿。12 岁以上青少年和儿童则适于做骨牵引，持续 4～6 周，改用单侧髋人字石膏或局部石膏装具固定至 8～12 周，至骨折完全愈合。

3）固定持续牵引：将患肢放在枕头或 Braun 架上，可做皮肤牵引或骨牵引（图 2-96）。股骨干中上 1/3 骨折应保持髋关节屈曲 40°，外展 20°，屈膝 40°。下 1/3 骨折应加大膝关节屈曲角度，使腓肠肌松弛，以便于骨折片复位。当骨折片有旋转背向移位或前后、侧向重叠移位时，需采用回旋和（或）折顶手法整复。使用小夹板可根据骨折部位及移位特点使用 2～3 个加压垫进行两点或三点加压固定（图 2-97）。开始牵引时重量要大，一般为体重的 1/8～ 1/7，手法整复争取在 1 周内完成，随后减轻牵引重量，以维持固定。要避免过度牵引，以免影响骨折愈合。

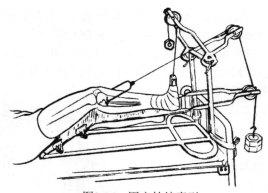

图2-96　固定持续牵引

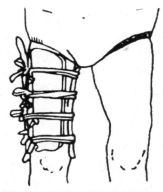

图2-97　股骨干骨折夹板固定

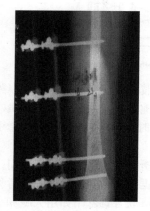

图 2-98　骨折外固定架固定

4）外固定架固定：对于有广泛软组织损伤的骨折和骨缺损，开放性骨折并有严重污染者，可用外固定架固定（图 2-98）。如管型结构、单侧半针固定等。

3. 外治法　初期宜活血祛瘀，消肿止痛，局部外敷消肿止痛膏或跌打万花油。中期宜接骨续损，和营生新，外敷接骨膏或接骨续筋药膏。后期宜补肝肾，强筋骨，在解除外固定后，可用海桐皮汤或下肢损伤洗方熏洗。

4. 西药治疗　在急性期根据疼痛程度，可选择性使用非甾体类消炎镇痛药或阿片类药物等对症治疗。外用药物可外擦双氯芬酸乳胶剂或外贴各类接骨续筋药膏等中药外用剂，以促进损伤组织修复，但是应注意避免局部皮肤过敏反应。对于老年骨质疏松症患者，可适当使用二磷酸盐类药物抗骨质疏松治疗，如阿仑膦酸钠、利塞膦酸钠等。手术患者，一般术后 3 天内可用抗生素预防感染，伤口无感染可停药。

5.功能锻炼 在固定牢固的基础上，积极进行适当的功能锻炼，并根据不同时期进行不同的功能锻炼。骨折整复固定后，初期应以股四头肌的静力性收缩锻炼和踝关节活动为主。中期骨折处原始骨痂形成，骨折处已初步连接，在牵引和夹板固定下，利用牵引架上的拉手，在床上行髋、膝、踝关节运动练习。后期X线示骨折端有骨痂生长，骨折端稳定，可去除牵引，在夹板固定下，扶双拐患肢不负重下地活动，直至骨折愈合，才可以去除夹板。

采用坚强内固定治疗的患者，术后第1天即可做伤肢肌肉和关节活动，横形或短斜形骨折髓内钉固定后1周就可允许完全负重，但粉碎性骨折髓内钉固定后只能进行部分负重和关节活动，完全负重要待术后6～8周X线检查证实骨折周围已有多量骨痂形成时才能进行。

6.手术治疗

（1）手术治疗的适应证：经过闭合复位治疗后，一般都能获得满意的效果，特别是儿童股骨干骨折。但以下情况应考虑手术切开复位内固定：①用手法或牵引不能达到整复要求的骨折（重叠较多的横断或短斜形骨折，断端间夹有软组织妨碍整复）；②严重开放性骨折，受伤时间短，感染风险较小者；③合并神经血管损伤的骨折；④多发骨折，特别是同一肢体多发骨折，在采用保守治疗及护理上有困难时，应考虑手术内固定。

（2）手术治疗方法

1）麻醉方式：如果患者肢体强壮，术前评估复位困难，建议全身麻醉，肌肉放松以利于股骨干复位。

2）股骨骨折内固定选择：取决于骨折部位及类型，一般来说，如为横形或短斜面稳定性骨折，可首先髓内针内固定（图2-99），或者用钢板螺钉内固定（图2-100）；狭窄粉碎，多段骨折，或股骨上1/3及中下1/3的不稳定性骨折，应首选交锁钉固定；对于大面积污染的开放性骨折，亦可首选外固定架固定，待伤口覆盖后（2周），将外固定变成髓内钉固定。髓内钉固定是目前较好的治疗选择，因为本固定方式具有以下优势：①可恢复骨折的对线、长度，纠正旋转移位；②不损及骨外膜，对血运的干扰少，有益于骨折的愈合，并可减少感染的发生机会；③促进肢体的功能恢复等。

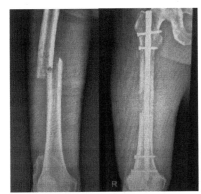

图2-99 骨折髓内针内固定术前（左）及术后（右）X线片

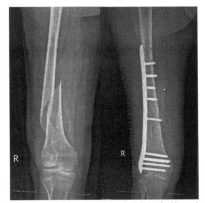

图2-100 骨折钢板螺钉内固定术前（左）及术后（右）X线片

（四）预防与调理

本病多是由于外伤性因素引起，无特殊的预防措施，避免创伤是关键。骨折持续牵引时，要注意牵引力线的方向，调整牵引的重量、夹板位置及扎带的松紧度。固定时，要注意股四头肌和踝、趾关节的功能锻炼，并预防皮肤压疮。

（五）预后与转归

随着手术方法不断的完善，内固定材料不断优化，股骨干骨折经治疗后，预后一般良好。股骨干骨折发生不愈合率约占 1%，内固定后再发骨折的发生率为 1%～3%。骨折治疗后神经血管损伤、膝关节僵硬、感染等并发症在治疗操作规范的情况下很少发生。股骨骨折合并多处损伤时，应注意预防肺栓塞发生。

（陈文治）

四、股骨髁间骨折

股骨髁间骨折（intercondylar fractures of the femur）又称股骨双髁骨折，属关节内骨折，是膝部较严重的损伤，其发生率占全身骨折脱位的 0.4%。股骨髁间骨折大多是高能暴力损伤所致，常为粉碎性不稳定性骨折，且损伤波及关节面，并可改变下肢负重力轴线，治疗较为困难。同时由于其周围附着许多肌肉及韧带，软组织损伤严重，极易导致膝关节功能障碍，严重影响下肢活动功能，且预后一般较髁上骨折差。

（一）病因病理

直接暴力如撞击伤或间接暴力如旋转、侧向与纵向应力均可引起股骨髁间骨折。

造成股骨髁间骨折的主要原因为间接暴力，多由高处坠落，身体重力向下的冲力，足距触地的间接暴力向上传导，共同集中在股骨髁部这一皮质骨与松质骨交界的结构薄弱部位，先发生股骨髁上骨折，进而暴力继续下达，近折端嵌插于股骨两髁之间，将股骨髁劈裂成内、外两块，成为"T"或"Y"型骨折；直接暴力造成髁间骨折常由物体直接撞击而致。如车辆冲撞、物体打击等，多以股骨下端承受横向暴力所致。暴力可来自侧方，但以外侧暴力较多；也可来自前后方向。直接暴力损伤常合并有软组织损伤，骨折呈裂纹骨折或粉碎性骨折。

股骨髁间骨折多为闭合性损伤，骨折严重移位时折端可刺破皮肤。严重移位的骨折端可伤及腘动脉及神经。骨折移位取决于受伤时的姿势、暴力方向、肌肉及韧带的牵拉，常用以下几种分类方法。

1. 根据受伤机制和骨折端移位方向分类

1）根据受伤机制，股骨髁间骨折分为伸直及屈曲两型，以后者多见。

A. 屈曲型骨折：跌下时，膝微屈位时足底着地，暴力自地面向上经小腿传至膝部，在造成髁上屈曲型骨折的同时，暴力继续作用，骨折近端将远端劈成两块，并向后移位，骨折近端则向前移位（图 2-101）。

B. 伸直型骨折：跌下时膝关节受到过伸暴力，在造成髁上骨折使远折端向前移的同时继续作用，近折端插于远端并劈开，造成远折端被劈开并前移，近折端后移（图 2-102）。

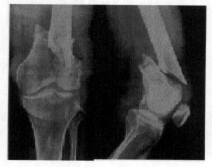

图 2-101　屈曲型骨折

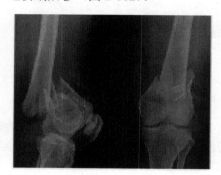

图 2-102　伸直型骨折

2）根据骨折移位程度，股骨髁间骨折又可分为四度。

一度：骨折无移位或轻微移位，关节面平整。

二度：骨折有移位，但两髁无明显旋转及分离，关节面不平。

三度：骨折远端两髁旋转分离，关节面不平。

四度：骨折呈粉碎性，股骨髁碎成三块以上，且游离的骨块较大，关节面严重移位。

3）根据骨折线形态，股骨髁间骨折分为"T""Y""V"型（图 2-103）。

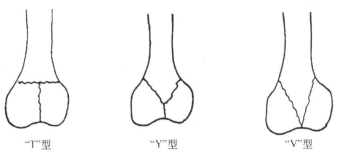

"T"型　　　　　　　"Y"型　　　　　　　"V"型

图 2-103　股骨髁间骨折骨折线形态

2. AO 分类（Müller 分类）　同时进一步描述了原始骨折线或骨折块的位置，该分类系统已被证明对判断损伤严重程度、损伤机制和预后有指导意义。股骨髁间骨折按 AO 分类属于 33-C 类，按照损伤程度又可分为 C1、C2、C3 型（图 2-104）。

（1）C1 型骨折：为非粉碎性骨折。

（2）C2 型骨折：为骨干粉碎性骨折合并两个主要的关节骨折块。

（3）C3 型骨折：为关节内粉碎性骨折。

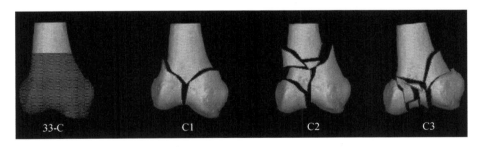

图 2-104　股骨髁间骨折 AO 分类

3. Neer 分类　即根据两髁相对于股骨干移位分型。

Ⅰ型：股骨髁无移位或轻度移位。

Ⅱ型：股骨髁移位，根据移位方向分为Ⅱa 和Ⅱb 型。

Ⅲ型：合并股骨髁上和骨干骨折移位。

4. Hoffa 骨折　为发生在股骨髁背侧半、骨折面在冠状面的骨折，属于 AO 分型的 33B3.2。由于此类型骨折存在垂直不稳定，且为负重区域，需要有效固定。

（二）临床表现与诊断

本病诊断依据有明确的外伤史、伤后局部肿胀、剧烈疼痛、有皮下瘀斑、功能障碍。有重叠移位者，患肢短缩畸形，多处于外旋位，膝部可能有横径或前后径增大，局部压痛明显，可扪及骨擦音。膝关节内出血者，浮髌试验阳性，有时合并膝关节韧带、半月板损伤，注意检查腘窝有无血肿，足背、胫前动脉的搏动，以及小腿和足背的皮肤感觉、温度，以便确定是否合并腘动脉及神经损伤，部分患者可因失血过多致休克。

常规拍摄患者股骨远端和膝部标准正侧位片，骨盆、同侧髋部、股骨干的 X 线片检查能排除合并伤。倾斜 45°片有利于明确复杂关节内骨折损伤情况。适当的四肢远端轻柔的手法牵拉处理有助于获得更清晰的 X 线资料。

复杂关节内骨折和骨软骨损伤需借助 CT 扫描和重建，能明确所有关节内骨折块的类型，如怀疑有韧带、半月板损伤可进一步行 MRI 检查。

如果病史和体格检查显示合并膝关节脱位的情况就要行动脉造影术。如果体格检查显示动脉搏动微弱或者无脉，血肿扩散，开放伤口持续渗血或者临近神经损伤，动脉造影术能够很好地显示。根据影像学综合检查，可判定骨折类型、程度及选择相应的治疗方案。

（三）治疗

股骨髁间骨折是股骨远端骨折中损伤最为严重，治疗最困难的关节内骨折，治疗极为复杂，治疗结果十分不同，取决于关节面损害的范围，股骨髁形态及髁股之间滑动面恢复是否满意。对此骨折需有正确复位，手法复位常较困难，多需做手术切开复位内固定，要较好地贯彻动静结合的原则，早期进行练功活动，结合膝关节持续被动运动（CPM）功能锻炼，以恢复膝关节功能。

1. 手法整复　其治疗适应证主要为：①一、二度骨折；②部分四度骨折、粉碎严重，无手术复位的可能；③身体情况不能耐受手术治疗者；④合并其他脏器伤如颅脑损伤等不能行手术内固定。

操作手法：患者仰卧，膝屈曲 30°～50°，先在无菌操作下，抽吸干净关节积血。一助手握持大腿中下段，另一助手握持小腿中上段，术者用两手掌抱髁部，并向中心挤压，以免在牵引时加重两髁旋转分离。在抱髁下，两助手徐徐用力对抗牵引，注意牵引时不要用力过猛，以免加重损伤和造成两髁旋转（图 2-105）。

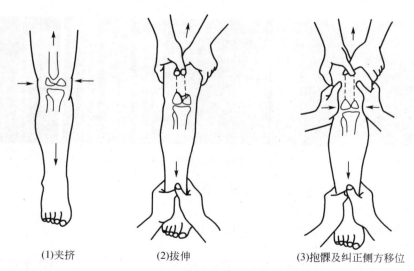

(1)夹挤　　　　　(2)拔伸　　　　　(3)抱髁及纠正侧方移位

图 2-105　股骨髁间骨折手法整复

当重叠移位纠正后，可用纠正髁上骨折前后移位的方法，术者用手从腘窝部或膝前用力，纠正前后移位。注意不可矫枉过正。为使关节面平整，术者在维持牵引下，对向两手反复向中心推挤。复位后，放好衬垫及夹板固定，进行 X 线片检查。如关节面已平整，仅有少许前后移位，在股骨髁或胫骨结节牵引下纠正；若为单侧髁骨折块仍向外移时，可用拇指向内推挤。如移位仍较明显，须再行复位，达到对位满意为止。

2．固定方法　骨折复位后，在维持牵引下，术者用两手捏住骨折部，行大腿四夹板固定。因大腿肌群力大，再移位的可能性大，往往采用夹板固定加骨牵引 6～8 周。再行超关节夹板固定直至骨折愈合。亦可采用石膏固定术。

对重度粉碎性骨折，则可通过屈膝 20°位持续骨牵引来治疗，在治疗期间应注意正确的牵引方向，及时纠正骨折片向后移位或向后成角。

3．药物治疗　根据骨折三期辨证治疗。

4．功能锻炼　练功活动应贯穿于治疗全过程，并强调早期功能锻炼。行夹板及骨牵引期间，做股四头肌等长收缩及踝趾关节屈伸锻炼，活动髌骨，去除外固定或手术达坚强内固定后，做膝关节不负重活动，直到 X 线片显示骨性愈合，才允许逐步下地行走。

5．手术治疗　适用于 Neer 分类Ⅱ、Ⅲ型，以及 AO 分型中的 C2、C3 型骨折，多可获得精确的解剖复位及坚强的内固定，便于早期膝关节屈伸功能锻炼。手术内固定治疗的方法繁多，但各有优缺点，须根据生物力学固定理论、创伤能量的大小、软组织损伤情况、骨质疏松情况及经济承受能力，采用个性化的手术方案。内固定手术方式的选择基于：①关节面可恢复解剖复位；②固定强度足够，不需额外附加外固定治疗；③固定的强度能适应术后膝关节早期和积极功能锻炼；④局部皮肤及软组织条件好；⑤患者情况良好，能够耐受手术治疗及愿意配合手术治疗。如患者的全身情况不允许，则予以先行 2～3 周的牵引及随后支具治疗或存在病理性骨折，以上要求可适当降低。

内固定的选择主要有：95°角钢板（ABP）、动力髁部螺钉（DCS）、微创固定系统（LISS）等。

（1）角钢板：特点为钢板呈固定 95°，可抗弯曲和扭转以保证骨折部位稳定，但手术时钢板在股骨髁三个平面上位置要正确，否则会产生骨折端屈曲、内翻或外翻畸形导致手术失败，主要适用于 C1、C2 型骨折（图 2-106）。

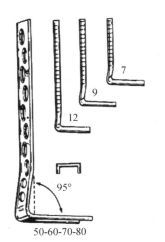
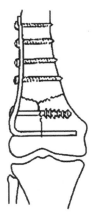
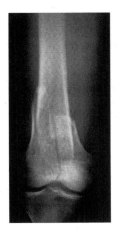
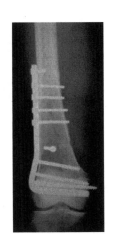

图 2-106　角钢板固定

（2）动力髁部螺钉：与角钢板近似，只是角钢板的髁部刀片被 95°空心加压螺钉代替，应用动力驱动的扩孔钻在导针引导下为加压螺钉钻孔，避免锤击刀片通过双髁时带来的并发症，故操作上较角钢板更加容易，该系统与股骨远端外侧贴附好，固定力分散，受力均匀，拉力螺钉可使骨折块加压，增加稳定性，主要用于 C2 型骨折。该系统对股骨髁部骨质损伤较大，对骨质疏松及 C3 型骨折难以满意固定，如果固定失效后翻修较为困难（图 2-107）。

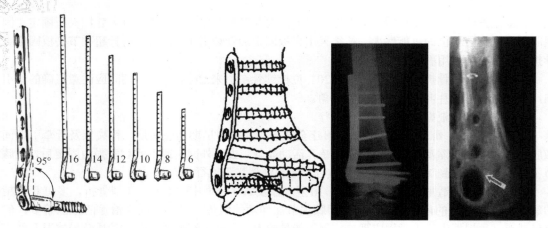

图 2-107　动力髁部螺钉固定

（3）微创固定系统：微创钢板是一种生物损伤很小的内植物，它由能微创经皮肌肉下放置的钢板和锁定在钢板上的螺钉组成，两者具有角度稳定的复位功能。此系统的特点包括单皮质固定角稳定的锁定螺钉。此类钢板可以预先成型，在骨折近端引导器指引下在肌肉下放置钢板，经皮插入螺钉，这种技术所使用的螺钉都是稳定螺钉。螺钉和钢板组成一个内固定支架，螺钉在轴向和成角方向上的稳定性降低了术后复位的丢失，螺钉锁定后不易拔除，操作简便、创伤小、疗效肯定，特别适合于干骺端骨折及骨质疏松者。生物力学表明在股骨远端骨折模型中应用微创固定系统比常规钢板系统能承受更高的负荷力（图 2-108）。

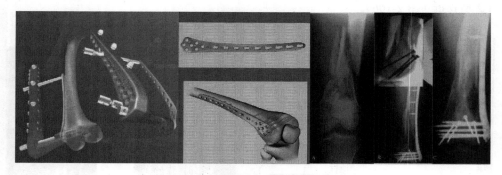

图 2-108　微创固定系统钢板内固定

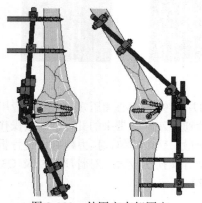

图 2-109　外固定支架固定

（4）有限的外固定支架：在某些情况下，可临时使用外固定支架对骨折进行临时固定，以维持骨折的对线对位，减轻患者的疼痛，减少对神经、血管和肌肉组织的损伤，如关节面严重粉碎无法拼接复位，损伤严重的开放性骨折，广泛软组织损伤的骨折，患者并发颅脑、胸腹、脊髓损伤需要优先处理，全身多处多发骨折并发休克，或者患者不能及时耐受手术等（图 2-109）。

不论采用何种治疗方法，重要的是重建膝关节的解剖结构，不但要求骨折尽可能达到解剖复位，而且若有韧带支持结构或半月板损伤也应做相应的修复。以恢复骨折断端和关节的稳定性，能够进行早期功能锻炼，尽可能减少并发症的发生。

手术早期并发症主要有：①血管并发症，骨折或手术导致的腘动脉和膝关节周围的侧副血管损伤，没有及时处理，可导致严重后遗症。②感染，开放性骨折、清创不彻底、经关节腔切开手术、手术时间过长均可能出现感染的情况，迁延不愈，可能遗留有慢性骨髓炎的发生或关节的破坏。③复位失败，好发于技术不熟练、手术入路不清晰、内固定方式选择失当及髁间严重粉碎性骨折，关节面破坏严重，无法进行精确的复位，后期将遗留畸形。④早期固定失败，发生的原因通常有骨量下降、骨质疏松；术后监护不良，早期负重或不当的康复锻炼；手术计划和实施失败。

晚期并发症包括：①迟缓愈合或骨不连及假关节形成，为内固定方法不当或错误致内固定物折断；损伤或手术导致血供不良。②畸形愈合，包括内外翻及前后成角。③膝关节功能障碍，系感染或长期制动造成髌股间、股骨髁与胫骨平台间及股四头肌粘连，关节囊周围粘连所致。④骨性关节炎，来自骨折复位不良或骨折端轴线上偏差造成。⑤内固定物折断，骨折愈合不良，内固定物承受不了负重时产生的应力时发生折断。⑥膝关节不稳定，由于残留的韧带松弛造成。在初次手术时，损伤的韧带未予修复加上术后出现内、外翻畸形可加重韧带的松弛，导致膝关节不稳定。

五、髌骨骨折

髌骨是全身骨骼中最大的种子骨，呈三角形而较扁，古称"连骸骨"，俗称"膝盖骨"。髌骨骨折（fracture of patella）是指由直接暴力或间接暴力所致，导致髌骨的完整性或连续性中断，出现疼痛、肿胀和功能障碍。髌骨骨折较为常见，属于关节内骨折，发生率约占全身骨的 1%，其中以青壮年多见，青少年很少发生。

（一）病因病理

髌骨骨折可由直接暴力或间接暴力所致。直接暴力引起者，是由髌骨直接撞击于地面或遭受打击所致，骨折多为粉碎性，股四头肌腱膜和关节囊一般保持完整，对伸膝功能影响较少；间接暴力所致者，是膝关节半屈曲位跌倒时，股四头肌强力收缩，髌骨与股骨滑车顶点密切接触成为支点，髌骨被强力牵拉和折顶而断裂，骨折多为横断，两折块分离、移位，伸膝装置受到破坏，关节囊及肌四头肌腱膜一般不完整。髌骨、股四头肌腱及髌韧带组成伸膝装置。髌骨有保护膝关节、增强股四头肌力、伸直膝关节最后 10°～20° 的滑车作用。

常用分类如下。

1. 髌骨骨折的 Rockwood 分型（图 2-110）

Ⅰ型：无移位骨折。

Ⅱ型：横断骨折。

Ⅲ型：下极骨折。

Ⅳ型：无移位的粉碎性骨折。

Ⅴ型：移位的粉碎性骨折。

Ⅵ型：垂直骨折。

Ⅶ型：骨软骨骨折。

Ⅰ型　　　Ⅱ型　　　Ⅲ型　　　Ⅳ型　　　Ⅴ型　　　Ⅵ型　　　Ⅶ型

图 2-110　髌骨骨折 Rockwood 分型

2. 髌骨骨折的 AO/OTA 分型（图 2-111）

A 型：髌骨关节外骨折，伸膝装置断裂。

B 型：髌骨部分关节内骨折，伸膝装置完整，如纵行骨折。

C 型：髌骨完全关节内骨折，伸膝装置破裂。

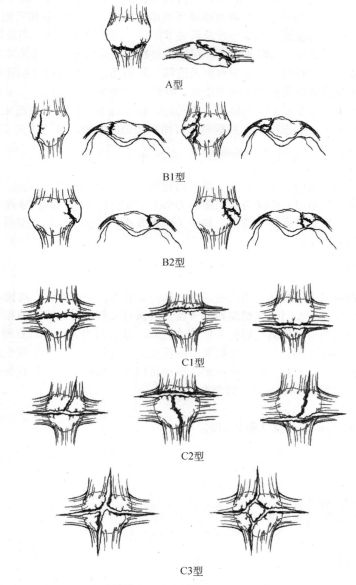

A型

B1型

B2型

C1型

C2型

C3型

图 2-111　髌骨骨折 AO 分型

（二）临床表现与诊断

髌骨骨折多有明确的外伤史。伤后局部疼痛，肿胀严重，膝关节不能自主伸直，患肢呈现保护性姿态，如跛行或不能步行等。皮下瘀斑明显，甚至出现张力性水疱，关节腔内大量积血，可出现浮髌试验阳性。直接暴力或间接暴力所致者，均可有膝前软组织擦伤痕。膝前明显压痛，无移位骨折，膝前不一定扪及凹陷；有移位骨折，骨擦音和异常活动明显，并可扪及呈沟状凹陷的骨折端。折断分离明显时，则在膝前血肿两端处扪及骨折块。

膝关节正/侧/轴/斜位 X 线片检查可了解骨折的类型。

临床上怀疑有髌骨骨折而 X 线片阴性者，还应考虑有股四头肌髌骨附着部或髌韧带髌骨附着部损伤可能。这两类损伤可以不带有骨折片，但局部有显著压痛，伸膝困难。

CT 用于评估骨折不愈合，畸形愈合所致的关节面不平整及髌股关节对应关系不良。MRI 有助于诊断软骨及韧带损伤。

在鉴别诊断中应注意除外罕见的二分髌骨或三分髌骨，它是一种发育后遗症，骨片多位于髌骨外上极（约占 75%），常有 1～2 块碎片，其形状不规则，边缘光滑。对侧膝关节也有相似发现，发生率为 8%，通常是左右两侧。

（三）治疗

髌骨骨折的治疗原则尽可能保留髌骨，恢复伸膝装置完整，修复股四头肌扩张部的横行裂伤，保证关节面光滑完整，早期功能锻炼，防止创伤性关节炎的发生。

1. 手法整复 主要适用于伸膝装置完整的非移位性骨折，如非移位性骨折、星形骨折、纵形髌骨骨折等；或骨折块移位<3mm，关节面不连续、台阶<2mm 的骨折。

复位手法：患者取仰卧位，膝伸直或屈 20°～30°，因微屈曲使关节面恢复正常解剖位置。术者站于患侧，一手拇指、示指、中指捏挤远端向上推，并固定之，另一手拇指、示指及中指捏挤近端上缘的内、外两侧向下推挤，使骨折断端接近。经上述手法，骨折远近端对位良好，即可暂时固定。若手指触摸不平整时，或 X 线透视有前后残余移位，以一手拇指、示指固定下陷的一端，另一手拇指、示指挤按向前突出的另一端，使之对齐。然后将骨折远折端挤紧，用抱膝圈固定。复位满意，即骨折端紧密接触，关节面平整。有时关节面平整而前面尚有裂缝，亦应认为满意，每隔 1～2 日再推挤 1 次；或在抱膝圈固定下，可逐渐对位（图 2-112）。

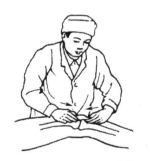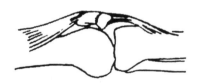

图 2-112　髌骨骨折复位法

2. 固定方法 骨折外固定包括石膏外固定、抱膝圈外固定和布兜弹性多头带固定法。前两者适用于无移位的髌骨骨折，稍有移位的髌骨骨折其髌腱膜和关节囊无撕裂、关节面平坦完整者，以及髌骨纵形骨折；后者适用于移位较多的骨折。

（1）石膏外固定法：包括石膏托、石膏夹和管型石膏外固定，适用于无明显移位骨折。方法是先清洗局部皮肤，在严格无菌操作下抽吸关节腔内积血。有移位者手法挤压骨折块，使其相互靠拢，同时小范围活动膝关节，可使关节面自动恢复平整，然后用长腿石膏固定患膝于稍屈膝 15°～20°位。若以管型石膏固定，在石膏塑形前摸出髌骨轮廓，并适当向髌骨中央挤压使骨折块断面充分接触，这样固定牢靠，可早期进行股四头肌收缩锻炼，预防肌肉萎缩和粘连，外固定时间不宜过长，一般不超过 6 周。髌骨纵形骨折一般移位较小，用长腿石膏夹固定 4 周即可。在石膏塑形前两手掌自髌骨两侧向中央挤压，骨折即可复位，在去石膏后主动功能锻炼，一般疗效较好。

（2）抱膝圈外固定法：适用于无明显移位或轻度移位骨折（移位不超过0.5cm）或粉碎性骨折。用绷带量好髌骨轮廓大小，做成圆圈，缠以棉花，用绷带缠好外层，另加布带四条，各长60cm，制以抱膝圈，后侧垫一托板或石膏托固定膝关节于伸直位，将布带经膝两侧绕过托板或石膏托后结扎，若肿胀消退，根据消肿后髌骨轮廓大小，缩小抱膝圈，继续固定至骨折愈合（图2-113）。

注意事项：抱膝固定要注意避免布带压迫腓总神经，造成腓总神经麻痹，影响治疗结果。有移位的髌骨骨折，经手法整复后，用抱膝圈固定，其固定效果不够稳定。在固定期间，尤其是开始屈伸锻炼后，由于撕裂的关节囊未经修补缝合，整复后的骨折块，仍可分离，导致骨折不愈合或两骨折块向前成角畸形愈合。因此，用此法固定时，应及时检查纠正，如发现固定失败，及早改用其他有效的固定方法。

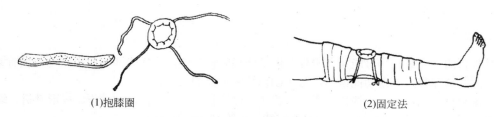

(1)抱膝圈　　　　　　　　　　　　　　　　(2)固定法

图2-113　抱膝圈及其固定方法

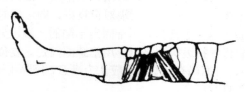

图2-114　布兜多头弹性带固定法

（3）布兜弹性多头带固定法：对移位较多的患者，可用此法固定（图2-114）。膝部两侧用纱布保护皮肤，然后用绷带将膝后活动板绑于腿上。

3. **药物治疗**　髌骨骨折，关节内积血较严重，初期宜大量使用活血化瘀药及适当加渗湿药，如活血祛瘀方加薏苡仁、防己、车前子等；待肿胀渐消，再在活血化瘀的基础上和营止痛，续筋接骨，如和营止痛汤、接骨丹等；后期宜服补肾壮筋汤等。

外用药，早期可敷双柏散、四黄散等；后期功能锻炼时，可用海桐皮汤熏洗。

4. **练功活动**　整复后，应在有效固定下尽早行股四头肌功能锻炼及踝、趾关节屈伸2周，然后开始做膝关节被动屈伸，活动范围开始时不要超过15°。第4周起，可嘱咐患者扶双拐患肢不负重下地步行1～2周，再改为单拐。根据骨折类型及时对位稳定程度，结合X线照片检查显示的骨折愈合情况而解除外固定，并加强膝关节功能锻炼，活动范围逐渐加大，加大的程度以患者自己不感到疼痛为宜。

5. **手术治疗**　目的是解剖复位、恢复关节面的平整和伸膝装置。移位骨折的手术指征是骨折块移位>3mm，关节面不连续、台阶>2mm的伸膝装置损伤。应尽可能保持髌骨的完整性，只有当损伤严重而不能重建时才酌情考虑切除髌骨。手术切口可根据骨折类型选择，可分为髌前正中纵行、髌前横行或髌旁外侧切口，髌前横切口时需要注意不可伤及隐神经的髌下支。

髌骨骨折常用的内固定法有钢丝钢缆、螺钉和钢丝张力带技术等。其中钢丝克氏针张力带固定技术使用最为广泛。张力带钢丝技术可用来治疗移位的横断或粉碎性骨折，固定效果较确实，对于骨质坚硬、骨折块较完整的年轻患者可用空心螺钉固定骨折块，再与张力带结合，将钢丝从螺钉中心交叉穿过"8"字固定；对于严重粉碎性髌骨骨折，复位后可先用钢丝进行环扎后再用张力带钢丝技术固定；对于双极骨折可用螺钉、张力带、钢丝环扎或综合方法来治疗，应保留大的骨折块、去掉小的不能修复的骨折块，所有股四头肌和髌韧带上无法存活的软组织都应去除（图2-115）。

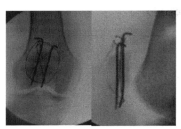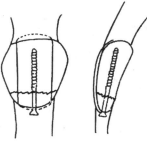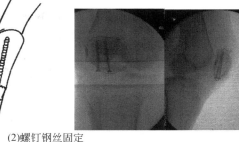

(1)克氏针张力带固定   (2)螺钉钢丝固定

图 2-115 髌骨骨折内固定

髌骨部分切除效果优于全切除，注意应保持髌骨力臂的完整性，一个下极或上极粉碎，甚至中央带粉碎的髌骨，通过切除碎骨片后再复位，可以得到很好的效果。如果横形骨折，切除远端或近端，将主要骨片复位是可行的。若粉碎区在边缘，应切除部分骨片以防止骨赘形成。髌骨部分切除后，缝合邻近的韧带以保持伸膝的轴线处于中央维持平衡。对于髌骨有明显移位的严重粉碎性骨折，或髌下软骨广泛破坏，即髌骨骨折既不能整复，又不能采用部分切除的，可酌情对髌骨行全部切除及髌韧带修补术。在髌骨切除中尽可能保留一个较大的骨片，对维持力臂的作用是有利的。对于年轻患者，要慎重使用此法，以防止日后膝关节功能受影响。

陈旧性髌骨骨折，如果断端分离大，应先行髌骨牵引术，待断端靠拢后再二期行内固定术。

（四）预防与调理

髌骨手术后，如果需要外固定保护，最好使用可调节支具，可以预防膝关节僵硬。

（五）预后与转归

髌骨的供血较为丰富，因此髌骨大面积坏死很少发生，但当髌骨损伤严重或过多切除髌骨两侧时可发生髌骨坏死。术后常见的并发症包括伤口感染、低位髌骨、内固定失效、延迟愈合和骨不连、膝关节僵硬粘连及创伤性骨性关节炎等。髌骨骨折如无移位及关节面平整，或骨折移位<2mm 及髌下关节面不平<1mm，则发生创伤性关节炎的可能极小；反之则发生创伤性关节炎可能性大，其中2/3 患者有膝关节不适和股四头肌肌力减弱。髌骨骨折合并伸肌支持带撕裂的骨折、开放性骨折及超过 2～3mm 的移位或关节面不平的骨折，手术治疗的疗效较保守治疗为优。对于大块横形骨折，以改良张力带或螺丝钉固定疗效为优。粉碎性骨折需行髌骨切除的患者，最终必将损害伸膝装置的功效，股四头肌的肌力下降，可出现伸膝迟缓，爬楼梯时膝关节软弱无力，因此如果可行的话应尽量保留髌骨，至少保留髌骨近端或远端 1/3。

（王君鳌）

六、胫骨平台骨折

胫骨平台骨折（fractures of tibial plateau）又称胫骨髁骨折。胫骨平台是膝关节的重要负荷结构，一旦发生骨折，使内、外平台受力不均，将产生骨性关节炎。由于胫骨平台内外侧分别有内、外侧副韧带，平台中央有胫骨粗隆，其上有交叉韧带附着，当胫骨平台骨折时，常发生韧带及半月板损伤。胫骨平台骨折为关节内骨折，常波及胫骨近端关节面，易引起膝关节活动障碍。因而，对于胫骨平台骨折的诊断与处理是膝关节创伤外科中的重要问题。骨折好发于外髁，男性多于女性，以青壮年多见，占成人骨折的 1.9%。

（一）病因病理

胫骨平台骨折多系严重暴力所引起，临床以间接暴力引起多见。当站立时膝部外侧受暴力打击，外翻暴力造成外髁骨折；从高处跌下时，胫骨髁受到垂直压缩暴力，股骨髁向下冲击胫骨平台，则引起胫骨内、外髁同时骨折；单纯的胫骨内髁骨折极罕见。

胫骨平台骨折分型如下。

1. Schatzker 分型　是当前应用最广泛的分型，将胫骨平台骨折分为六型（图 2-116）。

Ⅰ型：外侧平台的单纯楔形骨折或劈裂骨折，无关节面塌陷，多见于青壮年，此型占胫骨平台骨折的 15%。

Ⅱ型：外侧平台的劈裂压缩性骨折，多发生在 40 岁以上的患者，此型占胫骨平台骨折的 23.2%。

Ⅲ型：外侧平台单纯压缩性骨折。这种骨折可以是稳定或不稳定性骨折，此型占胫骨平台骨折的 14.5%。

Ⅳ型：内侧平台骨折。其可以是劈裂性或劈裂压缩性，常合并膝关节脱位、血管损伤，需仔细检查。此型占胫骨平台骨折的 14.5%。

Ⅴ型：包括内侧平台与外侧平台劈裂的双髁骨折，常合并血管神经损伤，此型占胫骨平台骨折的 12%。

Ⅵ型：同时有关节面骨折和干骺端骨折，胫骨髁部与骨干分离，即所谓的骨干-干骺端分离，通常患者有相当严重的关节破坏、粉碎、压缩及髁移位。此型占胫骨平台骨折的 20.8%。

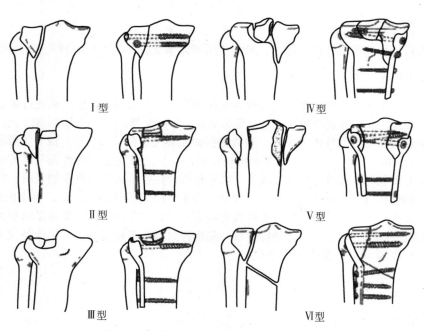

Ⅰ型　　　　　　　　　Ⅳ型

Ⅱ型　　　　　　　　　Ⅴ型

Ⅲ型　　　　　　　　　Ⅵ型

图 2-116　胫骨平台骨折的 Schatzker 分型

2. AO 分型　胫骨平台骨折 AO 分型为 43（A-C）（1-3），A 是关节外骨折，B 是部分关节内骨折，C 是完全关节内骨折，也常用。

3. 三柱分型　罗从风等根据三维 CT 基础上立体评估胫骨平台骨折，以胫骨棘连线为中点，两侧沿线分别至腓骨头前缘及胫骨平台内侧嵴，向前延至胫骨结节前缘，将胫骨平台分割为三个部分，分别定义为外侧柱、内侧柱及后侧柱。三柱分型有利于制订手术入路及方案。

（二）临床表现与诊断

一般有明显受伤史，伤后膝部肿胀、疼痛、功能障碍，局部瘀斑明显，可有膝内、外翻畸形。膝部有明显的压痛，骨擦音及异常活动。体格检查中要注意是否合并膝关节前后交叉韧带及侧副韧带的损伤，如行抽屉试验和侧副韧带挤压试验。如腓骨小头处有骨折，可合并有腓总神经损伤。

膝关节正侧位X线照片一般可显示骨折及移位情况。除正、侧位X线摄片外，尚应根据伤情拍摄特殊体位相。对于X线片不能清楚显示移位情况的骨折，行 CT

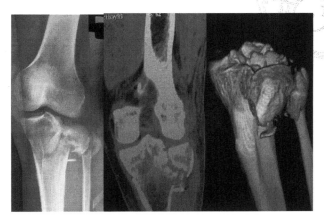

图 2-117　X线下（左）、CT扫描（中）及CT三维重建（右）胫骨平台骨折

检查或 CT 三维重建技术（图 2-117）。疑伴有韧带及半月板损伤者，可选用膝关节 MRI 检查。怀疑伴有血管损伤时，必要时行 B 超或血管造影检查。

（三）治疗

胫骨平台骨折为关节内骨折，治疗的目的是恢复关节面的平整、韧带的完整性及膝关节活动的范围，防止创伤性关节炎的发生。无论是手法整复，还是手术治疗，都应尽量达到解剖复位，同时又要避免膝关节长期制动而影响关节功能的恢复，临床上以手术治疗多见。

1.手法整复　胫骨平台骨折无移位或者骨折塌陷＜3mm，劈裂移位＜5mm，或难以手术切开复位者，可采用手法整复。复位一般在腰麻或局部血肿内麻醉下进行，患者取仰卧位。复位前，先行膝关节腔穿刺并抽出关节内积血，取膝关节屈曲20°～30°进行操作，复位效果由 C 臂机监视。

（1）单髁骨折：以外髁为例，一助手握大腿下段，另一助手握小腿下段行对抗牵引。在纵向对抗牵引下，远端助手略内收小腿使成膝内翻。膝内翻时，外侧关节囊若未破裂，可在紧张收缩的情况下，将骨折块拉向近、内侧；术者站于患侧，用两手拇指按压骨折片向上、向内复位（图 2-118）。

（2）双髁骨折：手法复位时，两助手分别握大腿下段及小腿下段对抗牵引。牵引时，要持续强有力，术者在对抗牵引下，以两掌合抱，用大鱼际部置于胫骨内、外髁上端之两侧，相向对挤，使骨折块复位。亦可用金属加压器夹两髁向中间复位。若复位过程有阻力或不顺利，可反复用手推挤骨折块，使之复位。复位后应加用持续牵引。

2.固定方法

（1）夹板固定：复位成功后，稳定的骨折可用超膝关节夹板固定4～6周，固定前外髁骨折先在外髁的前下方放好固定垫，注意勿压伤腓总神经，双髁骨折则在内、外髁前下方各置一固定垫。若骨折整复后，骨折块仍有移位趋势，可加用胫骨下端或跟骨牵引，以增强骨折固定的稳定性，防止移位的再次发生。4～6周后，拆除外

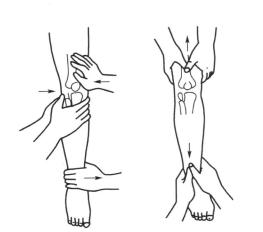

图 2-118　胫骨平台骨折复位法

固定，鼓励患者进行膝关节主动功能锻炼，6～8周可部分负重，X线片证实骨折达到骨性愈合后，方可完全负重。

（2）持续牵引：对于胫骨髁移位严重的粉碎性骨折，牵引治疗是常用的方法。可采用跟骨结节或胫骨下端骨牵引，牵引重量为3～5kg，时间一般为4～6周，早期即鼓励患者进行膝关节的屈伸运动，通过膝关节的早期活动，使骨折愈合按股骨髁的形态，重新磨造成型，即使严重的粉碎性骨折，也可以磨造出平整的关节面。

（3）外固定器固定：适用于移位大，伤情重或局部皮肤条件差不宜切开复位的胫骨平台骨折。外固定架治疗复杂的胫骨平台骨折，能较好地维持关节复位及轴向对线，并允许早期治疗。固定时外固定架的针必须尽量在关节面下1.5cm的关节囊外，以免置针感染进入关节。一般固定时间为6～8周。

3. 外治法 早期复位后在固定的同时可予驳骨油纱外敷患处以活血祛瘀，消肿止痛。中期宜接骨续损，和营生新，外敷接骨膏或接骨续筋药膏。后期可用海桐皮汤或下肢损伤洗方熏洗局部以舒经活络，同时可配合中药内服治疗。

4. 西药治疗 在急性期可选择性使用镇痛药以缓解疼痛。外用药物可以外擦双氯芬酸乳胶剂及各类接骨续筋药膏等中药外用剂，以促进损伤组织修复，但是应注意避免局部皮肤过敏反应。对于并发症或基础疾病等对症选择合适的药物治疗。

5. 功能锻炼 完成复位固定后，即可进行股四头肌功能锻炼及踝趾关节的屈伸锻炼，骨折达临床愈合后，可拆除外固定，做膝关节主动功能锻炼，膝关节活动范围由小到大，循序渐进，6～8周可部分负重，X线片证实骨折达到骨性愈合后，方可完全负重。

6. 手术治疗 胫骨平台骨折的关节面塌陷>3mm，侧向移位>5mm；合并有膝关节韧带或半月板损伤及有膝内翻或膝外翻>5°者，应考虑手术治疗。对于单髁劈裂骨折或I型骨折，可采用切开复位拉力螺钉或支持钢板内固定；对于双髁骨折或V型骨折，可采用切开复位双侧支持钢板内固定；对于关节面塌陷<12mm者，可在关节镜监视或透视下经皮撬拨复位；对于关节面塌陷>12mm，以及II型或III型骨折者，可采用切开复位及植骨术；劈裂塌陷骨折及VI型骨折，对老年骨质疏松者亦可用"L"型和"T"型支撑钢板固定（图 2-119）；平台塌陷及骨缺损处植骨；对于合并韧带及半月板损伤者，如果可做I期修复就修复，如果修复

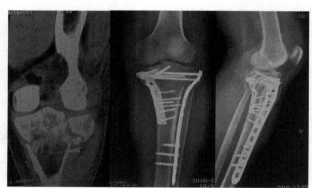

图2-119 VI型骨折钢板内固定术前CT扫描（左）及术后正（中）、侧位X线片（右）

时影响骨愈合或者加重局部损伤则二期修复或重建。

（四）预防与调理

胫骨平台骨折属关节内骨折，即不易复位，又难以固定及整复，因此指导患者早期进行功能锻炼，晚期负重是术后康复的关键。在手术治疗和骨牵引中注意预防感染。

（五）预后与转归

胫骨平台骨折经手术治疗后，一般预后尚可。其并发症分两类，一类是早期并发症，包括复位丧失、深静脉血栓形成、皮肤坏死与感染；另一类是晚期并发症，包括骨不愈合、内植物失败、骨折畸形愈合、膝关节僵硬、创伤性关节炎等。应坚持早锻炼晚负重的原则，6～8周后逐渐开始活动，

至骨折完全愈合后才可负重，避免创伤性关节炎、膝关节僵硬等并发症的发生。

（陈文治）

七、胫腓骨干骨折

胫腓骨干骨折（tibia and fibula shaft fractures）是指胫骨结节、腓骨小头以下至内、外踝以上的骨折。本病是最常见的长骨骨折之一，在各年龄段均可发病，各年龄段发病率呈双峰分布，低能量螺旋骨折在 50 岁以上的患者中更常见，30 岁以下的患者更常见的是高能量的横向或粉碎性骨折。在年龄≥65 岁的患者中，女性比男性更常见。然而，在年轻患者中，男性为女性的 2 倍多。其中以胫腓骨双骨折最多，胫骨骨折次之，单纯腓骨骨折少见。胫骨中下 1/3 为三棱形和四方形骨干移行部，此处为骨折好发部位；胫骨全长内侧 1/3 面位于皮下，骨折易为开放性；小腿肌肉主要为外侧群及后侧群，骨折后易发生成角、短缩和旋转移位；小腿下 1/3 骨折因局部血运不良，易发生迟缓愈合或不愈合；小腿骨折易并发筋膜间室综合征。本病的诊断虽无困难，但如处理不当，则可能出现小腿筋膜间室综合征、迟缓愈合或不愈合等并发症。传统医学称本病为"胻骨骨折"。

（一）病因病理

1.**病因**　直接暴力、间接暴力、持续劳损均可引起胫腓骨干骨折，但以直接暴力引起者多见。

（1）直接暴力：常常是交通事故或工、农业外伤，如打击、撞伤、踢伤、车轮挤压等，暴力多来自外侧或前外侧，骨折线多是横形、短斜形，亦可造成粉碎性骨折，胫腓骨两骨折线在同一水平面[图 2-120（1）]，软组织损伤较严重，常为开放性骨折。

（2）间接暴力：通常是运动或生活中损伤，由传达暴力或扭转暴力所致，多为斜形或螺旋形骨折，在足部固定时小腿扭转受伤或是小腿固定时有扭转暴力作用于足上致伤。如从高处跌下、扭伤或滑倒等，胫腓骨干双骨折时，腓骨的骨折线较胫骨骨折线为高[图 2-120（2）]，软组织损伤轻，亦有因骨折端穿破皮肤而发生开放性骨折者。

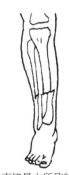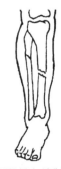

(1)直接暴力所致的骨折　　(2)间接暴力所致的骨折

图 2-120　胫腓骨干骨折

（3）持续劳损：导致应力骨折，起病隐匿，常见于新兵和芭蕾舞演员。新兵发生的此类骨折，最常见于干骺端-骨干交界区，硬化带在后内侧皮质最为明显。芭蕾舞演员发生的此类骨折，最常见于胫骨中 1/3 前缘，X 线可见独特的"可怕的黑线"征象。

2.**分型**　胫腓骨骨干骨折的分型：根据骨折时软组织的损伤程度和骨折形态学进行分类逐步得到广泛认可。

（1）改良的 Ellis 胫骨骨折分类：目前常用。内容包括移位程度、粉碎、软组织损伤、暴力能量、骨折特点等。

（2）AO 分类：临床也常用。开放性骨折参照 Gustilo 和 Anderson 分类方法。

（二）临床表现与诊断

1.**临床表现**　胫腓骨干骨折有明显外伤史。伤后患肢疼痛剧烈、肿胀、功能障碍，触痛压痛明显，纵轴叩击痛，能触及骨擦音和异常活动。单纯腓骨干骨折有时局部压痛并不重，易被误诊为软组织损伤。而胫骨骨折的局部压痛常常很明显，不易误诊，通过压痛部位能确定骨折部位。单纯腓骨骨折时，小腿的负重功能有时仍然存在；而在胫骨骨折，即使是无移位的稳定性骨折，其负重功能也已丧失。有移位者，出现畸形，常常是成角、侧方移位、短缩和旋转畸形并存。胫骨青枝骨折或裂纹骨折，疼痛轻，伤后亦不能站立行走，局部轻微肿胀，有明显压痛。部分胫骨下 1/3 螺旋形骨折可合并后踝骨折，故对于间接暴力所致的胫骨下 1/3 螺旋形骨折，应注意检查后踝部是否存在压痛，以排除后踝骨折。

胫腓骨干骨折的症状与体征取决于受伤的严重程度和受伤机制。损伤严重者，有可能发生筋膜间室综合征。表现为：局部肿胀非常明显，在小腿前、外、后侧间隔区单独或同时出现极度肿胀，扣之硬实，肌肉紧张而无力，有压痛及叩击痛和麻痛牵拉痛，胫神经或腓总神经分布区的皮肤感觉消失。严重挤压伤、开放性骨折，应注意早期创伤性休克的发生。胫骨上 1/3 骨折检查时，应注意腘动、静脉的损伤，腓骨上端骨折应注意腓总神经损伤。

因直接暴力致伤的开放性骨折，皮肤及软组织损伤非常明显，常常伴有皮肤软组织挫裂伤、缺损（图 2-121、图 2-122）。而由胫骨骨折端自内而外刺破皮肤造成的开放性骨折其伤口常常很小，污染不重，因此它的预后要比一般的开放骨折好，但不能忽视通过小伤口发生继发感染的可能性。

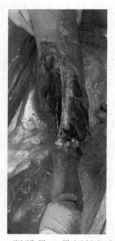

图2-121　胫腓骨干骨折软组织损伤

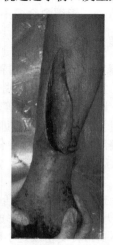

图2-122　胫腓骨干骨折皮肤损伤

2. 辅助检查　X 线检查及其他：X 线摄片原则上应包括胫腓骨全长的正、侧位片（图 2-123），包括膝关节正侧位及踝关节正侧位片，可了解骨折线的走向和骨折端的移位情况以明确诊断，防止低位胫骨骨折合并高位腓骨骨折的漏诊。怀疑小腿血运障碍时行超声检查或造影、筋膜室综合征测定内压。

（三）治疗

胫腓骨干骨折的治疗原则是恢复小腿的长度和轴线。因此应重点处理胫骨骨折，对骨折端的成角和旋转移位，应予以纠正，以防负重时有不平衡的应力作用于关节面，进而影响膝、踝关节的负重功能。骨折端的分离应尽量避免，以减少其不愈合的机会。复位的标准是：力争达到<5°的内外翻成角，<10°的前后位成角，<10°的旋转对线不良，<15mm 的短缩，

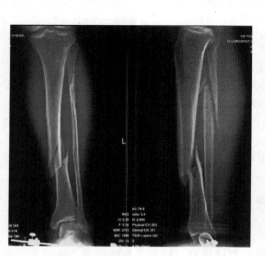

图 2-123　胫腓骨干骨折 X 线片

两骨折端对位 1/2 以上。

　　对于大多数低能量闭合性骨折患者可用非手术治疗，特别是稳定的单纯胫骨闭合性骨折。无移位骨折，须用夹板或石膏固定，直至骨折愈合；有移位的稳定性骨折，可以手法整复、夹板固定或石膏固定；不稳定性骨折，可选用牵引或外固定支架固定，亦可选用手法复位、小夹板固定配合跟骨牵引治疗。婴幼儿胫腓骨骨折，以手法整复、小夹板固定为主。

　　小腿开放性骨折的软组织损伤轻重不等，可发生大面积皮肤剥脱伤、软组织缺损、肌肉挫灭伤、严重污染等。处理时创口的开放或闭合、骨折的固定方法必须根据不同的病因、受伤时间和损伤程度而确定。小腿的特点是前内侧皮肤紧贴胫骨，清创后勉强缝合常因牵拉过紧而造成缺血、坏死或感染。因此对创口较小或较清洁的伤口，预计清创后一期愈合无大张力者，方可行一期缝合。对于骨折的固定问题，预计创口能够一期闭合或延迟一期闭合的患者，可按照闭合性骨折的处理原则进行治疗；对于污染严重或失去清创时机、感染可能性大的患者，单纯外固定又不能维持骨折对位时，可行跟骨牵引或用外固定架固定，一般不应使用内固定。

　　1. **手法整复**　手法整复时，可在麻醉下，患者取半卧位或仰卧位，膝关节屈曲呈 30°～40°，一助手站于患肢外上侧，用肘关节套住患肢腘窝部，另一助手站于足部，一手握住前足，一手握足踝部，用力相对拔伸牵引 3～5 分钟，矫正重叠畸形，然后医者用分骨夹挤或提按推挤手法将骨折复位。一般骨折近端多向前内侧移位，医者两手拇指按压骨折近端前内面，余指环握骨折远端后外部向后外提托，一般可复位。对于斜形、螺旋形骨折，因远端易向外移位，医者站于患肢外侧，一手拇指及其余四指分别放在骨折远端骨间隙的前、后侧，用力夹挤分骨，将远端向内侧提拉，另一手捏住近端内侧，同时用力向外推挤，嘱握足踝部的助手牵引下稍稍内旋，闻及复位的骨擦音，说明骨折端已复位。医者两手握住骨折端，握足踝部助手轻轻前后摇摆骨折远段，使骨折端紧密嵌插，最后医者用拇指和示指沿胫骨前嵴及内侧面来回触摸骨折部，若骨位已平正，则对位良好。也可将患者置放整复床一端，膝关节屈曲，患肢下垂，可有一定牵引作用，必要时再用手法牵引，然后再按上述方法整复。手法复位前应仔细阅读 X 线片，结合"手摸心会"的结果进行分析，拟定整复的具体方法。整复时应充分地拔伸牵引，动作忌粗暴。

　　2. **固定方法**

　　（1）夹板固定：用小腿五夹板（前侧两块夹板，内、外和后侧各一块夹板），利用三点加压的原理，根据骨折断端复位前移位方向而放置适当的压力垫（图 2-124）。

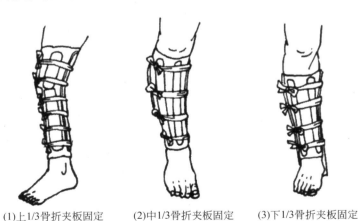

(1)上1/3骨折夹板固定　　(2)中1/3骨折夹板固定　　(3)下1/3骨折夹板固定

图 2-124　胫腓骨干骨折的夹板固定

　　上 1/3 骨折时，膝关节置于屈曲 40°～80°位，夹板下达内外踝上 4cm，内外侧板上超膝关节 10cm，胫骨前嵴两侧放置两块前侧板，外前侧板正压在分骨垫上，两块前侧板上端平胫骨内外两髁，后侧板的上端超过腘窝部，做超膝关节固定。

中 1/3 骨折时，外侧板下平外踝，上达胫骨外髁上缘，内侧板下平内踝，上达胫骨内髁上缘，后侧板下端抵于跟骨结节上缘，上达腘窝下 2cm，两前侧板下达踝上，上平胫骨结节。

下 1/3 骨折时，内外侧板上达胫骨内外髁平面，下平齐足底，后侧板上达腘窝下 2cm，下抵跟骨结节上缘，两前侧板下达踝上，上平胫骨结节。

将夹板按部位放好后，根据小腿长度环形绑扎数条扎带。下 1/3 骨折的内外侧板在足跟下方做超踝关节结扎固定。上 1/3 骨折内外侧板在股骨下端做超膝关节缚扎固定，腓骨小头处以棉垫保护，避免夹板压迫腓总神经而引起损伤。

每天检查夹板的位置和松紧度，密切观察患肢的感觉、血运及足趾活动情况，发现问题及时处理。定期复查 X 线照片，特别是固定 2 周内应常复查 X 线片，发现骨折移位应及时处理。

（2）石膏固定：可分为长腿石膏托固定、石膏前后夹固定、U 型石膏夹板及长腿石膏管型固定。长腿石膏托固定适用于青枝骨折、裂纹骨折及不完全骨折；石膏前后夹固定适用于患肢肿胀严重或皮肤有挫伤，移位不大的横断骨折或锯齿状短斜面骨折；U 型石膏夹板固定适用于小腿下 1/3 及其以下部位的新鲜骨折，或在中 1/3 部位愈合后期的骨折；长腿石膏管型固定适用于除前述类型骨折外的其他类型的稳定性闭合骨折。中 1/3 部位的骨折可先以长腿石膏管型固定，待骨折已有连接性骨痂后，更换为 U 型石膏夹板固定。

达到满意复位之后，在腓骨头和内外踝的骨突部位放上棉花和衬垫，然后按常规进行石膏固定。石膏固定通常把踝关节置放于功能位。如果把踝关节置功能位时胫骨有向后成角的趋势，则可以把踝关节置放轻度屈曲位，固定 4～6 周后骨折端初步愈合再把石膏改型，置踝关节于功能位。膝关节通常置屈曲 20°～45°位，以利控制旋转，并能松弛比目鱼肌对骨折端的牵引力。

石膏固定不满意时，应及时更换或改用其他方法固定。

3. 药物治疗　按骨折三期辨证治疗。

4. 功能锻炼　整复固定后，即做足趾、踝关节屈伸活动及股四头肌舒缩活动。跟骨牵引者，还可以用健腿和两手支持体重抬起臀部，稳定性骨折从第 2 周起进行抬腿及膝关节活动，而坚强内固定术后早期下肢 CPM 锻炼的作用是既可消除肿胀，促进循环，又可防止关节囊挛缩及肌腱粘连（图 2-125）。操作时，动作要缓慢、柔和，活动范围由小逐渐加大。第 4 周开始扶拐做不负重步行锻炼，不稳定性骨折则解除牵引后，仍需在床上锻炼 5～7 天后，才可扶拐做不负重步行锻炼，此时患肢虽不负重，

但是足底要放平，不要足尖着地，也不要悬空，以免致骨折端受力引起旋转或成角移位，锻炼后骨折部无疼痛，自觉有力，即可用单拐逐渐负重行走。在 3～5 周内为了维持小腿的生理弧度，避免骨折端向前成角，在床上休息时，可用两枕法，即在骨折远、近端各垫一枕，骨折处悬空。若解除跟骨牵引后，胫骨有轻度向内成角者，可令患者屈膝 90°，髋屈曲外旋，将患肢足放于健肢的小腿上，呈盘膝姿势，利用肢体本身的重力来恢复胫骨的生理弧度。8～10 周根据 X 线片及临床检查，达到临床愈合标准，即可去除外固定。

5. 手术治疗

（1）切开复位内固定的主要适应证。

1）胫腓骨骨折合并神经血管损伤或筋膜间室综合征。

2）胫骨多段骨折或节段性粉碎性骨折，小腿长度难以维持者。

3）由于骨折端有软组织嵌入等原因造成闭合复位不成功的胫腓骨骨折。

4）胫腓骨骨折合并同侧股骨干骨折、膝关节或踝关节损伤，或双侧胫腓骨骨折，切开复位、内固定能为早期功能练习创造条件。

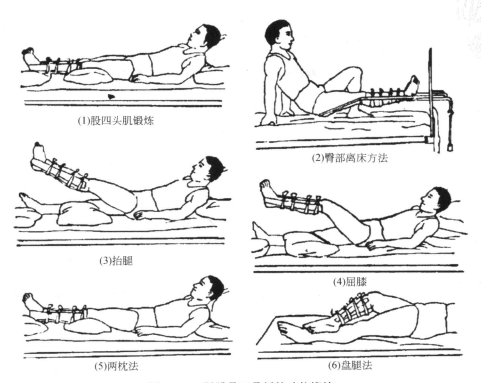

(1)股四头肌锻炼

(2)臀部离床方法

(3)抬腿

(4)屈膝

(5)两枕法

(6)盘腿法

图 2-125　胫腓骨干骨折的功能锻炼

5）污染不重的开放性骨折在清创的同时行内固定治疗。

（2）常用的内固定

1）胫骨髓内钉内固定：髓内钉固定是长骨骨干骨折手术治疗的金标准（图 2-126、图 2-127）。小儿骨骺未闭合者慎用胫骨交锁髓内钉固定术，儿童 4～14 岁者移位骨折可选择钛弹性髓内钉固定。稳定性骨折术后可立即活动关节肌肉，并可持双拐下地负重；不稳定性骨折在 8～12 周连续骨痂生长后可逐渐负重行走。

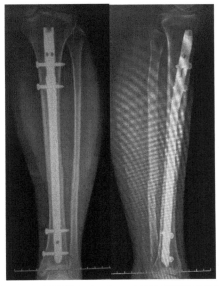

图 2-126　胫腓骨干中下 1/3 骨折交锁髓内钉固定

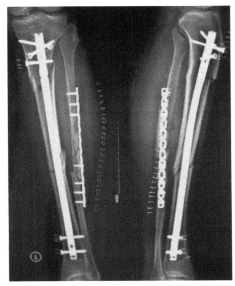

图 2-127　胫腓骨干多段骨折专家级交锁髓内钉固定

2）钢板螺丝钉内固定：适用于胫骨横形骨折、斜形骨折或螺旋形骨折。钢板螺丝钉固定不如带锁髓内钉具有生物力学优势，骨折愈合时间及完全负重时间均晚于带锁髓内钉固定的患者（图2-128）。术后1~2周扶拐，患肢不负重下地，6~8周后逐渐负重。粉碎性骨折应延长至8~12周有连续骨痂生长后方可逐渐负重行走。

（3）外固定支架治疗：无论闭合或开放性小腿骨折均适用，尤其是后者，更具有实用价值。严重的开放性骨折、软组织广泛挫灭伤甚至缺损，骨折粉碎时，往往唯一的选择就是外固定支架治疗（图2-129）。2周左右，待软组织条件好转，再改换其他固定。

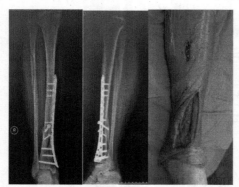

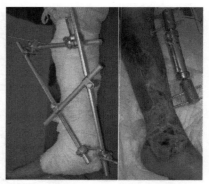

图 2-128　胫腓骨干中下1/3骨折经皮钢板螺钉固定　　　图 2-129　胫腓骨干开放性骨折外固定支架固定

6. 其他疗法　对于闭合复位仍不能达到满意复位，但患者全身状况较差，不能耐受手术的高龄胫腓骨骨折，可用牵引加夹板固定治疗的方法。有较严重软组织损伤的胫腓骨骨折，或合并小腿筋膜间隔综合征，或患肢肿胀严重起水疱的病例，不宜用小夹板固定者，可采用单纯牵引治疗的方法，在牵引下逐步达到骨折复位，并能在牵引下进行换药等治疗。骨牵引常用跟骨结节牵引。

（四）预防与调理

骨折早期，无论采取何种治疗方法，均应抬高患肢，并指导患者行适当的踝关节、足趾屈伸功能锻炼，以利于肢体消肿；同时密切观察患肢肢端感觉、运动及血运情况，对于高度怀疑筋膜间室综合征的病例，应当及时拆除石膏夹板等外固定，加强观察，症状无改善者应紧急手术治疗。对于伤后疼痛及心理的护理与治疗，也应引起重视。

（五）预后与转归

胫腓骨干骨折常见的并发症有：①创伤性休克；②因开放性骨折引起感染；③皮肤坏死和缺损；④小腿血管、神经损伤；⑤骨折迟延愈合、不愈合、畸形愈合，特别是胫骨中下1/3骨折和多段骨折尤为常见；⑥小腿筋膜间隔区综合征；⑦外固定压迫腓总神经；⑧手术内固定治疗可能出现骨折端分离、钉板弯曲断裂、钉板外露等。及时诊断，选择合理的治疗方案，绝大部分患者预后良好。

（葛鸿庆）

八、踝部骨折

踝部骨折（ankle fractures）指胫腓骨远端内外踝骨折，是临床骨科常见的骨折之一。踝部骨折约占全身骨折的3.92%，老年女性易于发生踝关节骨折。踝关节由胫骨、腓骨下端和距骨组成，胫骨下端内侧向下的骨突称为内踝，其后缘向下突出称为后踝，腓骨下端骨突构成外踝，内、外、后踝构成踝穴，而距骨居于其中。踝关节内侧有强大的三角韧带，外侧有距腓前、后韧带和跟腓韧带，胫腓骨之间有下胫腓韧带和骨间膜,以上三组韧带与骨一同维持踝关节的稳定性。踝部骨折传统医学称为"踝骨骨折""脚踝骨折"等。

（一）病因病理

因外力作用的方向、大小和肢体受伤时所处位置的不同,可造成各种不同类型的骨折、各种不同程度的韧带损伤和不同方向的关节脱位。尤以从高处坠下、下楼梯、下斜坡及走崎岖不平的道路,更易引起踝关节损伤。直接暴力如挤压等亦可引起踝部骨折、脱位。

踝关节骨折简单的分类有外翻骨折与内翻骨折。目前应用最广的是 Lauge-Hansen 分型和 Danis-Weber 分型法。

1. Lauge-Hansen 分型　强调足在损伤时所处的位置和造成损伤外力的方向,对手法整复,具有指导意义。每类名称的前半部分系指受伤时足所处的位置,后半部分则指外力的方向。

（1）旋后-内收型：致伤机制为当足部处于旋后位时,距骨在踝穴内受到强力内收暴力所致,外踝受到牵拉,内踝受到挤压,分两度。

Ⅰ度：首先出现踝关节平面以下腓骨横形撕脱骨折,或外侧副韧带撕裂。

Ⅱ度：暴力继续,内侧踝出现垂直骨折（图 2-130）。

（2）旋前-外展型：致伤机制为当足部处于旋前位时,距骨在踝穴内受到强力外展暴力,内踝受到牵拉,外踝受到挤压的外力,此时三角韧带首当其冲,分三度。

Ⅰ度：内踝横形骨折或三角韧带断裂。内踝骨折位于踝关节水平间隙以下。

Ⅱ度：胫腓骨联合韧带断裂或其附着点撕脱骨折。

Ⅲ度：踝关节平面以上腓骨短、水平、斜形骨折（图 2-131）。

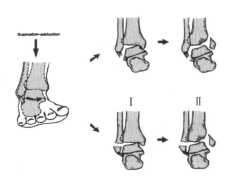

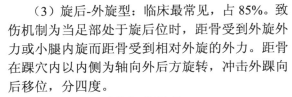

图 2-130　Lauge-Hansen 分型旋后-内收型

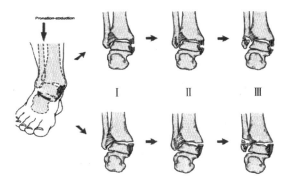

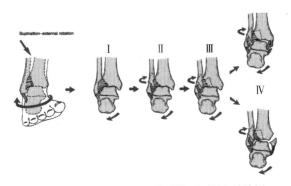

图 2-131　Lauge-Hansen 分型旋前-外展型骨折

（3）旋后-外旋型：临床最常见,占 85%。致伤机制为当足部处于旋后位时,距骨受到外旋外力或小腿内旋而距骨受到相对外旋的外力。距骨在踝穴内以内侧为轴向外后方旋转,冲击外踝向后移位,分四度。

Ⅰ度：下胫腓前韧带断裂。

Ⅱ度：腓骨远端螺旋斜形骨折。

Ⅲ度：后胫腓韧带断裂或后踝骨折。

Ⅳ度：内踝骨折或三角韧带断裂（图 2-132）。

（4）旋前-外旋型：致伤机制为当足部处于旋前位时,三角韧带被牵扯而紧张,当距骨在外踝

图 2-132　Lauge-Hansen 分型旋后-外旋型骨折

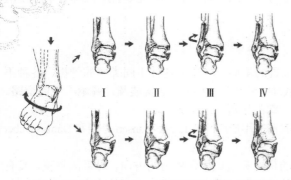

图 2-133　Lauge-Hansen 分型旋前-外旋型骨折

内受到外旋暴力时，踝关节内侧结构首先损伤而丧失稳定性，距骨以外侧为轴向前外侧旋转移位，分四度。

Ⅰ度：内踝横形骨折或三角韧带断裂。

Ⅱ度：前胫腓联合韧带断裂。

Ⅲ度：踝关节平面以上腓骨短斜形骨折。

Ⅳ度：后胫腓韧带撕裂或胫骨后外侧撕脱骨折（图 2-133）。

（5）垂直压缩型：由高处落下所引起的踝压缩性骨折，一般分为单纯垂直压缩型与复合垂直压缩型两类。

1）单纯垂直压缩型，又可分为：①背伸型，引起胫骨前下缘骨折；②跖屈型，常引起胫骨后下缘骨折，以及胫骨远端粉碎性骨折，亦可伴有腓骨下端骨折。

2）复合垂直压缩型：多与旋转、内收、外展等暴力相结合，而在引起压缩骨折的同时，内外踝等处亦伴有不同类型的骨折征。

2. AO 分型　Danis（1949 年）介绍了一种踝关节骨折分型法，后经 Weber 予以改进，称为 Danis-Weber 分型。它主要根据腓骨骨折的水平位置与胫距关节面的相应关系将踝关节骨折分为 A、B、C 三型。腓骨位置越高，胫腓韧带损伤越重，踝穴不稳定的危险越大。Weber 认为踝关节有一处以上的骨折或韧带损伤即是手术适应证。

（二）临床表现与诊断

有明确的踝关节外伤史，伤后局部疼痛、瘀肿、压痛和翻转畸形，功能障碍，可扪及骨擦音。体查患者时，应注意沿小腿骨间膜（胫腓骨之间）从踝关节一直向上触摸至上胫腓联合处，以检查是否合并骨间膜损伤或腓骨上段骨折。

1. X 线检查

（1）踝关节正侧位片：可显示骨折脱位程度和损伤类型，不但有利于诊断和制订治疗计划，还可以估计复位的精确程度及愈合。X 线片长度必要时应包括腓骨上段，以防止腓骨上段骨折的漏诊。

（2）踝穴位片：踝穴位是下肢内旋 20°，此位置正常情况下所有的间隙相等，胫骨远端关节面与腓骨内侧关节面相延续。如果内侧间隙增大反映内侧韧带损伤，踝穴向外移位，如果延续性中断，出现台阶，提示腓骨短缩（图 2-134、图 2-135）。

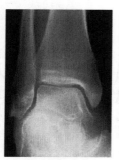

图 2-134　正常踝穴位 X 片

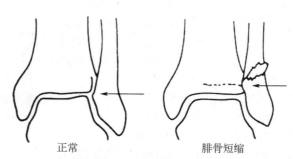

正常　　　　　　腓骨短缩

图 2-135　通过胫骨连线判断腓骨短缩

（3）应力位片：当怀疑有韧带损伤时，可以在踝关节一侧施加应力后拍摄 X 线片，此时损伤一侧韧带不稳，间隙明显增大，为了比较应该双侧同时拍片。

2. CT 检查　用于评估复杂的骨折类型，对 pilon 骨折及青少年三平面骨折尤为重要。对于平片不能确定的骨折，CT 三维重建能清楚显示，如软骨下骨骨折（图 2-136）。

3. 磁共振检查　主要用于检查急性或慢性肌腱和韧带损伤、细微的骨折及软骨下骨损伤。

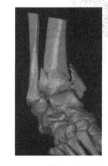

图 2-136　踝关节骨折 CT
三维重建

（三）治疗

踝部骨折为关节内骨折，折线通过关节面，既不容易整复，又不容易固定。治疗原则是尽量使复位达到解剖复位，恢复关节面平整，内、外踝能正确对位，恢复正常的生理斜度，以适应距骨的形态，给予有效的内或外固定，待骨性愈合后才能考虑负重，以避免或减少创伤性关节炎的发生。

1. 整复手法　当踝部骨折是由距骨移位所致者，远端骨折块多与距骨保持联系，随距骨的脱位而移位。整复时只要距骨脱位得以整复，胫距关节面恢复正常，则骨折亦随之复位。三踝骨折时，应先整复内、外踝，再整复后踝。如有重叠、旋转、侧方移位及成角，先整复矫正重叠、旋转、侧方移位，再矫正成角。施行复位手法时，应遵循"按暴力作用相反的方向进行复位和固定"的原则。具体手法如下：

采用腰麻、腰硬联合麻或坐骨神经阻滞麻醉。患者平卧，屈膝 90°，一助手站于患肢外侧，用肘部套住患肢腘窝，另一手抱于膝部向上牵拉。另一助手站于患肢远端，一手握前足，一手托足跟，行拔伸牵引，并使踝关节略跖屈，循原来骨折移位方向徐徐牵引。牵引不可用力过猛，以防加重韧带损伤。内翻骨折使踝徐徐由内翻至稍外翻，外翻骨折使踝徐徐由外翻至稍内翻，以利复位固定。无内、外翻畸形时，即两踝各向内、外侧方移位者，则垂直牵引。如有下胫腓关节分离者，可在内、外踝部加以对向合挤。待重叠及后上移位的骨折远端牵下后，术者用拇指由骨折线分别向上、下轻轻推挤内、外踝，以解脱嵌入骨折裂隙内的韧带或骨膜。

（1）纠正旋转、内外翻：在纠正内、外翻畸形前，先纠正旋转畸形。一般内、外翻畸形均合并内、外旋。牵引足部的助手将足内旋或外旋并同时改变牵引方向，外翻骨折由外翻牵引逐渐改为内翻；内翻骨折者牵引方向由内翻逐渐改为外翻。同时术者两手在踝关节上、下方对向挤压，使骨折复位。

（2）纠正前后移位：有后踝骨折合并距骨后脱位，可用一手握胫骨下段向后，另一手握前足向前提。并徐徐将踝关节背伸，利用紧张的关节囊将后踝拉下。使向后脱位的距骨回到正常位置。当踝关节背伸到中立位时，向前张口的内踝亦大多数随之复位。如仍有裂口，可用拇指由内踝的后下方向前推挤，使骨折满意对位。

2. 固定方法

（1）夹板固定：先在内、外踝的上方放一塔形垫，下方各放一梯形垫，或放置一空心垫，防止夹板直接压在内外踝骨突处。用五块夹板进行固定，其中内、外、后板上自小腿上 1/3，下平足跟，前内侧及前外侧夹板较窄，其长度上起自胫骨结节，下至踝关节上方。夹板必须塑形，使内翻骨折固定在轻度外翻位，外翻骨折固定在轻度内翻位。固定位置适可而止，注意勿矫枉过正。放好夹板后，先捆扎小腿三道绑带，然后捆远端足底的一道。最后，可加用踝关节活动夹板（铝制或木制），将踝关节固定于中立位 4～6 周。兼有胫骨前唇骨折者，还应固定在轻度跖屈位，有后唇骨折者，则应固定在稍背伸位。固定后抬高小腿，屈膝 45°～60°。整复后第一周透视 1～2 次，后定期拍片随访（图 2-137、图 2-138）。

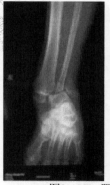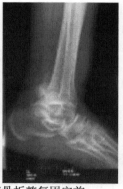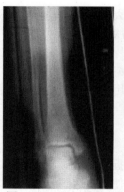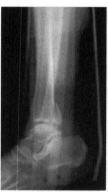

图2-137　踝部骨折整复固定前　　　　图2-138　踝部骨折整复夹板固定后位置良好

（2）石膏固定：也可在手术室及 C-臂机下行手法整复，先 U 型石膏固定，X 线机证实位置良好，后再石膏托固定。三点固定和仔细塑形是关键，一定要避免马蹄样固定。定期 X 线复查防止固定松动造成骨折移位，并注意随时更换石膏。

3.辨证论治　按骨折三期辨证用药。

4.外治法　早期复位后在外固定的同时可予驳骨油纱或消肿止痛膏外敷患处以消肿止痛。后期可用中药温经通络，消肿止痛之品进行熏洗以助康复。

5.西药治疗　在急性期根据疼痛程度使用止痛药物对症治疗。可以外擦止痛外用剂，但是应注意避免局部皮肤过敏反应。对于老年骨质疏松症患者，可适当使用钙剂、维生素 D 等药物抗骨质疏松。

6.手术治疗　Weber 认为踝关节有一处以上的骨折或韧带损伤即是手术适应证。手术指征包括：①保守治疗失败；②有移位的或不稳定的双踝骨折，并且有距骨的脱位或踝穴增宽超过 1～2mm；③后踝骨折涉及大于胫骨远端关节面的 25%，并且关节面的移位>2mm；④垂直压缩型骨折；⑤多数的开放的踝关节骨折脱位。

（1）单纯外踝骨折：多为旋后外旋型Ⅱ度，临床上比较常见，往往被称为稳定性骨折，多数情况下保守治疗可以取得比较好的效果，是否手术主要取决于腓骨移位的程度，但具体的手术指征还存在争议（图 2-139）。

（2）单纯内踝骨折：多为旋前-外旋型或旋前-外展型Ⅰ度，单独的内踝骨折如无移位，由于外侧结构完整，可以行保守治疗，有移位的内踝骨折一般需手术切开内固定。

固定内踝的方法通常是两枚半螺纹松质骨螺钉，如果内踝骨折块太小或者粉碎，无法用螺钉固定，也可使用两枚克氏针加张力带钢丝固定（图 2-140）。

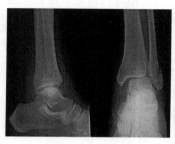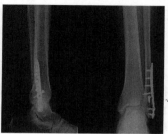　　　　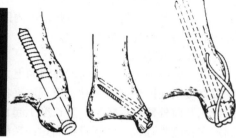

图 2-139　单纯腓骨骨折术前、术后 X 线片　　　图 2-140　内踝骨折固定方法

（3）双踝骨折：内、外踝的稳定结构都受到了破坏，即使闭合整复可以复位，但随着肿胀的消退复位难以维持，多数主张手术治疗。对于 AO 分型 B2 型骨折应注意下胫腓联合分离的可能，有时除了固定内、外踝骨折外，还需要固定下胫腓联合（图 2-141）。

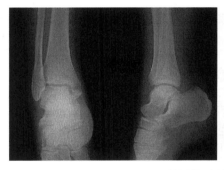
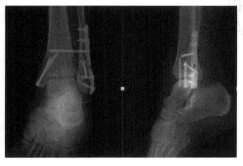

图 2-141　双踝骨折伴下胫腓联合损伤术前、术后 X 线片

（4）三踝骨折：指除内、外踝骨折外，还有胫骨远端后唇（后踝）骨折。治疗原则与双踝骨折基本相同，如果后踝骨折涉及胫骨远端关节面 25% 以上并且移位 >2mm 时需要手术固定（图 2-142）。

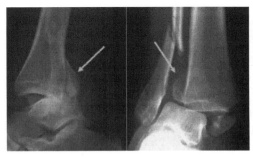
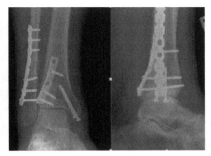

图 2-142　三踝骨折术前、术后 X 线片

（5）下胫腓联合损伤：使距骨在踝穴中外旋的暴力是造成下胫腓联合损伤的最常见机制。

目前广泛认同的固定下胫腓联合的指征是：①内踝三角韧带损伤，腓骨骨折高于踝关节水平间隙上方 3cm；②下胫腓联合损伤合并腓骨近端骨折，如 Maisonneuve 骨折；③陈旧的下胫腓分离。

（6）踝关节开放性骨折脱位：多由压砸、挤压、坠落和扭绞等外力引起，伤口一般污染较重，感染率相对较高。彻底清除并行固定对防止感染及保持骨折稳定是必要的，对于严重的踝关节开放骨折如 GustiloⅢ型，可能需要反复清创并延期关闭伤口，外固定架的应用有一定的适应证（图 2-143）。

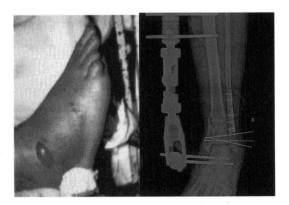

图 2-143　踝部软组织损伤严重使用外固定支架治疗

7. 功能锻炼　整复固定后，应鼓励患者积极主动做背伸踝部和足趾。双踝骨折，在保持有效固定的情况下，加大踝关节的主动活动范围，并辅以被动活动。被动活动时，术者一手握紧内、外侧夹板，另一手推前足，只做背伸和跖屈，不做旋转或翻转活动。3 或 4 周后将外固定打开，对踝关节周围的软组织（尤其是肌腱经过处）进行按摩，理顺筋络。

（四）预防和调理

骨折手法整复固定后，早期注意观察患踝血运，同时常规检查外固定的松紧度，注意压疮或筋膜室综合征。踝部肿胀一般4～6天逐步消退，应注意缩紧固定，以免扎带松脱，使骨折移位。

（五）预后与转归

踝部骨折常见的并发症有骨折不愈合、畸形愈合和创伤性关节炎。

骨折不愈合最常见于内踝骨折，其不愈合率为3.9％～15％，主要原因有骨折断端间软组织嵌入，复位不良骨折断端分离，或因外固定时间过短及不正确的内固定。

外踝骨折不愈合较少见，仅占0.3％，一旦发生，其所引起的症状远较内踝骨折不愈合为重。当外踝骨折不愈合时，对距骨外移和旋转的支持作用减弱，最终将导致踝关节退行性变。如明确外踝骨折不愈合则应行切开复位、骨折端植骨内固定术。

畸形愈合由复位不良引起，或儿童踝关节骨骺损伤导致骨质生长发育障碍引起。一旦发现，多需按畸形类型做手术矫形或其他手术。

踝部骨折继发创伤性关节炎的发生主要与原始损伤的严重程度、复位程度有关，踝关节软骨损伤也是继发创伤性关节炎的重要原因。严重踝关节炎患者，应结合是否并发髋/膝病变，可考虑施行踝关节融合术。

（六）古籍精选

《医宗金鉴·正骨心法要旨》云："踝骨者，胻骨之下，足跗之上，两旁突出之高骨也，在内者名内踝，俗名合骨，在外者为外踝，俗名核骨。"

《医宗金鉴·正骨心法要旨·踝骨》曰："或驰马坠伤，或行走错误，则后跟向前，脚尖向后。"

元代危亦林已提出牵引反向复位法。他在《世医得效方·正骨兼金镞科》中介绍："或骨突出在内，用手正从骨头拽归外；或骨突向外，须用力拽归内。"《伤科汇纂·踝骨》在此基础上加以改进，提出整拽并施复位法："令患者坐定，以突出之足垂下，另请一人，将膝胫抱住。如患者在左足，骨向内侧突出者，医人用两手将患足辢起，上面两大拇指按在骨陷处，下面八指托在骨突出，以两手掌揿在患足跗之上，两手托起，两掌揿落，略带拽势，并齐着力一来，无有不入窠臼矣。如骨突外侧者，令患人侧转，使骨突向下，用前法揣入。右足治同。如骨碎者，应用夹缚绑扎。"

（黄江发）

九、距骨骨折

距骨骨折（talus fractures）相对少见，典型的距骨骨折多是高能量损伤的结果，多发于青壮年，占全身骨折的0.5％左右，在跗骨骨折占第二位。距骨表面的60％覆盖关节软骨，没有肌肉和肌腱附着。其上方与胫骨形成踝关节，下方通过距下关节复合体与跟骨相关节，距骨头的远端与舟状骨形成关节。因此，距骨骨折属于关节内骨折，多发于距骨颈部，常损害滋养血管，远期容易发生距骨体缺血性坏死（图2-144）。

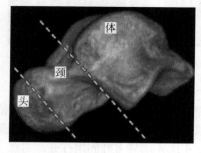

图2-144 距骨分为头、颈及体部

（一）病因病理

踝关节背伸外翻暴力，如高处坠落或车祸碰撞，使胫骨下端的前缘像凿子一样插进距骨颈体之间，将距骨劈成前后两段，引起距骨颈及体部骨折，其中尤以颈部骨折为多见。如果有时高处坠下暴力通过距屈位长轴方向，经由距骨、舟骨撞击挤压距骨头时可引起距骨头骨折。如垂直直接暴力冲击，可致距骨体骨折。单纯跖屈暴力可因胫骨后缘与跟骨后上方相互撞击致距骨后突骨折。由于距骨表面大部分由关节软骨覆盖而无肌肉从距骨起止，因此供血管进入距骨区域极少。距骨骨折或脱位通常伴有血供的中断，因此有可能影响距骨骨折的愈合和结构的完整（图2-145）。

目前距骨骨折按骨折部位可分为距骨头骨折、距骨颈骨折和距骨体骨折（图2-146）。

距骨骨折中最常见的是距骨颈骨折，目前常用 Hawkins 的距骨颈骨折的分型系统——由 Hawkins（1970年）提出，经 Canale 和 Kelly 改进的分类方法。

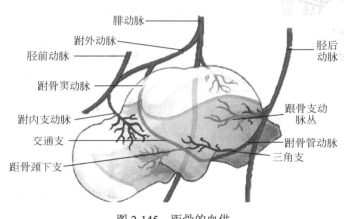

图 2-145　距骨的血供

Ⅰ型：没有移位的距骨颈骨折。

Ⅱ型：移位的距骨颈骨折并距下关节半脱位或脱位。

Ⅲ型：移位的骨折并距下关节与胫距关节脱位。

Ⅳ型：移位的距骨颈骨折并距下关节与胫距关节脱位，距舟关节脱位（图2-147）。

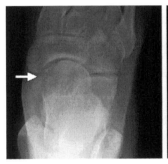
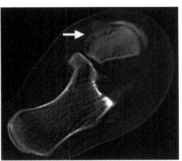

图 2-146　距骨头骨折

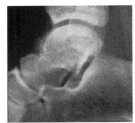
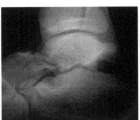
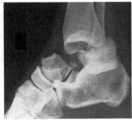
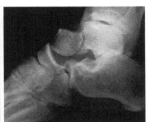

(1)距骨颈骨折Ⅰ型　　(2)距骨颈骨折Ⅱ型　　(3)距骨颈骨折Ⅲ型　　(4)距骨颈骨折Ⅳ型

图 2-147　距骨颈骨折分型

（二）临床表现与诊断

距骨骨折有明显外伤史，伤后局部剧烈疼痛、肿胀，不能站立走路。骨折明显移位则出现畸形、局部压痛、纵轴叩击痛，有时能触及骨擦音。距骨后突骨折，伤后踝后方跟腱两侧微肿、压痛，踝关节被动跖屈时疼痛加剧，侧位 X 线片可见距骨后有三角形小骨块，注意此骨块与距骨后三角副骨相鉴别。三角副骨与距骨体联系紧密，骨边缘较光滑，是双足对称的。必要时可拍对侧 X 线片对照。距骨颈骨折踝部明显肿胀，踝关节屈伸活动受限，距骨头前移可使踝前部突出，能摸及高突不平。距骨体后脱位时，可在踝后内侧有突出畸形，并可触到突出的骨块。移位的骨折块压迫皮肤，导致皮肤坏死，可以进一步发展为开放性骨折。这些突出的骨块必须进行评估和处理。

常规足踝正位、侧位和斜位 X 线片可用于骨折的评估。正位和斜位（Mortise 位）可用于显示踝关节和距骨的关系，踝关节侧位片显示距骨颈骨折。应仔细阅片，观察有无合并其他骨折，譬如

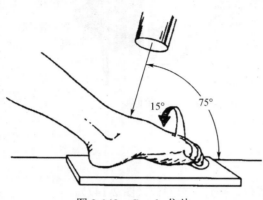

图 2-148　Canale 位片

内踝骨折、跟骨骨折、舟骨骨折、骰骨骨折等。为进一步了解距骨骨折的内外翻移位，可行 Canale 位片（图 2-148）。需要足处于最大限度的跖屈、旋前 15°，置于 X 线底片托架上，X 线束与水平位呈 75° 直接向距骨头发射。这样可以更好地了解距骨颈骨折最初移位的程度。

CT 检查能更好地显示骨折特点、评估移位情况，还能发现最初 X 线平片未能发现的骨折。针对距骨后关节面的压缩骨折，CT 检查更有意义。

在距骨颈骨折急性期不需行 MRI 检查。但是 MRI 对于评估韧带与骨软骨的损伤区域具有一定价值。Ⅰ型无移位距骨颈骨折经常会被漏诊，或者误诊为踝关节扭伤，MRI 有助于发现这些隐匿性、易漏诊的损伤。

（三）治疗

距骨骨折治疗的目的是解剖复位，恢复关节活动度，保持关节稳定性，减少并发症。

1. 整复及固定方法

（1）距骨颈骨折：患者经麻醉后，仰卧位，患肢屈膝 90°，助手环握小腿上部，医者手握前足。对于Ⅱ型骨折，术者将足轻度外翻，强力跖屈，向后推压，另一手握住小腿下端后侧向前提托，使距骨头与体两骨折块对合（图 2-149）。对于Ⅲ型骨折，另一助手将足极度背伸，稍向外翻，并向下牵引，医者用两拇指将距骨体部向前方推压，使其复入踝穴，然后用拇指向前顶住体部，将前足稍跖屈，向后推压，使两骨折块对合。对于Ⅳ型骨折则先于跖屈位将脱出之距骨头向下推回原位，使骨折变成Ⅱ型或Ⅲ型，然后再按相应手法整复，如肿胀严重，可先行跟骨牵引 2～3 天，待消肿后再按上法整复。

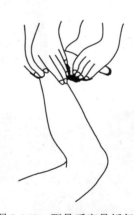

图 2-149　距骨后突骨折复位

复位后固定可取夹板四块，分别置于踝前足背内侧、踝前足背外侧、踝内侧、踝外侧，内踝下方及距骨头间背侧分别置一平垫，然后以胶带粘贴固定于跖屈稍外翻位。也可以用石膏托或 U 型石膏固定。Ⅰ型骨折固定时间为 8～12 周，4～6 周内不可负重。Ⅱ～Ⅳ型骨折复位后先于足部跖屈轻度外翻位固定 6～8 周，再改功能位固定至骨性愈合。一般需时 3～4 个月，不宜过早负重。

（2）距骨后突骨折：一般不必复位，移位较大者可予手法复位。患者俯卧，屈膝，助手用力使足背伸，医者用两手拇指从后跟腱两侧用力将移位的骨折块向下推压，即可复位。复位后以短直角托板或石膏托固定于踝背伸 90° 位 4～6 周。

（3）距骨头骨折：一般移位不明显，不必复位。如移位较大可于跖屈位以拇指挤按复位，并以

短直角托板或石膏托固定于功能位 4～6 周即可。

2. **辨证论治** 可按骨折三期辨证治疗，由于距骨愈合较慢，容易发生缺血性坏死，故中、后期应重用补气血、壮筋骨、促进骨痂生长的药物，解除固定后，配合中草药熏洗，以利关节活动。

3. **功能锻炼** 复位固定后，即可开始足趾背伸、屈曲活动，以后做膝关节屈伸活动，在固定期间，不宜过早负重，解除固定后做踝关节屈伸、内翻、外翻等活动，并可配合局部按摩松解。

4. **手术治疗** 由于部分骨折复位失败或为开放性损伤，需考虑手术治疗。

（1）切开复位内固定术：适用于距骨颈骨折合并距骨体后脱位及距骨体骨折严重移位，经手法整复失败者。Hawkins Ⅱ型骨折可行复位后空心钉内固定；Hawkins Ⅲ型或Ⅳ型骨折需行切开复位内固定。如果术中显露不清晰者，内踝截骨有助于显露，完成距骨固定后复原内踝（图 2-150）。

（2）距舟关节融合术：适用于距骨头粉碎性骨折、无法复位固定者。

（3）胫距和距下关节融合术：适用于距骨粉碎性骨折或有进行性缺血性坏死征象者。

（四）预后与转归

由于解剖及受伤特点的原因，距骨骨折后易合并创伤性关节炎和距骨缺血性坏死。另外的并发症是骨折不愈合及畸形愈合、创伤性关节炎。Hawkins 认为损伤经 6～8 周，由于患者不能负重，足踝部骨质会出现失用性骨质疏松，在 X 线片正位片表现为距骨顶的软骨下骨萎缩，称谓 Hawkins 征（图 2-151），这意味着距骨有血管供应，诊断为缺血性坏死可能性不大。然而在发生缺血性坏死病例中，不存在这种软骨下骨萎缩，距骨顶相对于周围骨质表现高密度影。针对缺血性坏死或创伤性关节炎，早期可以保守治疗，如无效则需采取手术疗法，主要行关节融合术或关节置换术。

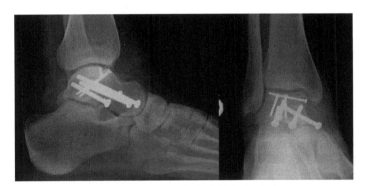

图 2-150　切开复位内固定术后

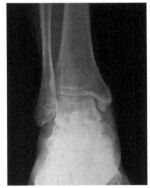

图 2-151　Hawkins 征

（刘　毅）

十、跟骨骨折

跟骨骨折（calcaneus fractures）是指由暴力所致跟骨的连续性中断，而出现疼痛、肿胀、功能障碍。跟骨骨折也是足跗骨骨折之一，最为常见，约占全部跗骨骨折的 60%，多发生于成年人，儿童少见。跟骨，古代名"踵"。

跟骨是最大的跗骨，呈不规则的长方形，前部窄小，后部宽大，关节面众多。跟骨结节和前结节连线与后关节面切线构成 25°～45° 的结节夹角，名结节关节角，又名贝累（Bühler）角，为跟距关系的一个重要标志。跟骨骨折时，该角度变小，甚至呈负角，从而减轻腓肠肌的力量与足的弹性作用，也影响足的功能，跟骨前面与骰骨构成跟骰关节。跟骨载距突承受距骨颈，也是跟舟韧带的附着处，跟舟韧带很坚强，支持距骨头并承担体重。跟骨交叉角（Gissane 角）正常为 135°±10°，为跟骨外侧沟底向前结节最高点连线与后关节面线的夹角，其增大提示跟骨丘部塌陷（图2-152、图2-153）。

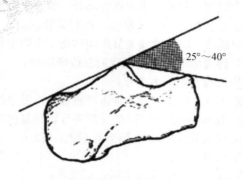

图2-152　跟骨结节关节角（Bühler角）

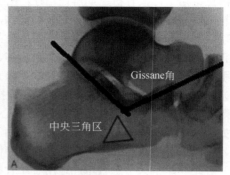

图2-153　跟骨交叉角（Gissane角）

（一）病因病理

跟骨骨折多由传达暴力引起，身体坠下时重力从距骨下传至跟骨，地面的反作用力从跟骨负重点上传至跟骨体，使跟骨被压缩或劈开。骨折多为压缩性或粉碎性，足纵弓塌陷，结节关节角减小，甚至变成负角，骨折线可进入跟距或跟骰关节面，成为关节内骨折，影响关节功能，可继发创伤性关节炎。

跟骨发生骨折后，跟骨体部增粗，跟骨体外形的改变如不能有效复位，畸形愈合后有穿鞋困难及行走障碍的后遗症，崩裂的骨块可能与外侧腓骨造成撞击，或者刺激腓骨长短肌腱，从而出现疼痛的表现。

跟骨骨折有多种不同的分型，有按骨折部位进行分型的（图2-154）。

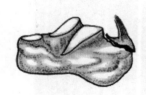
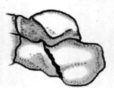
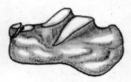
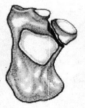
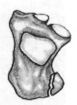

(1)跟骨结节骨折　　(2)跟骨体部骨折　　(3)跟骨前部骨折　　(4)载距突骨折　　(5)跟骨结节骨折

图2-154　跟骨骨折按骨折部位分型

根据 X 线平片分类，如最常见的 Essex-Lopresti 分类法把骨折分为舌状骨折和关节压缩型骨折。根据 X 线平片分类的缺点是不能准确地了解关节面损伤情况。

基于 CT 的 Sanders 分类法较常用。在冠状面上选择跟骨后距关节面最宽处，从外向内将其分为三部分 A、B、C，形成四部骨折。

Ⅰ型：所有无移位骨折。

Ⅱ型：骨折明显移位（>2mm），后关节面含一条骨折线两个移位骨折块。

Ⅲ型：三部分骨折，典型骨折有一中央凹陷骨块。

Ⅳ型：后关节面为四部分及以上移位骨折（图2-155）。

（二）临床表现与诊断

跟骨骨折多有明显外伤史。

1.**症状**　伤后足跟部疼痛剧烈、肿胀明显，并出现瘀血斑，瘀血斑出现于跟骨内外侧，有时出现于足底部，患者不能站立行走。

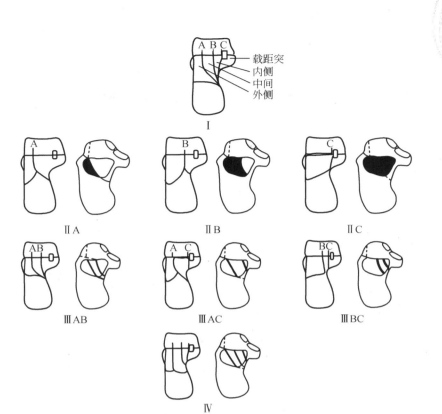

图 2-155　跟骨骨折的 Sanders 分型

2.体征　跟部局部压痛，并有冲击痛，跟骨纵叩痛阳性，骨折严重者，足弓变低平，足部变长，足跟增宽，活动患足跟部可使疼痛加剧，不能站立及行走。

3.影像学及其他检查

（1）X 线片检查：跟骨骨折的 X 线检查应包括五种投照位置。常规摄 X 线侧位片和轴位片，可以观察骨折的确切部位，是否有侧方移位、骨折线是否通过关节腔、跟骨结节关节角是否改变。侧位像用来确定跟骨高度的丢失（Bühler 角的角度丢失）和后关节面的旋转。轴位像用来确定跟骨结节的内翻位置和足跟的宽度。足的正位和斜位像用来判断前突和跟骰关节是否受累。另外，摄一个 Brodén 位像用来判断后关节面外形。

（2）CT 检查：CT 重建对于骨折的分型及评估非常有意义。须将 CT 与 X 线侧位片相结合判断（图 2-156）。

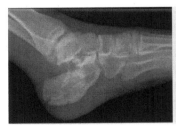
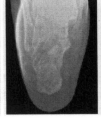
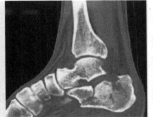

(1)跟骨侧位片，可见跟骨高度下降，贝雷角变小，关节面塌陷　　(2)轴位片，可见跟骨体增宽，跟骨变短　　(3)(4)跟骨CT，可清楚显示塌陷的关节面情况

图 2-156　跟骨骨折影像学检查

根据外伤史、临床症状表现和X线检查可作出诊断。跟骨骨折中，关节内骨折约占75%，通常认为其功能恢复较差。同时患者从高处坠下冲力强大，足跟先着地，继而臀部着地，可能同时合并有其他因轴向应力所致的损伤，如脊椎前屈，可合并脊椎压缩性骨折或脱位，甚至冲力沿脊柱上传，可引起颅底骨折或颅脑损伤，所以诊断跟骨骨折时，应询问和检查脊椎和颅脑情况。

骨折暴力同样可导致软组织损伤，通常较严重。多数患者初期足底部的皮肤挫伤明显。同时，跟骨骨折患者筋膜间隙综合征常漏诊，应仔细检查足部损伤。

（三）治疗

各类型跟骨骨折治疗的目标如下：①恢复距下关节后关节面的外形；②恢复跟骨的高度（Bühler角）；③恢复跟骨的宽度；④腓骨肌腱走行的腓骨下间隙减压；⑤恢复跟骨长度、跟骨力线。尽量达到解剖复位，稳妥固定，避免发生并发症，便于早期活动。

制订治疗计划时应考虑以下因素：①患者年龄，绝大多数患者在55岁以下，高龄多种并存病患者需综合评估。②健康状况，如果肢体感觉丧失，无论是由创伤或疾病（糖尿病或其他神经病变）所致，均属手术治疗的相对禁忌证。患者如有其他异常情况导致的活动受限，应采取保守方法治疗。③骨折类型，无移位或移位<2mm时，采用非手术治疗；Sanders分型Ⅱ型和Ⅲ型骨折采用切开复位更合适；Ⅳ型骨折多由有经验的医生切开复位，或融合。④软组织损伤情况，开放性骨折，可以行序列清创，有限固定，等待2～3周，待伤口稳定后再行内固定。⑤损伤后时间，手术应在伤后3周内完成。如果肿胀、水疱或其他合并损伤而不能及时手术，适当等待后再处理。⑥医生的经验和条件，手术切开有一定的技术和设备要求，如不具备时，不应盲目进行手术治疗。

1.整复手法

（1）跟骨结节骨折：可通过Tompson试验来判断骨块有无与跟腱相连，让患者俯卧位，术者挤压腓肠肌，如能带动足部跖屈，则骨折块与跟腱不相连，反之则证明骨折块与跟腱相连。纵形骨折一般移位不大，如向上移位较大，呈鸟嘴样畸形时，可俯卧位，屈膝90°，助手尽量使足跖屈，术者于跟腱两侧用力向上推挤骨折块使其复位（图2-157）。

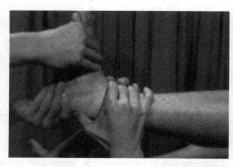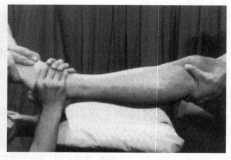

图2-157 手法复位跟骨结节骨折

（2）经关节面的骨折：一般有移位，需要在克氏针的帮助下进行复位。视骨折移位的不同情况有不同的撬拨复位方法。常规消毒后在X线机下穿入克氏针于骨折块上，根据移位方向及移位骨折块的多少使用单根或者多根克氏针进行撬拨复位。跟骨后关节面被翘起后，在粉碎的跟骨体内形成一个潜在空腔，为手法整复提供了有利条件。助手双手握患足足跟，向中心挤压，恢复跟骨高度，术者牵引患足前足，尽力跖屈，并用双拇指顶挤跟骨前部，以恢复跟骨结节角（图2-158）。

透视，证实骨折复位满意，予克氏针固定，最后予足跖屈膝稍屈曲位置石膏固定4周。4周后拔除克氏针，更换短腿石膏固定4周（图2-159）。

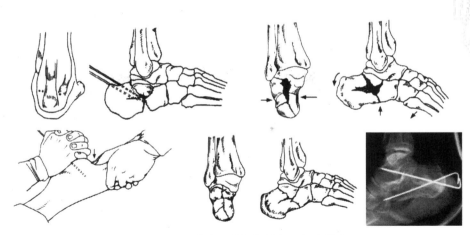

图 2-158 经皮克氏针翘拨整复及固定技术

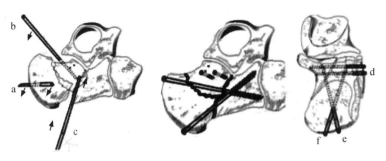

图 2-159 经皮克氏针撬拔复位示意图

（3）载距突骨折：一般移位不大，如有移位，复位时将足内翻并跖屈，并使用拇指将其推挤按压复位。

2. 固定方法 固定可使用石膏或者夹板固定。载距突骨折复位后固定时可以使用夹板，放置软垫保护后夹于跟骨两侧固定，最后予足托保护，亦可以使用短腿石膏固定 4～6 周，并在早期作足趾、踝关节功能锻炼。结节部骨折，如复位后稳定，可在足部跖屈位固定 4～6 周，如为不稳定性骨折，则可以将克氏针经骨折块打入，尾端剪断留于皮肤表面，再予石膏固定。

3. 外治法 外用药早期可予双柏散、四黄散等促进瘀血吸收及消肿。后期有关节强直酸胀不适者或者于功能锻炼时，可用海桐皮汤外洗或者活络舒筋洗剂外洗。

4. 药物治疗 早期疼痛明显，先予对症止痛处理，可给予非甾体类消炎止痛药，如疼痛缓解不明显，可给予阿片类药物。肿胀明显，可予消肿药物如草木犀流浸液片。后期为促进骨折愈合，预防骨质疏松，可给予钙制剂及活性维生素 D 等。

5. 功能锻炼 复位后即作功能锻炼，应该多行足趾活动以促进肿胀消退，多行膝、髋关节活动以防止关节僵硬。因需要较长时间的固定制动，为避免肌肉萎缩，可以在足背放置沙袋行下肢直腿抬高及膝关节的抗阻屈伸锻炼。一般骨折，如没有涉及关节面，固定 6～8 周即可，期间可扶双拐不负重行走，锻炼足部活动。涉及关节面的塌陷、粉碎、移位明显的骨折，必须在复位固定 2 周后方可进行不负重的下地活动，并积极作踝关节及足部活动，通过关节的活动，可以使用原来不平整的关节面得到进一步复位。定期复查 X 线，证实骨折愈合后方可负重。

6. 手术治疗 适应证：①需要复位但手法复位失败的骨折；②后关节面移位严重的骨折；③跟骨体严重压缩、跟骨变宽、高度丢失的跟骨体骨折；④活动量大，对功能要求高的年轻患者。

禁忌证：①肿胀严重；②筋膜间隔室综合征；③外周血管疾病；④骨髓炎；⑤软组织感染；⑥金属

过敏；⑦平时不能活动的患者；⑧依从性差的患者；⑨恶性肿瘤引起的需要截肢的病理性骨折。手术有切开复位内固定及关节融合术两种。

常规使用外侧大 L 型切口，起于外踝尖上 4cm，腓骨与跟腱之间后 1/3，向下延长于足部赤白内际处转向前于跟骰关节处。全层切开皮肤、皮下直至骨膜层，沿骨膜剥离暴露距下关节及跟骰关节，可先由跟骨结节打入克氏针作牵引复位，纠正跟骨体的内翻及压缩，再通过外侧骨折线间隙将塌陷的后关节面顶起，最后予钢板螺钉内固定。

如果关节面严重粉碎，无法重建，则可以在恢复跟骨体的形态后予钢板螺钉内固定，然后二期行关节距跟关节融合手术（图 2-160）。

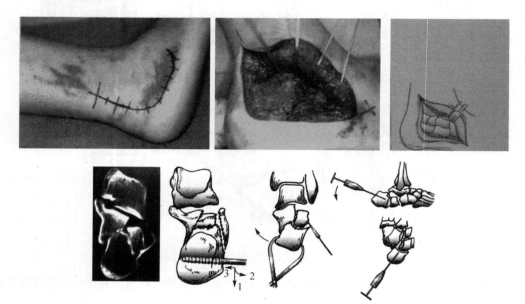

图 2-160　外侧 L 型切口治疗移位的跟骨关节内骨折示意图

由于外侧 L 型切口出现伤口不愈合、感染的风险较多，近年来微创下治疗跟骨骨折的报道越来越多，并取得了良好的效果。

（四）预后与转归

1. 早期并发症　包括复位不良；骨折再移位；伤口愈合不良。

2. 后期并发症　包括跟距关节创伤性关节炎；腓骨肌腱鞘炎及肌腱炎；神经炎、神经瘤；跟痛症；跟骨畸形愈合。

目前对于跟骨骨折，保守治疗或者手术治疗仍没有统一标准。对非移位骨折，保守治疗即可取得满意的疗效，但对于移位的 Ⅱ 型或者 Ⅲ 型骨折，保守治疗往往有较高的并发症，而手术治疗可取得 80% 的满意率。但在 Ⅳ 型骨折中，无论保守治疗或者手术治疗，其满意率均较低。而且，跟骨骨折恢复时间较长，临床报道症状改善需要 2～6 年的时间。

（苏海涛　黄江发）

十一、跖骨骨折

跖骨骨折（metatarsal fractures）是指足部跗骨以远至趾骨之间的骨损伤，是足部最常见的外伤性骨折，但也容易被忽视，多发生于成年人。在多发创伤的患者中最容易被漏诊，延误治疗，产生远期并发症。

跖骨共 5 块，从内向外依次为第 1～5 跖骨，每块跖骨可分为基底、干和头三部。第 1～3 跖骨底分别与 1～3 楔骨相关节，第 4、5 跖骨底部与骰骨相关节。5 个跖骨中，以第 1 跖骨最短、最粗，同时也最坚固，是支持体重的重要部位，在负重功能上最重要，骨折发生率也低。一旦骨折，应力求恢复解剖轴线，尽量使其恢复负重功能。于跖骨干中点测量内外骨皮质厚度，发现第 2 跖骨皮质最厚，其次为第 1、3 跖骨，第 4、5 骨皮质最薄。第 1 跖头的跖面通常有两籽骨，跖骨基底呈肾形，与第 2 跖骨基底之间无关节，亦无任何韧带相接，具有相当的活动性。外侧 4 个跖骨底之间均有关节相连，借背侧、跖侧及侧副韧带相接，比较固定，其中以第 2、3 跖骨较为稳定。第 4 跖骨底呈四边形，与第 3、5 跖骨相接。第 5 跖骨呈三角形，这两块跖骨具有少量活动性。第 5 跖骨底呈张开状，形成粗隆，向外下方突出，超越骨干及相邻骰骨外面，是足外侧的明显标志（图 2-161）。

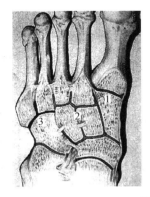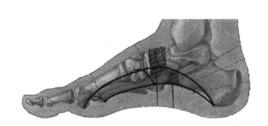

图 2-161　跖骨结构及足弓
1.内侧楔骨；2.中间楔骨；3.骰骨

足跟骨、跗骨和跖骨组成的弧形结构，形成内、外两个纵弓和一个横弓。第 1 与第 5 跖骨头构成内、外侧纵弓前方的支重点，与后方足跟构成整个足部主要的三个负重点。5 根跖骨间又构成足的横弓，跖骨骨折后，必须恢复其横弓及纵弓的关系。由于跖骨互相间的紧密联系和骨距靠近，除疲劳骨折和第 5 跖骨基底部骨折外，单独骨折的机会较少。

跖骨骨骺出现年龄，男性为 3～6 岁，女性为 1～5 岁；愈合年龄，男性为 17～19 岁，女性为 16～18 岁。

（一）病因病理

跖骨骨折多因直接暴力引起，如压轧、重物砸击伤等。或者由间接暴力所致，如扭伤、过度旋转与足内翻等。直接暴力引起者，往往数根跖骨同时骨折，骨折线多为横形或粉碎形，断折端可向跖侧成角、重叠或侧方移位。若车轮辗压伤，骨折多发生在干部，多为开放性、粉碎性，可合并其他足骨骨折，很少单个跖骨发生。足背皮肤由于皮下组织少、血运差，易发生感染或坏死。足间接暴力扭伤时，由于足前部固定，足体部旋转，最常见的是第 5 跖骨基底部骨折。疲劳骨折，最常见于士兵、运动员、舞蹈演员，第 2 跖骨最常见，但也可见于其他部位。

跖骨骨折分型如下。

1. 跖骨干骨折　较为多见，可为单发也可为多发。由直接外力所致伤者多呈横断及粉碎形状。由扭转及其他传导外力致伤者可造成斜形或螺旋形骨折。因屈肌及骨间肌的牵拉作用，骨折多向背侧成角。与骨折同时存在的软组织损伤应特别注意，常在骨折复位后而发生皮肤坏死，故在伤后需密切观察。

2. 跖骨颈骨折　是较为常见的骨折形式，多为直接外力或传导外力致伤。骨折后，因骨间肌的

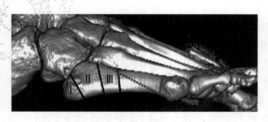

图 2-162　第 5 跖骨基底骨折后分区

牵拉，跖骨头多向跖侧移位而形成向背侧成角。复位不良会导致足跖侧压力异常引起疼痛。闭合复位很少能达到解剖复位。开放复位后应该用钢针做内固定。

3. **第 5 跖骨基底部骨折**　是足部一种常见骨折。Damenon 和 Quill 把第 5 跖骨基底部分为三个区域（图 2-162）。

（1）Ⅰ区：为第 5 跖骨基底粗隆部的骨折，常为撕脱骨折。

（2）Ⅱ区：为第 5 跖骨基底干骺端骨折，骨折常为横形，又被称为 Jones 骨折。该区骨折可累及第 4、5 跖间关节面。

（3）Ⅲ区：为干骺端以远 15mm 近端骨干的骨折，常为疲劳骨折。

4. **跖骨干疲劳骨折**　疲劳骨折就是骨本身耐受不了增加的应力，而导致其内部结构破坏的结果。人体好发疲劳骨折的部位均在下肢，以跖骨、胫骨及股骨颈多见，但跖骨占了大多数。其中又以第 2、3 跖骨最多。最初 2 周时虽有症状，但 X 线片可能无特殊发现。在症状出现 3～4 周时，方可发现骨折缝隙及骨膜反应（图 2-163）。

（二）临床表现与诊断

跖骨骨折多有明显外伤史，或有劳损史。

1. **症状**　伤后足背疼痛剧烈，明显肿胀，足背及足底瘀血斑，不能站立走路。跖骨颈疲劳性骨折，最初为前足痛，劳累后加剧，休息后减轻。

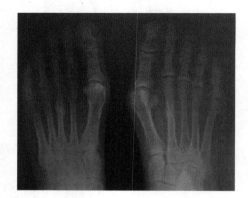

图 2-163　疲劳骨折

2. **体征**　局部有压痛，有纵轴叩击痛，移位骨折处畸形，有时触及骨摩擦音与异常活动。跖骨颈疲劳性骨折，2～3 周在局部可摸到骨隆突，由于没有明显的暴力外伤史，诊断常被延误。

3. **影像学检查**　X 线摄正、斜位片，可观察骨折的类型及移位情况而明确诊断。

第 5 跖骨基底部撕脱性骨折的诊断，应与跖骨基底骨骺未闭合、腓骨长肌腱籽骨相鉴别，后两者肿胀、压痛不明显，边缘光滑、规则，且为双侧性。

疲劳性骨折 X 线检查早期可能为阴性，2～3 周后可见跖骨颈顶部有球形骨痂，骨折线多不清楚，不要误以为是肿瘤。

结合病史、症状、体征及 X 线片，大多数病例可以确诊；对于疲劳骨折，X 线平片上骨折线不清，行 CT 检查有鉴别意义。

（三）治疗

开放骨折，在清创的同时，可行钢针内固定。有移位的跖骨骨折，需予以整复。

1. **整复方法**　有移位的闭合性跖骨骨折，需予以手法整复。复位时应在麻醉下进行，患者仰卧位，助手双手固定小腿下部，术者站于足对侧，一手四指放足背，拇指置足心，另一手抓足趾，牵引 1～2 分钟。初牵引足趾向足背，与跖骨纵轴呈 20°～30°，待远近骨折断端间重叠拉开对位后，再翻转向跖侧屈曲，与跖骨干纵轴间呈现 10°～15°，同时在足心的拇指由跖侧推挤远侧断端向背使之对位。然后由背跖侧骨间隙对向夹挤分骨，矫正残余侧移位（图 2-164）。

2. **固定方法** 第 5 跖骨基底骨折、行军骨折或无移位的骨干骨折可局部敷药，外用鞋底形托板或石膏托固定 4～6 周。待症状消失后即可行走。第 5 跖骨基底部骨折 X 线显示折线消失时间较长，不必待骨折线完全消失才行走。

有移位的跖骨骨折，经手法整复后，敷以薄层药膏，包扎绷带，再顺跖骨间隙放置分骨垫，用粘胶固定，足背放弧面薄板垫，再扎绷带，然后穿上木板鞋固定 6～8 周。

跖骨干部横断骨折愈合慢，需小腿石膏固定 6 周，一般多可愈合。如果发生不愈合，亦可局部植骨。

跖骨茎突部撕脱之小骨块，常可在短期内愈合，不致造成长期病废，可用小腿石膏固定 2～3 周，早期扶拐活动。如骨折在 4～6 周后仍未愈合，一般多无症状，不需特殊治疗。

3. **辨证论治** 按骨折三期辨证。

4. **外治法** 外用药，早期可敷双柏散、四黄散等，后期有关节强直酸胀不适者或于功能锻炼时，用海桐皮汤熏洗。

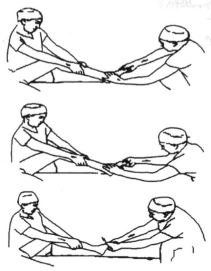

图 2-164 手法整复跖骨骨折

5. **西药治疗** 早期疼痛明显，予以止痛药对症治疗，可先予以非甾体类药，如疼痛明显，可予以阿片类药物。肿胀明显，可予以消肿药物。后期为促进骨折愈合，防治骨质疏松，可予以钙制剂等。

6. **手术治疗** 手法复位失败，或陈旧性的跖骨骨折，或跖骨开放性骨折，可手术切开复位内固定。

有移位的跖骨干骨折闭合复位相当困难，特别是仅有第 2～4 跖骨骨折时，即使是所有跖骨均骨折了，因其相互的限制作用，在行闭合复位时也还是相当困难的。虽然如此，对横形骨折而有明显移位者及有明显跖背侧成角的骨折，仍应首先试行闭合复位。

跖骨颈骨折，复位不良会导致足跖侧压力异常而引起疼痛。闭合复位很少能达到解剖复位，多予开放复位，以克氏针或微型钛钢板做内固定。

手术操作方法（图 2-165）：患者取仰卧位，可用局部麻醉，切口显露，以骨折部为中心，在足背部做一长约 3cm 的纵切口，切开皮肤及皮下组织，将趾伸肌腱拉向一侧，找到骨折端，切开骨膜并在骨膜下剥离，向两侧拉开软组织充分暴露骨折端，用小的骨膜剥离器或刮匙，将远侧折段的断端撬出切口处，背伸患趾用手摇钻将克氏针从远侧折段的髓腔钻入，经跖骨头和皮肤穿出，使针尾达骨折部平面，将骨折复位再把克氏针从近侧折段的髓腔钻入，直至钢针尾触到跖骨基底部为止，然后剪断多余钢针，使其断端在皮外 1～2cm。缝合皮下组织和皮肤，将踝关节置于功能位，用膝下石膏托固定，若数根跖骨骨折，也可用同样的方法进行处理，术后抬高患肢，一般术后 6 周去除石膏固定；也可以螺钉或钢板行内固定。

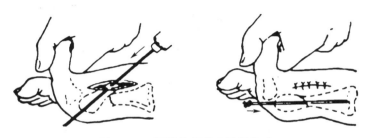

图 2-165 跖骨骨折克氏针固定术

7. **功能锻炼** 复位固定后，可做跖趾关节屈伸活动。2 周后做扶拐不负重步行锻炼，解除固定后，逐日下地负重行走，并做足底踩滚圆棍等活动，使关节面和足弓自行模造而恢复足的功能。

（四）预后与转归

跖骨骨折，一般 4～6 周可临床愈合。常见愈合较慢的原因为过早负重，虽然 X 线摄片显示骨折端有骨痂生长，但骨折线往往长期不消失，走路时疼痛，所以下地走路不宜过早。

（刘 毅）

十二、趾骨骨折

趾骨骨折（phalangeal fractures）又称脚趾骨骨折，多见于成年人，占足部骨折第二位。小儿趾骨较短，骨折相对较少。左右足各有 5 趾，除踇趾有 2 节外，其余趾均有 3 节，每节趾骨可分为底、体、滑车三部分。每趾的近节趾骨比较粗大，中节趾骨及末节趾骨呈结节状，小趾的中节趾骨与末节趾骨常融合成一块。足趾有助于维持平衡，且在步态周期推进期发挥作用。

趾骨近端骨骺出现年龄，男性为 9～6 岁，女性为 1～5 岁；其愈合年龄，男性为 17～19 岁，女性为 17～18 岁。

（一）病因病理

趾骨骨折多因重物砸伤或踢碰硬物所致。《医宗金鉴·正骨心法要旨》云："趾骨受伤，多于附骨相同，唯奔走急迫，因而多伤者。"重物砸伤多为粉碎或纵裂骨折，踢碰伤多为横断或斜形骨折，趾骨骨折常合并皮肤或甲床损伤，伤后容易引起感染。

第 1 趾在步行负重时功能比较重要，其近端骨折较常见，骨折类型各异（图 2-166），远端骨折多为粉碎性。第 2～5 趾骨骨折被称为"夜行者骨折"，最常见的损伤机制是足趾撞及桌腿或门框，导致足趾近节趾骨骨折。由于受踢碰外伤的机会多，因此骨折亦常见。

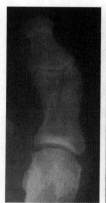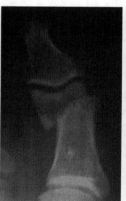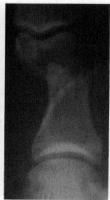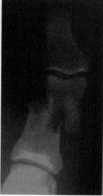

A.轻度移位　　　　B.明显移位　　　C.干骺端粉碎性骨折　　D.中段粉碎性骨折　E.波及关节面的粉碎性骨折

图 2-166　各种类型的踇趾骨折

（二）临床表现及诊断

趾骨骨折多有明显外伤史。

1.**症状**　伤后患趾肿痛剧烈，活动受限，不能下地走路，或出现畸形。

2.**体征**　局部压痛，纵向冲击痛，触诊可有骨擦音和异常活动。

3.**影像学检查**　X 线摄片正、斜位片可以明确诊断，并观察骨折类型及移位情况。末节骨折多

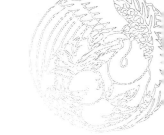

有纵向劈裂或横向分离移位，应予以注意。

4.**诊断**　结合病史、症状、体征及 X 线片，可以确诊。

（三）治疗

趾骨骨折有伤口者，应清创缝合，预防感染，甲下血肿严重者，可穿刺放血或拔甲。

趾骨骨折很少需要手术治疗，大多数趾骨骨折可用保守方法治疗。骨折移位，可手法复位，必要时亦可开放复位，克氏针内固定。特别是关节内骨折块明显移位第 1 跖趾关节内，骨折需要切开复位内固定，以防止畸形和关节退行变。开放骨折，骨折发生在末节而骨折块较小者，对游离骨块可予以切除，切除时要把残端趾骨用骨钳咬齐。

1.**辨证论治**　按骨折三期辨证。

2.**外治法**　外用药，早期可敷双柏散、四黄散等；后期有关节强直酸胀不适者或于功能锻炼时，用海桐皮汤熏洗。

3.**西药治疗**　早期疼痛明显，予以止痛药对症治疗，可先予以非甾体类药，如疼痛明显，可予以阿片类药物。肿胀明显，可予以消肿药物。后期为促进骨折愈合，防治骨质疏松，可予以钙制剂等。

4.**整复方法**　在局部麻醉下，患者仰卧位，足跟垫一砂袋，术者用 1 块纱布包裹骨折远端，双手拇、示指分别握住两断端，进行相对拔伸，并稍屈趾，即可复位。若有侧方移位，术者一手拇、示指捏住伤趾末节拔伸，另一手拇、示指用捏挤方法使骨折端对位（图 2-167）。

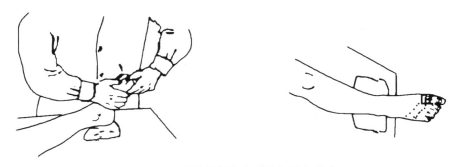

图 2-167　趾骨骨折复位手法与固定形式

5.**固定方法**　整复后，患趾用 2 块夹板置于趾骨背侧和跖侧固定。如斜形骨折者，可行趾骨及皮肤牵引固定；也可手法整复后，固定在相邻足趾，但各趾之间要垫以纱布，然后再用粘膏固定，应注意不要过紧以免发生坏死。

6.**手术治疗**　对于开放性损伤要保持局部清洁，防治感染，移位较大者，手法复位不满意，必要时可开放复位，克氏针内固定。

7.**功能锻炼**　一般整复固定后，可练习足趾屈伸活动，3 周后解除固定，便可下地行走。

（四）预后与转归

趾骨骨折极少出现骨折不愈合，骨折愈合佳，对功能一般无明显影响。

（刘　毅）

第三节　躯干骨折

一、颈椎骨折

颈椎骨折，指因直接或间接暴力所致的颈椎骨、关节及韧带的损伤，常伴有脊髓神经损伤，多属不稳定性骨折，是脊柱损伤中较严重的一种类型。根据骨折部分可分为上颈椎骨折、下颈椎骨折。常见的上颈椎骨折包括寰椎骨折、齿状突骨折、枢椎椎弓峡部骨折（Hangman 骨折）等，分别占颈椎骨折的 3%～13%、10%～20%、4%～7%；下颈椎骨折主要是包含 C_3～C_7 节段区域内的骨折，约占颈椎骨折的 65%。

（一）病因病理

由于颈椎不同节段的解剖形态、功能不同，损伤发生后出现的骨折类型也各不相同。

1.寰椎骨折　根据损伤机制，Levine-Edwards 将寰椎骨折分为以下三种类型（图 2-168）。

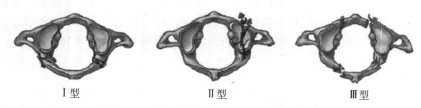

Ⅰ型　　　　　　Ⅱ型　　　　　　Ⅲ型

图 2-168　寰枢椎骨折的 Levine-Edwards 分型

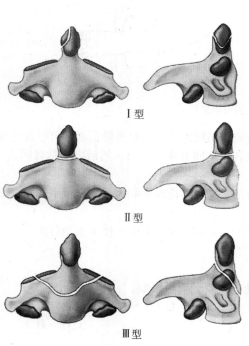

Ⅰ型

Ⅱ型

Ⅲ型

图 2-169　齿状突骨折的 Anderson-D'Alonzo

Ⅰ型：为寰椎后弓骨折，由于过度后伸和轴向载荷作用于枕骨髁与枢椎棘突之间，并形成相互挤压外力引起，可并发齿状突骨折或枢椎椎体骨折。

Ⅱ型：为寰椎侧块骨折，有时波及椎动脉孔。

Ⅲ型：是由于轴向挤压导致寰椎前弓和后弓双骨折，又称 Jefferson 骨折。

寰椎骨折同时合并寰椎横韧带断裂，可引起寰椎向前脱位，同时齿状突相对后移，可挤压脊髓，引起脊髓损伤，甚则出现全身瘫痪或死亡风险，应给予高度重视。

2.齿状突骨折　齿状突具有独特的解剖形态，与寰椎及附着韧带构成寰枢椎复合体，齿状突作为该复合体的重要骨性中轴，是维持局部稳定最为重要的结构。齿状突骨折将直接导致局部解剖及生理功能的破坏，形成寰枢椎不稳。齿状突骨折主要由车祸所致，造成齿状突骨折的暴力通常由水平的剪切力和垂直的压缩力组合而成。根据损伤的机制及骨折形态，Anderson-D'Alonzo 将齿状突骨折分为三型（图 2-169）。

Ⅰ型：是齿状突尖部骨折，为齿状突尖韧带和一侧的翼状韧带附着部的撕脱骨折，较为少见。损伤机制为暴力与矢状面成 90°施力。

Ⅱ型：是指涉及齿状突颈部的骨折，此型最为常见并且不稳定，可见向前或向后移位。损伤机制为暴力与矢状面方向成 45°施力。

ⅡA型：即部分Ⅲ型骨折为齿状突基底的粉碎性骨折并伴有游离骨片，这种骨折的亚型被称为ⅡA型。

Ⅲ型：是指延伸到枢椎椎体的骨折，骨折端下方有较大的松质骨基底，骨折线常涉及一侧或两侧枢椎上关节面。损伤机制为暴力直接施加在矢状面方向。

3. 枢椎椎弓峡部骨折（Hangman 骨折） 枢椎椎弓峡部骨折，是指发生在枢椎上下关节突之间的椎弓峡部骨折，常伴有周围韧带及椎间盘损伤，从而合并 C_2～C_3 节段不稳或脱位，又称 Hangman骨折，常为过伸及轴向压缩力引起。根据损伤的机制及骨折形态，Levine-Edwards 将枢椎椎弓峡部骨折分为四型（图 2-170）。

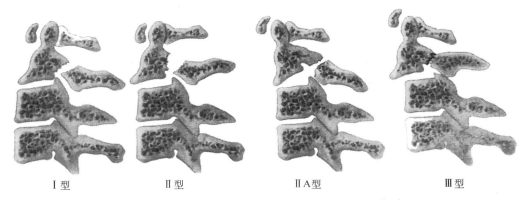

Ⅰ型　　　　　Ⅱ型　　　　　ⅡA型　　　　　Ⅲ型

图 2-170　枢椎椎弓峡部骨折的 Levine-Edwards 分型

Ⅰ型：包括所有非移位的关节突间部骨折，枢椎椎体相对于 C_3 椎体后上缘没有成角或移位<3mm。损伤机制为头部过伸暴力加轴向压缩。

Ⅱ型：移位>3mm，损伤机制为在过伸和轴向压缩引起枢椎关节突间部近乎垂直的骨折，随后突然地屈曲导致 C_2～C_3 椎间盘损伤，枢椎椎体向前移位、成角。

ⅡA型：是指 C_2～C_3 椎间严重成角，骨折线从后上到前下斜行通过枢椎椎弓，提示极不稳定。损伤机制为屈曲、牵张为主。

Ⅲ型：是指双侧关节突间部骨折，移位严重，且伴有下关节突脱位。损伤机制为头部屈曲暴力加轴向压缩。

4. 下颈椎骨折 下颈椎，一般称枢椎以下的颈椎，包括 C_3～C_7 节段。下颈椎的解剖结构允许其可进行前屈、后伸、侧屈、旋转等较大范围的活动，各方向的活动中受到不能负载的外力损伤时，可发生下颈椎骨折。2015 年 AOSpine 分型小组提出了以新的损伤形态分类为基础的 AOSpine 下颈椎损伤分型方法，包括四个部分：①损伤形态；②关节突关节损伤状态；③神经功能状态；④特殊案例修正。通过以上四个部分对下颈椎损伤进行具体描述。

（1）损伤形态

A 型：椎体压缩骨折，张力带完整。

A0：无骨折或轻微损伤，如单一椎板或棘突骨折。

A1：涉及单一终板的椎体压缩骨折，椎体后壁完整。

A2：涉及上下两个终板的椎体冠状裂缝或钳夹骨折，不累及椎体后壁。

A3：涉及单个终板的椎体爆裂骨折，累及椎体后壁，伴有骨块后移。

A4：涉及上下两个终板的椎体爆裂骨折或椎体矢状面骨折，累及椎体后壁。

B 型：下颈椎结构的牵张分离，导致后方或前方张力带损伤，脊柱轴向对线良好，无移位和脱位。

B1：后方张力带损伤（骨），骨结构分离骨折，涉及椎体的后方张力带损伤，前方结构（椎间盘或纤维环）可能被累及。

B2：后方张力带损伤（骨、关节囊、韧带），后方关节囊-韧带或骨-关节囊-韧带结构完全破坏或分离。前方结构（椎体或椎间盘）可能被累及，并应指定具体的哪种分离。

B3：前方张力带损伤，前方结构（椎体/椎间盘）破坏或分离，累及后方附件。这种损伤可能通过椎体-椎间盘，也可单一通过椎体本身（如强直性脊柱炎）。完整的后方张力带有助于阻止严重的移位。

C 型：一个椎体相对另一个椎体在任何方向上移位或旋转，前方、后方、侧方移位，垂直方向分离（图 2-171）。

（2）关节突关节损伤状态

F1：无移位的关节面骨折（上下关节面），碎片<1cm，累及侧块<40%。

F2：关节面骨折伴随潜在的不稳（上下关节面），碎片>1cm，累及侧块>40%，或伴有移位。

F3：侧块漂浮，在特定节段或一系列节段，椎弓根和椎板破坏导致上下关节突分离。

F4：关节病理性半脱位或分离，头端椎体的下关节突的尖端位于尾端椎体上关节突的上端上；头端椎体的下关节面在尾端椎体上关节面上平移，并维持在尾端椎体上关节面的腹侧（图 2-172）。

（3）神经功能状态

N0：神经功能正常。

N1：暂时性神经功能障碍，随着时间推移，可完全恢复（在受伤后的 24 小时内）。

N2：神经根性症状。

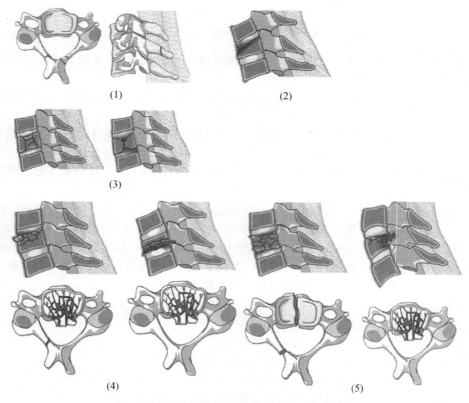

(1)　　　　　　　　　　　　(2)

(3)

(4)　　　　　　　　　　　　(5)

图 2-171　下颈椎骨折损伤形态 AOSpine 分型

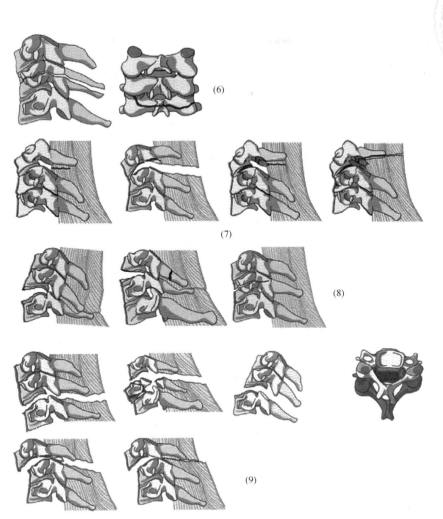

(6)

(7)

(8)

(9)

图 2-171　下颈椎骨折损伤形态 AOSpine 分型（续）

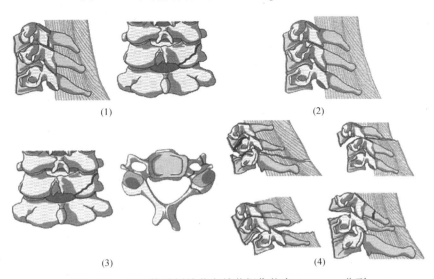

(1)

(2)

(3)

(4)

图 2-172　下颈椎骨折关节突关节损伤状态 AOSpine 分型

N3：不完全性脊髓损伤。

N4：完全性脊髓损伤。

NX：不能确定神经功能情况。

（4）特殊案例修正

M1：后方关节囊韧带符合体损伤，而没有完全断裂。

M2：严重的颈椎间盘突出。

M3：僵硬性或代谢性骨病，如弥漫性特发性骨质增生症（DISH）、强直性脊柱炎（AS）、颈椎后纵韧带骨化（OPLL）、前纵韧带骨化（OLF）等。

M4：椎动脉损伤征。

（二）临床表现与诊断

1. 临床表现　颈椎骨折多有明确外伤史，以直接暴力多见。伤后出现颈部疼痛、僵硬、活动受限，局部可见肿胀、压痛，或伴有颈部外观畸形。上颈椎骨折，可出现声音嘶哑、吞咽困难、头痛、枕大神经痛、肢体麻木、一过性瘫痪或全身瘫痪、二便失禁等症状。下颈椎骨折，合并脊髓、神经损伤时，轻者出现神经根刺激症状；重者可出现不全瘫，甚至完全截瘫。

2. 辅助检查

（1）X线检查：颈椎骨折在颈围保护下行颈椎正侧位及张口位片，必要时加照斜位片，明确骨折部位、移位方向及椎管内占位情况，以做出初步损伤程度判断。

（2）CT检查：颈椎CT多平面重建可以提供直观、精确的立体解剖和骨折线位置、方向及椎管内侵占情况等重要信息，有利于设计治疗方案。

（3）MRI检查：颈椎MRI检查可以评估颈部脊髓、椎间盘、小关节囊及后方韧带复合体等重要软组织损伤的情况。

（4）CTA或MRA检查：有利于判断有无椎动脉损伤及椎动脉与颈椎骨性结构的毗邻关系。

（三）治疗

脊柱是具有生物力学稳定性同时又具有活动功能的结构，因此，颈椎骨折的治疗应遵循重建稳定性和尽量保留活动功能的原则，并根据骨折类型、患者年龄及患者自身要求采取合适的治疗方案。

1. 手法整复　颈椎骨折复位前应首先选择好适应证，如已出现全瘫，则不必复位；若尚有部分功能存在或无瘫痪，结合影像学检查，应及时复位，越早越好。

（1）寰枢椎骨折手法复位：患者仰卧位，头探出床头，助手两手扳住两肩固定身体，医生用一手托枕部，一手托下颌，使头处于仰位，进行拔伸。拔伸力要逐渐加大，在拔伸情况下缓慢进行头的轻度前后（屈伸）活动和试探进行旋转活动，活动范围不能太大，以达到骨折和脱位复位与舒理筋络为目的。手法复位需谨慎，需要经验丰富者操作，提倡牵引复位代替手法复位。

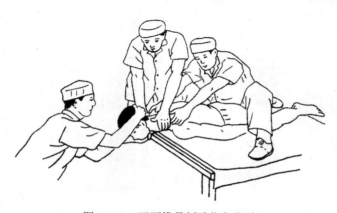

图2-173　下颈椎骨折卧位复位法

（2）下颈椎骨折卧位复位法：患者最好是俯卧位，如伤重翻身不便，亦可仰卧位。在给患者翻身活动时，务必保持头身一致转动，勿在翻身时扭动颈椎，以免出现意外。患者放好后，一助手用两手分别托在枕部与下颌，缓缓用力拔牵，使头呈过伸位（屈曲型），另一助手用两手攀患者两肩向下，做对抗牵引，用力持续稳定，待患者肌肉放松时，术者用两手拇指按压后凸的棘突，牵引头部的助手配合轻轻旋动头部以助复位，有时可听到复位音。复位后仍保持牵引，将患者置仰卧位，颈部放在特制的枕头上，使头部处于过伸位（图 2-173）。

（3）颈椎骨折牵引复位：让患者仰卧床上，医者坐于患者头前，用手牵引头部。然后采用枕颌带牵引或颅骨牵引弓牵引，牵引重量为 2～4kg。牵引体位根据损伤类型和骨折移位情况而定，一般维持在中立位，但屈曲型骨折要使头在过伸位牵引，牵引时间为 2～4 周，撤除牵引后，可用颈托固定，下床活动。也可在牵引复位后，头颈胸 Halo 架外固定，早期下床活动。

2. 固定方法

（1）寰椎骨折：无移位的骨折者可用颈围固定 8～12 周；有移位骨折但无合并横韧带断裂，可用枕颌带牵引或颅骨牵引 3 周，牵引重量为 2～5kg，也可用 Halo 架或头颈胸石膏固定 8～12 周。寰椎骨折合并横韧带断裂者，采用内固定手术治疗。

（2）齿状突骨折：无移位的 I 型、III 型，采用 Halo 架或头颈胸石膏固定 8～12 周。对于有移位的齿状突骨折，应予颅骨牵引，牵引重量可从 2kg 逐步增加到 5kg。当 X 线片透视复位满意后，在牵引状态下用 Halo 架或头颈胸石膏固定 8～12 周。对于 II 型及 IIA 型齿状突骨折，采用手术复位内固定术，齿状突螺钉固定。

（3）枢椎椎弓峡部骨折：无移位的 I 型损伤，属于稳定型，可采用 Halo 架或头颈胸石膏固定 8～12 周。对于不稳定的 II 型、IIA 型和 III 型损伤，采用手术切开内固定术治疗。

（4）下颈椎骨折：无移位的骨折者可采用 Halo 架或头颈胸石膏固定 8～12 周。对于有移位的下颈椎骨折，但不伴有脊髓、神经损伤时，应予颅骨牵引复位后，采用 Halo 架或头颈胸石膏固定 8～12 周。对于有移位的下颈椎骨折，同时伴有不完全性脊髓损伤或神经根损伤时，应予颅骨牵引复位后，采用减压复位内固定手术治疗。对于有移位的下颈椎骨折，同时合并完全性脊髓损伤者，直接手术减压复位、重建颈椎稳定的内固定手术治疗。

3. 辨证论治 按照骨伤科三期治疗，结合具体体质因素辨证用药。

4. 西药治疗 对于急性疼痛，选择使用非甾体类抗炎镇痛药或阿片类镇痛药等对症治疗。伴有脊髓神经损伤者，早期应用短效糖皮质激素类药减轻炎症反应、营养中枢神经类药、减轻水肿的脱水药物等对症治疗。

5. 手术治疗

（1）手术治疗的适应证：①寰椎骨折合并横韧带断裂；②II 型及 IIA 型齿状突骨折；③不稳定的 II 型、IIA 型和 III 型枢椎椎弓峡部骨折；④下颈椎骨折伴有脊髓、神经损伤时；⑤上、下颈椎骨折，不伴有脊髓及神经根损伤时，保守治疗失败。

（2）手法方式：前路切开或闭合复位内固定术、后路切开复位内固定术、前后路联合复位内固定术。

6. 功能锻炼 早期功能锻炼可促进全身气血流通，加强新陈代谢，提高机体抵抗力，防止肺部感染、压疮、尿路感染等并发症，同时可以锻炼肌力，为恢复肢体功能与下地活动准备条件。无脊髓及神经根损伤的颈椎骨折，应在外固定保护下，早期下床活动；需要在床上牵引者，主动进行四肢功能锻炼。对于合并脊髓及神经损伤患者，手术前后均应早期行四肢主动或被动功能锻炼，以及床上翻身活动，为早期下地活动做准备；并鼓励患者进行深呼吸及简单的扩胸、鼓肚锻炼，以促进呼吸、胃肠功能恢复。

（四）预防与调理

应建立与遵守安全防范规章制度，尽可能避免发生颈椎骨折。对于不稳定的颈椎骨折行颅骨牵引时，根据不同的损伤机制，选择不同的牵引方向。牵引重量不宜过大，避免发生分离移位。观察患者生命体征变化，随时床边复查颈椎侧位 X 线片，以了解复位情况。对于颈椎骨折导致脊髓损伤，需长期卧床的患者，要加强护理管理，避免发生泌尿系感染、坠积性肺炎、压疮、深静脉血栓等不良并发症。此外，医护人员要对颈椎骨折有充分的认识，避免搬运及运转过程中，加重损伤。

（五）预后与转归

对于不合并脊髓或神经根损伤或合并有不完全性脊髓损伤的颈椎骨折患者，无论采用保守或者手术治疗，绝大部分患者预后良好。对于合并有完全性脊髓损伤的颈椎骨折患者，预后较差。齿状突 II 型骨折非手术治疗，有发生骨折不愈合的风险。

（陈博来）

二、胸腰椎骨折

脊柱骨折十分常见，占全身骨折的 5%～6%，其中胸腰段脊柱骨折最常见。胸腰椎是人体的中枢支柱，胸腰椎交界处活动较多，是较容易损伤的部位，胸腰椎骨折常见两种类型：骨质疏松性压缩性骨折及爆裂性骨折。

骨质疏松压缩性骨折是指椎体骨质疏松后，轻微外力即可引起的脆性骨折，最多见于弯腰等前屈伤力造成椎体前半部分（前柱）压缩，脊椎后部的椎弓（后柱）正常。椎体通常为楔形变，是脊柱骨折中较多见的损伤类型。本病易发于 50 岁（绝经）之后的女性及 70 岁之后的男性，临床上以 L_1、T_{12} 常见，其次是 T_{11}、L_2、L_3。爆裂性骨折是指高处坠落伤及交通事故等高能量创伤引起的椎体呈放射状破裂，多合并脊髓神经不同程度损伤，致伤暴力包括过度的前屈、后伸、挤压、分离、剪切和旋转力等，凡超过生理极限即可引起损伤。

每块脊椎分椎体与附件两部分。可以将整个脊柱分为前、中、后三柱（图 2-174）。中柱和后柱包裹脊髓和马尾神经，该区的损伤可以累及神经系统，特别是中柱的损伤，碎骨片和髓核组织可以突入椎管，损伤脊髓，因此对每个脊柱骨折病例必须了解有无中柱损伤。胸腰段脊柱（T_{10}～L_2）处于两个生理弧度的交汇处，是应力集中之处，因此该处骨折十分常见。

（一）病因病理

现代医学认为暴力是引起胸腰椎骨折的主要原因。暴力的方向可以通过 X、Y、Z 轴。暴力可使脊柱在三条轴线上运动：在 Y 轴上有压缩、牵引和旋转；在 X 轴上有屈、伸和侧方移动；在 Z 轴上有侧屈和前后方向移动（图 2-175）。有三种力量可以作用于中轴：轴向的压缩、轴向的牵拉和在横断面上的移动。因暴力的作用方向不同，有时复合的力量同时使脊柱在两条或三条轴上运动，并产生骨折。因此胸腰椎骨折和颈椎骨折大体上有六种类型损伤（图 2-176）。

胸腰椎骨折常发生于脊柱生理弧度相互交接之处，如胸腰段（T_{10}～L_2）和下腰段（L_4、L_5），常见于自高处坠落、重物撞击等意外损伤，也见于举重、体操、骑马等体育活动中的损伤。骨折可有单纯的椎体骨折或单纯的附件骨折，也可能是合并骨折。严重的骨折、脱位可导致脊髓神经损伤。常见的分类如下（图 2-176）。

1. **单纯性楔形压缩性骨折**　此类骨折通常为高空坠落伤，足、臀部着地，身体猛烈屈曲，产生了椎体前半部压缩。暴力沿 X 轴旋转的力量，使脊柱向前屈曲，椎体前方压缩，或沿 Z 轴上过度侧屈，椎体的一侧出现侧方压缩。一般压缩不超过椎体高度的 1/3 时，只损伤前柱，中、后柱结构无损坏，属稳定性骨折；如压缩超过 1/3，则后柱的小关节有不同程度的损伤，脊柱后突畸形明显，且后部结构的张力增加，可遗留慢性腰痛。老年骨质疏松，滑倒及弯腰损伤，甚至弯腰动作轻微的力量可引起压缩骨折。

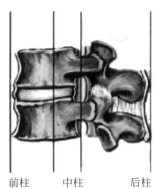

图2-174　胸腰椎的解剖结构

前柱　中柱　后柱

前柱-椎体的前2/3，纤维环的前半部和前纵韧带；中柱-椎体的
后1/3，纤维环的后半部和后纵韧带；后柱-后关节囊，黄韧带，
骨性神经弓，棘上韧带，棘间韧带和关节突

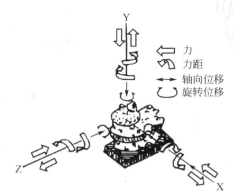

力
力距
轴向位移
旋转位移

图2-175　根据X、Y和Z轴分析复杂脊柱骨折

在 X 轴上，存在着三种损伤机制：屈、伸和左右侧方移动；在 Y
轴上，存在轴向压缩，轴向牵拉和顺时针或逆时针旋转；在 Z
轴上，有两个方向的侧屈、前后方向的侧屈和前后方向移动

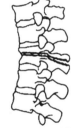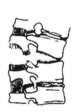

(1)单纯性楔形　(2)稳定性爆　(3)不稳定性爆　(4)Chance骨折　(5)屈曲-牵　(6)骨折-脱位
压缩性骨折　裂型骨折　裂型骨折　　　　　　拉型损伤

图 2-176　胸腰段骨折的分类

2. 稳定性爆裂型骨折　暴力来自 Y 轴的轴向压缩，如高空坠下跟部着地而脊柱保持正直，胸腰段椎体因纵向的挤压而破碎，由于不存在旋转的暴力，脊柱的后柱则不受影响，但破碎的椎体与椎间盘可突出于椎管的前方而损伤脊髓。

3. 不稳定性爆裂型骨折　暴力来自 Y 轴的轴向压缩及顺时钟或反时钟的旋转，可能还有沿 Z 轴的旋转力量参与，使脊柱的前、中、后三柱同时出现损伤，造成脊柱不稳定，创伤后脊柱后突畸形和进行性神经损害。

4. 椎体水平撕裂性骨折（Chance 骨折）　暴力来自沿着 Y 轴旋转的力最大，使脊柱过伸而产生损伤，同时还有沿着 X 轴旋转力量的参与。例如，从高空仰面落下，着地时背部被物体阻挡，脊柱过伸，前纵韧带断裂，椎体横形裂开，棘突互相挤压而断裂，有时发生上一节椎体向后移位。

5. 屈曲-牵拉型损伤　典型的损伤机制为：由于汽车座带束于患者的腹部，当高速行驶的汽车突然减速或撞车时，束带以上的躯干由于惯性作用而前屈，前冲的力量同时产生一个向前拉伸的力量，椎体后部的韧带先完全撕裂，继而脊柱的后柱撕裂，椎体由后方向前撕裂，常合并有脊髓神经的损伤（图2-177）。

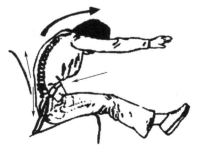

图 2-177　座带骨折机制

6. 脊柱骨折-脱位　暴力来自 Z 轴，如强大的暴力直接撞击伤者的后背部，脊椎沿横面产生移

位，通常是椎间盘平面损伤，脊柱的三柱完全破坏，脱位导致的损害程度往往比骨折严重，由于椎管的对线对位被破坏，脊髓损伤非常严重，甚至完全断裂。当关节突完全脱位时，上位椎骨的下关节突移至下一节椎骨的上关节突的前方，相互阻挡，称为关节交锁。这种损伤极为严重，脊髓损伤难免，预后差。

高能量损伤的车祸、塌方、高空跌坠等，常存在压缩、旋转等综合暴力，引起严重的骨折脱位。

（二）临床表现与诊断

1. 外伤　根据外伤史，以推断受到的暴力，大多数胸腰椎骨折为间接暴力所致。暴力的传导，可引起直接受伤点以外的部位的骨折。

2. 疼痛　表现为腰背痛，而老年人的胸腰段压缩性骨折往往主诉下腰痛。疼痛在站立及卧床转身等改变体位时加剧。此外，骨折部位有明显的压痛和肌肉痉挛，部分合并肋间神经疼痛不适。

3. 活动受限　站立、坐位和翻身困难，各方向活动受限并引起疼痛加重。检查活动功能时要注意不能加重脊柱损伤，因而对于疼痛剧烈或出现脊髓神经受伤者，要避免检查脊柱的活动范围。

4. 脊髓或马尾神经损伤　不同平面、不同程度的脊髓受伤后，出现不同的脊神经功能异常，肢体麻木或疼痛、瘫痪和二便功能障碍。

5. 影像学检查

（1）X 线平片：是首选的检查方法，可根据临床检查所怀疑损伤的部位，进行必要的 X 线照片检查。体位选择拍正侧位，必要时拍斜位。主诉下腰痛者，需拍包括胸 T_{10} 至骶椎的骨科大片，以免遗漏下胸段骨折。

（2）CT：可清晰地显示骨折线的数量、走向及骨块移位的情况，尤其能显示椎管内的情况，判断骨折块向椎管移位的程度。凡有中柱损伤或有神经损伤者，均须做 CT 检查。螺旋 CT 重建脊柱的三维空间，对骨折移位的情况更为直观和形象。

（3）MR：对骨折移位的观察不如 CT 清晰，但能显示脊髓或马尾受损的改变，椎间盘受损及突出的情况，以及椎体前方的血肿、后方韧带等软组织损伤的情况。所以，对有脊髓损伤者，应做 MR 检查。

根据外伤史、临床表现和影像检查，可对脊柱损伤及骨折做出明确的诊断。少数患者受伤的机制复杂，或出现无骨折的脊髓损伤，或骨折脱位后在 X 线照片时已经复位，但脊柱的稳定性极差，必须引起足够的重视。

（三）治疗

1. 胸腰椎骨折的搬运　胸腰部的损伤在急诊时就要提高警惕，不能在搬运过程中屈曲、过伸和扭转脊柱，以免造成进一步损伤。一个人抬头，一个人抬脚或用搂抱的搬运方法（图 2-178）十分危险，因为这些方法会增加脊柱的弯曲，可以将碎骨片向后挤入椎管内，加重脊髓的损伤。正确的方法是采用担架、木板甚至门板运送。先使伤员双下肢伸直，木板放在伤员一侧，三人用手将伤员平托至门板上；或二三人采用滚动法，使伤员保持平直状态，成一整体滚动至木板上（图 2-179）。

2. 保守治疗　胸腰椎骨折治疗之前，必须明确诊断，对骨折的部位，三柱损伤的程度，其稳定性如何，是否合并脊髓、马尾或神经根的损伤，以及腹膜后血肿等做到心中明了。对于单纯骨折、椎体屈曲压缩少于 1/3 的稳定性骨折，多采用非手术治疗，而卧床休息是非手术治疗的基本疗法。对于骨折后脊柱成角畸形要加以矫正，一般通过手法复位或借助器械加以复位。而对有脊髓损伤的不稳定性骨折，治疗要及时，早期复位固定并酌情使用类固醇激素以对抗脊髓的再损伤。

（1）复位固定手法及功能锻炼：对脊柱骨折脱位的治疗，一般遵循复位、固定、功能锻炼和药物治疗的原则。由于脊柱解剖的特殊性，以及脊髓神经功能的重要性，对有脊髓神经损伤的患者，更强调及早解除脊髓神经的受压和恢复脊柱的稳定性，并用各种康复手段促进其功能的恢复。

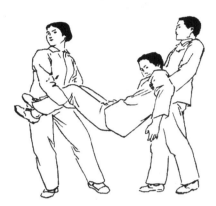

图2-178 脊柱骨折不正确搬运法

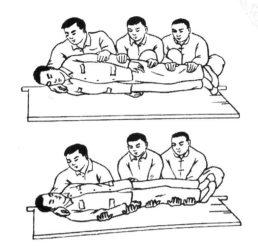

图2-179 脊柱骨折正确搬运法

1）单纯压缩性骨折

A.椎体压缩不到 1/3 者，或年老体弱不能耐受复位及固定者，仰卧硬板床，骨折部位垫厚枕，使脊柱过伸，同时嘱伤员 3 日后开始做腰背肌锻炼。开始时臀部左右移动，稍后屈髋屈膝，臀部抬离床面，逐渐过渡到用双足和头部顶床，腰背离床抬起，身体呈弓状。年轻者 4～6 周带腰围下地活动，但不得弯腰。伤后 3 个月可正常活动。年老体弱者，卧床 4 周即可戴腰围下地活动，3 个月内不能弯腰。

B.椎体压缩高度超过 1/3 的青年和中年骨折，可用过伸悬吊复位法进行复位，矫正向后成角畸形。过伸悬吊复位的方法：患者俯卧，双上肢置于头部两侧，双侧踝关节处用中巾包裹，用牵引带缚紧踝部。有滑轮装置的牵引架置于床尾将牵引带向上方牵引，使患者腹部离床，仅胸部着床，维持牵引 7～10 分钟 （图 2-180）。将一软枕垫于胸前，术者立于床边，触摸到骨折部位突起的棘突。用一手掌压于骨折部分，另一手复压于第一手的手背上，嘱患者做深呼吸，在患者呼气之末用力向下按压，使骨折部位的脊椎向前移，一般压 3～5 次，检查后突畸形消失即可。操作前可适当使用止痛剂。复位后患者卧床休息，同时做腰背肌功能锻炼，6～8 周后戴腰围下地活动，禁止弯腰 3 个月。

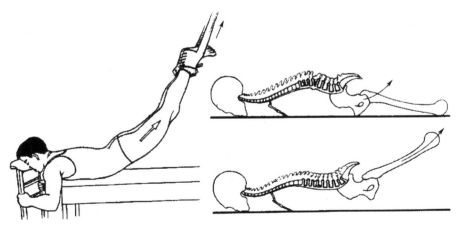

图 2-180 过伸悬吊复位法

C.腰部后部结构的骨折，如椎弓骨折、棘突骨折、横突骨折，可卧床休息，并用腰围制动，卧床时间相对延长至 4～6 周，起床后继续佩戴腰围，时间为 2～3 个月。同时做腰背肌功能锻炼和其他保守治疗。

2）椎体爆裂骨折或脱位：单纯的椎体爆裂骨折，一般无合并脊髓和马尾神经损伤者，可卧床休息，佩戴腰围，同时行腰背肌功能锻炼。有移位的骨折，尤其是向椎管方向移位者卧床时间需 6～8 周。

（2）辨证论治：脊柱骨折的辨证用药有一定规律性，早期血瘀气滞，治法为理气活血，泻下逐瘀，用复元活血汤，便通后改用活血祛瘀汤；中期气血不足，血瘀未清，治宜益气养血，和营通络，方用壮筋养血汤加黄芪，以活血通络；后期气血未和，肝肾亏虚，治法宜补肾强筋，活血通络，用补肾活血汤。截瘫患者气虚血瘀，宜益气活血为主。

（3）西药治疗：在急性期根据疼痛程度，选择性使用非甾体类消炎镇痛药或者中枢镇痛药等对症治疗。外用药物可用接骨续筋药膏等中药外用剂，以促进损伤组织修复，但是应注意避免局部皮肤过敏反应。胸腰椎爆裂骨折一般发生于青壮年，机体恢复较快，如无兼证，不必用药；对于老年骨质疏松胸腰椎骨折患者，可适当使用抗骨质疏松药物。若合并神经症状，可适当选用营养神经药物。

（4）手术治疗：对脊柱的治疗，强调恢复脊柱的解剖及功能单位，重视受压的脊髓神经的减压和防治脊髓的再损伤。对于严重的脊柱骨折脱位和脊髓损伤的患者，采用手术减压和内固定，已成为目前的主要方法。

1）骨质疏松压缩性骨折的手术治疗

A.手术适应证

a.诊断明确。

b.患者不能耐受疼痛或者经 6 周保守治疗无效仍然剧烈。

c.骨质疏松性椎体骨折骨坏死（Kümmell 病）。

d.不稳定的压缩性骨折或伴脊髓神经受压、神经功能损害。

B.手术方式：应根据患者年龄、损伤分型选择不同的手术方式。原则上以手术创伤要小，恢复脊柱稳定，减少卧床休息时间为准。

a.经皮穿刺椎体成形术（PVP）（图 2-181）/经皮椎体后凸成形术（PKP）：适用于老年骨质疏松新鲜压缩性骨折/骨质疏松椎体骨折骨坏死无伴神经症状患者。

b.切开复位减压固定融合术（图 2-182）/经皮椎弓根钉内固定术：适用于不稳定性骨折，或合并脊髓、神经损伤患者。对于椎管内有骨折碎块损伤脊髓神经者，需行减压固定融合术。

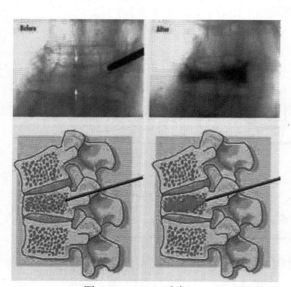

图 2-181　PVP 手术

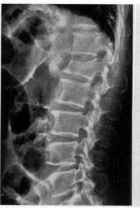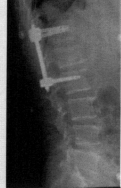

图 2-182　椎弓根钉手术

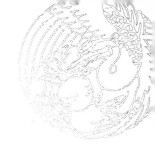

2）爆裂性骨折的手术治疗

A.手术适应证

a.诊断明确。

b.不稳定性损伤。

c.骨折块突入椎管压迫脊髓、神经者。

B.手术方式：对不稳定性骨折、后凸较明显，且无脊髓神经损伤的患者，可单纯后路切开复位椎弓根钉内固定术/经皮椎弓根钉内固定复位术；是否行后外侧椎板植骨融合，需根据患者年龄和受伤部位决定。

对骨折合并脊髓、神经损伤，椎管内有骨折块压迫的患者，行后路椎弓根钉内固定术，同时还需行椎管减压、骨折块复位，严重的还需钛网植骨重建脊柱前中柱稳定。

（四）预防与调理

骨折愈合前应以休息制动为主，避免不当的脊柱运动，即使后期功能锻炼时也应采用腰围、支具等保护。另外，卧床期间尤其是脊髓损伤的截瘫患者，要积极做好调护工作，尽可能避免压疮、肺部感染、泌尿系感染、静脉血栓等并发症。应予抗骨质疏松症的药物治疗，预防再骨折。

（五）预后与转归

无论保守或者手术治疗，胸腰椎骨折绝大部分患者都能愈合良好。对于选择保守治疗还是手术治疗，应当充分考虑患者的年龄及骨折类型。保守治疗时间普遍较长，严重卧床时间可达 2～3 个月，容易发生并发症。目前随着微创 PVP/PKP 手术的开展，该手术已经能够尽早地帮助老年骨质疏松压缩性骨折患者解决疼痛问题，且对机体损伤很小。不稳定的胸腰椎骨折，可采用经皮或切开复位椎弓根内固定术，可避免长期卧床带来的并发症，提高患者的生活质量。因此，对胸腰椎骨折损伤患者要根据患者年龄、压缩骨折稳定程度、是否合并脊髓神经损伤等，采用不同的治疗措施，以最大限度地帮助患者尽早康复。

（郭玉海）

三、脊髓损伤

脊髓损伤（spinal cord injury，SCI）是脊柱骨折与脱位的最严重并发症，是由于外力破坏了脊柱的结构和稳定性，导致骨折脱位挤压脊髓，引起的脊髓损伤。L_2 椎体以上的各部位骨折与脱位均可并发脊髓损伤，临床以胸腰段脊髓损伤最为常见，约占 50%以上。

（一）病因病理

脊髓损伤分闭合性损伤和开放性损伤。闭合性损伤多由高处坠落、交通事故、重物砸伤、工矿事故或地震等重大暴力所致。开放性脊髓损伤多由火器伤或刀刃伤所致。此外，脊柱或椎管内肿瘤、结核、感染等病理状态亦可压迫脊髓导致脊髓损伤。

1.**脊髓损伤的类型**　按照脊髓损伤病理形态和临床表现分为三种类型。

（1）脊髓震荡：是脊髓神经细胞遭受强烈刺激而发生的超限抑制，脊髓功能暂处于生理停滞状态，随着致伤外力的消失，神经功能得以恢复。无器质性改变，镜下也无神经细胞和神经纤维的破坏，或仅有少量渗出、出血。临床上表现为损伤平面以下运动、感觉和反射的完全丧失，一般伤后数十分钟感觉、运动开始逐渐恢复，数小时后即可完全恢复，不留任何后遗症。

（2）不完全脊髓损伤：脊髓遭受严重损伤，但未完全横断，表现为损伤平面以下感觉、运动、括约肌反射不完全丧失。但必须包括骶区感觉存在。

（3）完全性脊髓损伤：为脊髓的实质性损伤，包括神经纤维束的撕裂和髓质内神经细胞的破坏。由于与高级中枢的联系完全中断，失去中枢对脊髓神经元的控制作用，兴奋性极为低下，横断以下出现迟缓性瘫痪，感觉、肌张力消失，内脏和血管反射活动暂丧失，进入无反应状态，称为脊髓休克。脊髓休克过后，最先恢复的是球海绵体反射或肛门括约肌反射。当上述反射之一恢复，而损失平面以下的深、浅感觉完全丧失，任何一个肌肉的运动收缩均不存在，其他深、浅反射消失，大、小便失去控制，预示为完全性脊髓损伤。伤后数月可由迟缓性瘫痪变为痉挛性瘫痪。

2. 脊髓损伤后的病理改变　脊髓损伤发生的病理机制包括即刻的机械性损伤和随之发生的血管、生化反应所致的继发性损害（图2-183）。根据脊髓损伤的病理过程可分为早、中、终末三期。

（1）早期：组织破裂、出血，数分钟水肿即可开始，1小时后肿胀明显。出血主要在灰质，健存的毛细血管内皮细胞肿胀，致伤段血液灌流减少、缺血、代谢产物蓄积，白细胞从血管移行出变为吞噬细胞，24小时胶质细胞增多。

（2）中期：特点是反应性改变与碎块移除，中心坏死区碎块被吞噬细胞移除，常遗留多囊性空腔，胶质细胞与胶质纤维增生，其可穿过囊腔，亦可完全胶质化。

（3）终末期：胶质细胞与纤维持续进行，大约半年达到终末期，多囊腔常被胶质细胞衬里，上下通道的 Wallerian 变性仍在进行，神经根再生已经开始。

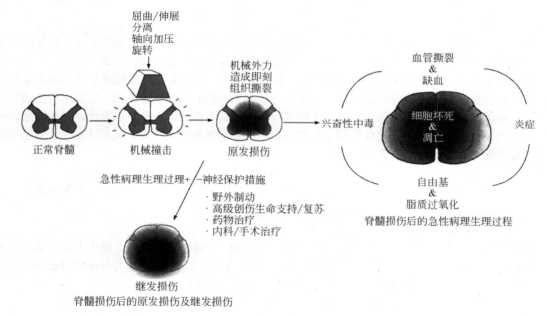

图2-183　脊髓损伤的病理机制

（二）临床表现与诊断

脊髓损伤患者一般都有明确的外伤史，常因遭受巨大暴力所致。伤后可立即出现肢体感觉与运动功能障碍、腱反射消失、大小便潴留或失禁，损伤部位有肿胀、疼痛、压痛或畸形等。脊髓震荡及脊髓器质性损伤早期，表现为迟缓性瘫痪。脊髓震荡症状持续数小时或数日后可逐渐恢复正常，而脊髓器质性损伤则逐渐转变为痉挛性瘫痪。马尾神经损伤表现为迟缓性瘫痪，无痉挛性转变。

1. 脊髓各节段损伤的特点

（1）颈段脊髓损伤：C_3 以上的脊髓与延髓相连，发出枕大神经、枕小神经和膈神经等，损伤后多因膈肌和肋间肌麻痹不能自主呼吸而迅速死亡。

C_3 以下颈脊髓损伤时，四肢高位麻痹。上肢麻木无力，腱反射见减弱或消失，表现为下肢运动神经元瘫痪；上肢也可出现腱反射亢进。双下肢则肌张力增高，腱反射亢进，病理征阳性，表现为上运动神经元瘫痪。损伤平面以下感觉消失，并伴有括约肌障碍，在伤后 7～8 周建立反射性膀胱。由于肋间肌麻痹胸式呼吸消失，而腹式呼吸明显代偿性增强。

（2）胸段脊髓损伤：由于胸椎椎管生理性较窄，脊髓损伤多为完全性，也可为不完全性，完全性损伤少见。双下肢呈痉挛性截瘫，损伤平面以下感觉消失。感觉平面改变对胸段脊髓损伤水平的定位具有重要意义，T_4 平乳头，T_6 在剑突水平，T_7～T_8 在肋下，T_9 在上腹，T_{10} 平脐，T_{11} 在下腹部，T_{12} 在腹股沟。T_6～T_9 节段损伤，因腹直肌上段神经支配完好，而中下段受损，故该肌收缩时可见肚脐上移，称为 Beevor 征阳性。脊髓休克阶段，如 T_6 以上损伤，可出现交感神经组织综合征，临床表现为血管张力消失、血压下降、脉搏缓慢、体温随外界变动等。腹壁反射 T_6 节段全部消失，上、中、下腹壁反射消失，提示损伤平面分别在 T_7～T_8、T_9～T_{10}、T_{11}～T_{12}。

（3）腰骶段（L_1～S_1）脊髓损伤：此处脊髓为腰膨大，故称腰膨大损伤，多由 T_{10}～T_{12} 脊柱骨折脱位导致。该段脊髓是腰骶神经根发出处。表现为双下肢肌肉不同程度的迟缓性瘫痪，提睾反射、髌腱反射、跟腱反射消失，大小便失禁。皮肤感觉丧失区 L_1～L_3 分别为大腿上、中下 1/3，L_4～S_2 分别为小腿内侧、足背、足底和小腿后侧。

（4）脊髓圆锥（S_3～S_5）及马尾损伤：主要表现为排尿中枢及肛门括约肌功能障碍，大小便潴留及失禁，会阴部有马鞍状感觉障碍区。L_2 椎体以下骨折脱位，仅损伤马尾神经，多为不完全性损伤，两侧症状多不对称。以大腿、小腿后部，足及会阴区皮肤感觉减退或消失较为明显，小腿肌肉瘫痪。

2. 脊髓各部位损伤的特点　脊柱可以导致完全性或不完全性的脊髓损伤。不完全性脊髓损伤的患者在损伤平面以下存在一部分功能，脊髓损伤综合征的出现和特定的脊髓解剖有关。

（1）中央脊髓综合征：脊髓中央脊髓灰质损害，由于皮质脊髓束的排列是支配上肢的纤维位于内侧，支配下肢的纤维位于外侧，所以主要表现为上肢功能障碍重于下肢，近端较远端肌群弱。

（2）前脊髓综合征：由脊髓前动脉损伤所致，主要累计皮质脊髓前束和脊髓丘脑前束，而后侧的薄束楔束完整。表现为损伤平面以下痛觉、温度觉及运动觉消失，而位置觉、振动觉等深感觉存在，预后较差。

（3）脊髓半切综合征：又称 Brown-Sequard 综合征，由半横断面或一侧脊髓损伤所致，同侧运动、震动觉，以及对侧痛觉、温度觉消失。

（4）后脊髓综合征：因损伤在薄束楔束，而前索和侧索完整，表现为损伤平面以下震动觉、位置觉等深感觉消失，而浅感觉迟钝或正常。虽然肌力正常，但由于本体感觉受损，造成行走困难。

3. 辅助检查

（1）X 线检查：既可判断脊柱损伤的部位、类型、程度和移位方向，又可间接了解脊髓损伤平面，估计其损伤程度。当致伤暴力结束后，移位的骨折脱位可因肌肉收缩或搬运而自行复位，虽然脊髓损伤很重，但 X 线片却不能显示骨折脱位情况，因此 X 线片必须与临床检查相结合，才能做出正确的诊断。

（2）CT 检查：可显示 X 线片不能显示的骨折、椎管形态及骨折突入椎骨侵占情况，对检查脊柱损伤合并脊髓损伤特别重要。

（3）MRI 检查：能清楚地三维显示脊柱及脊髓改变和其相互关系，尤其对软组织如椎间盘突出移位，脊髓受压部位、原因、程度和病理变化的判断十分准确。

（4）电生理检查：最主要的目的是确定截瘫程度。完全性脊髓损伤是 SEP 无诱发电位波形出现。不完全损伤时，可出现诱发电位，但波幅降低和（或）潜伏期延长，其中尤以波幅降低意义更大。

4. 脊髓损伤程度的评定标准　最准确和有价值评价脊髓损伤的方法是进行标准的脊髓损伤的神经学检查，一般采用美国脊柱损伤学会（ASIA）发表的标准体格检查方法。特定的肌肉和感觉功能评价是检查的主要组成部分。肌肉牵张反射检查包括球海绵体反射，有助于评价下运动神经元损伤的情况。

（三）治疗

治疗原则：尽早制动，正确搬运和转送，减少脊髓继发性损伤；充分解除神经压迫，合理重建脊柱稳定性，早期康复，为神经修复创造合适的内外环境，促进功能恢复，减少并发症的发生，使患者尽早重返社会。

1. 急救处理 对脊柱损伤合并脊髓损伤患者，应注意全身检查，以确定是否存在休克或其他合并损伤，如发现有出血、休克，应立即止血抢救休克。如有其他合并损伤，应根据轻重缓急，首先处理危及生命的内脏损伤。对于脊柱损伤，应严格遵守脊柱损伤的搬运原则，以防骨折移位，加重脊髓损伤。高位颈段脊髓损伤者，容易出现呼吸困难，痰液不易咳出，应保持呼吸道通畅，防止窒息，必要时做气管切开、吸氧及人工辅助呼吸。严格无菌操作下放置导尿管，补充热量、蛋白质，胃肠减压，肛管排气及处理便秘等。

2. 辨证论治 成人按骨伤科三期辨证治疗，结合具体体质因素辨证用药。早期，多为瘀血阻滞，经络不通，治疗以活血化瘀，疏通督脉为法，方以活血祛瘀汤加减；中期，督伤络阻，多属脾肾阳虚，以补肾壮阳，温经通络为法，方以补肾壮阳汤加减；后期，血虚风动者，以养血柔肝，镇痉息风为法，方以四物汤加减。气血两虚者，应以大补元气为法，方以八珍汤、补中益气汤或归脾汤加减。

3. 西药治疗 用于治疗急性脊髓损伤的药物目前尚未获得一致认可，已经通过绝大多数实验室及临床评估的药物包括：甲泼尼松龙[伤后 8 小时内，先予冲击量 30mg/kg，随后 5.4mg/（kg·h），共 48 小时]、单唾液酸四己糖神经节苷脂（100mg，每日静脉滴注 1 次）、甘露醇（25g，每日静脉滴注 2 次）等。必要时予镇痛治疗。

4. 复位固定与手术治疗

（1）复位固定：X 线片显示椎管内无骨折片，感觉障碍固定在一定的平面，无进行性上升趋势，可采用闭合复位，一般可采用腰部垫枕法、双踝悬吊法等整复移位的骨折。对脊髓或马尾神经不完全损伤者，脊柱骨折脱位纠正后，可逐渐恢复功能。但对不稳定性骨折及脱位，采用闭合复位应慎重。对颈椎骨折脱位，应采用颅骨牵引复位法，然后再以维持量持续牵引或头颈胸外支架固定。对脊柱不稳定性骨折及脱位，应进行手术切开复位，同时行可靠的内固定，重建脊柱稳定性。但无论采用何法，动作都要轻巧柔和，避免加重脊髓损伤。

（2）手术治疗

1）手术治疗的目的：在于解除神经压迫、复位骨折脱位、恢复力线、稳定脊柱。手术需待全身情况稳定、排除手术禁忌、具备手术条件后实施。手术适应证：①不完全性脊髓损伤呈进行性加重时，需行急诊手术治疗，尤其是在合并持续性压迫时应尽量在 24 小时；②伴脊髓损伤的患者应尽可能在 48 小时内手术治疗；③无脊髓及神经根损伤时，在条件允许的情况下，尽早手术治疗。

2）手术方式：前路切开复位内固定术、后路切开复位或微创闭合复位内固定术、前后路联合复位内固定术。

5. 康复治疗 目的是预防并发症，保留患者现存功能，促进患者顺利过渡到下一康复阶段。其原则是尽早开始、全面康复、个体化康复。

（1）康复治疗应尽早介入，生命体征稳定后即可开始。

（2）应进行患者躯体、心理功能和社会适应能力的全面康复。内容主要包括：①物理治疗；②心理治疗等。

物理治疗包括体位摆放及姿势训练、关节活动范围练习肌力练习、软组织牵拉练习、坐起练习、斜床站立练习等。心理治疗主要包括行为干预、心理支持；必要时在专业医生的指导下使用抗焦虑及抑郁的药物治疗。

（3）康复措施应个体化：重点是根据患者损伤的部位、类型及程度，结合其生活、职业及实际需求，制订个体化的康复措施，满足患者出院后的实际需要。如旋转损伤患者，翻身时应注意轴性翻身。

6.功能锻炼　功能锻炼是调动患者主观能动性去战胜脊髓损伤导致瘫痪的一项重要措施，强调锻炼应从伤后之日开始。早期功能锻炼可促进全身气血流通，加强新陈代谢，提高机体抵抗力，防止肺部感染、压疮、尿路感染等并发症，同时可以锻炼肌力，为恢复肢体功能与下地活动准备条件。

早期，在保护脊柱稳定性的同时，主动进行累及肢体的功能锻炼，并在医护人员的帮助下进行瘫痪止痛的被动活动，以增进肌力，防止肌肉萎缩、关节僵硬。同时，鼓励患者进行深呼吸及简单的扩胸、鼓肚锻炼，以促进呼吸、胃肠功能恢复。3个月后，可练习抓住床上支架坐起，或坐轮椅活动，继而练习站立，可采用靠墙手推双膝法，或用下肢支架保护，站稳后，再练习前进和后退步动作。最后练习扶双拐行走，以便生活自理。

（四）预防与调理

应建立与遵守安全防范规章制度，尽可能避免发生外伤性脊髓损伤。一级预防是真的创伤导致的脊髓损伤的最好措施。脊髓损伤的一系列并发症，有的在早期出现，有的在晚期出现，常见的有排尿障碍及泌尿系感染、呼吸困难及肺部感染、压疮、便秘及腹胀、深静脉血栓等，处理不当，可能危及患者生命，应引起足够重视。

（五）预后与转归

对于脊髓震荡，一般预后良好。对于不完全性脊髓损伤，在恰当的治疗和护理下，预后良好。但对于完全性脊髓损伤，预后不佳。

附　脊髓损伤评估表（表2-1）及ASIA神经学评价分级系统（表2-2）

表2-1　脊髓损伤评估表

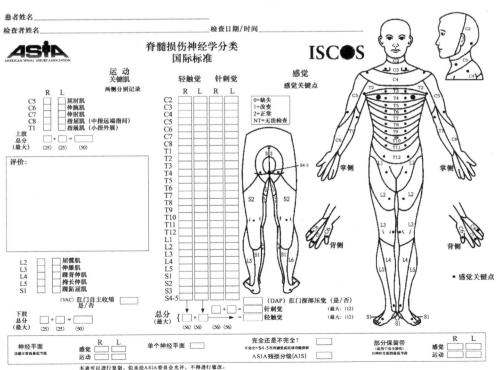

表 2-2　ASIA 神经学评价分级系统

分级	描述
A	完全性损伤：$S_4 \sim S_5$ 节段无感觉和运动功能保留
B	不完全性损伤：在神经损伤平面以下（包括 $S_4 \sim S_5$ 节段）保留感觉功能，但无运动功能
C	不完全性损伤：在神经损伤平面以下保留运动功能，且神经损伤平面以下至少一半关键肌力<3 级
D	不完全性损伤：在神经损伤平面以下保留运动功能，且神经损伤平面以下至少一半关键肌力>3 级
E	正常：感觉及运动功能正常

（陈博来）

四、肋骨骨折

肋骨骨折（rib fracture）常见于胸壁创伤的患者，以成年人多见，为外伤所致。少数见于老年后骨质疏松患者和肿瘤患者，为病理性骨折。单条肋骨骨折一般较少移位，多条肋骨骨折时，因肋间肌的相互固定作用减弱，故多有移位，若骨折端刺伤胸膜或胸腔脏器时，可造成气胸、血胸或气血胸。交通事故中，胸壁骨质创伤，常有多根肋骨骨折，同时合并胸壁内脏损伤；亦有多根多节段骨折，出现连枷胸。多根多处肋骨骨折使局部胸壁失去完整肋骨支撑而软化，出现反常呼吸运动，即吸气时软化区胸壁内陷，呼气时外突，称为连枷胸。

（一）病因病理

直接暴力如拳击、碰撞、火器伤等直接作用于肋骨某处，该处肋骨被迫向胸廓内陷而致断裂，造成骨折断向内塌陷。间接暴力如塌方、车轮辗轧、重物前后夹挤等使胸廓受到前后方对挤的暴力，肋骨被迫向外弯曲凸出，可为一骨单处骨折、双骨或多骨双处或多处骨折。混合暴力多为直接暴力和间接暴力合并作用的结果。直接外力使局部产生骨折，而余力未尽，残余力量则造成传递暴力，造成该肋他处骨折。骨折端凹隙或刺穿胸壁及胸腔脏器，有合并内脏损伤的危险。若骨折断端刺破胸膜，空气从外界进入胸膜腔，则可并发气胸，流入的空气使患侧肺压缩，影响正常呼吸功能和血循环。如胸膜穿破口已闭，不再有空气进入胸膜腔，则称为闭合性气胸；如胸膜穿破口未闭，空气仍自由沟通，则称为开放性气胸；若胸膜穿破口形成阀门，吸气时空气通过破裂口进入胸膜腔，呼气时则不能将空气排出，胸腔内压力不断增加，对肺的压迫和纵隔推移也越来越大，则称为张力性气胸。若骨折端刺破胸壁和肺的血管，血液流入胸膜腔，则并发血胸。

（二）临床表现与诊断

伤后局部疼痛，局限压痛和呼吸时疼痛，应考虑骨折，患者多能指出骨折部位，检查时骨折处有压痛或畸形。胸廓挤压征阳性是诊断肋骨骨折的主要体征之一。肋肌多段骨折呼吸运动时疼痛加重，引起呼吸变浅，多段肋骨骨折可出现反常呼吸和呼吸困难，临床诊断关键在于鉴别是否有合并损伤。①并发闭合性气胸时，可出现胸闷、气促等症状，检查伤侧呼吸减弱，叩诊呈鼓音，呼吸音及语颤减低或消失。②开放性气胸患者，可出现呼吸困难、发绀、血压下降、脉细数。伤侧呼吸音低微甚至消失，同时可听到空气经胸壁伤口进出的声音。③合并张力性气胸，可产生严重的呼吸困难、发绀和休克。有时气体由胸膜腔挤入纵隔和皮下组织，可在头、颈、胸、上肢触到皮下气肿，气管向健侧偏移。当胸腔穿刺抽出部分气体后，压力减低，但不久又增高，症状复加重。④并发血胸时，小量的胸膜腔积血，常无自觉症状，但大量的积血可出现面色苍白、气促、发绀、脉细数。检查时可见肋间饱满，叩诊呈浊音，呼吸音及语颤减弱，胸腔穿刺可明确诊断。血胸形成后，出血停止，称非进行性血胸。

本病诊断需要结合影像学检查，X线检查甚为重要，凡是胸部外伤患者，疑有骨折，必须拍摄胸部正、侧位X线照片，以明确骨折的部位、根数及移位情况，更重要的是检查有无气、血胸等发生及其程度如何，必要时做重建CT。如气胸量多时，肺可被压缩，纵隔可向健侧移位。血胸量少，仅肋间角消失，大量的血胸时，则全肺被液体阴影所掩盖。如同时存在气血胸时，则出现液平面。

（三）治疗

单支肋骨骨折，胸部稳定性尚好，一般不需整复。粉碎性骨折和多段骨折时出现胸壁不稳定性，引起呼吸受限和换气量减少，需复位固定。如有肋骨骨折合并其他并发症时，必须及时积极处理。一般肋骨骨折遵循复位、固定、药物、功能锻炼的原则。

1. 整复手法　有移位的骨折尽量争取复位。患者仰卧位或坐位，一助手平按患者上腹部，令患者用力吸气，至最大限度再用力咳嗽，同时助手用力按压上腹部，术者以大拇指下压突起的肋骨端，即可复位。若为凹陷骨折，在咳嗽的同时，术者双手对准患部的两侧，使下陷者复起。

2. 固定方法

（1）宽弹性绷带固定法：骨折复位后，局部肿不甚者，可外贴伸筋膏，肿甚者外敷祛瘀消肿膏，然后覆以硬纸壳，胶布贴于胸壁，再用宽绷带或多头带包扎固定。敷药者3～5天更换，后贴伸筋膏，继续固定3～4周。

（2）胶布固定法（叠瓦式胶布固定）：适用于第5～8肋骨骨折，每条胶布宽约7cm，比患者胸廓半周约长10cm。患者坐位，两臂外展或上举，在呼气末即胸廓最小时，先在后侧超过中线5cm处，用第1条胶布贴在骨折部下两肋，然后以叠瓦状（后一条盖住前一条的1/2～2/3）向上增加4～5条，以跨越骨折部上、下各两条肋骨为宜（图2-184）。

（3）骨牵引固定法：多根双处或多处骨折，必须迅速固定胸壁，减少反常引起的生理障碍，可用厚敷料垫于伤处，然后用胶布固定，必要时行肋骨牵引。其方法是：患处常规消毒，局部麻醉下在骨折中部做一小切口，行骨膜剥离，穿过一根不锈钢丝，与牵引装置相连接。若为多根肋骨骨折，需一一进行牵引，牵引重量为0.5～1kg。亦可用巾钳进行牵引，在浮动胸壁中央，选择1～2根下陷严重的肋骨，在局部麻醉下用巾钳夹住下陷之肋骨，通过滑动牵引来消除胸壁浮动（图2-185）。

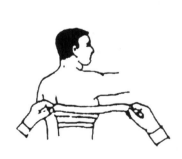
图2-184　胶布固定法

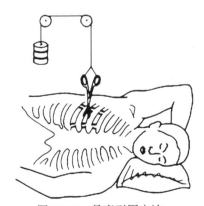
图2-185　骨牵引固定法

3. 辨证论治

（1）早期（受伤10天内）：伤处胸肋肿痛，局部瘀斑，拒按，深呼吸及咳嗽、喷嚏时加重，严重者不敢大声说话，呼吸困难，舌暗红或有瘀斑，苔薄白，脉弦或数。治宜活血化瘀，理气止痛。方选复元活血汤加减。

（2）中期（受伤10天后）：伤处疼痛缓解，但深呼吸及咳嗽时仍较痛，拒按，舌暗红，苔薄白，脉弦。治宜补肝益肾，补养气血，辅以行气活血。代表方剂以续骨活血汤加减。

（3）后期（伤后6～8周后）：一般骨折已愈合，但仍遗留肋部隐隐作痛，胸部憋闷不畅，咳嗽咳痰时仍有抽痛，舌淡红，苔薄白，脉细。治宜化瘀和伤，行气止痛。代表方剂以柴胡疏肝散加减。

4. 西药治疗　一般肋骨骨折可采用口服或肌内注射镇痛剂，多根多处肋骨骨折则需要持久有效的镇痛效果。方法包括硬膜外镇痛、静脉镇痛、肋间神经阻滞和胸膜腔内镇痛。

5. 其他治疗　手术治疗的相对适应证：①呼吸机依赖、有明显反常呼吸的连枷胸患者，没有严重的肺挫伤及颅脑损伤；②肋骨骨折断端运动导致或加剧患者疼痛，镇痛治疗失败；③胸壁塌陷、软化导致胸壁疝，肋骨骨折断端错位明显，限制肺复张或刺入肺脏；④症状明显的肋骨骨折不连；⑤开胸手术的其他指征。

切开复位内固定的方式有微型锁定钢板、重建钢板、钢丝等固定肋骨断端。如系严重多根多处肋骨骨折或两侧肋骨骨折，胸壁塌陷，患者无法进行呼吸时，可采用"内固定术"，进行气管切开，插入带有气囊的气管导管，连接正压麻醉机，进行人工呼吸，用正压空气（或氧）通过气管，使肺脏膨胀，胸壁膨起，通过胸内压力把下陷的肋骨"固定"在吸气的位置。"内固定术"要进行3～5天，直至患者能自如呼吸为止（图2-186）。

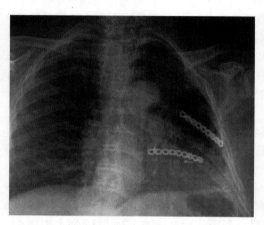

图2-186　肋骨骨折钢板固定

（四）预防与调理

尽量避免咳嗽及感冒，肋骨骨折往往有较显著的胸肋痛，使患者因害怕疼痛加重而不敢深呼吸及咳嗽，由于呼吸运动受限，易使痰液淤积肺内而致肺部感染。因此，肋骨骨折一旦出现，其防止病情加重的重点应是预防肺部感染的发生。

（五）预后与转归

单纯的肋骨骨折，经过正确的复位、固定及内外用药，症状会较快减轻，骨折在4～8周愈合，胁痛逐渐消除，预后较好。但遇有合并肋软骨损伤或骨折复位不良、骨折畸形愈合者，则有可能遗留较为顽固的胁痛。

肋骨骨折使呼吸运动受到抑制，在治疗上要有足够的重视，对于中、大量的血气胸患者要及时配合抽吸引流治疗，否则将会延误病情，危及生命。大量血液积留胸腔，较易引起胸腔感染或纤维胸等不良后果。

开放性肋骨骨折或多条肋骨骨折出现"浮动胸壁"的患者病情凶险，需急诊手术。

（六）古籍精选

肋骨骨折较常见。肋骨古属胸肋部。《医宗金鉴·正骨心法要旨·胸骨》载："其两侧腋自而下，至肋骨之劲处，统名后胁；肋下小肋骨名曰季肋，俗名软肋；肋者，单条骨之谓也，统胁肋之总，又名曰胠。"下二肋又称�骨。《医宗金鉴·正骨心法要旨·�骨》载："�骨者，即胸下之边肋也。上下二条，易被损伤，左右皆然。"

附　肋骨骨折并发症

气胸、血胸是胸部创伤中常见的并发症。按病理生理变化的不同，气胸分为闭合性和开放性气胸，前者又

分为单纯性和张力性气胸两类。

1. 气胸　主要是肋骨骨折断端刺破胸膜引起。有时因食管破裂或支气管破裂也可引起气胸。

根据胸膜腔内气体的多少和肺受压程度，可分为小量气胸（肺受压15%）、中等量气胸（15%～60%）和大量气胸（超过60%）。一般情况下，只有中等量和大量气胸时才有症状。

主要症状为胸闷、胸痛和气短。有大量气胸时，气管及心脏可向健侧移位。伤侧叩诊有过度反响音，听诊呼吸音减弱可消失，并可出现皮下气肿。患者因怕痛，不敢深呼吸，在检查时要鉴别因疼痛所致的呼吸音减弱。

中等量和大量气胸X线较易诊断，小量气胸X线诊断上有困难。小量气胸处理可用胸部穿刺抽气方法治疗，中、大量气胸可用胸腔引流方法。

要警惕张力性气胸，肺或支气管损伤后的通道组织起活瓣作用，空气能进入胸膜腔，但不能完全排出而形成张力性气胸。张力性气胸伤情危急，危及生命。

2. 血胸　是肋骨骨折常见的并发症，多为单侧，且常与气胸合并存在形成血气胸。血胸，特别是血气胸，可严重影响心肺功能。胸腔内有大量积血时，循环血量减少，致使心排血量减少，肺部受压后通气功能低下。

（1）少量血胸（<400ml）：患者无临床症状、无体征，X线检查唯一可见肋膈角消失。这种少量血胸可于1～2周内完全自行吸收，因此，除严密观察病情外，无需特别治疗。在观察期间，应定期做X线检查，及时发现延迟出血的血胸，这种情况往往因出血缓慢，对心肺功能影响不大，可根据临床具体情况，必要时做胸穿排血或做胸腔引流。

（2）中等量血胸（500～1500ml）：患者有典型的内出血症状和体征，X线检查可发现液体占据伤侧胸腔的1/3。这类患者虽然可以用大号针头做重复的胸腔穿刺法来治疗，但仍以用胸腔引流管治疗为好，后一种方法可以较早地使肺部扩张。自引流管丢失的血量，应输血补足，以保持血压和脉搏的稳定。胸腔引流时，患者应保持坐位或半坐卧位。胸腔引流管应在腋中线第5或第6肋间处插入胸膜腔，以避免因同侧膈肌升高在手术时误伤肝、脾和结肠。引流管外接水封瓶，如引流量少，血胸仍存在，说明引流管为血块堵塞或位置不当，应更换胸腔引流管以确保引流畅通。必要时可用20～30cm水柱的负压抽吸。应注意负压吸引对活动性出血是不适宜的。

（3）大量血胸（>1500ml）：失血量大，可将纵隔和心脏推向健侧。缺氧严重，呼吸急促困难，有发绀和低血压，病情危急。对血胸处理：行胸膜腔闭式引流，抢救休克。此类患者入院后应立即快速多管道输血和平衡盐水。同时将粗的（直径1～1.5cm）胸腔引流管自伤侧胸部第5或第6肋间腋中线处插入胸膜腔做闭式引流，必要时可做气管插管外接呼吸机给氧。经初次胸腔引流后，每小时引流超过150ml而血压、脉搏仍不能保持稳定的患者，可能是心脏或大血管损伤，死亡率很高。在这种情况下，应立即剖胸止血，积极抢救，才有可能挽救患者的生命。

（黄伟明）

五、骨盆骨折

骨盆骨折（fracture of the pelvis）多为交通事故及工伤事故所致，多见于青壮年，占骨折总数的1%～3%，随着医疗技术的提高，骨盆骨折病死率与致残率较以往有所降低。

骨盆是由骶骨、尾骨和两侧髋骨（髂骨、耻骨和坐骨）连接而成，如漏斗状的环形结构，称骨盆环。骨盆的骨联结有后方的骶髂关节和前方的耻骨联合。

骨盆上连脊柱，支持上身的体重，同时又是连接躯干与下肢的桥梁。躯干的重力通过骨盆传达到下肢，下肢的运动和振荡也通过骨盆传达到躯干。

骨盆环分为前、后两部。后部为承重弓，包括骶股弓和骶坐弓。骶股弓由两侧髋臼向上通过髂骨加厚部，经骶髂关节达骶骨，此弓在站立时支持体重；骶坐弓由两侧坐骨结节向上经髂骨加厚部，通过骶髂关节达骶骨，此弓在坐位时承受体重。

骨盆前部有上束弓和下束弓，上束弓经耻骨体及耻骨上支，防止骶股弓分离；下束弓经耻骨下支及坐骨支，支持骶坐弓，防止骨盆向两侧分开。此两弓起到约束、稳定和加强两个主弓的作用（图2-187）。

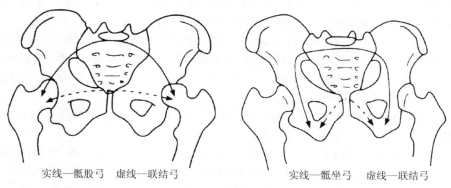

实线—骶股弓　虚线—联结弓　　　　实线—骶坐弓　虚线—联结弓

图 2-187　骨盆的结构

　　骨盆壁与盆腔脏器、神经、血管相邻近，骨折时可伴有这些组织结构的损伤。骶管内为马尾神经，骶神经根从 8 个骶神经孔出来，可因骶骨骨折而损伤。坐骨神经从坐骨大孔出骨盆，累及坐骨大孔的骨折如髋臼后缘及坐骨骨折可能损伤坐骨神经。坐骨和尾椎邻近直肠，骨折移位可能压迫或刺破直肠。两耻骨弓下方有尿道通过，当耻骨联合损伤、耻骨支骨折时，可损伤后尿道。髂外血管及股血管邻近耻骨上支，骨盆骨折移位引起大出血是一种不可忽视的严重并发症。

　　（一）病因病理

　　骨盆骨折多由强大的直接暴力所致，如车辆碾轧、房屋倒塌、机械挤压等。间接暴力如坐位跌倒可发生骶、尾骨骨折；肌肉强烈收缩可引起髂前上棘、髂前下棘或坐骨结节撕脱骨折。暴力可来自骨盆的侧方、前方或后方，骨折可以发生在直接受力部位，也可以通过骨盆环传达而发生在他处。如果大出血，则气随血脱而致心阳暴脱，甚至阴阳离决而死亡。

　　骨盆骨折根据骨折部位和盆弓完整性受损程度分为三类。

　　1. 骨盆环无断裂骨折（图 2-188、图 2-189）

　　（1）髂骨翼骨折：多为直接暴力损伤所致。骨折可为线状或粉碎性。因髂骨翼内外均有丰厚的肌肉及骨膜覆盖，此种骨折多无明显移位或仅有轻度移位。如果移位严重，常有广泛的软组织损伤及血肿形成。

　　（2）一侧或两侧单一耻骨支或坐骨支骨折：多由侧方挤压所致，骨折端有轻度移位，但对骨盆的稳定性与负重功能无影响。

　　（3）骨盆撕脱骨折或骨骺分离：多见于青少年运动损伤。肌肉猛烈收缩，将一部分骨质撕脱下来。常见：髂前上棘撕脱骨折、髂前下棘撕脱骨折、坐骨结节撕脱骨折。

　　（4）骶椎（S_2 以下）横断骨折：多出现在高处跌倒，骶椎直接轴向受力。骨折线为横形，偶尔远端可有向前移位，有时合并骶神经损伤，如生殖器和会阴感觉异常，肛门括约肌功能障碍；少数合并直肠破裂。

　　2. 骨盆环一处骨折　骨折只在一处破坏了骨盆环的连续与完整，骨盆多不会发生明显的移位。并发症亦很少发生。骨盆环仍较稳定。常见的有一侧耻骨上下支骨折。

　　此类骨折多由于侧方挤压伤所致。骨折移位多不严重。因骨折发生在骨盆环前侧，未累及承重弓，故对骨盆环的稳定性及负重功能无大影响（图 2-190）。

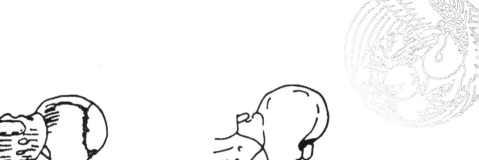

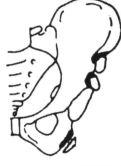

图 2-188　髂骨翼骨折　　　　　　　　图 2-189　骨盆撕脱骨折

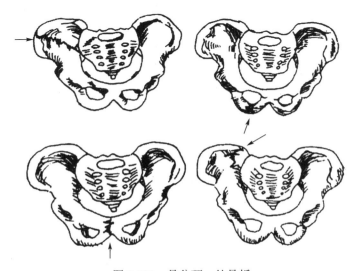

图 2-190　骨盆环一处骨折

3.**骨盆环两处以上断裂骨折**　此类骨折多由于较大暴力所致，常有较大的移位及骨盆变形，骨盆环失去稳定性，病情重笃，并发症的发生率及死亡率高，是骨盆骨折中最严重的一型。常见有两种类型。

（1）双侧耻骨上下支骨折：多由于骨盆侧方挤压所致。骨折多发生在耻骨段上，骨折端多有重叠或向后移位，常合并尿道损伤。

（2）骨盆环前后联合损伤：当较大暴力作用于骨盆环时，可导致骨盆环前方耻、坐骨骨折或耻骨联合分离与后方骶髂关节脱位或关节附近骶骨或髂骨骨折。由于骨盆环前、后两处断裂，结果使骨盆分为两半，伤侧连同患侧下肢一起沿骨盆纵轴内旋、外旋或向上移位，使骨盆变形（图 2-191）。

4.**髋臼骨折**　发生于暴力经股骨头对髋臼的撞击损伤，骨折的方式取决于暴力作用时股骨头的位置，可发生于前柱、后柱和中心位置。髋关节脱位时股骨头撞击髋臼所者亦多见。

临床上骨盆骨折具体分型多采用 Tile 分型：

Tile 基于骨盆垂直面的稳定性、后方结构的完整性及外力作用的方向，将骨盆骨折分为 A、B、C 三型，按顺序病情严重程度逐

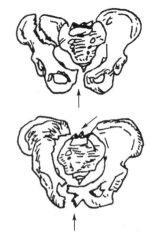

图 2-191　骨盆环前后联合损伤

渐增加。但对每一个患者的具体处理，还需要个性化评估。

Tile骨盆骨折分类是目前临床上应用最广泛的分类方法，对临床医生确定治疗方案及手术方式有指导意义。

（二）临床表现与诊断

凡外伤致骨盆部位的疼痛、肿胀及功能障碍者，需进一步检查以了解是否有骨盆骨折。

1.病史　主要了解受伤时间、暴力性质及伤后处理情况。交通事故及挤压伤尤其是导致骨盆严重骨折时症状、体征明显；而撕裂骨折常发生于运动时；老年耻骨骨折常见于跌倒伤，多合并髋部骨折。

2.症状与体征　单纯骨盆骨折多见局部疼痛、肿胀、瘀斑，起坐、站立和翻身时疼痛加重，甚至不能转动。观察骨盆的外形，触摸两侧髂嵴、耻骨联合及骶尾椎有助于诊断。肛门指检可触到向前移位的尾骨。

骨盆环的骨折多见骨盆分离试验和骨盆挤压试验阳性。

测量肩峰至对侧髂前上棘之间的距离可判断是否有骨折向上移位。测量脐棘距有助于判别骨盆的合书样损伤或翻书样损伤。

3.并发症的诊断

（1）直肠损伤

损伤机制：多由骶骨骨折端直接刺伤直肠，少数亦可因骶骨、坐骨骨折移位使之撕裂。直肠上1/3位于腹膜腔内，中1/3仅前面有腹膜覆盖，下1/3无腹膜覆盖。直肠破裂后，粪便外溢，如破裂在腹膜反折以下，可引起直肠周围严重感染及盆腔疏松结缔组织炎；如破口在腹膜反折以上，可导致弥漫性腹膜炎，处理不当，后果严重，死亡率高。

诊断：肛门出血为主要症状之一。另外可有下腹痛及里急后重感。肛门指诊，指套上染有血迹，有时可触及刺入直肠的骨折端或直肠破裂口。腹膜内损伤，早期症状为腹膜刺激征，可发展为弥漫性腹膜炎。

（2）尿道损伤

损伤机制：泌尿生殖膈以上尿道损伤是骨盆骨折常见的并发症。多由于耻骨骨折所致，特别是双侧耻骨支骨折。绝大多数发生于男性，女性罕见。当骨盆遭受侧方挤压时，骨盆前后径增大，盆底筋膜被牵拉移位（包括泌尿生殖膈膜），致使该处尿道发生撕裂或断裂。也可直接撕裂泌尿生殖膈造成膜部尿道断裂，亦有骨盆骨折端直接刺伤后尿道者。

诊断：①排尿困难及尿潴留；②尿道口流血；③会阴及下腹部胀痛；④导尿检查时导尿管不能插入膀胱，无尿液流出或仅流出少量鲜血，说明导尿管经断裂尿道进入血肿区；⑤肛门指诊可发现前列腺位置升高，不易触到前列腺；⑥尿道逆行造影可见有造影剂外溢。

（3）骶丛神经损伤

损伤机制：多由于神经走行部位的骨折、脱位所致（牵扯、挫伤、血肿纤维化、骨痂压迫等原因）。因此，凡有骶骨骨折、半侧骨盆脱位者，均应注意检查骶神经情况。

诊断：神经损伤多为不全性损伤，主要表现为某一神经分布区的痛觉障碍及运动障碍。骶骨骨折合并骶神经根损伤，常表现为膀胱功能障碍、阳痿等症状。一般症状多较轻微，可逐渐恢复，少数遗留永久性症状。

（4）血管损伤及休克

损伤机制：骨盆骨折合并大出血，引起休克，是最常见、最紧急、最严重的并发症，也是造成骨盆骨折患者死亡的主要原因。出血的来源有四个方面：①骨折断端（面）出血；②骨盆血管损伤；③盆腔静脉丛损伤；④贴近骨盆壁的肌肉及盆腔脏器，可因骨折移位撕裂或刺伤而出血。

诊断：体表瘀血、血肿或腹膜后血肿。有时腹膜后血肿易与腹腔内出血或脏器损伤相混淆，需仔细鉴别。

（5）膀胱损伤

损伤的机制：①直接暴力损伤，多发生在膀胱胀满时，作用于骨盆的暴力同时作用于膀胱，致使膀胱破裂；②少数系由于骨盆骨折端移位直接刺破膀胱。

诊断：所有骨盆骨折，伤后下腹部膀胱区疼痛、有尿意但无尿液排出，或仅排出少量血尿，尿道口有血肿或少量流血。临床检查时下腹部有肿胀压痛、肌紧张、肠蠕动减弱等腹膜刺激征，但触不到充盈的膀胱，应想到有膀胱破裂的可能。必要时可做导尿检查及膀胱造影检查。

（6）阴道损伤：耻骨下支断端在向下方移位的过程中可直接刺入阴道，使骨折端与阴道交通。

4. 影像学检查 本病诊断需要结合影像学检查，主要包括以下几种。

（1）X线检查：临床上多拍摄骨盆正位、出口位、入口位、髂骨斜位和闭孔斜位片，可明确骨折部位和骨折移位情况；髂骨翼内旋时，宽度变小，髂骨闭孔变大；髂骨翼外旋时，其宽度增加、闭孔变小。疑有骶尾椎骨折可摄骶尾椎正、侧位片。

（2）CT扫描：螺旋CT平扫加三维重建，可清楚显示骨盆骨折移位的情况，尤其是三维重建，对骨盆骨折的诊断，提供了一个更加直观的判断。

（三）治疗

急救时首先应注意患者的全身情况，是否有大出血（包括内出血）休克或创伤性休克表现，是否合并有内脏损伤。对于严重损伤有血流动力学不稳定的患者，首先进行快速输液和输血，纠正休克，稳定血流动力学，应用创伤控制理论，对骨盆进行简单有效的外固定，减少搬动，防止继发损伤和生命危险。

对骨盆骨折的治疗，通常根据骨折的程度、骨盆环破坏的程度不同而确定治疗原则。骨盆环完整的骨折处理方法相对较易，遵循复位、固定、药物和功能锻炼的原则。对骨盆环破坏严重的骨折，复位和固定不易，而且常有严重的合并症，处理更需积极，常需应用手术进行大体复位和固定。必要时做尿道等内脏修补。

1. 各类型骨盆骨折的治疗

（1）骨盆环无断裂骨折

1）髂骨翼骨折：单纯髂骨翼骨折，骨折无需复位与固定，只需进行对症处理，卧床休息，局部外敷跌打药膏、镇痛膏等，待疼痛消失后，即可下地活动。预后良好。手术方式可选择拉力螺钉固定或重建钢板固定。

2）一侧或两侧单一耻骨支或坐骨支骨折：由于骨折未累及骨盆后环，骨折无明显移位，故不需特别处理。早期治疗包括卧床休息数日，外敷跌打药膏，内服活血散瘀中药。卧床期间，膝下置以软垫，保持膝关节于半屈曲位，以减少疼痛，一旦疼痛消失，即可开始逐步负重活动。手术方式可选择重建钢板固定。

3）骨盆撕脱骨折或骨骺分离

A. 髂前上棘撕脱骨折：处理此种骨折，无论有无移位，骨折可迅速愈合，一般愈合后对功能亦无影响。

髂前上棘骨折，骨折块有移位者，应予以手法复位，患者仰卧，患侧膝下垫高，使髋膝关节呈半屈曲位，术者用捏挤按压手法将骨折块推回原位。

早期需对症处理，卧床休息，卧床期间，用一软垫将膝部垫高，保持膝关节适当屈曲位，以减轻疼痛，3～4周后，待骨折愈合，疼痛消失后，即可下地负重活动，通常2～3个月内可完全恢复功能。

B. 髂前下棘撕脱骨折：髂前下棘骨折，骨折块有移位者，应予以手法复位，患者仰卧，患侧膝下垫高，使髋膝关节呈半屈曲位，术者用捏挤按压手法将骨折块推回原位。

早期需卧床休息，卧床期间，保持屈膝位，以减轻疼痛，待疼痛消失后，即可下地活动。

对髂前上棘或髂前下棘骨折，患者如果是运动员或要求高效运动者，首选切开复位，拉力螺钉内固定。

C.坐骨结节撕脱骨折：坐骨结节骨折，患者侧卧位，伸髋屈膝位，术者用两手拇指按压使骨折块复位。

复位后保持患肢伸髋屈膝位休息，以松弛腘绳肌，防止再移位。3~4周后，待疼痛消失，即可恢复活动。一般愈合后周围可有许多新骨形成，但不影响功能。

4）S_2以下横断骨折：无移位或移位轻微者，无需复位。

骶、尾骨骨折脱位，复位时患者侧卧屈髋屈膝。术者戴手套，示指伸入肛门内，扣住向前移位的骶或尾骨下端，向后推挤使其复位。

早期只需卧床休息，避免触碰，坐位时可加用气圈保护，避免承重。疼痛于数周或数月内即可逐渐消失，而无病废。

（2）骨盆环一处骨折：因此种骨折发生在骨盆前部，移位极少，骶髂关节无损伤，对骨盆稳定性及负重无影响，早期处理需卧床休息，外敷跌打药膏，内服活血散瘀中药。卧床期间，膝下垫一软垫，保持髋关节适当屈曲，放松腹部及大腿诸肌，以减轻疼痛。一旦疼痛消失，即可下地负重活动。

（3）骨盆环两处以上断裂骨折

1）双侧耻骨上下支骨折：此种骨折骨盆后环完整，骨折移位不大者，对骨盆稳定性及承重功能无大影响，骨折本身无需复位。骨折移位较大者，骨盆环的前方中间段游离，由于腹肌的牵拉而向上移位。整复时患者仰卧屈髋，助手把住腋窝向上牵引，术者双手扣住耻骨联合处，将骨折块向前下方扳提，触摸耻骨联合之两边骨折端平整时，表示已复位。整复后术者以两手对挤髂骨部，使骨折端嵌插稳定。

复位后卧床休息即可。卧床期间，膝下垫一软垫，保持髋关节适当屈曲位，以减轻疼痛。6~8周即可下地负重活动。如合并尿道损伤，需由泌尿外科行修补尿道手术，骨折行切开复位钢板内固定。

2）骨盆环前后联合损伤：是骨盆骨折中最严重的一种，常合并有内出血及盆腔脏器损伤，伤势严重而复杂。处理不当不仅可遗留畸形，影响功能，甚至可危及患者生命安全。因此，首先处理危及生命的损伤及并发症，其次及时进行骨折的妥善处理。对此种骨盆环前后联合损伤，骨折移位，骨盆变形，应尽快予以复位，纠正骨盆变形，并给予持续的固定，以减轻疼痛、减少出血、防止再损伤、预防并发症，为骨折愈合、功能恢复提供良好的条件，防止畸形愈合。

A.手法复位后患肢牵引加骨盆兜固定：可于一般情况稳定后，在硬膜外麻醉下手法复位。患者仰卧位，两下肢分别由助手扶持。用宽布带绕过会阴部（衬厚棉垫），后段兜住健侧坐骨结节，经健侧肩后外方；前段经患侧肩前外方，均固定于手术台端或墙钩上或助手把持，做对抗牵引。肩上部与手术台间撑一木板以防钳夹躯干。术者先将患侧髂骨向外轻轻推压，以利复位。然后患侧下肢略外展，两助手轻轻牵引双下肢，术者用双手将患侧髂骨嵴向远侧推挤，矫正向上移位，此时可听到骨折复位的响声。患者改为健侧卧，术者用手掌挤压髂骨翼，使骨折端互相嵌插。

复位后可用多头带包扎固定，分离型骶髂关节脱位用骨盆兜带将骨盆兜住，吊于牵引床的纵杆上，4~6周即可（图2-192）。对于骨折块连同伤肢向上移位者，同时在患侧下肢行持续皮牵引或股骨髁上牵引，重量为4~6kg。早期禁坐，以免骨折再移位。6~8

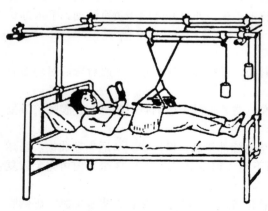

图2-192 骨盆骨折骨盆悬吊法

周骨折临床愈合后，拆除固定，持拐行走，但患肢不负重。几周后逐渐锻炼负重步行。

B.利用下肢骨牵引复位与固定：采用胫骨结节或股骨髁上持续骨牵引，以达到骨盆骨折逐渐复位与固定，是最基本、常用和安全的方法。如需牵引力量较大，最好用双侧下肢牵引，可以更好地使骨盆固定，防止骨盆倾斜。牵引重量一般为体重的1/7～1/5，注意开始时重量要够大，3～4天后，摄片复查骨折复位情况，再根据骨折复位情况酌情调整，直至复位满意后为止。维持牵引至骨愈合，一般需8～12周，不宜过早去掉牵引或减重，以免骨折再移位。骨盆分离，可同时加用一骨盆兜带悬吊骨盆，使外旋之骨盆复位。

若半侧骨盆单纯外旋，同时向后移位，亦可采用90°-90°-90°牵引法。即在双侧股骨下端做骨牵引，将髋、膝和踝三个关节皆置于90°位，垂直向上牵引利用臀肌做兜带，使骨折复位。此种方法的优点是便于护理，并可减少对髋部的压迫，避免发生压疮。

C.利用外固定器复位与固定：此种方法具有使不稳定性骨盆环骨折重新获得稳定，迅速减轻疼痛、减少出血，并可早期离床活动，减少卧床并发症等优点。如果应用得当，疼痛可立即减轻，并可在床上活动。3～4周后，可带支架离床活动。部分患者外固定器固定后，半侧骨盆仍可向上移位，早期仍需要辅以下肢骨牵引，8～12周后，可去掉外固定活动。总之，应用外固定器治疗骨盆骨折，是骨盆骨折治疗的方法之一，有一定的使用价值，但并不简单易行，需要有可靠的器械和一定的临床经验。此种方法应有严格的适应证，不宜普遍应用。

D.手术治疗：采用手术切开复位，钢板螺丝钉、加压螺丝钉等内固定治疗骨盆环联合损伤。其优点是：可以使不稳定性骨折迅速获得稳定，对耻骨联合分离、骶髂关节骨折脱位、髂骨完全骨折并明显移位等损伤效果较好。对陈旧性骨折后遗骶髂关节不稳定，经长期保守治疗无效，疼痛严重者，可行骶髂关节融合术。

（4）髋臼骨折

1）无移位的轻型髋臼骨折，只需卧床休息。为减少股骨头对髋臼的压迫，可以做患肢牵引，牵引期间，早期开始功能锻炼，6～8周后去除牵引，患肢不负重扶拐活动，然后逐渐恢复正常活动。

2）重型有移位髋臼骨折的处理，应予以整复和固定。常用的方法如下。

A.利用下肢牵引整复和固定：绝大多数患者，双方向的牵引可获得满意的结果。其方法是：在股骨髁上或胫骨结节做骨牵引，牵引时既不内收也不外展，再在大小转子之间外侧上一螺钉，或从前向后打一克氏针做骨牵引，牵引方向与纵轴牵引成直角，向外侧牵引，注意使两牵力的合力方向与股骨颈方向一致。两牵引重量相同，一般各悬重10kg。以后每天复查一次X线照片，直至股骨头重新回复至髋臼顶的下面。双方向牵引须维持4～6周，并在牵引下早期进行髋关节功能活动。8～12周后去牵引，不负重活动，3个月后逐步负重行走。应用牵引治疗，脱位之股骨头一般很容易被拉出至正常位置，但髋臼骨折多不能被完全复位。通过牵引下的早期活动的模造作用，臼底扭曲变形而凹凸不平的部位可以被瘢痕组织充填变平，其表面形成一层纤维玻璃软骨，可重新形成一适宜的髋臼，仍可获得相当有用的功能，而且往往和X线片所反映的情况不一致（图2-193）。

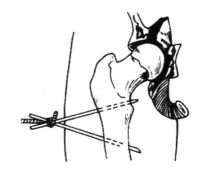

图2-193 重型有移位髋臼骨折的整复和固定

B.手术切开复位及内固定：明显的髋关节面不平和移位，最终将导致创伤性关节炎的发生。髋臼重要部位的解剖复位和稳定的内固定，可以改善移位骨折的预后。手术应在伤后最初几天内进行。合并髋关节脱位者，必须急诊整复，然后用骨牵引维持复位与固定，待患者经过复苏及适当准备后即可手术。或先行牵引治疗，不能复位、关节内有软组织或较大骨片嵌于股骨头与髋臼之间者，应予以切开整复内固定。术后1周后开始关节活动，2周后下地不负重活动。2～3个月后骨折愈合并开始负重活动。

此种方法，应用得当，可以改善髋臼骨折的预后，能取得牵引复位和固定不能达到的效果。唯手术难度较大，特别是髋臼顶部与后柱的复位和固定比较困难。要求术者需具备一定的技术与经验，而且需要有理想的器材。否则，手术也会遇到想象不到的困难，甚至导致失败（图2-194）。

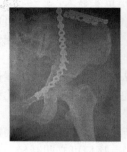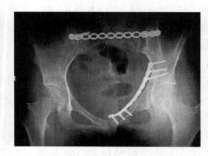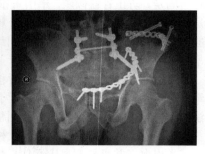

图2-194　重型有移位髋臼骨折手术切开复位及内固定术后X线片

2. 药物治疗　由于骨盆骨折合并症多，对全身影响较大，故药物治疗很重要。

早期：如因出血过多而引起休克时，可方选独参汤加附子、炮姜回阳救逆，同时冲服三七粉。若局部肿胀、疼痛严重者，应活血化瘀，消肿止痛，可方选桃红四物汤加减。如伤后下焦蓄瘀、腹胀纳呆、二便不通者，治宜通腑活血，顺气止痛，可方选桃仁承气汤加减。如伤后小便不利、黄赤刺痛、小腹胀满、口渴发热等，治宜清热泻火，利水通淋，可方选八正散加减。外用双柏散外敷。

中后期辨证施治。

3. 功能锻炼　练功方法在各类型骨盆骨折的治疗中已有论述。一般来说，未损伤骨盆后部负重弓者，伤后1周练习下肢肌肉收缩及踝关节伸屈活动，伤后2周练习髋膝关节伸屈活动，3周后扶拐下地活动。如骨盆后部负重弓损伤者，固定牵引期间应加强下肢肌肉收缩锻炼及踝关节活动，解除固定、牵引后，应抓紧时间进行各方面的练功活动。

4. 骨盆骨折的并发症及处理

（1）直肠损伤：处理方法是应早发现早治疗。无论腹膜内、外损伤，皆需尽早手术探查，做结肠造瘘术，使粪便暂时改道、缝合直肠裂口，直肠内放置肛管排气。术后继续给予抗生素，预防感染。

（2）尿道损伤：处理方法是近年来许多作者推荐早期行膀胱造瘘，择期行尿道修复的方案。即先放置导尿管，防止尿液外渗，引起感染，导尿管插入有困难时，可进行耻骨上膀胱造瘘，择期行尿道修复。术后2～3周，待尿道断裂处修复后可拔除导尿管。但骨盆严重错位、尿道断端分离较大者，除耻骨上造瘘外，必须尽早修复后尿道损伤，否则将很难修复。对病情危重或严重复合伤，仍以简单耻骨上造瘘、延期尿道修复为宜。

（3）骶丛神经损伤：处理方法是因神经损伤多系牵拉及挫伤。无需特别处理，保守治疗效果较好，症状多可逐渐好转或消失。但必须及时处理骨盆骨折和脱位，以解除对神经的牵拉和压迫，以利恢复。

（4）血管损伤及休克：处理方法是对腹膜后出血，应密切观察，进行输血、输液补充血容量，并找到出血的原因加以控制；整复、固定骨折。若经积极抢救未能使休克好转，血压继续下降，脉搏继续加快或渐微弱，则不能等待纠正休克，应立即手术止血，可用骨盆填塞的办法，必要时经腹膜外结扎一侧或两侧髂内动脉。但仍有一些患者因出血不能控制而死亡。

（5）膀胱损伤：处理方法是膀胱破裂一经确诊，应紧急手术探查修补膀胱。

（6）阴道损伤：处理方法是阴道损伤一经确诊，尽可能修复阴道黏膜。

（陈海云）

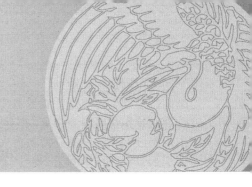

第三章　脱　　位

第一节　上肢关节脱位

一、肩关节脱位

肩关节脱位（the dislocation of shoulder）亦称肩肱关节脱位，是临床最常见的关节脱位，占全身关节脱位的 40%以上，多发生于青壮年。男性多于女性。中医称之为"肩胛骨出""偶骨骱失"或"肩骨脱臼"。

（一）病因病理

肩关节由肩胛骨的关节盂、肱骨头、关节囊及关节韧带组成，其特点是肱骨头大、关节盂小而浅，两者关节面的比为 1/4～1/3；关节囊和韧带较为薄弱松弛，关节囊前下方缺少韧带和肌肉覆盖，又无骨性阻挡，因而肩关节活动高度灵活和不稳定，易发生脱位。肩关节的稳定性还与肌肉的平衡有关，强有力的肌肉能够稳定关节、协助和约束关节。肩关节为全身关节活动范围最大的关节，在任何活动角度或部位，或活动的任何一瞬间，如果某一使关节稳定的结构遭受外力破坏，或肌肉协调失去平衡，都可破坏关节的相对稳定性而致关节脱位。上肢遭受暴力时，肱骨头与肩胛骨的关节盂发生相对移位，暴力受到肩关节的相对稳定结构的反作用而削弱，但随着暴力的继续作用或复合暴力的杠杆作用，肱骨头即在关节薄弱处发生脱位，并伴有或轻或重的稳定结构损伤。

根据受伤机制和脱位特点，可将肩关节脱位分为急性外伤性肩关节前脱位、陈旧性肩关节前脱位、习惯性肩关节前脱位、肩关节后脱位。

1.急性外伤性肩关节前脱位　急性外伤性肩关节前脱位多由间接暴力引起，极少数为直接暴力所致。患者侧向跌倒，上肢呈高度外展、外旋位，手掌或肘部着地，地面的反作用力由下向上，经手掌沿肱骨纵轴传递到肱骨头，肱骨头向肩胛下肌与大圆肌的薄弱部分冲击，将关节囊的前下部顶破而脱出，加之喙肱肌、冈上肌等痉挛，将肱骨头拉至喙突下凹陷处，形成喙突下脱位。若外力继续作用，肱骨头可被推至锁骨下部，形成锁骨下脱位。若暴力强大，则肱骨头可冲破肋间进入胸腔，形成胸腔内脱位。跌倒时，上肢过度上举、外旋、外展，肱骨外科颈受到肩峰冲击而成为杠杆的支点，由于杠杆的作用，迫使肱骨头向前下部滑脱，造成盂下脱位，但往往因胸大肌和肩胛下肌的牵拉，而滑至肩前部，转为喙突下脱位。偶因直接打击或冲撞肩关节后部，外力迫使肱骨头向前脱出，发生前脱位。

肩关节脱位的主要病理改变是关节囊撕裂和肱骨头移位。关节囊的破裂多在关节盂的前下缘或下缘，少数从关节囊附着处撕裂，甚至将纤维软骨唇或骨性盂缘一并撕裂；或在脱位时，肱骨头后侧遭到关节盂前缘挤压或冲击，发生肱骨头后外侧凹陷性骨折。由于肩袖、肩胛下肌腱及肱二头肌长头腱与关节囊紧密相连，这些肌腱可能与关节囊同时撕裂或撕脱，有时肱二头肌长头腱可从结节间沟中滑至肱骨头的后侧，妨碍肱骨头的复位。肩关节前脱位伴有肱骨大结节撕脱骨折较为常见，占 30%～40%，被撕脱的大结节骨块，多数仍以骨膜与骨干相连，向上移位较少，往往随肱骨头回归原位而得到复位。仅有少数大结节骨块与骨干完全分离，被冈上肌拉至肩峰下，手法复位则又不易成功。当肩关节在外展、外旋位置时，因肱骨头后侧的凹陷，肱骨头有向前的倾向，易发生再脱位。肩关节前脱位合并腋神经、臂丛神经被牵拉或被肱骨头压迫损伤者少见。合并血管损伤者更为少见，但伴有血管硬化的老年患者，可因肱骨头挫伤腋动脉而形成动脉栓塞，出现患肢发凉、桡动脉搏动消失等供血不足的现象，应及时做血管探查，否则可发生肢体坏死，应引起警惕（图3-1）。

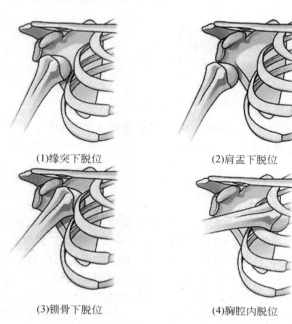

(1)缘突下脱位 　　　　　(2)肩盂下脱位

(3)锁骨下脱位 　　　　　(4)胸腔内脱位

图3-1　肩关节前脱位的类型

2. 陈旧性肩关节前脱位　肩关节脱位，因处理不及时或不当，超过3周以上者为陈旧性脱位。其主要病理变化是关节周围和关节腔内血肿机化，大量纤维性瘢痕结缔组织充满关节腔内、外，形成坚硬的实质性纤维结节，并与关节盂、肩袖（冈上、冈下、小圆肌、肩胛下肌）和三角肌紧密粘连，将肱骨头固定在脱位后的部位；关节囊的破裂口被瘢痕组织封闭，并与肌肉组织粘连，增加了肱骨头回纳原位的困难；挛缩的三角肌、肩胛下肌、背阔肌、大圆肌及胸大肌亦阻碍肱骨头复位；合并肱骨大结节骨折者，骨块畸形愈合，大量骨痂引起关节周围骨化，关节复位更加不易。

3. 习惯性肩关节前脱位　较为常见，多发于青年人。其原因是多方面的，其中有先天性肩关节发育不良或缺陷，如肱骨头发育不良，关节盂前缘缺损及关节囊前壁薄弱、松弛，或因首次脱位时治疗不当所致。但这些因素是互相联系、互相影响的。而外伤才是本病的主要原因。习惯性肩关节脱位的主要病理改变是关节囊前壁撕破，关节盂或盂缘撕脱及肱骨头后侧凹陷性骨折。由于处理不当，以上组织未得到整复，发生畸形愈合，即可发生再脱位。盂唇前缘撕脱与肱骨头后侧塌陷的患者，亦是发生第二次或多次脱位的可能原因。在肩关节外旋50°～70°的正位X线照片上，可以看到肱骨头的缺损阴影。在以上病理改变的基础上，当肩关节遭到轻微外力时，即可发生脱位，如乘车时拉扶手、穿衣时伸手入袖、举臂挂衣或打哈欠等动作；肱骨头均有可能滑出关节盂而发生肩关节脱位。

4. 肩关节后脱位　极少见，可由间接暴力或直接暴力所致，以后者居多。如暴力直接从前方损伤肩关节、癫痫发作或电休克治疗的强力肌痉挛等，均可引起后脱位。当肩关节前面受到直接冲击力时，肱骨头可因过度内收、内旋冲破关节囊后壁，滑入肩胛冈下，形成后脱位；或间接暴力，跌倒时手掌着地，肱骨头极度内旋，地面的反作用力继续向上传导，也可使肱骨头向后脱出。肩关节后脱位的病理变化主要是关节囊和关节盂后缘撕脱，有时伴有关节盂后缘撕脱骨折及肱骨前内侧压缩性骨折，肱骨头移位于关节盂后，停留在肩峰下或肩胛冈下。

（二）临床表现与诊断

一般有明确外伤史，结合病史、症状、体征、X线表现可以明确诊断。

1. 急性肩关节前脱位　患者常以健侧手托患侧前臂，紧贴于胸壁，以防肩部活动引起的疼痛，体征可见患肩失去圆形膨隆外形，肩峰显著突出，形成典型的"方肩"畸形。三角肌下有空虚感，在正常位置不能扪及肱骨头，若旋转肱骨干时，可在腋窝、或喙突下、或锁骨下扪及肱骨头。伤臂处于20°～30°肩外展位，并呈弹性固定（图3-2）。

特殊检查：

（1）搭肩试验（又称 Dugas 征，将患肢肘关节屈曲，手搭在对侧肩部，肘关节能贴近胸壁为正常，肘关节不能靠近胸壁，或肘关节贴近胸壁时患侧手不能搭在对侧肩部为阳性，表示肩关节脱位）阳性。

（2）直尺试验（正常人肩峰位于肱骨外上髁与肱骨大结节连线的内侧。用直尺贴在上臂的外侧，下端靠近肱骨外上髁，上端如能与肩峰接触则为阳性征，表示肩关节脱位）阳性。

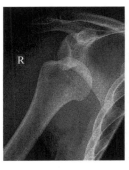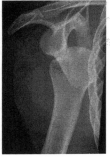

图 3-2　肩关节前脱位 X 线片

（3）测量肩峰到肱骨外上髁长度时，患肢短于健肢（但盂下脱位，则长于健肢）。

（4）肩部正位和穿胸侧位 X 线照片，可确定诊断，并可了解是否有骨折发生。

2. 陈旧性肩关节前脱位　以往有外伤史，患侧三角肌萎缩，"方肩"畸形更加明显，在盂下、喙突下或锁骨下可摸到肱骨头，肩关节的各方向运动均有不同程度的受限。搭肩试验、直尺试验阳性。

3. 习惯性肩关节前脱位　有多次脱位历史，多发生于 20～40 岁，脱位时，疼痛多不剧烈，但肩关节活动仍有障碍，有时可自行复位，久而可导致肩部周围肌肉发生萎缩，当肩关节外展、外旋和后伸时，可易诱发再脱位。X 线照片检查，拍摄肩后前位及上臂 60°～70° 内旋位或上臂 50°～70° 外旋位，可明确肱骨头后侧是否有缺损。

4. 肩关节后脱位　后脱位的临床症状不如前脱位明显，外观畸形亦不典型，主要表现为有肩部前方暴力作用的病史，喙突突出明显，肩前部塌陷扁平，可在肩胛冈下触到突出的肱骨头，上臂呈现轻度外展及明显内旋畸形。肩部前后位 X 线照片有时因肱骨头刚好落在关节盂后方，又未显示重叠阴影，可造成误诊，需加照肩关节腋位 X 线明确诊断。

肩关节脱位常见的并发症如下。

（1）肩袖损伤：中年以上患者前脱位时合并肩袖损伤较为多见，肩袖损伤时肩外展、外旋活动受限，活动时疼痛。肩袖完全断裂时，因丧失对肱骨头的稳定作用，将严重影响外展功能。肩袖部分撕裂时，患者仍能外展上臂，但有 60°～120° 疼痛弧。超声波及磁共振有助于诊断。

（2）血管、神经损伤：较容易遭受牵拉伤的是腋神经，损伤后，三角肌瘫痪，肩部前外、后侧的皮肤感觉消失。血管损伤则极少见，损伤后前臂及手部发冷和发绀，桡动脉搏动持续减弱或消失。

（3）肱二头肌长腱撕脱：临床上往往无明显症状，只是在整复脱位时，有软组织嵌插于关节盂与肱骨头之间而妨碍复位。

（4）肩关节复发脱位：是急性肩关节脱位的常见并发症，多见于年轻患者。脱位后，关节囊、盂唇软骨撕脱，肱骨头发生压缩骨折，关节稳定性降低，易导致复发脱位。

（5）合并肩部骨折：肩关节脱位常合并肩部骨折，如大结节、小结节、肱骨头、肩盂、肩峰、喙突、外科颈、解剖颈、肱骨干等，除了一般肩关节脱位的症状以外，疼痛、肿胀更为严重。临床上有时很难鉴别，但 X 线照片可以帮助诊断及了解骨折移位情况。

（三）治疗

肩关节脱位治疗首选手法复位。

关节复位总的原则主要就是"顺原路返回"，肩关节关节囊松弛。肱骨头有 15° 的后倾角，130°～135° 的颈干角，在复位肩关节脱位时，由于疼痛刺激，脱位后关节周围的肌肉紧张痉挛，应先解除痉挛，局部按摩、热敷、持续牵拉、转移注意力等手段，必要时给予麻醉；肱骨头有后倾角，脱位后肱骨处在旋转位，故而前脱位者给予顺势轴向牵引并上肢外旋，后脱位可采用先加大内旋，再在复位过程中外旋即可复位，绕过骨性阻挡，也易于从破裂的关节囊口中回纳；针对颈干角，采用外展的方法，利用纵轴的牵拉除能抵消肌肉张力外，还可借力用力，利用杠杆原理，在改变体位的同时进行复位。

1. 急性肩关节前脱位手法整复方法 急性肩关节前脱位因早期局部瘀肿，疼痛与肌肉痉挛较轻，不需麻醉，给予止痛药物即可复位，复位容易成功。若脱位超过 24 小时者常选用血肿内麻醉，局部亦可先用中药热敷或配合手法按摩，以松解肌肉紧张。

（1）手牵足蹬法：在临床上最为常用。具体操作方法：患者仰卧于床上。术者立于患侧，用两手握住患肢腕部，并用近于患者的一足抵于腋窝内。在肩外旋、稍外展位置沿患肢纵轴方向用力缓慢拔伸，继而徐徐将患肢内收、内旋，利用足为支点的杠杆作用，将肱骨头挤入关节盂内，当有入臼声响，复位即告成功。在足蹬时，不可使用暴力，以免引起腋窝血管神经损伤。若用此法而肱骨头尚未复位，可能系肱二头肌长头腱阻碍，可将患肢进行内、外旋转，使肱骨头绕过肱二头肌长头腱，然后再按上述进行复位（图 3-3）。

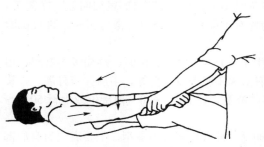

图 3-3　手牵足蹬法

（2）椅背整复法：唐代蔺道人在《仙授理伤续断秘方》中首次描述了应用椅背作为杠杆支点整复肩关节脱位的方法。书中载："凡肩胛骨出，相度如何整，用椅挡圈住胁，仍以软衣被盛簟，使人一捉定，两人拔伸，却坠下手腕，又着曲着手腕，绢片缚之。"此法是让患者坐在靠背椅上，把患肢放在椅背上外，腋肱紧靠椅背，用衣服（或大卷脱脂棉）垫于腋部，避免损伤，然后一人扶住患者和椅背，术者握住患肢，先外展、外旋拔伸牵引，再慢慢内收将患肢下垂，然后内旋屈肘复位，用绷带固定。

（3）拔伸托入法：患者坐位，术者站于患肩外侧，以两手拇指压其肩峰，其余手指插入腋窝把住肱骨上端内侧（亦可左侧脱位，术者右手握拳穿过腋下部，用手腕提托肱骨头；右侧脱位，术者用左手腕提托）。第一助手站于患者健侧肩后，两手斜行环抱固定患者，第二助手握患侧肘部，一手握腕上部，外展外旋患肢，由轻而重地向前外下方做拔伸牵引。与此同时，术者插入腋窝的手将肱骨头向外上方钩托，第二助手逐渐将患肢向内收、内旋位继续拔伸，直至肱骨头有回纳感觉，复位即告成功。

（4）肩头顶推法：为在缺少助手的情况下，一人独自完成的方法。患者站住，术者立于患者前，先双手握住患侧前臂及肘上部，略将身下蹲用肩头置患者患侧腋下，左侧用左肩，右侧用右肩，待肩头顶牢后术者慢慢将身立起，嘱患者放松并随力将身俯就于医者之肩背。由于患者自身重力使医者的肩头成为很大的推顶力，加上医者握住患者前臂与肘上部对肩关节形成的合力，就能使脱位的肩关节得到整复。

（5）膝顶推拉法：让患者坐凳上，术者与患者同一方向立于患侧。以左侧脱位为例，术者左足立地，右足踏于患者坐凳上，将患肢外展 80°～90°，并以拦腰状绕过术者身后，术者以左手握其腕，紧贴于左胯上，右手拿擒住患者左肩峰，右膝屈曲<90°，膝部顶于患者腋窝，右膝顶右手推，左手拉，并同时左转身，徐徐用力，然后右膝顶柱肱骨头部向上用力一顶即可复位。

（6）牵引回旋法：患者取坐位或卧位，术者站于患侧，以右肩关节脱位为例，术者用右手把住患肢肘部，左手握住手腕。右手徐徐向下牵引，同时外展、外旋上臂，以松开胸大肌的紧张，使肱骨头回到关节盂的前上缘。在上臂外旋牵引位下，逐渐内收其肘部，使之与前下胸壁相连。此时肱骨头已由关节盂的前上缘向外移动，关节囊的破口逐渐张开。在上臂高度内收下，迅速内旋上臂，肱骨头便可通过扩大的关节破口滑入关节盂内，并可闻及入臼声。此法应力较大，肱骨颈受到相当大的扭转力，因此，它多在其他手法失败后选用，但操作宜轻稳谨慎，若用力过猛，可引起肱骨外科颈骨折，尤其是骨质疏松的老年患者更应注意（图 3-4）。

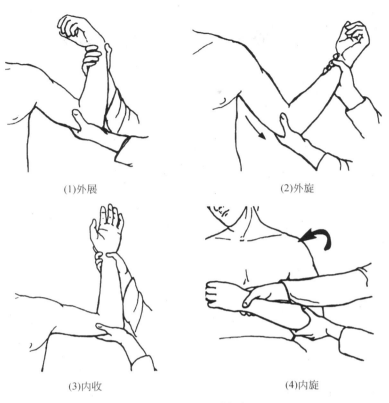

(1)外展   (2)外旋

(3)内收   (4)内旋

图 3-4   牵引回旋法

复位后检查：①搭肩试验阴性；②方肩畸形消失，即观察肩部外形是否丰满圆隆，双肩是否对称；③患者腋窝下、喙突下、锁骨下已摸不到脱位的肱骨头；④患肩能否做被动活动；⑤X 线片显示肩关节已复位（图 3-5、图 3-6）。

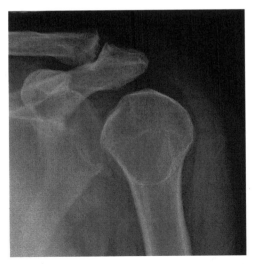

图 3-5   急性肩关节前脱位复位前 X 线片

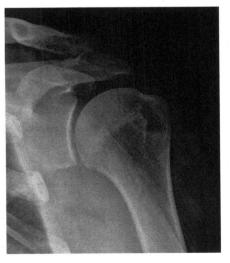

图 3-6   急性肩关节脱位复位后 X 线片

2. 习惯性肩关节前脱位的手法整复方法 习惯性脱位，一般可自行复位，或轻微手法即可复位，可参考新鲜性脱位复位手法。

3. 肩关节脱位合并其他损伤手法整复方法

（1）合并肱骨大结节骨折：肩关节脱位合并肱骨大结节骨折者，大块骨折块往往可随脱位整复而得到复位。若骨折块小，则可能整复后骨折块嵌入关节腔内，需要在复位后通过手术摘除骨折块。

（2）合并肱骨外科颈骨折：先整复脱位，再整复骨折。采用外展牵引推拿法，一助手用布单套住胸廓向健侧牵引，另一助手握伤肢腕部稍外展牵引。术者一手从腋窝以拇指推压脱位之肱骨头向上外。在继续保持牵引与推压之下，另一手放于肩峰做对抗压力使肱骨头归臼的同时，助手继续牵引患肢使之复位。若用上法复位困难，亦可试用足蹬拔伸法，若再失败，则采用持续牵引法。

4. 肩关节后脱位的手法整复方法 牵引推拿法：将上臂轻度后伸，外旋牵引肱骨头，拇指托肱骨头向前即可复位。但是复位后易脱位。

5. 固定方法 前脱位复位后中老年患者常规选用胸壁绷带固定，将患肢屈肘 60°～90° 上臂内收内旋，前臂依附胸前，用纱布棉花放于腋下和肘内侧，以保护皮肤，接着将上臂用绷带固定于胸壁，前臂用颈腕带或三角巾悬吊胸前 2～3 周。青年患者保持上臂外展 30°，外旋 30° 固定，利于关节囊原位愈合（图 3-7）。固定时间要充分，使破裂的关节囊得到修复愈合，预防以后形成习惯性脱位。若是合并肱骨外科颈骨折，则采用肱骨外科颈骨折的治疗方法进行固定，视复位后的肱骨头处于何种位置而采用相应的办法。

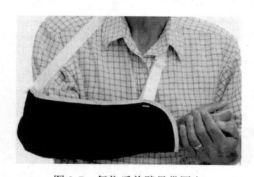

图 3-7 复位后前臂吊带固定

若是新鲜性肩关节后脱位，复位后，特制腋枕固定上臂于外展 30°、后伸 40° 和适当外旋位，3 周后去除固定。

6. 功能锻炼 固定后即鼓励患者作手腕及手指练功活动，新鲜脱位 1 周后去绷带，保留三角巾悬吊前臂，开始练习肩关节前屈、后伸活动；2 周后去除三角巾，开始逐渐做有关关节向各方向主动功能锻炼，如左右开弓、双手托天、手拉滑车、手指爬墙等运动，并配合按摩、推拿、针灸、理疗等，以防肩关节周围组织粘连和挛缩，加快肩关节功能恢复。固定去除后，禁止做强力的被动牵拉活动，以免造成软组织损伤及并发骨化性肌炎。陈旧性脱位，固定期间应加强肩部按摩、理疗。

7. 手术治疗 多数新鲜性肩关节脱位，都能通过手法复位成功，极少数患者需要切开复位，凡遇到下列情况之一者，可考虑切开复位。

（1）脱位合并血管、神经损伤，临床症状明显者。

（2）合并肱二头肌长头腱向后滑脱，手法复位多次不能成功者。

（3）合并肱骨外科颈骨折，经手法复位不成功者；做切开复位内固定。

（4）合并关节盂大块骨折，估计脱位整复后影响关节稳定者，做切开复位内固定。

（5）合并肱骨大结节骨折，骨折块嵌在肱骨头和关节盂之间，阻碍复位者。

（6）陈旧性肩关节脱位。

（7）习惯性肩关节脱位目前认为大多存在 Bankart 损伤，就是关节盂前下方存在骨折，并且这种习惯性脱位被认为与发病年龄有关，越年轻患者日后复发率越高。

其术式有如下几种：①肩胛下肌、关节囊重叠缝合术；②肩胛下肌止点外移术；③喙突植骨及关节囊紧缩术。使用关节镜治疗习惯性肩关节脱位的优点是创伤小、诊断明确、对肩关节功能（特别是外展、外旋功能）无影响；手术后肩关节可以早期活动，感染机会少，伤口恢复快，是目前比较新的一种治疗方法。

8. 药物治疗　中药按损伤三期辨证用药；有合并神经损伤者，应加强祛风通络，大量用地龙、僵蚕、全蝎等；有合并血管损伤者，应加强活血祛瘀通络，可合用当归四逆汤加减。

（四）预防与调理

年老体弱者易并发肩周炎，故治疗过程中应注意"动静结合"的治疗原则。可通过手指爬墙运动、木棒操、拉轮练习、弯腰甩手法或肩关节综合练习器等进行锻炼。训练时可适当应用镇痛药物减轻疼痛，提高训练效果。按摩推拿可起到一定防止肩关节软组织挛缩与粘连的作用，动作宜轻柔禁暴力。训练的同时配合按摩推拿、理疗、针灸等治疗，能起到提高巩固疗效的作用。在功能锻炼过程中要防止过度外展、外旋，以防再次脱位。锻炼须循序渐进，不可冒进。

（五）预后与转归

急性肩关节脱位及时复位系统治疗预后良好，若复位后不注意调护，发生再次脱位者，可发展为习惯性脱位。有合并损伤的肩关节脱位可遗留一定程度的肩关节功能障碍。

（黄　刚）

二、肩锁关节脱位

肩锁关节脱位（the dislocation of acromioclavicular joint）为一常见创伤，分全脱位和半脱位，占肩部创伤脱位的12%。多发于青壮年，男多于女。

肩锁关节由锁骨外端和肩峰关节面组成。关节囊紧，属微动关节。肩锁关节靠关节囊和肩锁韧带维持稳定，并由喙突与锁骨间的坚强的喙锁韧带加强。当肩部承受暴力时，韧带断裂，使锁骨自肩峰处分离，向后、向上移位，称为肩锁关节脱位。肩锁关节脱位属于中医骨科的"脱臼"或"肩部伤筋"范畴。

（一）病因病理

肩锁关节脱位（图 3-8）多由直接暴力所致。当肩关节处于外展、内旋位时，外力直接作用于肩顶部，由上向下冲击肩峰，均可造成。间接暴力所致者，多由上肢向下过度牵拉引起。半脱位时仅肩锁关节囊和肩锁韧带撕裂。锁骨外侧端由于喙锁韧带的限制作用，仅有限度地向上移位。全脱位时，喙锁韧带亦撕裂，锁骨与肩峰完全分离，并显著向上移位，严重影响上肢功能。

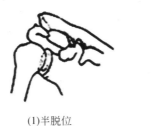

(1)半脱位　　　　　　　　(2)全脱位

图 3-8　肩锁关节脱位

（二）临床表现与诊断

1. 临床表现　有明显外伤史。伤后局部疼痛、压痛、肿胀。半脱位者，锁骨外侧端向上移位，肩峰与锁骨不在同一水平面上，可触及高低不平的肩锁关节。双侧对比，被动活动时患侧锁骨，外侧端活动范围增加，肩关节功能障碍。全脱位者，锁骨外侧端隆起，畸形明显，患侧上肢外展，上举活动困难。检查时，肩锁关节处可摸到一凹陷沟，局部按压有明显弹跳征，如按琴键。

2. **影像学与其他检查**　让患者两手分别提重物2～5kg，同时摄双侧肩锁关节正位片（图3-9）进行对比，常可发现患侧锁骨外端与肩峰间距离较健侧增大，全脱位者X线照片，可发现锁骨外侧端与肩端完全分离，向上移位较明显。射线向上成角10°～15°位拍摄X线片可更明确肩峰与锁骨远端间距离（图3-10）。

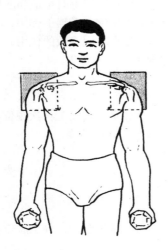

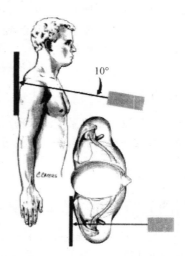

图3-9　肩锁关节半脱位持重物摄片　　　图3-10　肩锁关节半脱位持重物，射线向上成角
10°～15°位摄片

肩锁关节脱位目前多采用改良的肩锁关节损伤的Rockwood分类（图3-11）。

（1）Ⅰ型：肩锁韧带挫伤，肩锁关节、喙锁韧带、三角肌及斜方肌均完整。

（2）Ⅱ型：肩锁韧带断裂，肩锁关节增宽（与正常肩关节相比可以是轻微的垂直分离），喙锁韧带挫伤，三角肌和斜方肌完整。

（3）Ⅲ型：肩锁韧带断裂，肩锁关节脱位和肩部整体向下移位，喙锁韧带断裂，喙锁间隙比正常肩关节增大25%～100%，三角肌和斜方肌通常从锁骨的远端分离。图3-12为改良的肩锁关节损伤的Rockwood分类Ⅰ～Ⅵ型示意图。

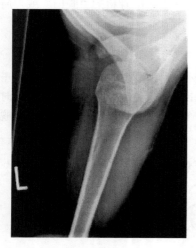

图3-11　肩锁关节腋位片可以证实锁
骨远端相对于肩峰向后移位

（4）Ⅳ型：喙锁韧带断裂，肩锁关节脱位和锁骨在解剖学上向后移位进入或穿过斜方肌，喙锁韧带完全断裂，喙锁间隙可移位，但肩关节也可正常，三角肌和斜方肌从锁骨的远端分离。

（5）Ⅴ型：肩锁韧带断裂，喙锁韧带断裂，肩锁关节脱位，锁骨与肩胛骨明显不平，三角肌和斜方肌通常从锁骨的远侧1/2分离。

（6）Ⅵ型：肩锁韧带断裂，在喙突下型喙锁韧带断裂，在肩峰下型喙锁韧带完整，肩锁关节脱位和锁骨向下移位到肩峰或喙突，在喙突下型中喙锁间隙相反（如锁骨在喙突下），或在肩峰下型中喙锁间隙减小（如锁骨在肩峰下），三角肌和斜方肌通常从锁骨的远端分离。

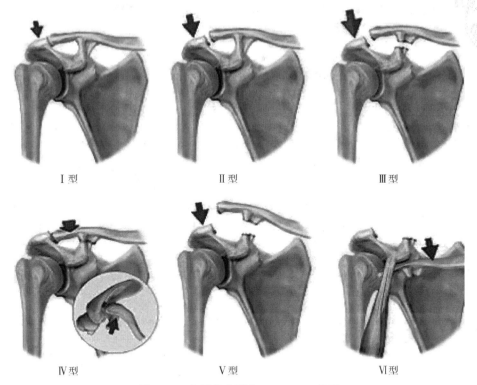

Ⅰ型   Ⅱ型   Ⅲ型

Ⅳ型   Ⅴ型   Ⅵ型

图 3-12　肩锁关节脱位 Rockwood 分型

（三）治疗

肩锁关节脱位手法整复较容易，但维持其对位相对困难。对于 Rockwood 分型Ⅰ～Ⅲ型目前多主张保守治疗，Ⅲ型保守治疗失败后可采用手术治疗；对于 Rockwood 分型Ⅳ型以上者建议采用手术治疗。

1. 整复方法　患者取坐位，患侧肘关节屈曲 90°，术者一手将肘关节向上托，另一手将锁骨外侧端向下压，肩锁关节即可得到复位。

2. 固定方法

（1）胶布固定法：复位后，屈肘 90°，将高低纸压垫置于肩锁关节前上方，另取三个棉垫，分别置于肩锁关节、肘关节背侧及腋窝部，然后用 3～5cm 的宽胶布，自患侧胸锁关节下，经锁骨上窝斜向肩锁关节处，顺上臂向下绕过肘关节背侧反折，沿上臂向上，再经过肩锁关节处，拉向同侧肩胛下角内侧固定，亦可取另一条宽胶布重复固定一次。固定时，术者两手始终保持纵向挤压力，助手将胶布拉紧固定（图 3-13）。本法的缺点是易致皮肤过敏和出现皮损。

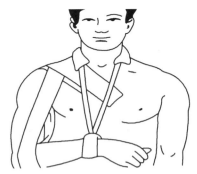

图 3-13　肩锁关节脱位固定法

（2）临床上有双"∞"字绷带外固定法、双"∞"弹性绷带加垫片法外固定法。

（3）各种加压背带及支具等。

（4）各式肩肘腋带法外固定法：如多功能肩锁固定带、Kenny-Howard 固定带固定法等（图 3-14）。

（5）Zero 位固定方式：患者仰卧或站立，患臂上举，使上肢线与躯干轴线的夹角在冠状面与矢状面各呈 130°～155°，可使肩锁关节间隙变小。Zero 位固定有支架支具法（可调式外固定支架法）及牵引法两种方式。

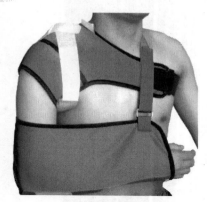

图 3-14　多功能肩锁固定带固定法示意图

其目的是压迫锁骨外端向下，推动肘部向上以使脱位复位，并维持之，直至破损的关节囊及肩锁韧带愈合。

保守疗法利用外固定加压于高耸之肩锁关节，促其复位及修复。

3. 辨证论治

成人按骨伤三期治疗，结合具体体质因素辨证用药。早期在复位外固定的同时可予驳骨油纱外敷以消肿止痛。损伤后期关节功能障碍者，以骨伤洗方熏洗，可配合按摩推拿治疗。

4. 手术治疗

新鲜的肩锁关节全脱位，若外固定不能维持其对位者，多采用手术切开复位。对于重度脱位（Tossy Ⅲ型或 Rockwood Ⅳ型以上）的治疗，多数认为非手术疗法很难奏效。目前报道的手术方法较多。如克氏针张力带、锁骨钩钢板、纽扣、螺钉、锚钉等修复及加强/重建喙锁韧带等。

陈旧性肩锁关节脱位，若仅有脱位，无明显功能障碍和症状者，则无需治疗。有明显疼痛及功能障碍者，则考虑手术治疗，如喙锁韧带重建术、锁骨远端切除术及韧带重建术等。

5. 功能锻炼　固定期间做腕指关节活动，固定 5～6 周后开始主动活动肩关节。先做肩关节的前屈后伸活动，逐渐做外旋、内旋、外展及上举等动作，如上提下按、双手托天、前俯分掌等。活动范围由小到大，用力逐渐加强，切不可用粗暴的被动手法活动，可用轻手法按摩。去固定后进行康复锻炼，2～3 个月内伤肢不持重。

（四）预防与调理

睡眠时需肘后垫枕，患侧腋下夹小枕，以保持患侧上肢轻度外展/前伸 30° 位，有利于维持复位。固定期间如发现神经或血管受压症状或固定带等松动，应及时调整或随诊。应注意疼痛及伤后心理的调理与护理。

（五）预后与转归

肩锁关节脱位是临床常见损伤，全脱位治疗要达到良好效果较为困难。目前临床常用的手术及非手术治疗方法都因存在着许多不利因素，难以达到理想效果。

手术治疗适合于重度脱位的患者。手术的最大优势是手术方式的多样式及急性期护理较方便，其缺点是失败率也极高，费用是许多国人难以接受的。再者部分病例需二次手术取出内固定物。

保守治疗适合于中轻度脱位患者，或因条件限制不能手术的患者，或手术后失败，通过保守外固定保护可补救的病例。保守治疗的优势在于固定方式的多样性。其缺点是对重度脱位效果欠佳，并且急性期护理不便，患者的依从性与效果密切相关。

三、胸锁关节脱位

胸锁关节脱位较为少见。按损伤性质，可分为急性和慢性胸锁关节脱位；按脱位程度，分半脱位和全脱位两种；按锁骨内端脱出方向，分为前脱位和后脱位。胸锁关节脱位并不常见，仅占肩胸部脱位总数的 1%，其中，胸锁关节前脱位较多，后脱位罕见。随着交通事故的增多，其发病率逐渐增加。

胸锁关节是由锁骨内端、胸骨柄的锁骨切迹及第1肋骨间所构成，系双摩动关节，它被关节囊和韧带围绕固定，前后还有肌肉加强，故稳定不易脱位。胸锁关节是肩带与躯干相连接的唯一关节，肩肱关节无论向何方向运动，均需要胸锁关节和肩锁关节的协同。锁骨内侧端的大小与胸骨柄的锁骨切迹不匹配，锁骨关节面一半以上位于胸骨的上方，使得该关节存在不稳定因素，但是由于胸锁关节前韧带和关节囊内关节盘可以防止锁骨向前、向上脱位，后韧带、锁骨间韧带及肋锁韧带可防止锁骨向后脱位，胸锁乳突肌和胸大肌对该关节亦有稳定作用，因此胸锁关节脱位在临床上较为少见（图3-15）。

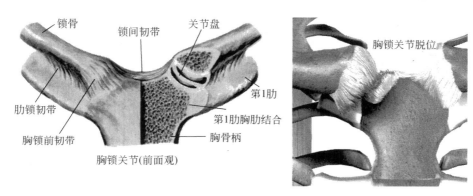

锁骨　　　　锁间韧带　　　关节盘

胸锁关节脱位

肋锁韧带

第1肋

第1肋胸肋结合

胸锁前韧带

胸骨柄

胸锁关节(前面观)

图 3-15　胸锁关节的结构及脱位

（一）病因病理

1.病因病机

（1）直接暴力：暴力直接冲击锁骨内端，使其向后、向下脱出，形成胸锁关节后脱位。

（2）间接暴力：暴力作用于肩部，使肩部急骤地向后、向下用力，在锁骨内端与第1肋上缘支点的杠杆作用下，可引起锁骨内端向前、向上脱出，形成胸锁关节前脱位。胸锁关节脱位以间接暴力为主。

（3）持续劳损：劳动和运动中，经常地使锁骨过度外展，胸锁韧带受到一种慢性的强力拉伤，在轻微暴力作用下，胸锁关节逐渐形成慢性外伤性脱位、关节炎。

2.病理变化　胸锁关节脱位的病理变化是关节移位，关节囊和胸锁韧带的撕裂。严重者，肋锁韧带发生撕裂。严重的后脱位，可压迫纵隔内重要脏器，引起呼吸困难、咽下不便和颈部血管被压等症状。

（二）临床表现与诊断

1.临床表现　有明显外伤史，伤后胸锁关节部位畸形、疼痛、肿胀或有瘀斑。前脱位，关节局部出现高突；后脱位则关节局部空虚凹陷。后脱位时，如果锁骨头压迫气管和食管时，可产生窒息感和吞咽困难。若刺破肺尖可产生皮下气肿，触诊时胸锁关节部空虚。若属慢性损伤而引起脱位者，关节出现高突疼痛，但常无明显的外伤史。

X线片可明确诊断和确定有无合并骨折。X线摄片检查，最好拍摄斜位或侧位X线片，胸部正位X线片常漏诊。如遇此种情况应常规作CT平扫，同时可了解有无并发症。

2.诊断　患者有明显外伤史，伤后局部疼痛肿胀、交叉外展或同侧压迫时加重、同侧肢体活动受限、托住患肢、头偏向患位侧来减轻疼痛等表现。前脱位患者胸锁关节处有前凸畸形，可触及向前脱位的锁骨头；后脱位患者可触及胸锁关节前侧有空虚感，但视诊时可因软组织肿胀而无凹陷。后脱位常伴有严重的并发症：包括臂丛神经压迫、血管受压、气胸、呼吸窘迫、吞咽困难、声音嘶哑甚至死亡、胸廓出口综合征、锁骨下动脉受压等。

3. 临床分期　胸锁关节脱位主要以 Rockwood 分型为标准，可分为以下两型：

前脱位：最常见类型，锁骨近端脱位于胸骨柄前缘的前方或前上方。

后脱位：较少见，锁骨近端脱位于胸骨柄后缘的后方或后上方（图 3-16）。

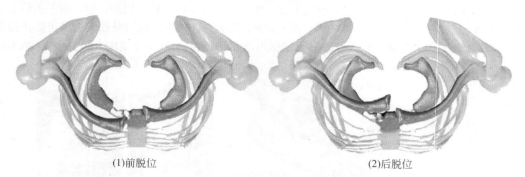

(1)前脱位　　　　　　　　　　　　　　　(2)后脱位

图 3-16　胸锁关节脱位 Rockwood 分型

（三）治疗

轻度损伤，主要是对症处理。上肢作三角巾悬吊，最初 24～36 小时内局部用冰袋冷敷，以后用热敷，4～5 天后逐渐实施练功活动，一般 10～14 天可恢复。

1. 手法整复

（1）急性胸锁关节脱位：应采用高度后伸外旋及轻度外展关节的方法来修复脱位，即与锁骨骨折的方法基本相同。

1）前脱位：操作简便，即将肩关节向上、后、外方推动，一人推挤其高突的锁骨远端，使之复位。

2）后脱位：大部分后脱位都可采用闭合复位。局部麻醉后患者仰卧，将沙袋垫于两肩胛骨之间，患者上臂悬于床外，由助手向下牵拉，术者双手捏住锁骨，将锁骨的内侧端向上、前、外牵拉，关节复位时可听到响声，而且立即能触及锁骨内侧。复位后肩部作"8"字石膏绷带固定，6 周后拆除。如手法复位不成功，可用毛巾钳夹住锁骨近端向前牵引复位。

（2）慢性外伤性胸锁关节脱位：慢性损伤者或一次性急性损伤后，没有明显症状，运动功能基本良好，或仅阴天或劳动后始有不适，疼痛严重者，可用泼尼松加普鲁卡因局部封闭治疗。此病不须手法整复，效果良好。若症状显著，运动功能丧失者，应采取上述手法修复。

2. 固定方法　用双圈固定两侧肩关节，与锁骨骨折固定方法相同。或将上肢屈肘 90°，用三角巾绕颈悬吊于胸前，约固定 4 周。胸锁关节脱位整复容易，保持复位困难，除去固定后往往仍有半脱位，但对功能无大妨碍。

3. 药物治疗　按损伤三期辨证施治。

4. 功能锻炼　初期注意活动患肢关节，多做指、腕、肘关节的屈伸活动，以促进气血流畅。中后期或解除固定后，逐渐以"上提下按""前俯分掌"等动作锻炼其功能，促进损伤关节的功能恢复。

5. 手术疗法　对于创伤性胸锁关节完全脱位闭合方法无法复位，或复位后无法维持固定者；后脱位压迫胸骨后方重要组织器官导致呼吸困难、声嘶及大血管功能障碍等严重并发症者；非手术治疗后发生习惯性脱位、持续性疼痛并致功能障碍者；存在小片骨折复位后不易维持关节的对合关系者应采取手术切开复位内固定，分为胸锁关节内固定术及胸锁关节重建术。

（1）克氏针暂时固定，待韧带关节囊修复后，再拔除钢针，克氏针固定有移位的风险。

（2）缝合锚钉或强力线缝合固定。

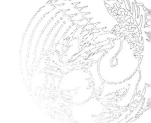

（3）特殊的钢板内固定。

（4）人工韧带重建及韧带重建术。

（5）陈旧性脱位，局部发生关节炎并疼痛者，可行锁骨内端切除术（图3-17）。

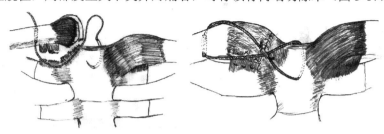

图3-17　胸锁关节脱位手术治疗

（四）预后与转归

后脱位常伴有严重的并发症：包括臂丛神经压迫、血管受压、气胸、呼吸窘迫、吞咽困难、声音嘶哑甚至死亡、胸廓出口综合征、锁骨下动脉受压、甚至劳力性呼吸困难和气管食管瘘形成致命性的败血症。

以往对于胸锁关节脱位多采取保守治疗，或采用锁骨内端切除治疗胸锁关节脱位，但由于关节脱位后关节囊及周边的重要韧带均受到不同程度的损害，复位后关节非常不稳定，再加上锁骨被强有力的胸大肌、胸锁乳突肌和斜方肌附着，肌肉的收缩很容易导致关节的再脱位。因此对于年轻或要求有一定活动能力的患者均建议手术治疗。

（刘洪亮）

四、肘关节脱位

肘关节脱位（dislocation of elbow）多发生于青壮年，儿童与老年人少见，约占所有关节脱位的20%。肘关节脱位根据尺桡上关节与肱骨远端所处的位置可分为后脱位、前脱位、侧方脱位、分裂型脱位及骨折脱位等，其中后脱位最为常见，约占肘关节脱位的80%，分裂型脱位很少见。

（一）病因病理

肘关节后脱位多因间接暴力（传达暴力或杠杆作用力）所造成。患者跌倒时，上肢处于外展、后伸，肘关节伸直及前臂旋后位手掌触地。向上传达的暴力使肘关节过度后伸，以致鹰嘴尖端急骤撞击肱骨下端的鹰嘴窝，则鹰嘴构成一支点，肱尺关节处形成杠杆作用，半月切迹自肱骨下端滑车部脱出，使止于尺骨粗隆上的肱肌及肘关节囊的前壁被撕裂，后关节囊及肱骨下端后侧骨膜可在骨膜下剥离。内侧副韧带也可以有不同程度的撕裂。在肘关节前方无任何软组织阻挡的情况下，肱骨下端向前移位；尺骨鹰嘴突向后上移位，尺骨冠状突和桡骨头同时滑向后方，形成肘关节后脱位。

肘关节侧方脱位，又分为后内脱位和后外侧脱位，其中以后者较为多见。在引起肘关节后脱位的同时，由于暴力作用不同，可沿尺侧或桡侧向上传达，出现肘内翻或肘外翻，引起肘关节的尺、桡侧副韧带撕脱或断裂。但环状韧带仍保持完整，所以尺骨鹰嘴和桡骨小头除向后移位外，还同时向尺侧或桡侧移位，形成后内侧脱位或后外侧脱位，骨端向桡侧严重移位者，可引起尺神经牵拉伤。

肘关节分裂型脱位极少见，分为前后型和内外型，后者更少见（图3-18）。

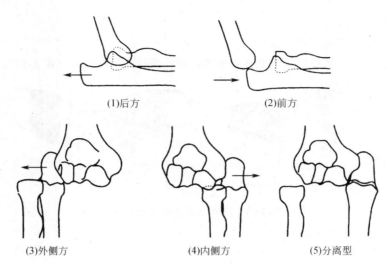

(1)后方　　　　　　　　(2)前方

(3)外侧方　　　　　(4)内侧方　　　　　(5)分离型

图 3-18　肘关节脱位分型

肘关节前脱位极少见，是因肘关节屈曲位跌仆，肘尖着地，暴力由后向前，多先发生尺骨鹰嘴骨折，暴力继续作用，可将尺桡骨上部推移至肱骨下端的前方，成为肘关节前脱位。不合并鹰嘴骨折的前脱位是罕见的（图 3-19）。

肘关节骨折脱位，系指肘关节后脱位合并肱骨内、外上髁骨折，较为常见，尤其伴有内上髁骨折最多。患者跌倒时，除具有后脱位的暴力外，同时伴有屈肌或伸肌的急骤收缩，造成肱骨内上髁或外上髁的撕脱骨折（图 3-20）。

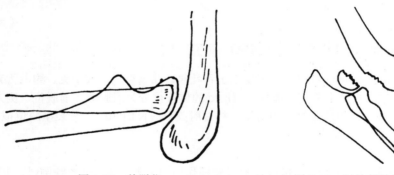

图 3-19　前脱位　　　　　　　图 3-20　肘关节骨折脱位

肘关节脱位时，局部血肿容易发生纤维化，以至骨化，引起骨化性肌炎，成为陈旧性肘关节脱位整复的最大困难，并影响复位后肘关节的活动功能。移位严重的肘关节脱位，可能损伤肘部血管与神经，引起严重的并发症，应予以注意。

（二）临床表现与诊断

肘关节脱位的诊断比较容易，多有典型的外伤史，肘部肿胀、疼痛、畸形、弹性固定、活动功能障碍。

（1）后脱位：关节呈弹性固定于 150°～160° 半屈曲位，呈靴状畸形，肘窝前饱满，可触到肱骨下端，肘后空虚凹陷，尺骨鹰嘴后突，肘后三点骨性标志的关系发生改变，与健侧对比，前臂的掌侧明显缩短，关节的前后径增宽，左右径正常；如为侧后方脱位，除具有后脱位的症状、体征外，可呈现肘内翻或肘外翻畸形，肘关节出现内收、外展等异常活动，肘部的左右径增宽；若为分裂型脱位，因尺桡骨上部可分别位于肱骨下端的内、外侧，肘关节左右径明显增宽；或因尺桡骨上部分别位于肱骨下端的前后侧，肘关节的前后径明显增宽（图3-21）。

（2）前脱位：肘关节过伸，屈曲受限，肘窝部隆起，可触及脱出的尺桡骨上端，在肘后可触到肱骨下端及游离的尺骨鹰嘴骨折片。与健侧对比，前臂掌侧较健肢明显变长。

肘关节正侧位X线片可明确脱位的类型，并证实有无并发骨折（图3-22）。

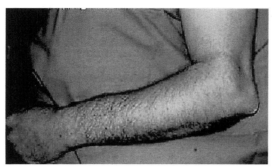

图 3-21　靴状畸形　　　　　图 3-22　肘关节脱位X线片

肘关节后脱位有时可与肱骨髁上骨折混淆，其鉴别要点是：脱位多见于青壮年，而骨折好发于10岁以下儿童；脱位时，压痛较广泛，肘后三角关系失常，伴有弹性固定；但骨折后，多伴有皮下瘀斑，压痛位于髁上且明显，肘后三角关系正常，有骨擦音或异常活动，但无弹性固定畸形。掌握以上临床特点，认真检查、鉴别，明确临床诊断并不困难（图3-23）。

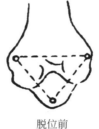

脱位前　　　　　　　　脱位后

图 3-23　肘后三角的变化

（三）治疗

新鲜性肘关节脱位应以手法整复为主，宜早期复位及固定。

1. 手法整复

（1）新鲜性肘关节后脱位

1）拔伸屈肘法：患者取坐位，助手立于患者背侧，以双手握其上臂，术者站在患者前面，以双手握住前臂，置前臂于旋后位，与助手相对牵引，术者以一手握腕部保持牵引，另一手的拇指抵住肱骨下端（肘窝）向后握按，其余四指置于鹰嘴处，向前端提，并缓慢地将肘关节屈曲，若闻及入臼声，则说明脱位已整复。患者亦可取卧位，患肢上臂靠床边，术者一手按其上臂下段，另一手握住患肢前臂，顺势拔伸，有入臼声后，屈曲肘关节（图3-24）。

2）膝顶复位法：患者取坐位，术者立于患侧前面；一手握其前臂，一手握住腕部，同时一足踏在凳面上，以膝顶在患侧肘窝内，先顺畸形拔伸，然后逐渐屈肘，有入臼声者，患侧手指可摸到同侧肩部，即为复位成功（图3-25）。

（2）肘关节侧方脱位：其处理原则是应先整复侧方脱位，而后矫正前后移位。侧方移位矫正后，再按拔伸屈肘法或推肘尖复位法，整复前后移位。

（3）肘关节分裂型脱位：前后型脱位者，在助手相对牵引下，术者先整复尺骨的脱位，而后整复桡骨。内外侧脱位者，复位时，患侧肘关节应在伸直位，助手相对牵引，术者用两手掌直接对挤尺桡骨上端，内外侧移位矫正后，肘关节逐渐屈曲即可复位成功。但往往在拔伸牵引时，尺桡两骨近端同时复位成功。

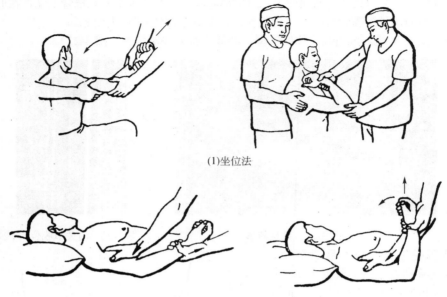

(1)坐位法

(2)卧位法

图 3-24　拔伸屈肘法

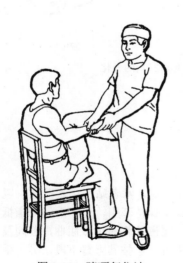

图 3-25　膝顶复位法

（4）肘关节骨折脱位：其治疗原则是先整复脱位，再整复骨折。整复脱位时，应避免骨折块夹在关节腔内。一般情况下，肘关节脱位整复后，肱骨内上髁或外上髁骨折块，亦可随之复位。若复位后关节伸屈不利，被动活动肘关节时，有机械性阻力，应考虑有骨折块移位于关节间隙内。可采用下述手法：若为内上髁骨折块，将前臂旋后。肘外翻，扩大内侧关节间隙，当触到骨折块时，可极度背伸腕及手指，使屈肌群紧张，利用前臂屈肌将骨折块拉出关节；或在内收位，伸屈肘关节，可将骨折块从关节间隙中挤出。

（5）新鲜性肘关节前脱位：单纯性肘关节前脱位，复位时应使肘关节呈高度屈曲位进行。患者取仰卧位，一助手牵拉上臂，术者握前臂，另用一布带套在前臂上端掌侧，两头栓结于术者腰部，在肘关节屈曲位，术者弓腰牵引尺桡骨上端向下的同时，推前臂向前，即可复位。

合并尺骨鹰嘴骨折者。患者取仰卧位，一助手固定上臂，另一助手握其腕部，顺势牵引前臂，术者两手拇指置于尺桡骨上端掌侧，向下、向后推送，余指置于肱骨下端背侧，向上、向前端提，有入臼声，说明已复位。脱位整复后，按鹰嘴骨折处理。

（6）陈旧性肘关节脱位：脱位时间超过 3 周者，称为陈旧性脱位。但肘部脱位超过 10 天，整复就比较困难。若反复整复仍未能成功，则每复位一次，都会程度不同地增加损伤，关节软骨亦因失去关节液的濡养而逐渐退变剥脱，关节间隙充满肉芽结缔组织及瘢痕，关节囊及侧副韧带与周围组织广泛粘连，甚至出现血肿机化，故再次复位，难度较大，一般采用手术治疗。

2. 手法复位

（1）复位前准备：先做尺骨鹰嘴牵引 1 周，同时配合推拿按摩及舒筋活血、通经活络、利关节的中药煎汤熏洗局部，使关节周围挛缩粘连的组织逐渐松解。并嘱患者自行活动肘关节，增加复位可能。

（2）松解粘连手法：复位应在臂丛阻滞麻醉下进行，患者仰卧位，助手双手固定上臂，术者一手握肘部，一手握腕部，做肘关节前后屈伸、内外旋转及左右摇摆活动，交替进行，反复多次。力量由轻而重，范围由小渐大。各种活动均应轻柔、缓慢、稳妥有力，切不可操之过急。随着活动范围增大，肘关节周围的纤维粘连和瘢痕组织即可逐渐解脱，挛缩的肱二头肌亦可伸展延长。当肘关节相当松动时，在助手的对抗牵引下摄 X 线片，观察尺骨冠状突及桡骨头的位置。如桡骨头已达到肱骨小头平面，冠状突已达肱骨滑车平面，说明复位前准备活动已完成，可进行下一步复位。若经过长时间活动，在助手大力牵引下，仍不能达到以上要求，或活动范围改善不大，不宜强行试行手法复位，以免发生骨折等并发症。

（3）复位手法：患者仰卧位，术者立于患侧，用一条宽布带绕过患侧肱骨下端的前面，布带两头系于术者腰间，向后微微弓腰，扯紧布带。两助手分别握其上臂与前臂，徐徐拔伸牵引，术者两手拇指顶住鹰嘴向前、向下推挤，余指抓住肱骨下端向后拉，同时助手慢慢将肘关节屈曲，闻及入臼响声，整复即告成功。亦可采用拔伸屈肘法与推肘尖复位法。

3. 固定方法 脱位复位后，一般用绷带做肘关节"8"字固定；1 周后采用肘屈曲 90°前臂中立位，三角巾悬吊或直角夹板、石膏夹板固定，2～3 周后去固定（图 3-26）。

4. 手术治疗 适用于开放性脱位者，闭合复位不成功者，合并血管、神经损伤需要探察者，合并骨折用保守方法无法复位者，陈旧性及习惯性肘关节脱位，关节处在非功能位等。常用的手术方式有切开复位术、关节切除或成形术等。针对习惯性脱位可行后外侧关节囊及侧副韧带紧缩术（图 3-27）、肱二头肌腱止点移位术、骨挡手术等。

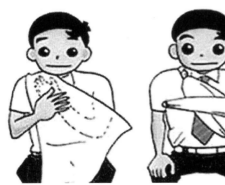

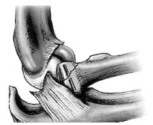
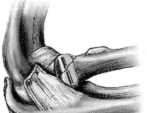

图 3-26　肘关节脱位复位后"8"字固定　　　图 3-27　桡骨小头内固定，关节囊修复紧缩术

5. 药物治疗 按损伤三期辨证施治进行治疗。

6. 功能锻炼 固定期间，可做肩、腕及掌指等关节的活动，去除固定后，积极进行肘关节的主动活动，活动时应以屈肘为主，可配合理疗或轻手法按摩，但必须禁止肘关节的粗暴被动活动，以免增加新的损伤，加大血肿，产生骨化性肌炎。

五、桡骨头半脱位

桡骨头半脱位（subluxation of radial head）是临床常见的肘部损伤，多发生于 4 岁以下的儿童，1～3 岁发病率最高。男孩比女孩多。左侧比右侧多，占 14 岁以下儿童肘部损伤的 45.4%。因小儿桡骨头发育尚不完全，其头和颈直径几乎相等，环状韧带薄弱，多因牵拉上肢（穿脱衣服、跨门槛等动作）而造成环状韧带嵌入桡骨头与肱骨小头之间而突然发病。中医古籍又称之为"牵拉肘""肘错环""肘脱环"等。

（一）病因病理

本病多因患儿肘关节在伸直位，腕部受到纵向牵拉所致。如穿衣或行走时跌倒，幼儿的前臂在旋前位被成人用力向上提拉，即可造成桡骨头半脱位。骨的解剖特点、关节囊松弛、外力作用等都是引起桡骨头半脱位病理改变的原因（图3-28）。

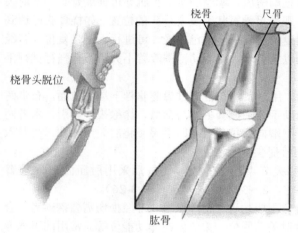

图 3-28　桡骨头半脱位机制

（二）临床表现与诊断

幼儿的患肢有纵向被牵拉损伤史，因牵拉致伤就诊者多不易误诊，极少数为前臂旋前位屈肘跌倒致伤，易被医生忽视而误诊，应详细询问受伤过程。患者因疼痛而啼哭，并拒绝使用患肢，亦怕别人触动。患肢出现耸肩，肘关节呈半屈曲或伸直，前臂处于旋前位贴胸，不敢旋后，不能抬举，不能屈肘，取物时肘关节不能自由活动。被动牵拉前臂或屈肘可有疼痛。桡骨头处仅有压痛，而无明显肿胀或畸形。X线检查不能发现异常病理改变。摄片的主要目的是排除骨折等其他损伤。

临床检查时，应注意与肱骨髁上无移位骨折鉴别，后者多有跌仆外伤史，局部有不同程度的肿胀。

（三）治疗

桡骨头半脱位采用手法复位，大都能取得满意疗效。

1. 手法整复　根据逆创伤机制复位原则，手法可概括为四步：牵引、旋后、压头、屈肘。家长抱儿童正坐，术者与患儿相对。以右手为例，术者左手置于桡骨头外侧，右手握其腕上部，逐渐将前臂旋后，一般半脱位在旋后过程中即可复位。若不能复位，左拇指加压于桡骨头处，右手稍加牵引至肘关节伸直旋后位，然后屈曲肘关节，一般都能复位成功。复位成功时，拇指下可感到或听到桡骨头入臼的弹响声，同时复位后，患侧肘部疼痛立即消失，停止哭闹，开始使用患肢，能上举取物，以上是桡骨头半脱位复位成功的标志（图3-29）。

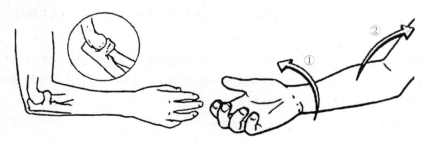

图 3-29　复位手法
①前臂旋后活动；②肘关节屈曲

2. **固定方法**　复位后，一般不需要制动，也可用三角巾悬吊前臂 2~3 天。但均应嘱患者家属为小儿穿、脱衣服时，应多加注意，防止牵拉患肢，以免脱位再次发生，形成习惯性脱位。如果复位后患肢功能仍未恢复，应予患肢腕颈带悬吊固定，嘱患者家属不要牵拉患肢，注意随访（图3-30）。

3. **手术治疗**　先天性桡骨头脱位或单纯性外伤性桡骨头脱位造成环状韧带断裂者则需要手术修复治疗。

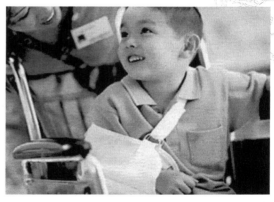

图3-30　固定方法

（喻秀兵）

六、月骨脱位

月骨脱位（Dorsal perilunate/Volar lunate Dislocation）古称"手腕骨脱""手腕出臼"，腕关节的腕骨中以月骨脱位最常见。临床上以月骨向掌侧脱位为多，向背侧脱位极少见。

（一）病因病理

月骨脱位多由传达暴力所致。跌倒时手掌先着地，腕部极度背伸，在旋转暴力作用下，月骨周围的韧带相继撕裂和断裂，周围腕骨向背侧脱位（称为月骨周围脱位）并与桡骨远端一起挤压月骨，最终使其脱离背侧桡腕韧带的束缚而发生掌侧脱位。此时前面的腕管受压，可使屈指肌腱与正中神经产生受压症状和功能障碍。脱位时桡月背侧韧带已断裂，若桡月掌侧韧带又扭曲或断裂，则影响月骨血液循环，容易引起缺血性坏死。

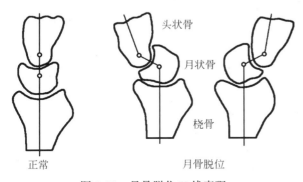

头状骨

月状骨

桡骨

正常　　　　　月骨脱位

图3-31　月骨脱位 X 线表现

（二）临床表现与诊断

有明显手掌着地、腕背伸外伤史。腕部掌侧肿胀隆起，疼痛、压痛明显。由于月骨脱位压迫屈指肌腱使之张力加大，腕关节呈屈曲位，中指不能完全伸直，握拳时第 3 掌骨明显塌陷，叩击该掌骨头时疼痛。脱位时月骨压迫正中神经，使拇、示、中三指感觉异常。摄 X 线片，可明确诊断。正位片显示月骨由正常的四方形变成三角形，侧位片可见月骨凹形关节面与头状骨分离而转向掌侧（图3-31）。

（三）治疗

1. 手法整复

（1）拇指整复法：适用于新鲜脱位。在臂丛麻醉或局部麻醉下，两助手分别握持前臂和 2~5 指，取中立位，做对抗牵引，将腕关节尽量背伸，术者用两拇指向背侧方向推挤月骨之远端，当腕掌侧突起之月骨消失后，即已复位。

（2）针拨整复法：麻醉后，在无菌操作及 X 线透视下，用 9 号注射针头或细钢针，自掌侧刺入月骨凹面的远端，在腕背伸对抗牵引下，向背侧顶拨，协助复位，然后将腕掌屈，如中指可以伸直，表示脱位已整复。在 X 线下复查，若月骨凹形关节面已与头状骨构成关节，证明复位良好（图 3-32）。

2. **固定方法**　复位后，用塑形夹板或石膏托将腕关节固定于掌屈 30°～40°位，2 周后改为前臂和手旋前位（图 3-33）。

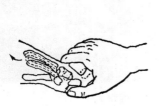
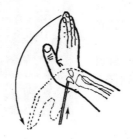
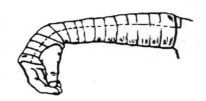

图 3-32　月骨脱位整复　　　　　　　图 3-33　月骨脱位复位固定于 30°屈腕位

3. **药物治疗**　按损伤三期辨证施治进行治疗。

4. **练功疗法**　固定期间经常做掌指关节与指间关节屈伸活动，6～8 周后解除固定，开始做腕关节主动屈伸活动。

5. **其他治疗**　月骨摘除术适应证：月骨陈旧性脱位或复位后有明显的月骨缺血性坏死，变形或合并创伤性关节炎者。月骨摘除后，用前臂掌侧石膏托将腕关节固定于功能位，3 周后解除固定，进行腕关节屈伸活动。固定期间练习手指活动。

七、指间关节脱位

指间关节脱位（dislocation of interphalangeal joint）古称"指骱大错"。手指间关节，由近节指骨滑车与远节指骨基底部构成，分为近侧和远侧指间关节。指间关节脱位较为常见，各手指的近侧或远侧指间关节均可发生。脱位的方向多为远节指骨向背侧移位或内、外侧移位，前方脱位极为罕见。指间关节脱位常与侧副韧带损伤同时发生。

（一）病因病理

指间关节脱位多因外力使关节极度过伸、扭转或侧方挤压，造成关节囊破裂，侧副韧带撕裂而引起，甚至伴有指骨基底小骨片撕脱。脱位的方向大多是远节指骨向背侧移位，同时向侧方移位，向掌侧移位者极少见。

（二）临床表现与诊断

伤后指间关节呈梭形肿胀、畸形、疼痛、局部压痛、弹性固定、被动活动时疼痛加剧。若侧副韧带已断，则出现明显的侧方活动。X 线显示指间关节脱离正常关系，并可确定是否并发指骨基底撕脱性骨折。

（三）治疗

1. **手法整复**　术者一手固定患肢掌部，另一手握伤指末节顺势拔伸牵引，同时用拇指将脱出的指骨基底部推向前方，然后屈曲手指，即可复位（图 3-34）。

2. **固定方法**　复位后，用塑性铝板或竹片，置患指于轻度对掌位 1～3 周。亦可用邻指胶布固定。

3. **药物治疗**　按损伤三期辨证施治进行治疗；病情稳定后，外用海桐皮汤或上肢损伤洗方熏洗，并配合按摩理筋手法，理顺筋络。

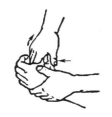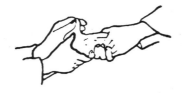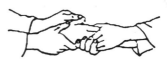

图 3-34　指间关节脱位手法整复

4. 练功疗法　早期除患指外可作其余关节的练功活动；去除固定后，可作受伤指间关节的主动屈伸练功活动，活动范围从小到大。

（黄伟明）

第二节　下肢关节脱位

一、髋关节脱位

髋关节是结构相对稳定的关节，非强大暴力不能造成髋关节脱位，所以髋关节脱位（dislocation of hip joint）多见于青壮年。髋关节脱位是一种严重的损伤。由于髋关节周围肌群丰厚，解剖结构十分稳固，一般外力不易发生脱位，一旦发生脱位，软组织损伤较严重，并且往往合并其他部位或多发损伤。

髋关节由髂骨的髋臼与股骨头构成，是人体最典型的"杵臼关节"，髋臼位于骨盆的两侧，开口斜向外、下、后方。其下方有缺口，由髋臼横韧带覆盖，构成一个完整的球窝。髋臼缘及横韧带上镶以一圈关节盂唇软骨，从而增加髋臼深度。股骨头朝内、上、前方，约 2/3 纳入髋臼中。

关节囊起于髋臼边缘，在关节前面至于转子间线，后面止于股骨颈中外 1/3 交界处。关节囊坚韧，由浅层纵行纤维和深层横行纤维构成。关节囊前后均有韧带加强。

（一）病因病理

髋关节脱位多因车祸、塌方、坠落等强大暴力造成。直接暴力和间接暴力均可引起脱位，以间接暴力多见。根据脱位后股骨头所处在髂前上棘与坐骨结节连线的前、后位置，可分为前脱位、后脱位及中心型脱位；根据脱位后至整复时间的长短，可分为新鲜及陈旧性脱位（3 周以上）。前脱位又可分为耻骨部脱位和闭孔部脱位；后脱位又可分为髂骨部脱位和坐骨部脱位。临床上以后脱位多见。

1. 后脱位　多因间接暴力所致。当屈髋 90°时，过度内旋内收髋关节，使股骨颈前缘紧接髋臼前缘，以接触部位为支点，此时，股骨头位于较薄弱的关节囊后下方，当受到来自腿部、膝前及后方作用于腰背部向前的暴力时，即可使股骨头冲破关节囊而脱出于髋臼，成为后脱位。或当屈髋90°，来自膝后方的暴力由前向后冲击，暴力可通过股骨干传递到股骨头，其中也可以造成髋臼或股骨头骨折后发生脱位。脱位后，若股骨头停留在坐骨切迹前的髂骨翼上，为髂骨部脱位，较多见；小部分股骨头位于坐骨部分，为坐骨脱位。此时，关节囊后下部撕裂，髂股韧带多保持完整，可合并髋臼后缘或股骨头骨折，有时并发坐骨神经损伤。

2. 前脱位　多以杠杆力作用为主。当髋关节因外力强度外展、外旋时，大转子顶部与髋臼上缘接触，股骨头因受杠杆作用而被顶出髋臼，突破关节囊的前下方，形成前脱位。脱位后，若股骨头停留在耻骨支水平，则为耻骨部脱位，可引起股动、静脉受压而出现下肢血循环障碍；若股骨头停留在闭孔，则成为闭孔脱位，可压迫闭孔神经而出现麻痹。

3. 中心性脱位　多由传达暴力所致。当暴力从外侧作用于股骨头大转子外侧时，可传递到股骨头而冲击髋臼底部，引起臼底骨折。当暴力继续作用，股骨头可连同髋臼的骨折块一同向盆腔内移位，成为中心性脱位；或髋关节在轻度外展位，顺股骨纵轴加以冲击外力，也可以引起中心型脱位。中心性脱位时，髋臼骨折可呈块状或粉碎性，一般关节软骨损伤较严重，而关节囊及韧带则相对较轻。

4. 陈旧性脱位　脱位超过3周，则为陈旧性脱位。此时，关节周围的肌腱、肌肉挛缩，髋臼内有纤维瘢痕组织充填，破裂的关节囊已愈合，血肿机化或纤维化后环绕股骨头；长时间的肢体活动受限，可引起骨质疏松脱钙，导致复位困难。

（二）临床表现与诊断

有明显的外伤史，伤后疼痛、肿胀、功能障碍，有明显畸形和弹性固定。对不同部位脱位，可有不同的临床表现。

1. 后脱位　患肢屈髋、屈膝、内收、内旋和缩短畸形并弹性固定，患侧臀部隆起，大转子向后上方移位，可在髂前上棘与坐骨结节连线后方扪及股骨头。伤膝屈曲并靠在健侧大腿中下1/3处呈"黏膝征"阳性。

2. 前脱位　患肢呈外旋、外展、稍屈曲畸形，并较健肢稍长（图3-35）。在闭孔附近或腹股沟韧带附近可扪及股骨头。若股骨头停留在耻骨上支水平，则可压迫股动、静脉，并出现下肢血循环障碍；可见患肢大腿以下苍白、发绀、发凉、足背动脉及胫后动脉搏动减弱或消失；若停留在闭孔内，则可以压迫闭孔神经而出现麻痹症状。

3. 中心性脱位　髋部肿胀多不明显。但疼痛显著，下肢功能障碍，脱位严重者，肢体可能短缩，大转子不易扪及，阔筋膜张肌及髂胫束松弛。X线可显示髋臼底骨折，股骨头随髋臼骨折或骨盆骨折块突入盆腔内。

4. 陈旧性脱位　体征、临床表现同前述。发病超过3周以上，弹性固定更明显。X线片可见局部血肿机化，或时间长而出现股骨头、颈部明显脱钙，骨质疏松，或有关节面呈不规则改变。陈旧性脱位以后脱位多见。

脱位合并髋臼缘或股骨干骨折。此种情况临床应高度重视，骨折块可以刺伤坐骨神经，而且股骨干骨折后患肢局部可较肿胀、疼痛。此外，还要注意肢体末端血运和神经感觉情况。

后脱位 X 线照片检查可见股骨头内旋内收位，处于髋臼的外上方，股骨颈内侧缘与闭孔上缘所连的

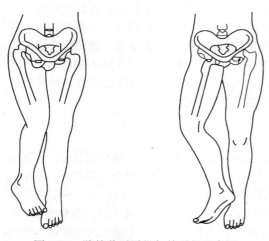

图3-35　髋关节后脱位与前脱位示意图

弧线中断；前脱位 X 线照片可见股骨头在闭孔内或耻骨上支附近。股骨头呈极度外展、外旋位，小转子完全显露；中心性脱位 X 线照片可见髋臼底骨折，股骨头随髋臼骨折或骨盆折块突入盆腔内。陈旧性脱位 X 线照片检查可见局部血肿机化，时间过长可以出现股骨头，粗隆部骨质疏松，甚或出现关节面不规则改变。如有髋臼骨折时，应加拍髂骨斜位和闭孔斜位片，或做 CT 扫描和立体重建检查，了解髋臼骨折的具体部位。

髋关节脱位主要有以下几种并发症：

（1）早期并发症

1）骨折：可以合并髋臼骨折或股骨头骨折，而比较少见与股骨干骨折同时发生。

2）神经损伤：约 10%的后脱位患者，坐骨神经可能因被向后上方推挤而引起麻痹。但大部分随脱位的整复而逐渐恢复，如果髋关节脱位复位后麻痹没有改善现象，则需尽早手术探查。极少见

的是髋关节前脱位引起股神经或闭孔神经挫伤。

3）血管损伤：此种合并症极为少见，如果出现，应在充分麻醉的情况下手法整复，但操作时要注意不可过分暴力。

（2）后期并发症

1）股骨头缺血坏死：约有 10%的病例发生缺血性坏死。临床表现为腹股沟持续不适感与髋内旋疼痛、活动受限等。

2）创伤性关节炎：这是缺血坏死不可避免的结果。脱位整复 2～3 年内患者应避免任何大量的负重，以推迟或减轻创伤性关节炎发生。

（三）治疗

1.整复方法

（1）后脱位

1）屈髋拔伸法：患者仰卧，助手一人以两手按压髂前上棘固定骨盆。术者面对患者，弯腰，骑跨于患肢上，用前臂扣在患肢腘窝部，使其屈髋、屈膝各 90°。顺势拔伸，也可以先在内旋、内收位顺势拔伸，然后垂直向上拔伸牵引，使股骨头滑入髋臼，听到入臼声，再伸直患肢（图 3-36）。

2）回旋法：患者仰卧，助手以双手按压双侧髂前上棘固定骨盆。术者立于患侧，一手握住患肢踝部，另一手以肘窝提托其腘窝部，在向上提拉的基础上，将大腿内收、内旋、髋关节极度屈曲，使膝部贴近腹壁，然后将患肢外展、外旋、伸直。因此法的屈曲、外展、外旋、伸直是一连续动作，形状恰似一个问号，故亦称为划问号复位法（图 3-37）。

3）拔伸足蹬法：患者仰卧，术者两手握患肢踝部，用一足外缘蹬于坐骨结节及腹股沟内侧（左髋用左足，右髋用右足）。手拉足蹬，身体后仰，协同用力（图 3-38、图 3-39）。

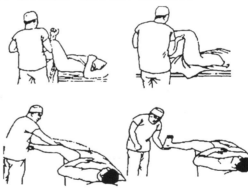

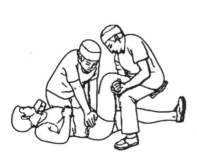

图 3-36　髋后脱位拔伸复位法　　　　　　图 3-37　髋后脱位回旋法

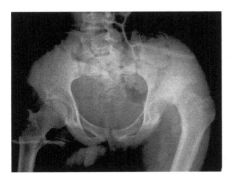

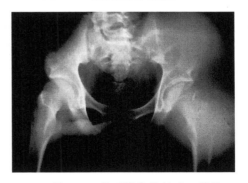

图 3-38　髋后脱位整复前 X 线片　　　　　图 3-39　髋后脱位整复后 X 线片

（2）前脱位

1）屈髋拔伸法：患者仰卧于床上，一助手固定骨盆。另一助手将患肢微屈髋屈膝，并在髋外展、外旋位渐渐向上拔伸至90°，术者双手环抱大腿根部，将大腿根部向后外方按压，可使股骨头回纳髋臼（图3-40）。或按上述体位，由术者两手分别持膝、踝部，尽量屈髋、屈膝，同时推扳膝关节向内，使患肢内收、内旋、伸直，此时可使脱出的股骨头绕过髋臼下缘，滑向后下方而转变为后脱位，然后按后脱位时用拔伸法处理。

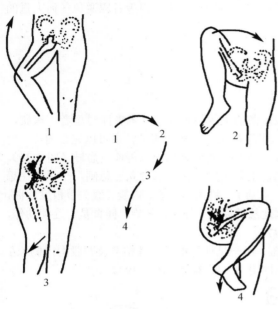

图3-40 髋前脱位反回旋复位法

2）反回旋法：患者平卧，髋关节外展、外旋，然后屈髋、屈膝，再内收、内旋，最后伸直下肢。利用脱出时的畸形相反方向使股骨头纳回髋臼内。左髋脱位用反问号方向；右髋脱位用正问号方向。

（3）中心性脱位：新鲜中心性脱位，因其不但有股骨头的脱位，且有髋臼底的粉碎性骨折，并有骨折的移位，复位时，必须尽可能地将骨折片一并复位。因而应以骨牵引逐渐整复为好。利用股骨髁上骨牵引，根据脱位的情况，适当调整牵引的重量及方向（一般6～12kg，伤肢外展30°），复位后用4～6kg维持牵引。8～12周方可拆除牵引，并开始不负重的活动。尽量防止创伤性关节炎的发生。

（4）陈旧性脱位：其手法与新鲜脱位基本相同，但要注意适应证，做好复位前准备工作，预防复位造成新的骨折。如果复位困难，改成手术复位。

复位后检查，复位后双下肢等长，仰卧位屈膝，双膝高度相等。臀部隆起消失；股骨头转子顶端位于髂前上棘与坐骨结节连线上；疼痛减轻，髋关节活动障碍消失，畸形消失。X线照片显示关节位置正常。

2. 固定方法　复位后可采用皮肤牵引或骨牵引固定，患肢两侧置米袋防止内、外旋，牵引重量为5～7kg；后脱位一般维持在髋外展30°～40°、中立位3～4周；如合并有骨折，可延长牵引时间；前脱位维持在内旋、内收伸直中立位牵引4周；中心性脱位则中立位牵引6～8周，并使髋臼骨折愈合后才考虑解除牵引；陈旧性脱位复位后按后脱位、前脱位牵引4周。

3. 药物治疗　按骨折三期辨证施治。

4. 功能锻炼　早期应行股四头肌及踝关节锻炼。解除固定后，可先在床上做屈髋、屈膝，内收、外展，以及内、外旋锻炼。以后逐步进行扶拐不负重锻炼。3个月后，X线片未出现股骨头坏死，方能做下蹲、行走等活动。中心性脱位，因髋臼骨折、关节面有破坏，床上练习可以提早，而下地活动则要推迟，以减少创伤性关节炎的出现及股骨头坏死的发生。

5. 手术治疗　脱位合并大块骨折，妨碍手法复位，可行切开复位，骨折块行内固定，关节囊做修补。合并股骨头骨折者，股骨头应内固定后再复位。中心性脱位，复位困难；合并有坐骨神经、闭孔神经、股动静脉受压，复位不能解除压迫者，则应尽快切开复位，解除压迫，同时可考虑行髋臼骨折复位内固定；髋臼骨折愈合后，合并有严重的创伤性髋关节炎患者，可考虑行人工关节置换术。陈旧性脱位超过3个月，手法复位有困难者，或无手法复位适应证，亦应考虑做切开复位，手术前应牵引1～2周，术中应将股骨周围与髋臼内的瘢痕组织全部切除，才能将股骨头复位，如关节软骨面已大部破坏，应改行关节成形术或融合术。

（陈久毅　徐远坤）

二、膝关节脱位

膝关节脱位（traumatic dislocation of the knee）是少见的严重损伤，常易损伤周围软组织、韧带结构、腘肌腱、半月板和关节软骨，也可伴有神经、血管的损伤，合并腘动脉损伤时，早期易出现漏诊、误诊，如诊治不当，肢体致残率高。据报道，膝关节脱位的发生率为0.001%～0.013%。而事实上，真实的发病率很难获得，因为有一部分膝关节脱位会发生自动复位而被漏诊。

膝关节是人体最大、结构最复杂的关节。膝关节的关节囊及韧带系统是保护膝关节及其稳定的重要结构。前方的稳定结构为股四头肌肌腱、髌韧带，其两旁为阔筋膜及股四头肌肌腱的扩张部，后方有腘斜韧带加强，内侧有胫侧副韧带，外侧有腓侧副韧带。此外，前后交叉韧带在维持膝关节的稳定性上起重要作用。

膝关节的运动包括伸展、屈曲和旋转。伸膝的终末旋转形成扣锁机制，加强了其稳定性。

（一）病因病理

脱位多由强大的直接暴力或间接暴力造成，以直接暴力居多，但患者往往不能清楚描述其受伤情况。根据脱位后胫骨上端所处位置，可分为前脱位、后脱位、内侧脱位、外侧脱位及旋转脱位。其中，前脱位最常见，内、外侧及旋转脱位较少见，多因强大暴力作用于股骨下端或胫骨上端而造成脱位。如外力直接由前方作用于股骨下端，可造成胫骨向前脱位；作用于胫骨上端，可造成胫骨向后脱位。如外力直接由外侧作用于股骨下端，可造成胫骨向外侧脱位；作用于胫腓骨上端，可造成胫骨向内侧脱位。扭转暴力可引起旋转脱位（图3-41）。

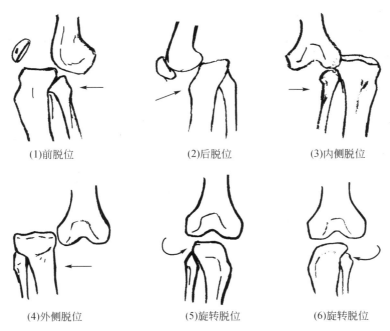

(1)前脱位　　　　　　(2)后脱位　　　　　　(3)内侧脱位

(4)外侧脱位　　　　　(5)旋转脱位　　　　　(6)旋转脱位

图3-41　膝关节脱位

膝关节完全脱位时，多伴有关节周围软组织的严重撕裂和牵拉伤，并可使肌腱及韧带附着的骨骼如胫骨结节、胫骨棘及胫股骨髁撕脱或挤压骨折。而且膝关节位置较为表浅，脱位可为开放性。前、后脱位常伴有腘动、静脉损伤，若不及时处理，则可导致肢体坏死而截肢。

完全脱位者，不但关节囊破裂，关节内交叉韧带与内、外侧副韧带亦撕裂，有时还会合并半月板破裂、胫骨隆突或胫骨结节撕脱骨折、腓总神经或胫神经损伤、腘窝内血管被压迫或撕裂等。这些严重的并发症，常导致膝关节脱位的预后不良。

（二）临床表现与诊断

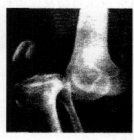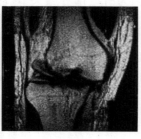

图 3-42　膝关节脱位的 X 线片与 MR 片

伤后膝关节剧烈疼痛、肿胀、关节活动受限。不全脱位者常因能自行复位而无畸形；完全脱位者，出现明显畸形，下肢短缩，出现弹性固定。在患膝的前后方或侧方可打及脱出的胫骨上端或股骨下端。合并交叉韧带断裂时，抽屉试验阳性。合并侧副韧带断裂时，侧向应力试验阳性。合并血管、神经损伤者，则出现相应的症状。

若出现小腿与足趾苍白、发凉或膝部严重肿胀、发绀，腘窝部有明显出血或血肿，足背动脉和胫后动脉搏动消失，提示可能有腘动脉损伤。若出现胫前肌麻痹，小腿及足背前外侧皮肤感觉减退或消失，提示有腓总神经损伤的可能。

膝关节 X 线正侧位片，可明确诊断及移位方向，同时可了解是否有合并骨折（图 3-42）。怀疑存在膝关节脱位者，应常规行膝关节 MR 检查。

（三）治疗

1. **整复方法**　膝关节完全脱位者应当进行紧急处理。手法复位主要依靠轴向牵引，同时需防止复位过程中出现过伸，以免造成或加重腘血管损伤。麻醉后，患者仰卧位，一助手用双手握住患侧大腿，另一助手握住髁部及小腿做对抗牵引，保持膝关节半屈伸位置，术者用双手按脱位的相反方向推挤或提托股骨下端或胫骨上端，如有入臼声，畸形消失，则表明已复位。复位完成后，宜行轻度屈、伸、内收、外展活动，以纠正移位的半月板或卷缩的关节囊，然后用注射器抽吸净关节内的积血和积液。

2. **固定方法**　整复成功及无合并血管损伤后，在严格无菌操作下，用针头抽吸出关节腔内积血，然后加压包扎，用长腿夹板或石膏托固定于膝关节轻度屈膝 20°～30° 位 6～8 周。若伸直位固定，则有加重血管、神经损伤的可能。

3. **药物治疗**　膝关节脱位常合并有严重的筋肉损伤、血离筋脉，故早期应加强活血化瘀，舒筋活络，可服用桃红四物汤或舒筋活血汤加减，外敷双柏膏或四黄散等，以活血消肿止痛；中、后期应补肝肾、强筋骨，可内服补肾壮筋汤，外用下肢损伤洗方熏洗。

4. **功能锻炼**　整复固定后，即可进行股四头肌收缩及踝、足趾关节屈伸活动锻炼。4～6 周后，可在夹板固定下做扶拐不负重步行锻炼。8 周后可解除外固定，练习关节屈伸活动，待股四头肌肌力恢复后及膝关节屈伸活动较稳定的情况下，才能负重行走。膝关节不稳定的情况下，若过早负重行走，常可发生创伤性滑膜炎，故应避免。

5. **手术治疗**　手术治疗膝关节脱位恢复稳定性的术式很多，视情况可行亚急诊手术或择期手术修复或重建韧带及关节囊等关节结构。若存在血管、神经损伤，特别是腘动脉，在手法复位前后应及时观察肢体血循环表现。有人认为足背动脉搏动消失，高度提示血管损伤；如果足背动脉搏动正常，则血管损伤可能性很小。我们认为可以根据临床表现做出动脉损伤的诊断，及早手术探查。手术应在 6～8 小时内进行，过长时间的观察会延误时机，引起不良后果。

由于膝关节脱位伴有交叉韧带或侧副韧带的损伤，以及关节囊等组织的广泛破坏，主张积极地进行手术治疗，修复韧带及关节囊，解剖修复有关结构，恢复关节的稳定性。对前后交叉韧带的损伤，视情况采用修复或重建的方法，手术时机依据病情及医者的经验决定。术后在医生指导下佩戴膝关节支具进行功能锻炼（图3-43、图3-44）。

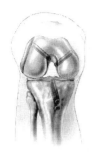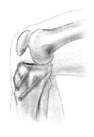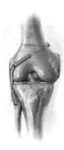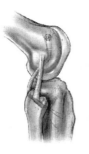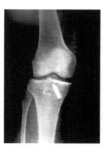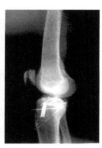

图3-43　膝关节多发韧带损伤修复重建示意图　　　　图3-44　膝关节脱位并骨折修复后X线片

6. 其他疗法　在康复期可做理疗。

（陈久毅　徐远坤　刘洪亮）

三、急性髌骨脱位

髌骨脱位指髌骨在活动过程中脱出股骨滑车凹，往往发生在青少年中。髌骨脱位在运动损伤中并不十分常见，但由于髌骨脱位后可以自行复位，因此在临床诊断中极易误诊或漏诊。急性髌骨脱位的发病率占膝关节损伤的2%～3%，是导致膝关节创伤性血肿的第二大类疾病。

（一）病因病理

年轻、女性、高强度活动水平及膝关节存在先天解剖结构异常是发生急性髌骨脱位的高危因素。髌骨脱位往往发生于跑步（特别是弯道、转体时）、半蹲侧方移位（打篮球防守移步）或膝关节侧方撞击等直接创伤。髌骨脱位多为先天性膝发育缺陷引起的继发损，外伤是诱因。由于韧带松弛、膝外翻、胫股关节旋转变位而使伸膝装置力线改变，骨外侧肌、髂胫束和髌骨外侧支持带挛缩与止点改变而致使髌骨内外侧受力不平衡是诱发脱位的重要原因，股内侧肌松弛和肌力减弱为继发性改变。高位髌骨和髌骨发育异常，也是髌骨脱位的原因之一。

髌骨脱位绝大部分是向外侧脱位，脱位后，髌股关节内侧的稳定结构，包括髌股关节内侧支持带、股内侧肌、内侧髌股韧带均被撕裂，导致膝关节腔内血肿和滑膜炎；在自行复位过程中，髌骨内侧面与股骨髁外侧面撞击，会引起软骨损伤或切线骨折。

分类：

（1）外伤性脱位：直接暴力损伤，一般为向上脱位或者向外脱位。

（2）习惯性脱位：大多为先天性异常，或者外伤性脱位处理不当（图3-45）。

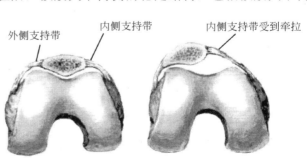

图3-45　髌骨半脱位，髌骨外移

（二）临床表现与诊断

1. 临床表现 初次发作者，患者感觉到膝关节突然剧痛，可有脱臼感觉或无力。在膝关节伸直后髌骨经常自行复位，复位时常可听见"卡嗒"声。继而膝关节肿痛。髌骨脱位的患者在髌股关节内侧缘，而不是在膝关节内侧间隙可以明显地触及肿痛。

有时，膝关节无明显的外伤，膝关节下蹲或股四头肌强烈收缩，即可引起脱位。患者屈膝时髌骨脱于股骨外髁外侧，伸膝时可自然复位。

2. 体格检查 包括髌骨活动度检查和推髌屈膝恐惧试验，可直接判断有无髌骨不稳。急性髌骨脱位多数髌骨内侧压痛明显。

查体可见股四头肌发育较差，常伴有小腿外旋或膝外翻。髌骨发育较小，伸膝无力。伸膝位髌骨位置可正常，屈膝时慢慢外移甚至脱出，蹲位脱出最明显。若施力抗阻髌骨外移，则屈膝受限。

3. 影像学检查

（1）X线检查：膝关节正、侧位片主要观察髌骨的位置和大小，可以发现高位髌骨和外移的髌骨。髌骨轴位片可观察异常的股骨滑车和髌骨脱位的程度，同时可以发现髌骨内缘的撕脱骨块、关节面软骨损伤等。

（2）CT扫描：同样可以发现骨软骨损伤，并可以评估髌股关节的力线异常，可以评估胫骨结节相对于股骨滑车的外偏程度（TT-TG）及滑车的发育情况（图3-46）。

（3）MRI：有利于对骨软骨损伤和软组织损伤进行评估（图3-47）。

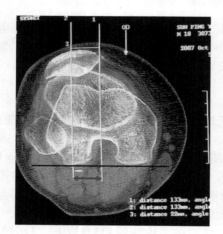 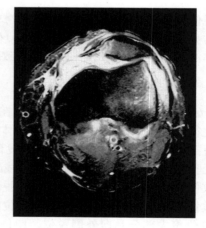

图3-46 髌骨脱位CT片　　　　图3-47 髌骨脱位MRI片

4. 鉴别诊断

（1）复发性髌骨脱位：是指由外伤引起的反复发作的急性髌骨脱位。

（2）先天性髌骨脱位：出生时便存在的持续性脱位，又称不可复性髌骨脱位。髌骨脱位恒定不变，主动伸膝无力，伴有膝关节屈肌挛缩。

（三）治疗

对初发的急性髌骨脱位。传统上多采取非手术治疗的方法。

1. 非手术处理 脱位一旦发生常常可用手法整复。通过膝关节过伸位时，在髌骨外侧边缘挤压即能把脱位的髌骨复位。如果存在关节积血，引起明显的疼痛和关节肿胀，应在肢体制动前在无菌条件下行穿刺抽吸，髌骨外侧缘放一小棉垫，初步包扎使髌骨内移，然后大棉垫加压包扎。给予大腿石膏固定4～6周。并须经X线摄片仔细检查排除有无骨软骨碎片残留在关节内。尽可能避免以后发生复发性髌骨半脱位或者全脱位。但应该注意的是，保守的治疗方法往往忽视了髌骨内侧支持带的损伤，也无法纠正发育性的髌骨位置不称或髌股对线不良。

2.手术处理 髌骨不稳定需要手术的指征：①急性脱位并发内侧支持带撕裂或股骨或髌骨的骨软骨骨折；②复发性脱位或半脱位或并发关节内损伤，包括半月板损伤及骨软骨骨折。

在膝关节内有骨软骨碎片时，则应该手术切除或修复，并对被撕裂的膝内侧的软组织，包括股四头肌的内侧扩张部，均须在手术时给予修复。必要时可以作外侧支持带松解和内侧支持带紧缩，以降低对髌骨向外侧的牵张力。如果髌骨脱位未能用手法整复，也应施行手术切开整复，同时修复被撕裂的软组织。对创伤后复发性的髌骨脱位，只有手术才可能有效。通过外侧松解、内侧紧缩及髌骨重排手术以纠正髌股关节的关系。

对于有先天性 Q 角异常等情况的病例，应按照复发性髌骨脱位处理，以避免术后再发髌骨脱位。根据不同的原因，采取不同的综合手术方式。一般原则是骨骺未成熟的患者，选择软组织手术为主。骨骺发育成熟的患者，可考虑骨性手术。最基本的手术是髌骨外侧挛缩组织的彻底松解，然后根据具体情况，再选择以下两种或三种手术方式，以调整伸膝装置力线或重建内侧髌股韧带。

（1）内侧髌股韧带重建术：利用其他腱性组织，重建松弛或断裂的内侧髌股韧带。

（2）髌韧带移位术：将髌韧带下止点外侧半切断翻转内移缝合（图 3-48、图 3-49）。

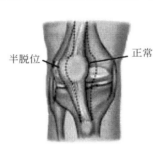
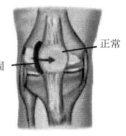
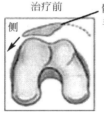

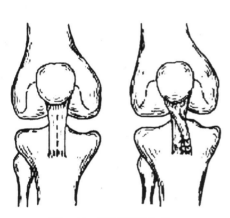

图 3-48 髌韧带移位术　　　　图 3-49 髌骨外侧支持带松解并内侧紧缩缝合术

（3）胫骨结节移位术：将胫骨结节切下，向内侧和前方移位。

（4）截骨矫形术：对于存在明显股骨旋转和膝外翻的患者，可考虑截骨矫正。

（5）髌股关节成形术：修整髌骨外形，垫高股骨滑车外髁，加深股骨滑车沟（图 3-50）。

3.辨证论治 按损伤脱位三期辨证用药。

4.西药治疗 必要时口服止痛药，如塞来昔布等，给予软骨营养药物等。

（四）预防及调理

急性髌骨脱位或半脱位后，采用敷料加压包扎 2 周左右，膝关

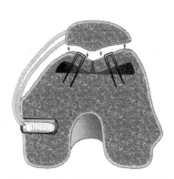

图 3-50 髌骨脱位滑车成形术及内侧支持带重建术

节支具固定膝关节，保持 0°～30° 活动范围，使用拐杖部分负重辅助行走。

损伤治疗后 1～3 周，可进行股四头肌等长收缩锻炼和直腿抬高锻炼，早期可冰敷膝关节 20 分钟/次，以减轻肿胀。术后膝关节支具使用 8 周。一般而言，参加体育活动的头 2～3 个月要使用髌骨固定带。

（五）预后与转归

急性髌骨脱位若治疗不当，可造成膝关节疼痛、复发性髌骨脱位、髌股关节炎等，因而严重影响患者运动水平。该病由于伴有膝关节解剖结构的发育异常，手术的目的只是解决脱位问题，无法恢复正常的髌股关节对合关系，不可避免，会遗留一些并发症。

（刘洪亮　许树柴）

四、踝关节脱位

踝关节脱位（dislocation of ankle joint）是踝关节损伤常见的合并症。因距骨体位于踝穴中，周围有坚强的韧带包绕，故临床上，单纯的踝关节脱位极为罕见，多合并有骨折及韧带损伤，复杂踝关节骨折合并脱位将在踝关节骨折章节重点描述，在此主要论述距骨脱位（dislocation of astragalus）。距骨脱位好发于青壮年，尤其是运动员。

踝关节是屈戌关节，由内外踝及胫骨远端关节面构成踝穴。胫骨远端内侧缘形成内踝，后唇形成后踝，其远端与距骨滑车构成关节。距骨体前宽后窄，当踝关节背伸时，距骨体宽部进入踝穴，下胫腓韧带紧张，关节面之间紧贴，关节不稳定，易造成损伤（图 3-51～图 3-53）。

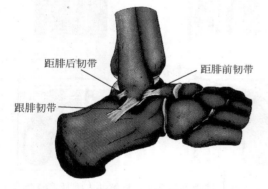

图 3-51　踝关节外侧韧带

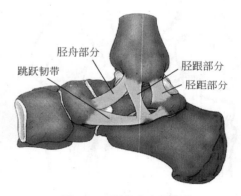

图 3-52　踝关节内侧韧带

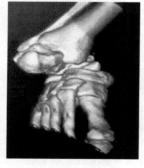

图 3-53　踝关节脱位 CT 片

踝关节的运动形式是由距骨滑车关节面的形状决定的。由于内外踝的夹持作用及内外侧副韧带和关节囊的限制，踝关节的主要运动形式为背屈和跖屈。踝关节的屈伸运动与距下关节和足的运动是联合的，当踝跖屈时足内翻、内旋，踝背伸时足外翻、外旋。当踝关节跖屈位时，小腿突然受到强有力的向前冲击力，可致踝关节后脱位。当踝关节背伸位，自高处坠落、足跟着地，可致踝关节前脱位，当压缩性损伤使下胫腓关节分离时，可致踝关节上脱位。踝关节脱位以后脱位最多见，前脱位次之，向上脱位最为少见。

距骨脱位（dislocation of astragalus）的发生率较其骨折多，多由足部跖屈位强力内翻所引起。此外，当足部急剧内翻，踝关节外侧副韧带断裂，内、外踝骨折时，可发生胫距关节暂时性脱位。足处于跖屈位时，遭受急剧强力内翻暴力，造成外踝韧带和前侧关节囊断裂，多数合并内外踝骨折、发生胫距关节轻度或严重的脱位。当足部轻度跖屈位，强力内翻损伤时，距骨下关节的骨间韧带撕裂伤，跗骨向内脱位，而距骨仍保留在踝穴内时，称为距骨下脱位或距-跟-舟状骨脱位。在距骨下骨间韧带断裂的同时，踝关节外侧副韧带亦同时断裂，距骨体可自踝穴脱出，成为距骨全脱位。距骨全脱位时，局部皮肤往往被撕裂，露出距骨关节面或外踝骨折端。皮肤未撕伤者，距骨突出部的皮肤也很紧张，有压迫坏死的可能（图3-54）。

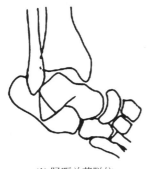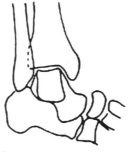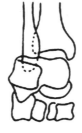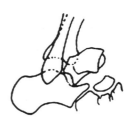

(1) 胫距关节脱位　　(2) 距跟舟状骨脱位　　(3) 距骨全脱位(正位)　　(4) 距骨全脱位(侧位)

图 3-54　距骨脱位

（一）病因病理

1. 胫距关节脱位　足处于跖屈位时，遭受急剧强力内翻暴力，造成外踝韧带和前侧关节囊断裂，多数合并内外踝骨折，发生胫距关节轻度或严重的脱位（图3-55、图3-56）。

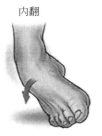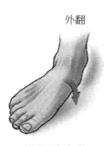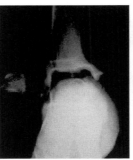

内翻　　　　　　　　外翻

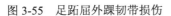

损伤外侧韧带　　　损伤内侧韧带

图 3-55　足跖屈外踝韧带损伤　　　　　图 3-56　胫距关节脱位 X 线片

2. 距骨下脱位　当足轻度跖屈、强力内翻时遭受暴力，若下胫腓韧带未断裂而距跟骨间韧带、距跟外侧韧带断裂，则发生跟-距-足舟骨脱位。因附着于第1跖骨的胫前肌腱随同脱位的足部内移，距骨失去肌腱及其他足骨的支持而呈下垂位。足部诸骨可同时向前移位。

3. 距骨全脱位　当足处于内翻、内收及跖屈时，强大的内翻暴力使距下关节韧带撕裂的同时，将踝关节外侧副韧带一同撕裂。距骨除与其他跗骨分离外，亦自踝穴中脱出。既踝关节向内侧脱位合并距下关节脱位，距骨周围的韧带均断裂。足在最大内翻位时，使距骨从其垂直轴上旋转90°，使其下关节面指向后侧。待暴力消失后，足回到中立位，而脱位的距骨仍保持旋转位，使距骨体处于外踝之前；距骨颈则在内侧；与跟骨相接的关节面指向后侧；与胫骨相关节处则位于皮下。此种类型脱位，往往使局部皮肤撕裂，露出距骨关节面或外踝骨端。即使皮肤未撕裂，距骨突出处的皮肤亦较紧张，可使皮肤受压坏死。

距骨脱位常并发内、外髁及胫骨远端前、后唇骨折。

（二）临床表现与诊断

踝关节损伤后，除症状、体征外，应常规 X 线摄片检查。常规摄片有正位、侧位，特殊摄片位置包括踝穴位、内旋 30°斜位、外旋 45°～55°摄片及应力位摄片。CT 扫描用于重叠部位及小撕脱骨折的检查。多层螺旋 CT 扫描不仅可以显示冠状面、横断面、矢状面，还可以三维重建，显示出踝关节诸骨之间的关系。对韧带肌腱损伤，可行 MR 及 B 超检查。

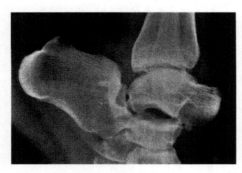

图 3-57　距骨下脱位

1. 胫距关节脱位　伤后踝周肿胀，剧痛，活动受限，内翻畸形，可出现弹性固定。合并骨折时，有骨擦音。正侧位 X 线片可见胫骨关节分离移位或有明显踝穴空虚征象，可发现内踝或外踝及双踝骨折。

2. 距骨下脱位　伤后踝部及足背肿胀，足背外侧皮肤绷紧发亮；足背剧烈疼痛；足内翻内旋畸形，并可有向内侧移位及足下垂、弹性固定。合并有距骨内侧或足舟骨外侧撞击性骨折时，可有骨擦音及瘀斑。踝关节正侧位 X 线片检查，可见距骨仍留于踝穴中，距骨头指向外侧，足在距骨下及距舟关节处向内移位，距骨呈下垂位（图 3-57）。

3. 距骨全脱位　受伤踝及足部明显肿胀，剧痛，活动功能障碍。前足呈内旋、内翻畸形，外踝前方可扪及距骨体，突出部位皮肤紧张，踝穴空虚，并有弹性固定。开放性脱位可在踝部前方见露出的距骨体或外踝骨端。踝关节正侧位片检查，可见距骨体在外踝前方，距骨头指向内侧，距骨沿其纵轴旋转；其下关节面向后方，距骨不在踝穴内（图 3-58）。

根据外伤病史、临床表现及影像学检查，通常不难做出诊断。

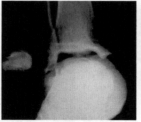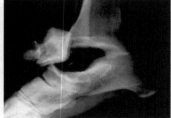

图 3-58　距骨全脱位 X 线片

（三）治疗

1. 整复方法

（1）胫距关节脱位：多并发于踝部骨折或踝部韧带撕裂伤。在整复骨折时，胫距关节脱位常可一并整复。但当胫后肌腱、血管、神经或腓骨长、短肌腱发生移位、交锁时，手法复位往往不满意，应手术切开整复。

（2）距下关节脱位：患者仰卧，屈膝 90°，一助手托起小腿，术者一手握足跟，另一手握前足，先在跖屈、内翻位对抗牵引并加大跖屈、内翻畸形，然后将足外旋、外翻、背伸，即可复位。复位后可见畸形消失。

（3）距骨全脱位：患者仰卧，屈膝 90°，一助手用布套住大腿，另一助手一手握住足跟部，一手握前足，顺跖屈内翻位作对抗牵引。尽量增大胫骨间隙。在将足强力内翻的同时，术者以两拇指用力向内、后推挤距骨后部（体部），同时，将距骨延其纵轴旋转即可复位。当足部严重肿胀时，可在跟骨穿入一骨圆针，以上好牵引弓后作对抗牵引，用上述方法进行整复。整复后，应立即作踝部侧位和轴位 X 线片检查，了解距骨复位情况。如未能复位，应抓紧时间立即复位，或手术切开复位。因一旦软组织肿胀严重，将给手法复位带来困难，亦影响手术切开复位机会。

2. 固定方法 整复后，根据踝部 X 线摄片检查结果，见距跟、距舟及胫距关节关系正常，距骨已复位到踝穴内，可做外固定。距下关节脱位，用短腿石膏靴固定于足稍外翻、背伸 90° 位 8 周。距骨全脱位，用短腿石膏靴固定于足背伸 90° 中立位至少 3 个月，直至 X 线摄片检查未发现距骨缺血性坏死为止（图 3-59）。

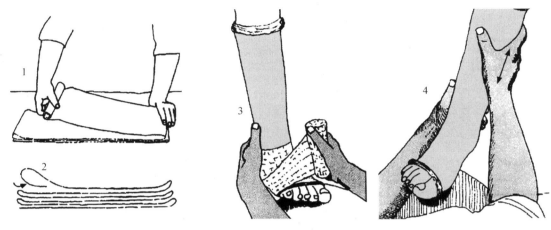

图 3-59 短腿石膏靴固定示意图

3. 辨证论治 按骨折脱位三期辨证施治。

4. 外治法 开放性损伤要注意清创，必要时内固定。闭合性损伤保守治疗者，早期可外用活血散、消肿止痛膏、云南白药气雾剂等以消肿止痛。中期可选用接骨续筋药膏、舒筋活络药膏等以续筋接骨。后期解除外固定后，可用海桐皮汤熏洗以通利关节。

5. 西药治疗 在急性期根据疼痛程度，选择非甾体类抗炎药对症止痛。对有浅表性皮肤损伤患者，要及时清创换药，口服、外用或静脉滴注抗生素，预防感染。对闭合性损伤无皮损患者，可外用双氯芬酸乳胶剂及吡罗昔康软膏。

6. 手术治疗 对开放性损伤，清创越早，效果越好，应尽可能在受伤后 6~8 小时内施行，并根据骨折及脱位情况进行必要的内固定。如局部损伤及污染严重，必要时行序列清创手术。

手术治疗的适应证：早期手法复位失败，未达到解剖复位；关节内有软组织嵌入；整复后关节不稳定、或有碎骨片需内固定；有神经功能障碍、有血管损伤现象，需手术切开复位。一般采用踝部前外侧横切口，术中须注意保护附着于距骨上的软组织，以防发生坏死。术后石膏固定时间与手法整复后相同。陈旧性距骨全脱位，可行踝关节融合术等。手术中要精细操作，保护骨膜及血管，以降低距骨缺血坏死的发生率。必要时行 II 期韧带修复及重建术。

7. 功能锻炼 整复固定后，应垫高患肢，积极主动做股四头肌肌肉收缩锻炼并练习足趾活动，以加速下肢血运，促进肿胀消退。6 周后可扶双拐不负重下地活动。在解除外固定之前，一定要作 X 线摄片检查，见距骨无缺血坏死，方能解除外固定。解除外固定后，应积极进行踝关节背伸、外翻位功能锻炼，促进踝关节早日恢复功能。在进行踝关节内翻、外旋锻炼时，应循序渐进，要适度、逐步、稳定，防止韧带重新撕裂。

（四）预防与调理

整复固定后，应抬高患肢以利于消肿。早期要鼓励患者作股四头肌及足趾的舒缩锻炼，解除固定后要循序渐进加大活动量、范围，以最大限度地恢复踝关节功能。

（五）预后与转归

踝关节脱位治愈后，由于周围韧带损伤，关节不稳，晚期出现骨关节炎，效果欠佳。

（陈久毅　徐远坤　刘洪亮）

五、跗跖关节脱位

跗跖关节脱位（dislocation of tarsometatarsal joint）也称 Lisfranc 脱位，多为高处跌下或直接外力作用于前足，跗跖关节突然强屈，跖骨垂直位着地所致。

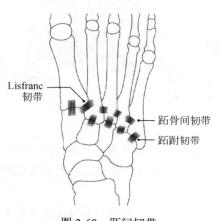

图 3-60　跗间韧带

跗跖关节是由第 1～3 跖骨，第 1～3 楔骨，第 4、5 跖骨，以及骰骨组成的关节。其中，第 1 跖骨与第 1 楔骨所组成的关节，其关节腔独立，活动性较大。其余部分相互连通，仅可作轻微滑动。第 1、3 楔骨较长而第 2 楔骨较短，第 2 跖骨嵌入第 1、3 楔骨之间而使第 2 跖楔关系较深、较稳。第 2 跖骨基底部背侧较跖侧长，所以一般只向背侧而不向跖侧脱出。除第 1、2 跖骨外，跖骨之间均有横韧带（骨间韧带）相连，在第 1 楔骨、第 2 跖骨之间的楔跖内侧副韧带是跗跖关节最主要的韧带之一（图 3-60）。跗跖关节是足横弓的重要组成部分。其位置相当于足内、外侧缘中点画一连线，以及足背的中部横断面。损伤后若恢复不完全，必然影响足的功能。跗跖关节脱位好发于成年男性，以第 1 跖骨向内脱位，第 2～5 跖骨向外、向背脱出为多见，两者可单独发生，亦可同时发生。

（一）病因病理

跗跖关节脱位多因间接暴力如高处坠落下时足呈外翻、外旋、跖屈位或直接暴力如车祸、重物直接压砸所致。当足旋转时，跗跖关节为足部的弱点。

1. 分歧性脱位　当从高处坠下，或骑马跌倒时屈膝倒地，足呈跖屈位着地，此时，可伴有外旋、外翻，由于地面的反作用力向上作用于前足，足后部连同身体重力仍向下，可使第 1、2 跖骨基底分离，发生第 1 跖骨向内脱出，第 2～5 跖骨整排向背，同时向外脱出，或两者单独发生。第 2～5 跖骨则因外旋力作用下向外移位。当第 1、2 跖骨基底分离时，可能损伤足背动脉引起前足缺血坏死；亦可因外旋时扭转暴力的作用扭曲胫后动脉而引起胫后动脉痉挛和主要的跖部血管血栓形成。

由于外力作用机制不同，脱位跖骨可以发生不同的移位类型；如果垂直外力位于第 1、2 跖骨头之间，由于第 1、2 跖骨间横韧带较薄弱，可使第 1 跖骨头向内，其他跖骨头向外移位。直接暴力压伤则可造成跗跖关节完全分离，按骨分离情况可分为三型（图 3-61），即①一侧移位（homolateral），五个跖骨同向一侧移位；②分离移位（isolation），一个或两个跖骨与其他跖骨分离；③多方位移位（divergent），跖骨矢状面和冠状面均移位。

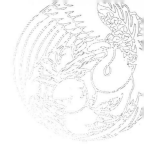

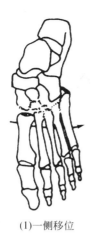 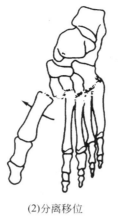 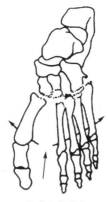

(1)一侧移位 　　　　　(2)分离移位 　　　　　(3)多方位移位

图 3-61　跖跗关节脱位分型

2. 开放性骨折脱位　多由重物直接砸压于足前部或车轮碾压前足所致。在造成脱位的同时，可伴有严重的足背软组织损伤及其他跖骨与跗骨骨折。骨折、脱位可发生在一个或多个跖骨，关节多为半脱位。此种损伤，多为开放性骨折脱位。

（二）临床表现与诊断

伤后前足或足背肿胀、疼痛、功能丧失，足部畸形呈弹性固定。分歧性脱位者，足呈外旋、外展畸形，足宽度增大，足弓塌陷。开放性骨折脱位者软组织损伤严重，可有骨端外露或骨擦音。有血管损伤时前足变冷、苍白。

足部正侧位或斜位 X 线片可明确脱位的类型和跖骨移位方向，以及是否伴有骨折。

根据受伤史、临床表现和 X 线检查可做出诊断。

（三）治疗

跖跗关节脱位，可包括一个或多个跖骨脱出。由于各跖骨基底参差不齐，脱位后需要及时准确复位，以免肿胀加剧而加大复位难度，并可防止发生血循环障碍。

1. 整复手法　手法整复应在腰麻或硬膜外麻醉下进行。患者仰卧，膝屈曲 90°。

一法：一助手握踝部，另一助手握前足作对抗牵引，术者站于患侧，按脱位类型作相反方向，用手直接推压跖骨基底部使之回复。如第 1 跖骨向内，第 2～5 跖骨向外，则用两手掌对向夹挤，将脱位分离的跖骨推向原位。

二法：握踝部助手不变，另一助手握足趾向远端拔伸，术者用拇指逐个推挤跖骨基底部使之复位。

有时，由于足部伸肌腱或软组织嵌入跖跗关节之间，做上述复位手法后仍未复位时，可用解脱手法，即术者一手握患者小腿下段或踝关节作固定，另一手捏紧足背部，作顺或逆时针方向，在牵引下行大幅度旋转，使嵌入的软组织解脱，再按以上手法复位（图 3-62）。

2. 固定方法　跖跗关节脱位整复后容易再移位。因此，必须作有效的外固定。复位后，移位倾向不大者，可用一直角足底后腿托板，连脚固定踝关节背伸 90° 中立位。足弓外加厚棉垫托顶，以维持足弓；在足背处或足两侧脱出跖骨头处加压垫，然后上面加一大小与足背相等的弧形纸板（纸板两边要达足底托板），用绷带加压将纸板连足底托板一起包扎固定。固定时间为 3～4 周。或用短腿石膏后托，塑形后上覆以硬纸板固定。固定后抬高患肢，以利消肿。跖跗关节脱位，因局部肿胀严重，压力较大，一般不主张用短腿石膏靴固定，以免因压力太大而引起足坏死（图 3-63）。

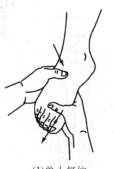
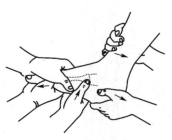
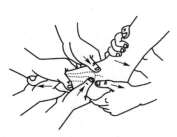

(1)单人复位   (2)纠正侧方移位   (3)纠正侧方及向背侧移位

图 3-62　跗跖关节脱位复位法

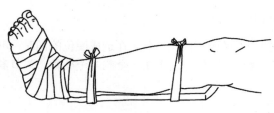

图 3-63　跗跖关节脱位固定外观

3. 功能锻炼　整复固定后，即进行作踝背伸、跖屈活动锻炼，早期不宜作旋转即内、外翻活动。4～6 周后，逐步连续不负重行走。8 周后，可穿配有纵弓垫的皮鞋作行走锻炼。并发骨折时，行走时间应推迟，直至 X 线片确定骨折愈合后方可行走。

4. 药物治疗　按骨折脱位三期辨证施治。

5. 手术治疗　新鲜跗跖关节脱位，整复时可能因骨碎片或软组织嵌入关节间隙而妨碍复位，可作切开复位。复位后用细钢针经第 1、5 跖骨穿入第 1 楔骨及骰骨固定。如手法复位后，仍有较大移位倾向，亦可用此手法固定。严重的软组织挫伤或开放性骨折脱位，可在清创缝合后，顺带将关节复位，用 1～2 枚钢针，将跖骨固定在相应的跗骨上。术后石膏托固定 6～8 周。陈旧性脱位者，如为单一关节脱位，在相应的跖骨基底部背侧作为中点，行切开复位。复位后用细钢针逆行固定。若脱位达到 4 个跖骨以上，在足背部相当于跖骨基底部作弧形横切口，彻底去除关节间隙中的瘢痕组织，直至关节软骨面（但切不可损伤），试行复位。成功后，用细钢针固定 2～3 个跖骨在相应的跗骨上。或使用微型钢板螺钉内固定。术后短腿石膏托固定 6～8 周。去除钢针后，加强熏洗及踝部背伸、跖屈锻炼，并可用有足弓垫的皮鞋练习行走。

（四）预防及调理

跗跖关节脱位复位后多不稳定，须经常检查复位和固定情况，加以调整，以免松动，造成再脱位。

（陈久毅　徐远坤）

六、趾间关节脱位

趾间关节脱位是指近节趾骨与远节趾骨间关节关系发生异常。趾间关节为滑车关节，有屈、伸而无侧向活动，近侧较远侧活动度大。趾间关节脱位较少见，好发于蹞趾与小趾。脱位后，患者可自行复位，只是因遗留肿痛而就诊。

（一）病因病理

趾间关节脱位多见于直接踢碰趾端，使远节趾骨近端移位于近节趾骨背侧所致。

（二）临床表现与诊断

伤后足趾缩短，脱位之趾前后径增大，局部肿胀、疼痛，不敢活动。畸形呈弹性固定。
足趾正斜位 X 线片可明确脱位的部分和方向，以及是否合并骨折。
根据受伤史、临床表现和 X 线检查可做出诊断。

（三）治疗

以手法整复即可。术者一手握踝部或前足，一手捏紧足趾远端，水平牵引拔伸即可复位。复位后可外敷消肿膏，以邻趾固定法固定。若有骨折，复位后，采用细克氏针固定，固定时间为 3～4 周。

（四）预防和调理

须经常检查复位和固定情况，加以调整，以免松动，造成再脱位。

（陈久毅）

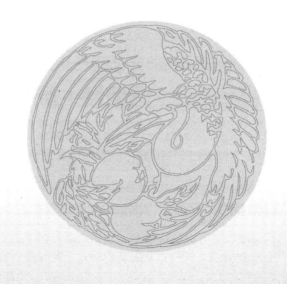

第三篇 筋伤与慢性筋骨病

第四章　筋　伤

第一节　上肢筋伤

一、肩袖损伤

肩袖（rotator cuff），又称旋转袖，由冈上肌、冈下肌、肩胛下肌和小圆肌的肌腱共同组成，呈一个袖套状包绕肱骨头，维持盂肱关节的稳定，同时提供肩关节活动时所需的动力。肩袖止点附着于肱骨大结节和肱骨解剖颈的边缘，其内面与关节囊紧密相连，外面为三角肌下滑囊。其解剖结构如图4-1。肩袖组织中冈上肌附着于肱骨大结节最上部，经常受肩峰骨刺或喙肩韧带的磨损，是肩袖组织力学上的薄弱点，冈上肌止点解剖结构上也属于乏血管区。当受到外力损伤或长期磨损时，肩袖组织特别是肩袖肌腱止点区域容易发生退变或者撕裂。破裂损伤后因肢体的重力和肩袖牵拉，以及局部缺乏血运的原因导致长期的肩痛及力量减弱。本病属于中医学"肩部筋伤"范畴，是中老年人最为常见的肩痛原因之一。

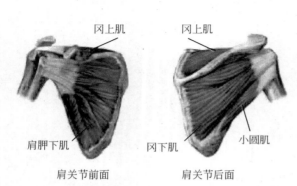

冈上肌　　冈上肌

肩胛下肌　　冈下肌　　小圆肌

肩关节前面　　肩关节后面

图4-1　肩袖解剖结构

（一）病因病理

1.病因　肩袖损伤的病因有退变学说、血运学说、撞击学说及创伤学说四种主要论点。

（1）退变学说：国外许多学者发现并报道肌腱组织会随着年龄增长而出现退变表现。肌腱止点变性降低了肌腱的张力，成为肩袖断裂的重要原因。肌腱的退化变性、肌腱的部分断裂及至完全性断裂在老年患者中是常见病因。

（2）血运学说：Codman 最早描述了冈上肌腱止点的远端1cm区域是无血管区域，而这一无血管区域也是肩袖撕裂最常发生的部位。

（3）撞击学说：肩撞击症（impingement syndrome of the shoulder）的概念首先由 Neer 于1972年提出，认为95%的肩袖断裂是由于撞击症引起。冈上肌腱在肩峰与大结节之间通过，肱二头肌长头腱位于冈上肌深面，越过肱骨头上方止于顶部或肩盂上粗隆。肩关节运动时，这两个肌腱在喙肩弓下往复移动。肩峰及肩峰下结构的退变、骨刺增生或发育异常，均可导致冈上肌腱、肱二头肌长头腱及肩峰下肌腱的撞击性损伤。肩峰下撞击症是肩袖损伤的一个重要病因，但不是唯一的因素。

（4）创伤学说：创伤作为肩袖损伤的重要病因已被广泛接受。劳动作业损伤、运动损伤及交通事故都是肩袖创伤的常见原因。

综上所述，肩袖损伤的内在因素是肩袖肌腱随年龄增长而出现组织退化，以及其在解剖结构上存在乏血管区的固有弱点。而创伤与撞击则加速了肩袖退化和促成了断裂的发生。四种因素在不同程度上造成肩袖的退变过程，没有一种因素能单独导致肩袖的损伤，其中的关键性因素应依据具体情况分析得出。

2. 损伤分类　肩袖损伤按损伤程度及部位可分为挫伤、部分损伤及完全断裂三类（图4-2）。部分损伤又可分为肌腱关节面（深面）损伤、滑囊面（浅面）损伤及肌腱内损伤三种情况。

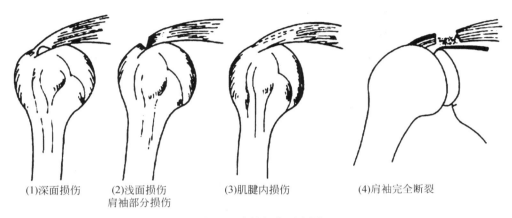

(1)深面损伤　　(2)浅面损伤　　　(3)肌腱内损伤　　　(4)肩袖完全断裂
　　　　　　　　肩袖部分损伤

图 4-2　肩袖损伤示意图

　　肩袖挫伤使肌腱充血、水肿乃至发生纤维变性，是一种可复性损伤。肌腱表面的肩峰下滑囊伴有相应的损伤性炎性反应，滑囊有渗出性改变。肩袖肌腱纤维的部分断裂可发生于冈上肌腱的关节面侧（下面）或滑囊面侧（上面），以及肌腱内部。不完全性断裂未获妥善处理或未能修复时常发展为完全性断裂。完全性断裂是肌腱全层断裂，使盂肱关节与肩峰下滑囊发生贯通性的损伤。此种损伤多见于冈上肌腱，其次为肩胛下肌肌腱，冈下肌肌腱较少发生。冈上肌腱与肩胛下肌肌腱同时被累及者也不少见。

　　肌腱断裂后裂口方向与肌纤维方向垂直者，称为横形断裂；裂口方向与肌纤维方向一致者，称纵形断裂。肩袖间隙的分裂也属于纵形断裂，是一种特殊的损伤类型。根据肌腱断裂的范围又可分为小型撕裂、大型撕裂与广泛撕裂三类。

（二）临床表现与诊断

1. 症状体征　肩袖损伤的发病率在不同年龄组有显著差异，Sher 等对无症状的志愿者进行肩关节 MRI 检查，发现随着年龄增长，肩袖损伤的发病率明显上升。40 岁以上的人群发病率为 4%，40～60 岁的人群发病率为 28%，60 岁以上的人群发病率为 54%。多数患者无明显外伤史，主要由与年龄相关的退变、血运因素、撞击等因素引起，但某些外伤如肩关节脱位，在老年人中也容易引起肩袖撕裂。

（1）临床表现

1）外伤史：有急性损伤史，以及重复性或累积性损伤史。

2）疼痛与压痛：常见疼痛部位是肩前方，位于三角肌前方及外侧。急性期疼痛剧烈，呈持续性；慢性期呈自发性钝痛。疼痛症状一般在活动时加重（尤其是做过头的动作），被动外旋肩关节也会使疼痛加重，休息时可减轻。肩袖损伤的患者特征性表现为夜间疼痛，甚至因疼痛而无法睡眠。压痛多见于肱骨大结节近侧，或肩峰下间隙部位。触诊时将手放在肩关节上方，被动活动肩关节，在一些肩袖损伤患者中能触摸到捻发感。触诊时需检查肩锁关节、大结节及结节间沟压痛情况（图4-3），对应是否存在肩锁关节病变、撞击或肩袖损伤及肱二头肌长头腱病变。

3）功能障碍：包括活动受限及力弱表现。活动受限常以冈上肌腱受损引起的肩上举受限最常见，如果肩袖损伤涉及肩胛下肌（内旋肌群）或冈下肌、小圆肌（外旋肌群），患肩还可能出现内

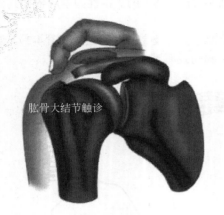

肱骨大结节触诊

图4-3 肩部疼痛触诊应包括大结节、结节
间沟、肩锁关节

旋或外旋活动受限。肩袖损伤特征性表现为主动活动受限而被动活动受限不明显。患肩巨大肩袖撕裂者可能出现完全不能上抬肩部的"假性麻痹"征象。此外力弱也是肩袖损伤功能障碍的主要表现,根据损伤部位的不同,可能出现前屈上举、外旋、内旋的抗阻力弱现象。

4)肌肉萎缩:病史超过3周以上者,肩周肌肉有不同程度的萎缩,以三角肌、冈上肌及冈下肌较常见。

5)关节继发性僵硬:病程超过3个月者,肩关节活动范围有程度不同的受限,以外展、外旋及上举受限较明显。

(2)特殊体征

1)肩坠落试验(arm drop sign):被动抬高患臂至上举90°～120°,撤除支持,患臂不能自主支撑而发生臂坠落和疼痛即为阳性。

2)疼痛弧征(pain arc syndrome):患臂上举60°～120°出现肩前方或肩峰下区疼痛即为阳性,对肩袖挫伤和部分撕裂有一定诊断意义。

3)盂肱关节内摩擦音:即盂肱关节在主动运动或被动活动中出现摩擦声或轧砾音,常由肩袖断端的瘢痕组织引起。

4)肩袖肌腱力量的抗阻检查:冈上肌肌力可通过Jobe试验来检查,在肩胛骨平面保持手臂内旋,抗阻力上举力弱或疼痛均为Jobe试验阳性,提示冈上肌腱损伤(图4-4)。

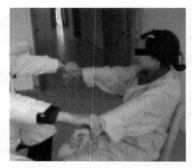

图4-4 Jobe试验检查冈上肌肌力

冈下肌、小圆肌等外旋肌群的力量可以通过Lag实验来检查,检查时将患者肩关节被动体侧外旋到最大角度,如果撤去外力,无法维持此位置,而迅速内旋则为阳性。

肩胛下肌的内旋力量,可以用抬离征(lift-off)试验或压腹(Belly-press)试验来检查,将患者的手放在背后,并往后离开身体,如果撤去外力无法维持此位置而贴住躯干,即为Lift-off试验阳性(图4-5)。

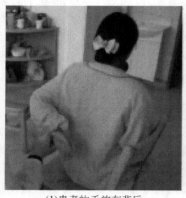

(1)患者的手放在背后,
并向后离开身体

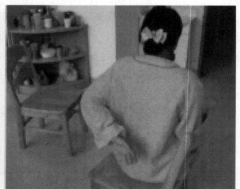

(2)撤去外力,无法维持此位置
贴住背部为阳性

图4-5 Lift-off试验

2. 辅助检查

（1）X线摄片：用于评估肩峰形态，肱骨头和肩盂、肩峰的关系，以及鉴别和排除肩关节骨折、脱位及其他骨关节疾患。在正位片上，大结节的硬化、增生或者囊肿，都是肩袖损伤的间接征象。

观察肩峰下间隙，如果间隙明显减小或者肱骨头相对肩盂出现明显上移，都提示巨大肩袖损伤（图 4-6）。在冈上肌出口位上，可以观察肩峰的形态及是否存在肩峰下骨刺等。如果存在明显的肩峰下骨刺，也提示可能存在肩袖损伤（图 4-7）。

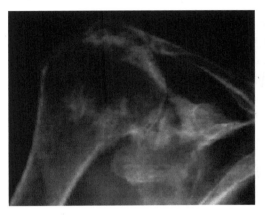 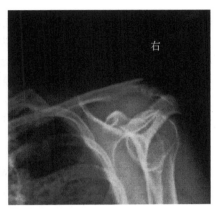

图 4-6 巨大肩袖损伤的患者，肱骨头明显上移，　　图 4-7 冈上肌出口位X线片显示肩峰及
　　　　继发退行性关节炎改变　　　　　　　　　　　　肩锁关节骨刺增生，提示可能肩袖损伤

（2）关节造影：盂肱关节在正常解剖情况下，与肩胛下肌下滑液囊及肱二头肌长头腱腱鞘相通，但与肩峰下滑囊或三角肌下滑囊不相交通。若在盂肱关节造影中，出现肩峰下滑囊或三角肌下滑囊的显影，则说明其隔断结构——肩袖已发生破裂，导致盂肱关节腔内的造影剂通过破裂口外溢，进入了肩峰下滑囊或三角肌下滑囊内（图 4-8）。

盂肱关节腔的造影对肩袖完全断裂是一种十分可靠的诊断方法，但对肩袖的部分性断裂则不能做出正确诊断。

（3）CT 检查：单独使用 CT 检查对肩袖病变的诊断意义不大。在肩袖广泛性撕裂伴有盂肱关节不稳定时，CT 检查有助于发现肩盂与肱骨头解剖关系的异常及不稳定表现。

（4）MRI：是目前在诊断肩袖疾病中最常用的检查方法，其完全无创、软组织分辨率高，而且能多平面成像，可更为直观地观察肩袖肌腱及其损伤情况，包括肩袖肌腱的质量、撕裂的大小、肌腱退缩的程度、二头肌腱病变等。这些信息对于疾病的诊断、治疗计划和判断预后非常关键。故而目前是肩袖损伤最为常用的检查手段。图 4-9 为肩袖全层撕裂 MR 图像。

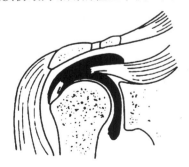 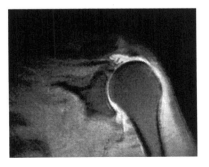

图 4-8 肩袖破裂，盂肱关节造影剂进入　　　　　图 4-9 肩袖全层撕裂 MR 检查图像
　　　　三角肌滑囊，提示肩袖撕裂

（5）超声诊断方法：也属于非侵入性诊断方法，简便、可靠，能重复检查是其优点。超声诊断对肩袖损伤能做出清晰分辨，高分辨率的探头能显示出肩袖水肿、增厚等挫伤性病理改变。其在肩袖部分断裂时显示肩袖缺损或萎缩、变薄；在完全性断裂时则显示断端和裂隙，并显示肌腱缺损范围。超声诊断对肌腱不全断裂的诊断优于关节造影。但是B超检查的准确性对操作者的依赖性较强。

（6）关节镜诊断：肩关节镜技术是一种微创手术检查方法，可以直视肩袖的上下表面，同时可以进行病变的处理，是目前诊断和治疗肩袖损伤的金标准。

3. 鉴别诊断　肩袖损伤还应与以下常见肩痛疾病进行鉴别：

（1）冻结肩：以肩痛、肩关节活动受限为主要表现，初期以肩关节外旋活动受限为主，后期表现为全肩关节活动受限，为自愈性疾病，患者多有肩关节活动度逐渐自行好转。

（2）肩锁关节炎：疼痛、压痛主要局限在肩锁关节处。肩内收活动时肩锁关节处可诱发疼痛。

（3）二头肌腱炎：疼痛主要在肱二头肌长头腱及腱沟附近。

（三）治疗

治疗方法的选择取决于肩袖损伤的类型及损伤时间。肩袖挫伤、部分性断裂一般先采用非手术疗法。肩袖全层撕裂，长期顽固性疼痛而非手术治疗无效时，可行手术治疗，目前多采用肩关节镜下微创手术治疗，多能取得良好的效果。对于巨大不可修复性肩袖撕裂可考虑相关肌腱转移移位及反肩关节置换手术。

1. 辨证论治

（1）瘀滞型：多见于肩袖损伤急性期。局部肿痛、压痛，皮肤暗红，舌红，苔薄黄，脉弦略数。治宜活血，通络，止痛。方用舒筋活血汤加减。

（2）虚寒型：多见于肩袖损伤后期。局部酸胀、困累，畏寒喜暖，神疲体倦，舌淡，苔薄白，脉沉细。治宜补气血，温经通络。方用桂枝汤加味。

2. 外治法　急性期可应用活血止痛膏，慢性期可适当选用通络祛痛膏或中药热敷等方法。

3. 西药治疗　口服非甾体类消炎止痛药物治疗，如塞来昔布等；疼痛剧烈可考虑局部封闭治疗，但一年内应少于两次。

4. 手法治疗　手法适用于亚急性或慢性期。医者先于肩峰下做轻轻揉按手法，继用旋肩的方法，使该滑膜囊在肩峰、三角肌与肱骨头之间进行间接按摩，以促进炎症吸收与组织修复。再于局部以分拨理筋手法理顺筋络，以行气活血。

5. 手术疗法　肩袖全层创伤性撕裂及长期顽固性疼痛而非手术治疗无效时，可行肩关节镜探查，肩峰下骨刺成形，肩峰下滑囊清理，肩袖修补术。术后配合适当肩关节功能锻炼，多能取得良好的效果。术前应行肩关节X线片及MR检查评估肩袖组织的可修补性，对于肩袖撕裂范围过于巨大、回缩及脂肪浸润严重的陈旧肩袖损伤患者，以及过往手术修补失败病例，为改善患者肩关节功能，必要时可行肌腱转移移位或反式肩关节置换手术治疗。

6. 功能锻炼　肩袖损伤初期肩关节康复锻炼以轻柔缓慢的肩关节活动为主，不宜作强力牵拉、抖动等动作，也不宜作过多的过头上举的锻炼以免加重疼痛，可作弯腰肩关节摇摆划圈等运动。经久不愈的肩袖损伤可能导致肩关节僵硬，功能锻炼应当加强肩关节前屈上举、体侧外旋、内旋等动作的训练。肩袖修补术后的肩关节康复锻炼应当根据肩袖撕裂的大小及修补缝合方式做循序渐进的肩关节康复运动。

（江　涛）

二、冻结肩

冻结肩（frozen shoulder）是因肩关节周围肌腱、腱鞘、滑囊和关节囊等软组织慢性炎症粘连，限制肩关节活动，引起肩部疼痛、活动障碍的病证。本病属传统医学"痹证"范畴，因多发生在50岁左右，故称"五十肩"，因其主要特征呈肩部活动障碍，故亦称为"凝肩"或"冻结肩"。也有文献称其为"肩关节周围炎"，简称"肩周炎"。本病中、老年人多发，发病率为2%～5%。

（一）病因病理

本病病因尚不甚清楚，可能与下列因素有关：①肩部活动减少，可因冠心病、颈椎病神经根痛等引起肩部疼痛、活动受限；②肩关节损伤，如肩袖撕裂、骨折、脱位，固定时间太长；③组成肩关节囊的结构因退变而产生无菌性炎症、粘连，如冈上肌腱炎、肱二头肌长头腱鞘炎；④相邻滑囊产生炎症粘连，如肩峰下滑囊炎、肩胛下肌滑囊炎。上述因素单独或联合作用，促成肩关节囊粘连（图4-10）。

Depalma（1983年）将本病的病理过程分为三期：①急性期或称冻结前期，关节囊本身粘连，其下部皱襞因互相粘连面消失，使肩外展受限，肱二头肌腱鞘亦有粘连而滑动困难，肩痛渐重；②冻结期或粘连期，关节囊及其周围结构，如冈上肌、冈下肌、肩胛下肌、喙肱韧带挛缩，滑膜充血、肿胀，失去弹性，关节几乎冻结，不能活动、疼痛持续；③缓解期或称恢复期，经半年至1～1.5年时间，炎症逐渐好转，疼痛缓解，肩关节活动亦渐恢复，但往往最后活动范围不如病前。

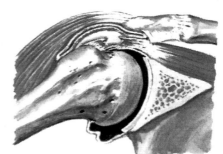

图4-10　肩峰下滑囊炎及肌腱炎，同时肩峰撞击征

（二）临床表现与诊断

1. 临床表现　冻结肩多发生于单侧，双肩同时发生者只有大约8%，女性患者多于男性。起病缓慢，少数可有轻微外伤，慢性病程者开始症状轻微，为慢性疼痛不适，患者常未特别注意，后来逐渐加重，活动多时更痛。肩痛可放射到手，但无感觉障碍。症状时重时轻地发展，病程半年至1年时最重。严重者可影响夜间睡眠。急性发作时不敢侧卧于患侧，穿衣困难，患侧之手不能洗脸、梳头，不能摸背，肩部肌肉痉挛，以后出现肌萎缩，一年半之后疼痛减轻。在疼痛的基础上出现肩部活动受限亦逐渐加重，在发病1年左右时最重，主动与被动活动皆受限，持续1.5～2年而自行好转。少数患者可突然发病，肩部疼痛严重者，盂肱关节几乎完全不能活动。

2. 特殊检查　肩部活动明显受限，门诊检查患者活动受限程度，可用摸口及摸背两个常用动作判定。

（1）摸口试验（mouth wrap around test）：正常手在外展上举时，中指尖可触至对侧口角。根据受限可分为：轻度，仅触及对侧耳翼；中度，仅触到顶枕部；重度，达不到顶枕部。

（2）摸背试验（hand to shoulder blade test）：或摸肩胛，为肩内收、内旋动作，正常中指尖可经背后触及对侧肩胛下角。轻度受限者可屈90°，中指能过背中线；中度受限者达不到背中线；重者仅能过同侧腋后线。

压痛点不太固定，可在肩前方的喙突外侧肱骨结节间沟、肩峰下及肩峰后等处。可见肩胛肌，冈上、冈下肌及三角肌萎缩。

（3）化验检查应排除类风湿性关节炎等，同时排除代谢综合征。

（4）X线检查早期阴性，日久可显示骨质疏松，偶有肩袖钙化。须注意颈椎、臂丛、胸部疾病的检查。

3.鉴别诊断 大多数患者多因关节囊粘连引起本病。本病需要与肩袖损伤等疾病相鉴别，肩袖损伤的患者肩关节被动活动多为正常，仅表现为主动活动受限。必要时进行肩关节 MRI 检查可以明确诊断。

（三）治疗

治疗分保守及手术治疗。

1.手法治疗 手法松解方法很多，有常规按摩逐渐松解法，适用于早期或活动受限较轻者，每日稍加松解，以保持肩关节有一定活动范围；严重者可以用麻醉下松解法，建议在肌间沟麻或全身麻醉下，术者左手扶肩部，右手持上肢做伸屈、外展，逐渐增加幅度，目的在于撕开关节囊与肱骨头、肱二头肌长头腱与腱鞘及关节周围组织的粘连，如果手法后关节肿胀明显，可以抽出积血，注入普鲁卡因、泼尼松龙混悬液止痛，次日起协助患者做肩部活动。但此法必须经由有经验的医师执行；对骨质疏松者慎用，勿用暴力，避免骨折、脱位或造成臂丛神经损伤。

2.辨证论治 本病以肝肾不足为本，经络阻滞为标，方可用独活寄生汤加减。

3.外治法 可用通络祛痛膏、五子散等外敷。

4.西药治疗 口服非甾体药物消炎镇痛。

5.其他疗法

（1）物理治疗：可予以频谱、冲击波等治疗。

（2）针刺治疗：对疼痛明显的患者，针刺治疗能取得较好的疗效，常用穴位有肩俞穴、曲池穴、丰隆穴、阳陵泉等。

（3）局部封闭：关节腔内液压扩张法为首选，用利多卡因 5ml+得宝松 1ml+生理盐水 15～20ml 进行扩展。操作要点是药液需注射进入关节腔，达到扩展关节囊的效果。痛点局限者，可用利多卡因+泼尼松龙混悬液做局部浸润。如肩峰下、关节囊、肱二头肌腱鞘等，以减轻疼痛，松解粘连，便于患肩活动。

6.手术治疗 一般不需要手术治疗。但对粘连重、影响活动、上述方法治疗无效、年龄较轻、要求改善活动范围者，可考虑肩关节镜探查、关节囊松解术、肩峰下滑囊切除术、肱二头肌腱炎清理术等操作。如果合并肩袖损伤，可以镜下修补缝合固定。冻结肩一般不主张进行切开手术。

7.功能锻炼 指导患者进行患肢功能锻炼，如梳头、揽腰、爬墙、划圈等。

（四）预防与调理

冻结肩属于中医"痹证"范畴，多与正气不足，加上风、寒、湿邪入侵有关，所以防寒保暖对预防冻结肩的发生很重要。此外，鼓励患者积极进行功能锻炼对恢复患肢功能，预防复发有着重要的作用。

（五）预后与转归

冻结肩是慢性、具有自愈过程的疾病，多数病例可不治自愈。但少数患者因疼痛重、病程久，得不到及时有效的治疗，会遗留肩关节部分活动功能受限而影响日常生活。因此医生及时有效的治疗及患者积极功能锻炼是不可缺少的关键因素，可以松解粘连，增加关节活动度，减少后遗症的发生。

（吕　燃）

三、肘管综合征

肘管综合征（cubital tunnel syndrome，CTS）又称迟发性尺神经炎、慢性尺神经损伤、迟发性尺神经麻痹，是临床上常见的神经卡压性疾病，发病率仅次于腕管综合征，在美国其发病率为 25/100 000，男性发病率为女性的 2 倍，国内尚无明确的统计资料。本病最早于 1816 年由 Earle 报道；1878 年 Panas 描述了肘部尺神经病变的患者病例，并说明了肘部尺神经病变与临床神经麻痹的关系；1958 年由 Fiendel 和 Stratford 最早将其命名为"肘管综合征"。传统医学并无肘管综合征的疾病，而是将本病归属于"痹证"范畴。

（一）病因病理

尺神经沟是一骨性纤维性管道，也称为肘管。肘管位于肘关节的内后方，为一个椭圆形的骨性纤维通道，其管腔为一尖向下的漏斗形，尺侧上下副动静脉、尺侧返动静脉和尺神经从中通过。

1. **病因**　肘管综合征的病因可分为原发性和继发性。

（1）原发性因素

1）解剖学因素：各种解剖结构异常导致尺神经卡压，如肘部畸形、尺神经半脱位、滑车上肘肌压迫、肱三头肌内侧头肥大或转位等。

2）个体因素：包括教育水平等。重体力劳动人群、吸烟人群是肘管综合征发生的潜在危险人群。

3）肘管内在因素：肘管综合征的临床表现是否会随着肘关节的屈曲逐渐加重存在争论，其争论焦点在于神经内张力和肘管内压力哪一个在致病因素中更加重要。

（2）继发性因素：包括肘部外伤后引起的尺神经麻痹，类风湿关节炎引起的滑膜增生，创伤后异位骨化、肘关节脱位、腱鞘囊肿等。

2. **病理**　相关的研究指出，出现压迫点、肘管内持续性压力、器质性病变等原因是产生尺神经压迫的主要因素，包括：①机械性卡压和缺血；②肘管内持续性压力与体位；③器质性病变。

除反复摩擦造成的机械性损伤外，肘管内压力增高也可压迫血管，导致神经缺血、缺氧，并影响轴突传导通路，引起一系列病理变化。

（1）早期因微循环障碍，微血管通透性增加，以致神经内水肿。

（2）中期产生结缔组织变化、神经外膜增厚、束间结缔组织增生。

（3）晚期有髓纤维发生瓦勒变性（周围神经损伤后远段发生的轴突坏死、髓鞘分解消失和神经鞘膜增生等一系列蜕变和细胞吞噬过程），束间形成粘连及永久性瘢痕。

（二）临床表现与诊断

肘管综合征的诊断主要依靠病史、临床表现、体格检查及肌电图等辅助检查。尺神经损伤后不易恢复，故早期诊断极为重要。

1. **病史**　肘部有外伤、手术史，或肘部有肿物生长，或有枕肘睡眠史及其他长期屈肘工作、长期持续接打电机史等。

2. **症状**　起病较隐匿，早期患者感觉工作时手易疲劳、握力减弱，伴环指、小指及手尺侧麻木不适、干燥无汗、酸痛，有麻刺感及蚁行感，肘部或前臂近端尺侧酸痛或刀割样疼痛，向远端或近端放射；后期患者手部尺侧、环指及小指麻木进行性加重；小鱼际肌、拇内收肌、小指麻木或感觉障碍，肘部内侧出现疼痛感、捏力或手握力下降、灵活性差，不能进行精细操作，手部肌肉进行性萎缩，甚至出现爪形手的畸形。麻刺感或蚁走感，间歇出现变成持续性，并与体位有关，或有夜间痛醒。

3. **体征**　尺神经沟处可触及变硬增粗的神经，手部骨间肌发生不同程度萎缩呈爪状手、矩形掌；各指内收外展受限，小指与拇指对捏受限，尺侧腕屈肌肌力减弱。屈肘试验、肘部 Tinel 征等出现阳性体征也可以判断肘管综合征的发生。

4. 辅助检查

（1）肌电图检测：显示尺神经支配的诸条肌肉出现失神经支配的自发电位，经过肘部的神经传导速度减慢是最有意义的诊断依据，体感诱发电位丧失是较敏感的指标。

（2）超声检查：简单、无创、无痛，对于肘管综合征具有重要的诊断参考价值，可准确发现尺神经各种病理变化如神经肿胀、外膜增厚等，更直观地观察肘管综合征病因，明确病变范围。

（3）X 线检查及肘关节三维 CT 检查：也有重要参考价值，可观察到骨刺生长或肱骨内上髁骨赘形成。

（4）MRI 检查：也广泛应用于肘管综合征诊断及预后评估。

辅助检查尤其对肿物、骨骼畸形愈合、骨赘、肱骨内上髁炎、异位钙化等所致肘管综合征具有重要诊断价值。

5. 分级与分型

（1）McGowen 标准

1 级：尺神经分布区感觉变化或减退，不伴肌萎缩或手无力。

2 级：伴肌萎缩、手内在肌功能减退及两点辨别觉异常。

3 级：严重感觉障碍伴明显肌萎缩、手内在肌麻痹或爪形手畸形。

（2）顾玉东分型（表 4-1）

表 4-1　肘管综合征顾玉东分型

分型	感觉	运动	爪形手	NCV	治疗
轻	间歇性振动 感觉敏感	主觉无力 灵活性差	−	>40m/s	保守
中	间歇性刺痛 感觉减退	捏握力差 手指内收外展受限	−	40～30m/s	减压术
重	持续性 2-PD 感觉异常	肌萎缩+ 内收异常外展不能	+	<30m/s	前置术

注：NCV 为肘部神经传导速度；2-PD 为两点分辨觉。

6. 鉴别诊断　本病常与肘部屈肌腱炎相鉴别，后者表现为局部压痛，肘关节活动时疼痛，但结合症状、体征不能鉴别，对于早期病例，肌电图可以鉴别。

（三）治疗

对肘管综合征进行保守治疗还是手术治疗，至今仍无定论。目前认为，对于轻度肘管综合征，首先尝试非手术治疗，对于保守治疗无效、存在肘关节退变或手的内部肌萎缩明显、出现爪形手，则进行手术干预，以更快缓解症状。对于儿童与青少年肘管综合征，非手术治疗可能效果较差，手术能有效改善症状。对于手术治疗应采取何种术式仍存在争议。

1. 保守治疗　肘管综合征的非手术治疗效果取决于神经退变程度，神经无退变或轻度退变者疗效较好。对无明显诱因和体征、仅表现为感觉异常的患者，应考虑体位导致的神经损害，此时通过非手术治疗常能缓解症状。在产生慢性神经改变之前，早期、轻度的肘管综合征可通过非手术治疗加以控制。其复发率低，年龄、性别、病变部位、症状持续时间及严重程度均与疗效无明显关系。

非手术治疗旨在减轻神经周围组织炎性反应，增强神经的血液灌注并恢复正常轴突传导功能。其原则为限制肘关节运动，保持肘关节屈曲30°～40°，以缓解肘管内尺神经压力，防止肘关节反复或剧烈屈伸运动时对尺神经的进一步损伤，最好能辅以支具、石膏等外固定。非手术治疗的主要方法：改善生活方式，伸直肘关节，减轻尺神经所受压迫。对于晨起有肘部疼痛或麻木的患者，可在睡眠时使用夹板限制肘关节屈曲。其他如中药熏洗、神经营养药物及理疗等，也可改善肘管综合征症状。

2. 药物治疗 本病药物治疗包括中药辨证施治；神经营养药物、非类固醇类抗炎镇痛药等治疗。

3. 手术治疗 对于非手术治疗无效或有明确病因，如肘部外伤史，查体有肘外翻、肘部伸直受限、尺神经滑脱等表现，肘部 X 线片检查示有骨质增生、畸形，并出现明显肌萎缩的患者，应积极手术干预。手术方式包括原位松解术、尺神经前置术（包括皮下前置、肌内前置和肌下前置）、肱骨内上髁切除术和内镜下尺神经松解术等。

（四）预防与调理

良好的休息，良好的生活习惯（如戒烟等），是避免肘管综合征发生和加重的基础。

（李　想）

四、肱骨外上髁炎

肱骨外上髁炎（external humeral epicondylitis）常因慢性积累性劳损，导致肱骨外上髁腕伸肌腱附着处发生撕裂、炎症、出血机化形成纤维组织致病。因早年发现网球运动员易发生此种损伤，故俗称"网球肘"。疼痛的产生是由于前臂伸肌重复用力引起的慢性撕拉伤造成的，患者会在用力抓握或提举物体时感到肘部疼痛。网球、羽毛球运动员较常见，家庭主妇、砖瓦工、木工等长期反复用力做肘部活动者，也易患此病。

（一）病因病理

起于肱骨外上髁部的有桡侧腕长伸肌、桡侧腕短伸肌、肱桡肌、旋后肌等，主要功能为伸腕、伸指，其次是使前臂旋后。本病多因气血虚弱，血不荣筋，肌肉失却温煦，筋骨失于濡养，加上在肱骨外上髁腕伸肌附着点慢性劳损及牵拉引起。如乒乓球、网球中的"反拍"击球，泥瓦工、理发员、会计及偶然从事单纯收缩臂力活动工作的人，都会引起附于肱骨外上髁部肌腱、筋膜的慢性劳损。而腕背伸或前臂旋外过度都会使附着于肱骨外上髁部的腕伸肌腱、筋膜受到牵拉而致伤。本病的病理变化较为复杂，常有肌纤维在外上髁部分撕脱，或关节滑膜嵌顿或滑膜炎，或支配伸肌的神经分支的神经炎，或桡骨环状韧带变性，或肱骨外上髁骨膜炎等。其局部反应多有充血、水肿或渗出、粘连等（图 4-11）。

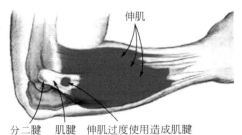

图 4-11　伸肌过度使用造成肌腱局部退变及疼痛

（二）临床表现与诊断

1. 临床表现 症状往往逐渐出现。初始为做某一动作时肘外侧疼痛，休息后缓解，以后疼痛转为持续性，轻者不敢拧毛巾，重者提物时有突然"失力"现象。一般在肱骨外上髁部有局限的压痛点，压痛可向桡侧伸肌腱总腱方向扩散。局部无红肿现象，肘关节屈伸活动一般不受影响，但有时前臂旋前或旋后时局部疼痛，急性发作期时局部有轻度肿胀。晨起时肘关节有僵硬现象。因患肢在屈肘、前臂旋后位时疼痛常缓解，故患者多取这种位置。部分患者每在肘部劳累、阴雨天时疼痛加重。查体前臂伸肌牵拉试验（Mill 征）阳性，即肘、腕、指屈曲，前臂被动旋前并逐渐伸直时，肱骨外上髁部出现疼痛。

2. 诊断要点

（1）本病多见于家庭主妇和从事特殊工种的人群，如砖瓦工、网球运动员、羽毛球运动员等。

（2）肱骨外上髁、环状韧带或肱桡关节间隙处压痛，前臂旋前功能明显受限，抗阻力屈曲时疼痛加重。

（3）X 线检查多无异常表现，偶见肱骨外上髁处骨质密度增高的钙化阴影，或在其附近可见浅淡的钙化斑。

3. 鉴别诊断

本病需与肘关节扭伤相鉴别，肘关节扭伤多有外伤史，关节处于半屈伸位，肘部呈弥漫性肿胀疼痛，功能障碍，有时出现青紫瘀斑，多以桡后侧较明显，压痛点往往在肘关节的内后方和内侧副韧带。

（三）治疗

根据患者的具体情况制订个性化治疗方案，治疗的目的是减轻或消除症状，避免复发。治疗方法分非手术疗法和手术疗法。

1. 非手术治疗

（1）休息：急性期需休息和制动，避免引起疼痛的活动。可使用颈腕带悬吊制动休息 1～2 周。

（2）外敷：急性发作时可冰敷肘外侧，每天 4 次，每次 15～20 分钟。毛巾包裹冰块时不要将冰块接触皮肤以免冻伤皮肤。也可以用活血化瘀、消肿止痛的膏药外敷。

（3）服药：可服用非甾体类消炎止痛药，对体弱的患者，也可在急性期过后内服补气血、强筋骨的中药。

（4）局部封闭疗法：以醋酸泼尼松龙或得宝松等激素类药物加利多卡因 1～2ml 肱骨外上压痛点注射，一般都能取得较好的近期疗效。

（5）体外冲击波治疗：可以改善局部血运，减轻炎症，对肌腱末端病的疗效较好。

（6）小针刀疗法：对一些顽固性肱骨外上髁炎患者，可用小针刀治疗。

（7）手法治疗：急性期过后可使用手法辅助治疗，手法可消除炎症、松解粘连。如剥筋法，在肱骨外上髁及前臂桡侧用弹拨法和指揉法刺激桡侧腕伸肌和肱桡肌，如有明显痛点可用拇指剥筋；屈肘旋前过伸推肘法，患肢伸直，医者一手虎口对手腕背面，握住腕部，另一手掌心顶托肘后部，拇指置于肱桡关节处，然后，握腕部之手使桡腕关节掌屈并使肘关节做屈曲和伸直相交替的动作，另一手于肘关节由屈曲变伸直时在肘后部向前顶推，使肘关节过伸，此时可听到"咯吱"声，有时发出撕布样声音，患者立即可感轻松。

2. 手术治疗

如经多次正规保守治疗无效，病程长、症状顽固和影响生活工作者，可以采取手术治疗。手术方法有微创的关节镜手术和创伤亦不大的开放性手术，可施行伸肌总腱起点剥离松解术或卡压神经血管束切除结扎术，以清除不健康的组织，改善或重建局部血液循环。

（四）预防与调理

肱骨外上髁炎容易反复发作，日常生活和工作中需注意保养和锻炼才能避免和减少复发。平时避免用患肢提拿重物，避免快速频繁地屈伸患肘，加强前臂伸肌肌力锻炼，如可握拳主动用力绷紧前臂肌肉来锻炼前臂伸肌肌力等。

（王羽丰）

五、腕管综合征

腕管综合征（carpal tunnel syndrome）是以正中神经在腕管内受压而造成其支配区的疼痛、麻木及大鱼际肌无力为主要表现的综合征，是神经卡压综合征中最常见的一种。腕管是腕掌侧一个骨性纤维管道。桡侧为舟骨及大多角骨；尺侧为豌豆骨及钩骨；背侧为月骨、小多角骨、头状骨；掌侧为腕横韧带。拇长屈肌腱，2~4指的指深、浅屈肌腱和正中神经在腕管内通过。正中神经位于示指浅屈肌腱、拇长屈肌腱、腕横韧带三者之间（图4-12）。

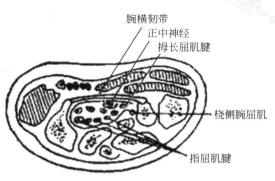

图4-12　腕管横切面图

（一）病因病理

在腕管内通过的组织排列紧密。任何原因引起的腕管内压力增高，均可使正中神经受压而造成其功能障碍，产生临床症状。

1. 腕管的容积减小　腕横韧带可因内分泌病变或外伤后瘢痕形成而增厚；腕部的骨折、脱位使腕管壁突向腔内；腕和腕关节进行性增生性关节炎；先天性腕管管腔狭窄。

2. 腕管内容物增加　腕管内腱鞘囊肿；肿瘤（神经鞘膜瘤、脂肪瘤等）；滑膜炎；外伤后血肿肌化；屈指肌肌腹过低、蚓状肌肌膜过高等都将过多占据管腔体积，使腕管内各种结构相互挤压，从而刺激压迫正中神经。

3. 职业因素　长期过度使用腕部，如木工、厨师等，腕内压力反复出现急剧变化，在腕关节过度屈伸时腕管内压力明显上升。这种压力改变也容易刺激正中神经，发生慢性损伤。

（二）临床表现与诊断

1. 临床表现　本病好发于中年女性，双腕发病率约占1/3，其中绝经女性占双侧发病者的90%。患者桡侧三个手指末端麻木、疼痛，以中指为甚，可向肘、肩部放射，疼痛以夜间更加明显、劳累后加重，适当甩手后症状可减轻，或伴有手握力减弱，拇外展对掌无力。严重者可出现大鱼际萎缩。

2. 体征

（1）Tinel征：轻叩腕部正中神经，其分布的手指可有放射性触电样刺痛感。

（2）屈腕试验（Phalen征）：屈肘、前臂上举、腕完全曲屈位作持续伸、屈活动约1分钟，出现正中神经支配区麻木即为阳性，检查时双侧对比。

3. 辅助检查

（1）电生理检查：肌电图检查可见正中神经腕部损害征象。

（2）X线及MR检查：可见腕管内骨骼改变，骨性突出或占位等。MR对显示腕横韧带病理改变及正中神经受压情况有一定帮助。

4. 鉴别诊断

（1）颈椎病：神经受压引起的麻木区不单在手指，前臂也有感觉减退区。但屈腕试验与Tinel征阴性，X线片示颈椎改变。肌电图对鉴别腕管综合征与C_6、C_7神经根刺激有帮助，特别手部感觉区有可疑或当腕管综合征有放射至前臂、肩等症状时更具其价值。

（2）多发性神经炎：常是双侧发病，不局限于正中神经。尺、桡神经也受累，呈手套状感觉麻木区。

（三）治疗

1. 手法治疗　理筋手法按压、揉摩外关、阳溪、鱼际、合谷、劳宫等穴及痛点；然后将患手在轻度拔伸下，缓缓旋转、屈伸桡腕关节；再用左手握腕，右手拇、示两指捏住患手拇指远节，向远心端迅速拔伸，以发生弹响为佳；依次拔伸第2、3、4指。以上手法可每日1次，经1～2周后可望缓解。

2. 辨证论治

（1）内服药

1）气滞血瘀型：治宜活血通络。方用舒经活血汤加减。

2）阳虚寒凝型：治宜养气调血，温经通络。方用当归四逆汤加减。

（2）外用药：可贴宝珍膏、消肿止痛膏或万应膏，八仙逍遥汤熏洗。

3. 手术疗法　对于病史长，反复发作，已有大鱼际肌萎缩的患者，经多次局部封闭疗效不显著等经保守治疗无效者，可在臂丛麻醉下行腕管切开减压术。采用横切口或"S"切口，切断腕横韧带进行减压，或采取内镜腕管松解术，在内镜下切断腕横韧带。术后加压包扎2～3天，三角巾悬吊患手于胸前，避免下垂。术后即可开始手指的活动和锻炼，手术后，疼痛和感觉异常一般即可立即消失。

4. 其他疗法

（1）封闭疗法：必要时如患者疼痛剧烈，可采用局部封闭疗法。可选用得宝松或泼尼松龙12.5～25mg加1%利多卡因4～6ml，于腕横韧带远侧缘中点向近端深部正中神经周围注射。

（2）针灸：取阳溪、外关、合谷、劳宫等穴。

（3）针刀：常规消毒、局部麻醉后，在掌横纹掌长肌肌腱尺侧进针，对腕横韧带进行切割松解。注意避免伤及正中神经及血管。

（4）功能锻炼：除练习各指屈伸活动外，逐步练习腕屈伸及前臂旋转活动，防止废用性肌萎缩和粘连。

（王慧敏）

六、下尺桡关节半脱位

下尺桡关节半脱位（subluxation of the distal ulnoradial joint）常为Colles骨折、Smith骨折、Galeazzi骨折的后遗症，约占全身关节脱位的14.4%，以青壮年发病率高，又以女性常见。当患者跌倒，腕部处于背伸位触地，受到旋转、剪切应力，或长期做前臂回旋活动的工作，而致桡尺远侧关节损伤。单纯下尺桡关节脱位并不少见，但常被忽视，以致延误治疗。下尺桡关节由桡骨尺骨切迹与尺骨小头构成。关节间隙为0.5～2.0mm，三角纤维软骨的尖端附着尺骨茎突，三角形的底边则附着在桡骨下端尺骨切迹边缘，前后与关节滑膜连贯。下桡尺关节的稳定，主要由坚强的三角纤维软骨与较薄弱的掌、背侧下桡尺韧带维持。前臂骨间膜、旋前方肌对下尺桡关节的稳定也发挥了一定的作用。下尺桡关节脱位在传统医学中属"脱位"或"筋伤"范畴。

（一）病因病理

下尺桡关节半脱位多因间接暴力所致，常见于跌倒、扭伤，或忽然提起重物。下尺桡关节的稳定性，由下尺桡掌侧韧带、下尺桡背侧韧带及三角纤维软骨盘维持，当前臂旋前时，下尺桡背侧韧带及三角纤维软骨盘的背侧缘紧张；反之，当旋后时，下尺桡掌侧韧带及三角纤维软骨盘之掌侧缘紧张。

跌倒、扭伤，或忽然提起重物，使腕关节桡偏，背屈或旋转的应力均可造成下尺桡背侧或掌侧韧带撕裂。当下尺桡背侧韧带断裂时，旋前过程即会发生尺骨小头向背侧的半脱位。最为常见当下尺桡掌侧韧带断裂时，旋后过程会发生尺骨小头向掌侧的半脱位。如没有三角纤维软骨盘的撕裂或尺骨茎突的骨折，不可能发生完全的尺骨头脱位。当尺骨小头完全脱位，而无尺骨茎突骨折时，则必有三角纤维软骨盘的撕裂。这种撕裂可在该软骨盘中心部，或横形，或舌形；反之，纤维软骨盘完好时，必有尺骨茎突骨折。这种骨折常在尺骨茎突的基底部，是纤维软骨盘及尺侧副韧带牵拉所致。

（二）临床表现与诊断

1. 临床表现　多有明显外伤史，伤后腕部可见肿胀、疼痛，并有压痛，被动活动下尺桡关节，可感知较正常侧松弛，并伴有疼痛，偶有弹响，腕关节背伸时医者下压尺骨小头部疼痛加重，患者不能端举重物，自觉腕部无力，尺骨头可向背侧或掌侧突出，前臂旋转活动受限。桡尺远端前后被动活动增加，指压尺骨小头有浮动感或捻发感。

2. 辅助检查　腕部正位 X 线片可显示桡尺骨间隙变宽，侧位 X 线片可显示尺骨头向掌侧或背侧脱位。

3. 鉴别诊断

（1）腕舟骨骨折：疼痛、压痛局限于鼻烟窝处，肿胀较局限，X 线摄片可以确诊。

（2）桡骨远端骨折：疼痛、压痛局限于桡骨远端，移位者可以出现畸形、骨擦音、异常活动等典型骨折征，X 线摄片显示桡骨远端骨折征。

此外，还应注意下尺桡关节脱位是否合并桡骨下 1/3 骨折，即 Galeazzi 骨折。

（三）治疗

1. 手法整复　复位时患者掌心向下，将患臂伸平，医者右手拇、示二指分别握住桡骨远端背侧与掌侧，余三指扶持手掌桡侧鱼际部；左示指半屈曲，以末节的桡侧顶住尺骨小头，拇指扶持尺骨小头的背面，视尺骨小头移位情况沿顺时针或逆时针方向环转腕关节，并将尺骨小头向桡侧和掌侧或背侧挤压靠拢，再用两拇指由桡尺侧向中心扣紧下尺桡关节，复位后无浮动感，患者自觉症状减轻。下尺桡关节脱位合并骨折者先整复脱位再整复骨折。

2. 固定方法　关节脱位整复后，将备妥的合骨纸压垫置于腕背侧，由桡骨茎突掌侧 1cm 处绕过背侧到尺骨茎突掌侧 1cm，作半环状包扎，再用 4cm 宽绷带缠绕 4～5 圈固定，松紧合适，固定 4～8 周。若合并骨折，整复后可同时放置小夹板固定。

固定方法也可采用石膏托固定，尺骨小头向背侧脱位时，复位后以短臂石膏托固定于旋后位。尺骨小头向掌侧脱位时，复位后以短臂石膏托固定于旋前位，固定时间为 5～6 周。

3. 辨证论治　初期肿痛并见，治宜祛瘀活血，消肿止痛，方选活血止痛汤。后期肿胀消退，关节活动尚不利者，治宜养血荣筋，舒筋活络，方选补筋丸或小活络丹。

4. 外治法　外敷驳骨油纱布、消肿止痛膏或双柏散，或用五加皮汤熏洗以活血化瘀，舒筋通络。外用药物可以外擦双氯芬酸乳胶剂等非甾体类药物及各类接骨续筋药膏等中药外用剂，以促进损伤组织修复，但是应注意避免局部皮肤过敏反应。

5. 西药治疗　本病西医治疗以消炎止痛为主，在急性期根据疼痛程度，选择性使用非甾体类消炎镇痛药等对症治疗。

6. 功能锻炼　复位固定后，即鼓励患者开始积极进行指间关节、掌指关节屈伸锻炼，以及肩、肘关节的各向活动。老年患者常见肩关节僵硬的合并症，即肩手综合征，故应注意肩关节活动，加强锻炼，预防合并症产生。解除固定后，做腕关节屈伸、旋转及前臂旋转活动。

7. 手术治疗　对骨折移位和腕部韧带撕裂较重、保守治疗失败、陈旧性脱位者应考虑手术治疗，以重建下尺桡关节的稳定性结构及减轻前臂旋转时的疼痛。手术方式：软组织修复重建术、腕关节镜、尺骨头切除术及半切除术、尺骨远端缩短术、假关节成形术、人工尺骨头置换术等。

（杨文斌）

七、桡骨茎突狭窄性腱鞘炎

桡骨茎突狭窄性腱鞘炎（stenosing tenosynovitis of radial styloid）是拇短伸肌腱和拇长展肌腱在桡骨茎突部的腱鞘内过度摩擦或反复损伤后，导致该处肌腱与腱鞘产生无菌性炎症反应，腱鞘管壁增厚、粘连或狭窄，局部出现疼痛功能受限的疾病。

桡骨茎突部有一窄而浅的骨沟，上面覆以腕背侧韧带形成一纤维性鞘管，拇长展肌腱及拇短伸肌腱共同通过此鞘管后折成一定角度，分止于第1掌骨基底和拇指近节指骨基底。女性此折角大于男性。

（一）病因病理

拇指及腕活动时，折角加大，增加肌腱与腱鞘管壁的摩擦，由于频繁的活动，肌腱在狭窄的鞘内不断运动、摩擦，使腱鞘在早期发生充血、水肿、渗出等无菌性炎症反应，而反复创伤或迁延日久后，可造成其慢性纤维结缔组织增生、肥厚等病理改变，从而导致腱鞘狭窄，肌腱在管内滑动困难而产生相应的症状。

（二）临床表现与诊断

本病好发于中年妇女，多发病缓慢。可见桡骨茎突部疼痛明显，可放射至手及前臂。局部可有轻微肿胀，病程长者可触及结节。有时于桡骨茎突部可触及摩擦音。拇指和腕关节活动受限，活动后疼痛加剧，X线检查多无阳性发现。握拳同时将腕内尺侧倾斜时，会引起桡骨茎突部剧痛。即握拳尺偏试验阳性。

（三）治疗

急性期疼痛严重者，可先固定制动，待病情缓解后再采用手法、药物等治疗。对病程较长，影响工作和生活，经非手术治疗效果不佳者，可考虑手术治疗。

1. 外固定法　夹板、石膏、佩戴支具等固定能减少腕部活动，限制肌腱与鞘管壁的摩擦，缓解肌腱与腱鞘之间的粘连，使炎症容易吸收。

2. 辨证论治

（1）内服药

1）气滞血瘀型：治宜活血化瘀，行气止痛，方用活血止痛汤加减。

2）阳虚寒凝型：治宜温经止痛，调养气血，方用桂枝汤加减。

（2）外用药：扶他林软膏、云南白药膏、消肿止痛膏，也可以用海桐皮汤熏洗。

（3）针刀：常规消毒、局部麻醉后，在最敏感的压疼点进针，与肌腱平行进入腱鞘，将腱鞘纵行切开。注意勿伤及桡动脉、肌腱、桡神经浅支。

（4）手法治疗：取手三里、偏历、阳溪、列缺、合谷、阿是穴等揉、摇、擦、点一套按摩手法进行治疗，同时配合患侧腕关节在尺偏活动时的牵拉松解手法，以疏通局部阻滞经络筋膜的粘连、放松肌肉、解除肌肉痉挛逐渐恢复。

3. 物理治疗　局部冲击波治疗、电针、温针灸都有一定疗效。

4. 封闭疗法　如果局部疼痛明显，可采用局部封闭疗法，可以泼尼松龙12.5～25mg加1%利多卡因2～4ml鞘管内注射，每周1次，3次为1个疗程。

5. 手术疗法　对于病程时间长、鞘管壁较厚、局部隆起较高、反复发作或封闭无效的狭窄性腱鞘炎，可在局部浸润麻醉、小儿采用氯胺酮基础麻醉下行狭窄性腱鞘炎切开松解术，术后悬吊患肢，次日开始自主活动。在做皮肤切口及分离过程中，防止损伤血管神经束；切开鞘管时，避免损伤屈指肌腱。

（王慧敏）

八、腱鞘囊肿

腱鞘囊肿（ganglion）是发生于关节附近或腱鞘内的囊性肿物。它与关节囊或腱鞘密切相连，但并不一定与关节腔或腱鞘的滑膜腔相通。囊腔多为单房，但也有多房者。囊壁为致密坚韧的纤维结缔组织，囊壁内无衬里细胞，囊内为无色透明或微白色、淡黄色浓稠胶冻样黏液，多发生于腕关节的背侧面。本病可发生于任何年龄，但多见于青年及中年，女性多于男性，属传统医学"筋结""筋瘤"范畴。

（一）病因病理

本病发病原因不明，目前主要认为与关节囊、韧带、腱鞘上的结缔组织因局部营养不良，发生退行性黏液性变性或局部慢性劳损有关。

（二）临床表现与诊断

腱鞘囊肿最常见于腕背，起自手舟骨及月骨关节的背侧，位于拇长伸肌腱及指伸肌腱之间；其次多见于腕掌面偏桡侧，在桡侧腕屈肌腱与拇长展肌腱之间；发生于腘窝内者，伸膝时可见如鸡蛋大的肿物，屈膝时则在深处，不易触摸清楚。此外，踝背部也是多发部位之一。

囊肿生长缓慢，多数患者除出现肿物外，无其他不适，少数有局部胀痛。如发生在腕部，则腕力减弱，握物时有挤压痛。囊肿的大小与症状的轻重无直接关系。也有的囊肿坚如骨质，但仍存在一定弹性。X线照片提示骨关节无改变（图4-13）。

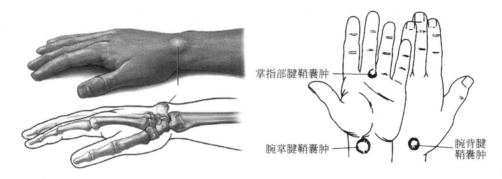

掌指部腱鞘囊肿

腕掌腱鞘囊肿

腕背腱鞘囊肿

图4-13　手腕部腱鞘囊肿好发部位

（三）治疗

极少数腱鞘囊肿病例，囊肿可经过长时间后可自行吸收。多数病例经非手术治疗，疗效较好，但可复发。极少数病例反复发作，保守治疗效果差，需手术切除，效果良好。

1. **手法治疗**　对囊壁较薄者，可用指压法压破囊肿。如囊肿在腕部，将手腕尽量掌屈，使囊肿尽量高突和固定，医者用两拇指相对挤压囊肿，并加大压力压破之。再用按摩手法散肿活血，局部用绷带加压包扎1～2日。

2. **外治法**　囊壁已破、囊肿变小、局部仍较肥厚者，可外搽茴香酒，或外贴万应膏，使肿块进一步消散。

3. **针灸疗法**　囊壁较厚、囊内张力不大、难以压破者，可先用三棱针刺入囊肿，起针后在囊肿四周加以手法挤压，使囊肿内容物外溢或散入皮下，然后外用消毒敷料加压包扎。也可用5～8支普通针灸针在囊肿周围进行穿刺，穿刺后用手在囊肿处加压压迫，将囊内液挤出皮下，

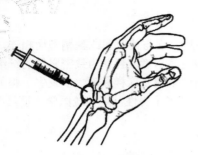

图 4-14　大号针头抽出囊肿内液体后，
封闭注射

4. **封闭疗法**　腱鞘囊肿有的为多囊性，可于局部麻醉后，换用大号注射针头，尽可能抽尽囊内黏液，然后固定针头，更换注射器，以泼尼松龙 12.5～25mg 加 1% 普鲁卡因 2～4ml 做局部封闭，并予加压包扎（图 4-14）。

5. **手术疗法**　反复发作者，可做手术切除。于囊肿最突出处，沿皮纹取稍长于囊肿的横切口，分离囊肿，沿囊肿壁周围分离至蒂部，全部摘除囊肿。如与关节相通，可用细丝线将关节囊开口处缝合。局部加压包扎 2 周，使囊腔发生粘连愈合而消失。

（四）预后与转归

腱鞘囊肿预后一般比较好，但亦有部分病例复发。

（林定坤　赵兵德）

九、屈指肌腱腱鞘炎

屈指肌腱腱鞘炎又称扳机指（trigger finger，TF）或弹响指，是最常引起成人手部疼痛的原因之一，最早由 Notta 于 1850 年报道。本病是骨科的常见病和多发病，多发生于屈指肌腱纤维鞘的起始滑动部位。本病是由肌腱和腱鞘的慢性损伤引起的一种无菌性炎症病变。一般人群的患病率约为 2%，40～59 岁人群中的女性患者多于男性，比例约为 4：1。在糖尿病、类风湿关节炎或蛋白质全身沉积性疾病（如淀粉样变性）患者中，扳机指的患病率也较高。本病多见于家庭妇女及手工劳动者，如瓦木工、钳工、机械装配工等工种，以拇指、中指、环指较常见，右侧多于左侧。儿童也会发生扳机指，多为先天性，主要发生在拇指。屈指肌腱腱鞘炎属传统医学"筋伤"范畴。

（一）病因病理

大多数扳机指为特发性。腱鞘是包绕肌腱的鞘状结构，外层为纤维组织，附着在骨及邻近的组织上，起到固定及保护肌腱的作用，内层为滑膜可滋养肌腱，并分泌滑液有利于肌腱的滑动。屈指肌腱腱鞘炎是由于屈指肌腱与掌指关节处的屈指肌腱纤维鞘管反复摩擦，引起腱鞘发生充血、水肿、渗出等，产生慢性无菌性炎症反应，出现慢性纤维结缔组织增生、肥厚、粘连等变化，鞘管壁变厚，肌腱局部变粗，阻碍了肌腱在该处的滑动而引起临床症状。当肿大的肌腱通过狭窄鞘管隧道时，可发生一个弹拨动作或响声，故又称为"扳机指"或"弹响指"。本病多见于妇女及手工操作者（如纺织工人、木工和抄写员等），亦可见于婴儿及老年人，好发于拇指、中指和环指，起病缓慢。

（二）临床表现与诊断

1. **临床表现**　屈指肌腱腱鞘炎多发于拇指，少数患者为多个手指同时发病。患者初期诉一个或多个受累手指屈曲时发生无痛性弹响、卡锁或交锁。逐渐进展为痛性发作，发作时患者难以自主伸展患指。局部疼痛明显，一般多局限在掌指关节掌侧并放射至手掌或手指远端，可触及增厚的腱鞘、状如葫芦状结节，活动患指时结节可上下移动。描述病情时，患者可能会摩擦手掌肌腱处或展示交锁现象。部分患者睡觉醒来时手指交锁在掌侧，并在一天中逐渐"解锁"。

在严重的病例中，手指可能交锁于屈曲状态，需要外力作用才能被动伸展，被动伸展过程可能会导致疼痛。患者因疼痛或交锁而不愿意完全屈伸手指时，最终可导致近端指间关节出现继发性挛缩，这一现象在多发性扳机指患者中多见。

2. 诊断标准

（1）有手部劳作史。

（2）手指活动时不灵活，发生交锁或弹响，交锁不一定在每次活动中都会出现；早晨起床后和劳累后症状尤其明显。体格检查时嘱患者完全张开手或握拳即可证实这些现象。

（3）手指根部的疼痛或压痛，即肌腱跨过掌指关节处的正上方。也可能有压痛性结节。拉伸伸展的肌腱或等张对抗手指屈曲可加重疼痛。

（4）若有疑问时，应做 X 线检查以排除其他病变。

3. 程度分级 按狭窄性腱鞘炎的病情程度将其分为 Ⅰ～Ⅲ度。

Ⅰ度：患指仅表现为晨僵，局部疼痛及触痛，无弹响及交锁。

Ⅱ度：局部除疼痛外，尚可扪及腱鞘的肿胀与结节，但可独立完成伸屈功能。

Ⅲ度：Ⅱ度症状进一步加重，局部结节增大，出现频繁的交锁与弹响，患指需藉以外力完成伸屈动作。

4. 鉴别诊断 本病需与下列疾病鉴别：①掌腱膜挛缩症；②糖尿病性手关节病；③掌指关节扭伤；④腱鞘内感染；⑤钙化性腱鞘炎或关节周围炎；⑥腱鞘炎（非感染性）。

（三）治疗

1. 制动 疾病初始阶段，可予适当制动。患手活动时，要避免可能加重症状的活动，如手指的拿捏或抓持。

2. 外治法 本病外治法包括手法理筋、针灸疗法、中药外洗、药物外用等。

3. 药物治疗 使用 NSAID 来缓解疼痛，除非患者因胃肠道、肾脏或心脏疾病而禁用 NSAID。NSAID 持续使用的时间最多为 2～4 周。

4. 糖皮质激素封闭 若症状经 4～6 周的保守治疗（如夹板固定、使用 NSAID 药物）仍未缓解，则建议行局部糖皮质激素注射。一般使用如甲泼尼龙或倍他米松等和利多卡因等局部麻醉药混合。

5. 小针刀松解 小针刀疗法是一种闭合性松解术，它的治疗方法介于手术方法和非手术疗法之间，是在开放性手术疗法的基础上结合针灸的针刺方法所形成的。该法多针对症状偏重、或对功能恢复要求较高的患者，可单独执行，亦可在患者治疗的早期配合固定、药物、或糖皮质激素注射同时执行。小针刀疗法操作的特点是在治疗部位刺入深部到病变处进行轻松的切割、剥离等，对掌指关节增厚的环状韧带和纤维鞘壁进行处理，令原本狭窄的纤维管变得宽敞，在进行完治疗后，患者短时间内能够恢复手指正常功能，减少了纤维鞘管和肌腱的摩擦，消除了弹响和狭窄现象，进而改善患者临床症状。

6. 手术治疗 保守治疗和至少 1～2 次局部糖皮质激素注射后仍持续存在疼痛及交锁时，建议行手术治疗，特别是Ⅲ度患者常需行手术松解方能缓解。

（四）预防与调理

（1）连续工作时间不宜过长，工作结束后，要揉搓手指和手腕，再用热水泡手。

（2）冬天洗衣服时，建议用温水，必要时可穿戴手套，维持手部温暖，防止受寒。

（3）缓解期时可轻轻握起拳头，然后张开，将手指伸直。如此反复练习有助于缓解疼痛。

（杜炎鑫）

第二节 下肢筋伤

一、大腿肌肉拉伤

大腿肌肉拉伤（Muscular sprain of thigh）是指大腿部肌肉因间接暴力扭挫而导致的大腿肌纤维撕裂伤，严重时可致肌肉完全断裂，影响髋、膝关节功能，以股四头肌拉伤多见，多见于运动量过大与运动前准备不足的运动员及中老年人。大腿部主要的肌肉有股前肌群、股内侧肌群、股后肌群三部分，对髋、膝关节的功能起着非常重要的作用，其中股四头肌位置表浅，特别是股直肌为双关节肌，肌肉扁窄，跨度长，易损伤。在髋、膝关节过度外展、内收、屈曲、过伸、旋转的情况下，或由于摔跤或高处坠下，常可引起大腿肌肉拉伤，临床上根据损伤的时间而有新鲜和陈旧之分。本病传统医学称为"伤筋"。

（一）病因病理

大腿肌肉拉伤多由间接暴力引起，损伤一般系肌肉剧烈收缩所致，如超重的负重蹲起、足球运动的后摆腿与正脚背大力踢球等均可产生股四头肌急性损伤。反复跪跳、牵拉可造成慢性劳损，如登山运动、重体力劳动、行军长走等。损伤轻者或慢性劳损，可使肌腱于附着处或肌腱交界处发生撕裂伤，肌纤维损伤出血、渗液，形成小的血肿或粘连。损伤重者为部分或完全断裂，有时还可引起肌肉起止点的撕脱性骨折，组织内广泛出血，肿胀疼痛明显，功能活动障碍，日久血肿机化，瘢痕组织形成。

（二）临床表现与诊断

患肢多有明显外伤史。损伤后局部疼痛、肿胀、功能障碍，数小时后可出现瘀斑，活动患肢时疼痛加重；重者患肢呈现保护性姿态，如跛行、拖拉步态、骨盆倾斜等，或需扶拐行走。查体见患肢伤处压痛明显，压痛点固定或广泛，髋、膝关节活动功能受限，慢性劳损或陈旧性损伤者，可有不同程度的牵拉痛，或见肌萎缩、肌无力现象。肌肉僵硬、血肿明显者，穿刺可抽出血性积液。股四头肌完全断裂者可在髌上疼痛部位触及肌腱离断后近端收缩遗留的凹陷空隙。

X线检查多无明显异常，可以排除附着处的撕脱性骨折，陈旧性损伤后出现钙化影，提示骨化性肌炎。

本病应与股骨干骨折、膝关节半月板损伤、股外侧皮神经卡压综合征等相鉴别。

（三）治疗

肌肉拉伤治疗主要以保守治疗为主，治疗效果良好，愈合较快，预后良好。治疗主要包括药物治疗、手法治疗及物理治疗等。轻度损伤者，可做手法、药物和练功活动治疗；如有血肿应力争一次抽出，并立即冰敷或活血消肿止痛类中药外敷，加压包扎固定；若有肌肉部分断裂者，患肢应石膏固定4～6周；完全断裂者，应早期手术修补缝合断端，恢复肢体功能。

1.辨证论治

（1）血瘀气滞：伤后局部疼痛，肿胀，瘀斑，压痛。如肌肉断裂伤者，疼痛剧烈，在断裂处可扪及肌肉凹陷，患肢功能障碍。舌暗红，脉弦。治宜活血祛瘀，消肿止痛，方用复原活血汤或活血舒筋汤加减。

（2）瘀热阻络：损伤后局部肌肉僵硬，关节僵直，有条索状硬结，或灼热红肿，活动后肌肉疼痛加重。舌质红，脉弦数。治宜活血散瘀，清热解毒，方用仙方活命饮加减。

（3）气血虚损：多见于损伤后期，患肢肌萎缩、无力，劳累后肌肉酸痛，面色苍白，少气懒言。舌淡，脉细无力。治宜补气血，壮筋骨，方用当归鸡血藤汤或健步虎潜丸等。

2. 外治法　早期可冰敷或用消肿止痛膏、双柏散等外敷以消肿止痛，中后期可用中药外洗、热敷以促进血液流通，解除肌筋挛缩。也可应用非甾体类药物外擦。

3. 西药治疗　主要以消炎止痛为主，在急性期根据疼痛程度，选择性使用非甾体类消炎镇痛药等对症治疗。

4. 手法治疗　损伤初期不宜直接按摩，绝对卧床休息，限制患肢活动。中后期可适当对伤肢进行理筋手法。患者取仰卧位，术者立于患侧，先在大腿部伤处施以擦法、推法、拿揉法及弹拨法数分钟，以松解肌肉及其筋膜粘连；再屈膝屈髋反复伸直活动数次，范围由小到大、力量由轻到重，最后以牵抖患肢而收功。手法前后可配合中药涂擦、热敷熏洗或配合理疗。本法也适用于术后恢复性治疗。

5. 固定方法　一般不用严格的固定，但急性损伤者在治疗同时应卧床休息 2～3 周，抬高患肢利于消肿，避免患肢负重，以利早日康复。

6. 其他疗法　肌肉完全断裂或有肌肉附着处撕脱分裂者，可早期手术清除血肿，做肌腱、筋膜、肌肉组织的修补缝合术。对于陈旧性断裂者可行减张缝合术，或阔筋膜修补缝合、股四头肌延长术。术后伤肢固定 4～5 周。

还可以采用以下治疗方法：

（1）损伤后期可选用红外线、干扰电、微波电及光疗电，配合离子透入法、磁疗法、蜡疗法等，以镇静止痛、滑利关节。

（2）在损伤后期，痛点固定，影响肢体功能活动者，选用曲安奈德 40mg 加 1% 利多卡因 3～5ml 对痛点进行局部注射，5～7 天 1 次。

7. 练功活动　早期以适当主动练功为主，预防股四头肌失用性肌萎缩，练功方式以主动轻微舒缩股四头肌活动为主。肌肉部分肌纤维断裂者，应将伤肢处于受损肌肉拉长位，练功方式以主动屈膝后伸为主，目的是使损伤肌纤维不致因瘢痕挛缩而变短，后期主动伸膝练功。肌肉完全断裂和肌腱附着处完全断裂者，术后 6 周加强主动练功，加强患肢功能活动，防止股四头肌萎缩。如下肢步行、跑跳练习、并膝下蹲、四面摆腿、仰卧举腿、蹬空增力等动作的练习。

（四）预防与调理

损伤早期应以卧床休息为主，不宜手法理筋治疗，以免加重损伤；中后期可理筋按摩配合适当的股四头肌练功活动，加速肢体的功能恢复；平时应加强体质训练，在进行各种运动前应充分做好放松性准备活动。

（杨文斌）

二、膝关节半月板损伤

膝关节半月板损伤（knee meniscus injury）多由外伤暴力所致，亦有少数由于关节退变、炎性疾患等因素引起，属于传统医学的"筋伤"范畴。

（一）病因病理

膝关节半月板位于股骨髁与胫骨平台之间，附着于胫骨内外髁的边缘，呈新月形，内薄外厚，横切面略呈三角形。色灰白而略带光泽，仅其外表覆以薄层纤维软骨，内部全为混有大量弹性纤维的致密胶原纤维。故质地韧而有弹性。半月板的边缘通过冠状韧带附着于胫骨髁的边缘，冠状韧带周围与关节囊紧密相连，故在膝关节屈伸运动时，它固定于胫骨上，并随其一同在胫骨上运动。

半月板的主要功能是稳定膝关节、传递应力和协助润滑关节。胫股关节是一完全不吻合的曲面，通过膝关节的压应力集中在很小的面积上，极不利于载荷传导。半月板不但将大部分的载荷经本身传递到下面的胫骨关节面，并且大大扩充了关节接触面，加强了关节的稳定性，更重要的是通过其成臼作用，使完全不吻合曲面变成为对传导载荷最理想的轻度不吻合曲面，即当小载荷时，主要通过周缘的半月板传导。而随着载荷的增加，则逐渐扩展到压力最集中的中间区，如此可保持最大压应力与平均压力十分接近，从而避免了压应力的过分集中。

膝关节屈曲时半月板向后移动，其后半被压于股骨髁后部；关节胫骨内旋时外侧半月板向后方移动，胫骨外旋时，外侧半月板向前方移动，而内侧半月板因其后内侧与胫侧副韧带坚密相连，相对固定。当膝关节伸直时，半月板向前移动，半月板前半正好嵌于股骨髁前部和胫骨髁前部相对关节面之间。因为股骨内侧髁在内侧半月板上旋转的范围比较大，而内侧半月板活动范围比较小，一旦嵌于关节间，则容易破裂。内侧半月板破裂的机会几乎比外侧半月板多 7～10 倍。内侧半月板破裂多发生于膝关节由屈曲至伸直时，股骨的骤然内旋，此时内侧半月板向关节中心移动，半月板的中部边缘附着部分可发生撕裂，如膝关节再突然伸直，将使半月板的后部及中部挤压于股骨与胫骨之间，而发生长形撕裂。同样，也可使半月板后角嵌入关节面之间，而使其后角的边缘附着部分发生撕裂。半月板多次重复地被挤压与磨损，虽无急性损伤，也可逐渐发生退变和裂伤。

（二）临床表现与诊断

本病根据外伤史、症状、体征结合影像学检查可明确诊断。

1. 外伤史 患者多有膝关节突然旋转扭伤或跳起落地时扭伤史，伤后立即出现疼痛，渐渐肿胀；有的无明确急性外伤，仅有长期蹲位工作史；或曾有韧带扭伤史，关节不稳定。

2. 症状

（1）疼痛：常在关节间隙位置上有较固定的疼痛点，活动膝关节或可引出弹响并伴有疼痛。有的表现为过伸痛或过屈痛。

（2）交锁：少数患者于活动时发生伸直障碍，须经按摩或旋转摇摆关节后方能恢复关节功能，称为关节交锁。

3. 体征

（1）股四头肌萎缩：以股内侧肌最为明显。

（2）关节间隙压痛，压痛点固定而局限。应特别注意区别股骨髁部的压痛，紧贴髌韧带两侧深部的压痛则以脂肪垫炎的可能性大。

（3）过伸或过屈痛：过伸试验阳性表明半月板前角可能损伤，过屈试验阳性表明半月板后角可能损伤。作过伸试验时，一手托足跟，一手置胫骨上端前方下压，看是否引起内外侧半月板的疼痛，不应放在髌骨上，以免误与髌骨压痛相混淆。过屈试验还可将足控制在外或内旋位检查。

（4）旋转挤压试验，即研磨试验阳性。

4. 辅助检查

（1）X 线检查：膝关节正侧位 X 线片不仅对鉴别诊断有参考价值，通过检查可除外骨软骨损伤、关节游离体、骨肿瘤等疾病。而且对决定是否手术也有意义，如骨关节炎较严重的膝关节半月板损伤一般不宜手术。必要时尚须照髌骨切线位像以除外髌股关节紊乱。

（2）关节造影检查：利用气-碘-水关节造影的方法，摄前后位及后前位的中立、外旋、内旋位 X 线片各三张，以判定不同部位的半月板损伤。因是有创检查，且准确性有限，现并不常用。

（3）核磁共振检查：可以显示半月板的内部实质结构，是目前诊断价值最高的影像学检查方法，现已广泛应用。另外，CT 对诊断有一定价值，但敏感性和准确性不如造影和 MR。

（4）关节镜检查：对半月板损伤，只有临床上高度怀疑而经体检、MRI 等均无法肯定或排除，才需要行关节镜检查。

一个完整的诊断应包括对半月板损伤的部位、形态、性质的综合判断。半月板撕裂有许多不同的分类方法，O'Connor 分类方法是较合理的、明确的分类方法，具体分为五型：纵行撕裂；水平撕裂；斜形撕裂；放射状撕裂；其他：包括复合撕裂、半月板退变性撕裂等类型。

半月板损伤早期常常同时合并有侧副韧带与交叉韧带等的损伤。而后期常会出现骨关节炎。

5. 鉴别诊断

（1）本病应注意与关节软骨损伤相鉴别：两者均有关节间隙位置固定的疼痛点，通过 MRI 及关节镜检查可助确诊。

（2）与关节游离体相鉴别：两者均有交锁征，但关节游离体疼痛位置经常变换，且在 X 线片上多有显影。

（三）治疗

半月板损伤的治疗原则：早期诊断，早期处理，根据实际情况尽量保留和修复损伤的半月板组织结构。

1. 手术治疗

（1）手术指征：中青年人一旦被确诊为半月板损伤，有膝关节镜相对手术指征。由于半月板由膝关节血管支获得血供，血管分布在半月板体部的表面和角部，故半月板仅外缘 10%~30% 有血液供应，而中央及凹缘实际无血管，其营养来自滑液，外侧半月板的后外侧角亦无血管供应。因此除了近边缘部的撕裂外，其他部位很难愈合（图 4-15）。

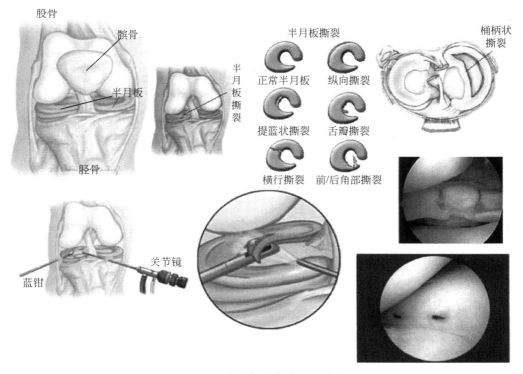

图 4-15 半月板损伤分型及治疗

（2）术式选择

1）半月板修复：红—红区及红—白区撕裂属于纵向撕裂时，妥善缝合可促进愈合。缝合方式有：直褥式、横褥式、叠式、桑葚式和全内式。修复方式有：开放式，镜下全内式、自内而外式和自外而内式。每针间隔 3～4mm。术后固定膝关节于近乎完全伸直位 6 周。6 个月内不允许跑、蹲或其他强应力活动。术中注意保护隐神经、腘部血管。

2）半月板切除：当半月板属于水平裂、横裂、混合型等无条件修复的情况下，可以做半月板部分切除术。术中根据断裂方向决定切除方式，尽量修成一个圆滑内缘的半月板。当严重破裂无法保留者，行全切除术。

目前膝关节开放半月板手术正趋于淘汰，关节镜下手术已非常成熟，逐渐普及。

2. 保守治疗　如半月板破裂位于边缘血供丰富区，有部分经保守治疗如固定、理疗、封闭、中药熏洗等，有可能自行愈合。

（1）手法整复：半月板破裂，嵌于关节之间均可引起交锁，产生剧痛和功能障碍，应紧急解锁以解除痛苦，方法如下：

1）患者仰卧，患膝抬起，助手扶持固定其患侧大腿。术者一手握其踝部牵引，同时作旋转、晃动、伸膝动作；另一手拇指按压在其患膝关节隙疼痛处，同时向内按压，膝达伸直位，活动恢复即为解锁，解锁后症状多可消除。若患者体型胖大，术者也可用腋下夹持踝部牵引，手持小腿作旋转屈伸，另手操作同前。

2）患者体位同上，术者以肩扛其患膝，面向踝侧，以背顶靠其大腿，双手握踝牵引，边牵边旋转边伸直，即可解锁。

3）伸屈复位法，患者仰卧位，术者立于其患侧（比如右侧），左臂屈肘，用前臂托住患肢的腘窝作支点，右手握住小腿远端做力点。左臂用力向上牵拉同时右手用力向下牵拉小腿，使之加大膝关节间隙。在牵引下作膝关节屈伸活动，有时可听到解锁声即示缓解。未解锁可在牵引下作小腿内翻、内旋或外翻、外旋动作，听到解锁声，即告成功。或在伸屈膝关节时，顺势突然用力屈曲或伸直膝关节，利用突然的活动，将相嵌滑过或解除。

4）推拉复位法，患者仰卧，屈膝 90°，术者位于其患侧，以臀部坐其患足或用膝部压住其患足作固定。然后双手环抱其小腿上端，用力行前后推拉（近似抽屉试验），或在推拉同时作小腿内外旋转动作，利用关节的滑动解除交锁。

（2）固定方法：可固定膝关节于近乎完全伸直位 6 周。6 个月内不允许跑、蹲或其他强应力活动。

（3）功能锻炼：在固定期间应积极进行股四头肌静力等长锻炼，解除固定后行膝关节屈伸活动锻炼，后期行膝等张、被动锻炼。

3. 辨证论治　按筋伤早中后三期进行辨证治疗。

4. 其他疗法　本病其他治疗方法包括直流电离子导入、频谱照射、超声波疗、音频电疗、磁疗、蜡疗等保守治疗方法。

近年还出现了半月板移植术，以及通过组织工程技术利用功能细胞及基质支架培育出工程组织重建或替代损伤的半月板，这些方法为半月板损伤的治疗带来的美好前景，但仍在实验阶段。

三、膝关节交叉韧带损伤

膝关节交叉韧带损伤（knee cruciate ligament injury）是指因外伤暴力引起前、后交叉韧带单独或同时发生的撕裂或断裂伤。

（一）病因病理

前交叉韧带（ACL）起于股骨外髁的内面之后部内上区，向前下止于胫骨上端非关节面之髁间前窝的内侧，大部分位于内侧髁间隆突之前，少部分在其上。其纤维与外侧半月板前角纤维相交织。其长 3.7～4.1cm，纤维可分为主要的两束：前内束和后外束，两束在关节内螺旋上升，屈膝时前内束紧张，伸膝时后外束紧张，胫骨内旋时两束均紧张。膝关节在伸屈运动时交叉韧带的两束共同作用，防止胫骨向前移动。

后交叉韧带（PCL）由胫股浅层、深层纤维和半月板股骨纤维组成。起于胫骨平台后缘中部下方 0.5cm 处，止于股骨内髁外侧面的前方，长约 3.2cm，在膝关节伸屈时后交叉韧带均保持紧张，当膝关节内旋时其张力更高。主要功能是：防止膝关节过伸和胫骨向后移位，并在伸膝引导股骨旋转形成扣锁机制。

前交叉韧带多系强力过伸或过度外展损伤的结果。这类损多系复合伤，多同时发生膝胫侧副韧带、关节囊等损伤。在非负重下强力过伸可发生单纯前交叉韧带损伤。膝关节过屈也可发生前交叉韧带损伤。

后交叉韧带损伤远比前交叉韧带损伤少见，二者之比为 1∶10。当膝关节过伸暴力使膝关节处于过伸位，首先导致后交叉韧带断裂，暴力继续可使前交叉韧带损伤；胫骨上端受到了由前向后的暴力作用，小腿上段突然后移，使紧张状态的后交叉韧带断裂。胫骨上段继续后移，可导致膝后关节囊破裂；后旋暴力的作用：当足部固定，胫骨上端受到来自前方的暴力并同时旋转，往往造成复合伤，胫骨向后半脱位，比单纯后交叉韧带损伤更严重。

（二）临床表现与诊断

本病根据外伤史、症状、体征结合影像学检查可明确诊断：

1. 外伤史　前交叉韧带损伤多由过伸暴力或强力外展、外旋小腿造成。后交叉韧带损伤多发生于屈膝位，外力自前方打击胫骨上端使向后移而引起。外伤时有的患者感觉膝关节内有撕裂声，伤后出现疼痛，肿胀。

2. 症状

（1）疼痛：膝关节局部疼痛，活动受限。

（2）肿胀：几乎所有受伤患者均在 12 小时内，特别是 2～4 小时内出现膝关节肿胀。

（3）行走时膝关节不稳感：患者在行走时感觉膝关节不稳定。

3. 体征

（1）皮下瘀斑：早期有的患者可见关节周围有皮下瘀斑。

（2）股四头肌萎缩：晚期多出现股四头肌萎缩。

（3）浮髌试验阳性：早期因损伤后关节内积血所致，后期因关节积液所致。

（4）膝关节前向不稳定：膝关节前向不稳检查主要包括前抽屉试验、Lachmann 试验及轴移试验。根据前抽屉试验时胫骨前移情况可将前交叉韧带损伤分为三度：Ⅰ度 1～5mm；Ⅱ度 6～10mm；Ⅲ度 >10mm。但需注意的是前交叉韧带损伤急性期，前抽屉试验的阳性率较低。Lachmann 试验对前交叉韧带损伤的诊断具有特异性。

（5）膝关节后向不稳：膝关节后向不稳检查主要有后抽屉试验。但在急性期由于关节积血、肌肉痉挛等影响，后抽屉试验假阴性率较高。有学者提出用俯式抽屉试验来诊断后交叉韧带损伤具有诊断率高、查体简便的特点。

4. 辅助检查

（1）X 线检查：膝关节正侧位 X 线片可显示有无合并胫骨隆突撕脱骨折或膝关节脱位。

（2）核磁共振检查：可以显示前后交叉韧带的损伤程度，患膝在矢状位倾斜 15° 时是观察前交叉韧带损伤的最重要影像。

（3）关节镜检查：其诊断准确率近 100%。

需要注意的是，单独交叉韧带损伤少见，最常见为合并侧副韧带与半月板的损伤，也可出现在韧带起止点的撕脱骨折，如胫骨隆突骨折，严重时还可合并膝关节脱位。而后期因关节长期不稳引起骨关节炎发生。

（三）治疗

膝关节交叉韧带损伤治疗的目的是获得一个稳定、活动功能良好的膝关节。

目前一般根据损伤程度分度治疗：对于Ⅰ度损伤的前交叉韧带可予保守治疗，或关节镜下行韧带紧缩术；前交叉韧带损伤Ⅱ度或Ⅲ度应该行重建手术，特别是对运动员、年轻活动量大的患者。单纯后交叉韧带损伤既往多主张保守治疗，但随着对 PCL 的解剖、功能重要性的进一步认识及后交叉韧带保守治疗后长期随访结果显示膝关节功能障碍，现在多倾向于积极手术治疗。一般主张对胫骨后移＞10～15mm 者应该手术治疗。

1. 手术治疗

（1）前交叉韧带在附着点不带骨折块撕脱的手术修复方式

1）自股骨附着点撕脱修复：利用细钢丝或丝线经骨隧道将韧带缝合于股骨外髁内侧面偏后方。

2）自胫骨附着点撕脱修复：通过自胫骨平台下 2.5～3cm 胫骨结节偏内 1.5cm 处向胫骨平台前交叉韧带止点钻取骨隧道，将缝合了韧带断端的细钢丝引出隧道外固定于膝屈曲 30°位。

（2）前交叉韧带附着点带骨折块撕脱的手术修复方式：骨折片较大者用螺丝钉固定。骨折片较小或呈粉碎者，经钢丝穿过后通过胫骨近端骨孔在胫骨结节内侧固定（图 4-16）。

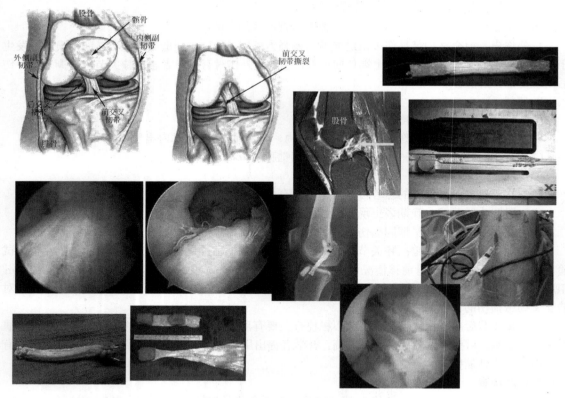

图 4-16　前交叉韧带损伤及重建示意图

（3）后交叉韧带手术修复方式

1）自胫骨附着区撕脱：往往带有较大骨块，有时断端移位较大甚至可以拥聚于髁间窝前方，需从膝前方进入关节才能探查到。手术自后方暴露将骨块复位后用松质骨螺钉固定，或用钢丝钻出胫骨结节侧旁固定。

如果此处撕脱不带有骨块者，可经后内切口显露韧带后用尼龙线贯穿缝合，利用前方导引器及导针将其拉紧后穿过胫骨平台于前方拉紧固定。

2）自股骨内髁附着区撕脱：往往不带有骨块，参见前交叉韧带的同类情况处理。

（4）术后处理：以长腿石膏固定于膝屈曲30°位。练习股四头肌收缩。撕脱骨折缝合后固定4周，止点撕脱或中部断裂者，固定6～8周。拆除后练习膝关节屈伸。

（5）膝关节交叉韧带重建术：交叉韧带体部断裂目前一般多采用重建术。随着关节镜技术的引进和普及，目前手术方法由切开大切口转为关节镜小切口。重建的取材方法目前有：半腱/股薄肌腱重建交叉韧带；髌腱（B-P-B）重建交叉韧带；同种异体组织重建交叉韧带；人工韧带重建交叉韧带。

（6）多发韧带损伤的手术治疗：既往对膝关节多发性韧带损伤往往在急性期行手术治疗，这样多导致关节僵硬，功能丧失。目前大多数学者主张在急性期过后待关节活动度恢复至正常范围，关节屈曲至少达到120°，特别是膝关节能伸直或过伸的情况下再行关节镜下手术治疗。前交叉韧带损伤合并后交叉韧带损伤小于Ⅱ度的和（或）内侧副韧带损伤的，可以采取在关节镜下仅重建前交叉韧带，而后交叉韧带和（或）内侧副韧带能自行愈合，也能获得一个稳定，功能良好的膝关节。

2. 保守治疗 对于Ⅰ度损伤的前交叉韧带和胫骨后移小于 10～15mm 的后交叉韧带损伤可予保守治疗，用长腿管形石膏固定于膝屈曲30°位，石膏未定型前将胫骨近端向后推（后交叉韧带损伤时将胫骨近端向前拉），固定4～6周。固定后第3天起开始行股四头肌训练。如有可控式支具，可于第3周后将膝关节活动控制在 30°～60° 范围内行屈伸锻炼。

3. 辨证论治 按筋伤早中后三期进行辨证治疗。

4. 其他疗法 后期可进行膝部及股四头肌部的推拿按摩，或进行轻手法屈伸膝关节以恢复关节功能。各种理疗可以舒筋活络，促进血液循环，利于消肿止痛。

（曹学伟）

四、膝关节侧副韧带损伤

膝关节侧副韧带损伤（knee collateral ligament injury）是指因外伤暴力引起内、外侧副韧带发生撕裂或断裂伤。

（一）病因病理

内侧副韧带为内侧关节囊纤维层加厚部分，呈宽扁、基底向前的三角形状，分浅深两层，深层短，是构成关节囊的一部分，又分为前、中、后三部分，纤维附着于股骨与胫骨内侧关节面的边缘，前后与关节囊相续，紧密附着于内侧半月板上。浅层纤维长，起于股骨内上髁内收肌结节下 1cm 左右，止于胫骨关节面下 2～4cm 的胫骨结节内侧面。当膝关节完全屈曲时，韧带的前纵部紧张，后上斜部和后下斜部松弛；半屈位时大部分韧带松弛，膝可以轻度外翻和旋转活动。膝关节完全伸直时，全部韧带紧张，通过神经调节可使膝关周围肌群反射性收缩而加强膝关节稳定。故而膝处于半屈位时，易受损伤（图 4-17）。

外侧副韧带呈圆条状，长约 5cm，近端附着于股骨外上髁，向下后方止于腓骨头尖的稍前处。它的位置偏于膝关节的后方，屈膝时松弛，胫骨可有少许旋转活动；伸膝时紧张，防止膝过伸；小腿外旋时该韧带松弛。

内侧副韧带损伤，多见于膝关节伸直位或屈曲位的外翻损伤，尤其是当膝在微屈位（30°～50°），小腿突然外展外旋，或足及小腿固定于地面而大腿突然内收内旋时；或膝外侧受直接暴力损伤，膝外翻超出了正常的范围，均可造成膝内侧副韧带损伤。随着交通意外及运动损伤的增加，内侧副韧带损伤已成为目前膝关节损伤的常见类型。内侧副韧带损伤中，浅层韧带首先受累，继之为深层。若暴力较大，不仅造成半月板损伤，而且会造成膝前交叉韧带损伤，称为膝关节三联症。严重损伤，还可伴有关节囊撕裂和撕脱骨折及腓总神经损伤。该韧带深层中部断裂往往合并内侧半月板损伤。暴力的作用，还可以造成胫骨外髁压缩性骨折，骨折的严重程度与暴力的速度、大小及骨质的疏松程度相关。

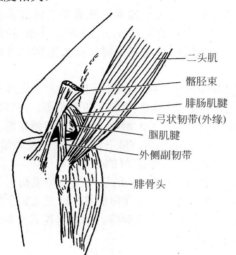
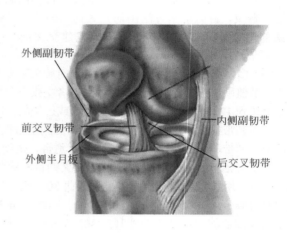

图 4-17　膝关节侧副韧带解剖

外侧副韧带是膝外侧稳定的静力结构，伸膝时紧张，它不是膝外侧稳定的主要结构，稳定有赖于阔筋膜、髂胫束、股二头肌和腘肌，故外侧副韧带损伤比内侧少见。当内翻暴力过强时，可造成腘肌腱、外侧关节囊、后交叉韧带损伤，腓侧副韧带的损伤往往在其止点处，可伴有腓骨小头撕脱骨折，偶可造成腓总神经损伤。膝屈曲时该韧带处于松弛状态，故很少损伤。

关节侧副韧带急性损伤后，如果没有积极处理或处理不当，其将在牵拉过程中、松弛状态下瘢痕愈合，从而引起膝关节内侧结构松弛、膝关节不稳定等，并可继发膝关节创伤性关节炎、加速退变，故应积极采取治疗措施。

（二）临床表现与诊断

本病根据外伤史、症状、体征结合影像学检查可明确诊断。

1. 外伤史

膝关节内侧副韧带损伤者有膝关节外侧受直接暴力或扭转运动史，而外侧副韧带损伤多是突然遭受致膝内翻的暴力作用。外伤时可感觉膝关节有撕裂声。

2. 症状

伤后膝关节内外侧副韧带局部出现疼痛、肿胀，严重者有膝关节肿胀。

3. 体征

（1）膝关节内外侧有皮下瘀斑。

（2）压痛：沿内、外侧副韧带行程有位置固定的压痛点，或可扪及凹陷。

（3）浮髌试验阳性：因损伤后关节内积血所致，如轻度损伤，未涉及关节囊则无关节腔积血，浮髌试验可为阴性。

（4）膝关节内外翻应力试验阳性：单纯扭伤者仅有局部压痛，韧带完全断裂者侧向应力试验阳性（局封后再做此检查假阴性率更低）（图4-18）。

4. 辅助检查

（1）X线检查：在负重位下或内外翻应力下行膝关节正位X线片检查可发现侧副韧带损伤处关节间隙增宽，同时需注意观察有无合并骨折。

（2）MRI检查：可以显示内、外侧副韧带损伤的程度及有无同时合并半月板及交叉韧带损伤（图4-19）。

侧副韧带损伤常合并交叉韧带与半月板损伤，如内侧副韧带完全断裂常合并有内侧半月板及前交叉韧带损伤，称之为膝关节损伤三联症。严重损伤，还可伴有关节囊撕裂和撕脱骨折，以及腓总神经损伤。

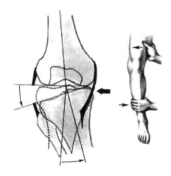　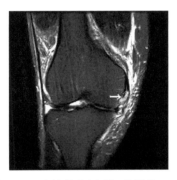

图4-18　膝关节外侧副韧带损伤示意图　　　　图4-19　膝关节内侧副韧带损伤MRI

（三）治疗

1～2度内侧副韧带损伤采取保守治疗，并可取得良好效果，以手法及固定治疗为主，配合药物、理疗和练功等治疗。对于Ⅲ度内侧副韧带损伤，特别是合并交叉韧带损伤的多发韧带损伤患者，往往需要手术治疗

1. 理筋手法　侧副韧带部分撕裂者，先在膝关节侧方痛点部位及其上下施以指揉法、摩擦法，再沿侧副韧带走行方向施以顺筋手法，最后扶膝握踝，予以伸屈一次膝关节，以恢复轻微之错位，并可以舒顺卷曲的筋膜。在后期可作局部按摩，运用手法可以解除粘连，恢复关节功能。

2. 固定方法　韧带撕裂伤较轻者仅压迫包扎即可。较严重者，局部冷敷或敷消肿止痛膏药如双柏膏，再加压包扎，然后用石膏或夹板固定于屈膝30°位，也可使用防内、外翻膝关节支具护膝。一般固定3周。3周后若仍有症状，可加用中药熏洗、理疗。

3. 功能锻炼　加强股四头肌及腘绳肌练习。有外固定时进行肌肉等长操练，解除外固定后进行等张锻炼或等动锻炼。

4. 药物治疗　按筋伤早中后三期进行辨证治疗。同膝关节半月板损伤。

5. 手术治疗

（1）内侧副韧带损伤者，手术治疗方法主要包括缝合修复、单纯浅层内侧副韧带重建、浅层内侧副韧带及后斜韧带重建，如韧带急性损伤，完全断裂应当修补缝合，同时探查关节内各结构。

（2）内侧副韧带断裂者，取膝内侧"S"形切口，切开皮肤、皮下组织，分离并暴露手术视野，注意保护大隐静脉和隐神经分支。损伤的部位血肿较明显，可扪及凹陷，外翻膝关节直视其松弛处可明确伤处。平行韧带切开髌旁内侧关节囊，探查关节内结构：半月板、交叉韧带、滑膜及软骨面。交叉韧带断裂应予修补。半月板破裂，根据其损伤分类，决定行缝合或部分切除术，缝合关节囊。韧带实质部断裂者，予端端缝合；若在韧带附着点撕脱，可开骨洞埋入固定，可用钢丝或螺丝钉。

缝合固定前测试韧带张力，以不影响关节活动为度。

术后用长腿石膏或膝关节支具固定于屈膝 20°～30° 位 4 周，然后更换成可活动支架。早期进行股四头肌和腘绳肌锻炼。半年至一年内不进行对抗性运动。

（3）若外侧副韧带完全断裂，手术中暴露韧带，如系实质部断裂，可于屈 30° 位拉紧两端行端端缝合；如系股骨髁附着处撕脱，可用螺丝钉或特制锚钉固定于制成粗糙面的骨面上；单纯腓骨小头撕脱者，复位后用螺丝钉或钢丝、克氏针固定。如合并腓总神经损伤，应探查，断裂者予缝合（图 4-20、图 4-21）。

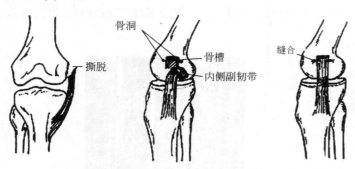

图 4-20　膝关节侧副韧带损伤手术治疗示意图

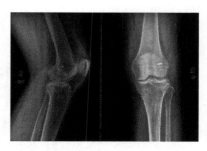

图 4-21　膝关节侧副韧带损伤术前/后 X 线片

（杨伟毅）

五、踝关节扭伤

踝关节扭伤（sprained ankle）是踝关节在外力作用下，关节骤然向一侧活动而超过其正常活动度时，引起关节周围软组织如关节囊、韧带、肌腱等发生撕裂伤，称为踝关节扭伤。轻者仅有部分韧带纤维撕裂、重者可使韧带完全断裂或韧带及关节囊附着处的骨质撕脱，甚至发生关节脱位。踝关节扭伤占运动创伤总数的 21%，仅次于膝关节。踝关节扭伤包括踝关节周围韧带损伤、软组织或骨性撞击综合征、距骨骨软骨损伤、肌腱损伤及骨折等。在此主要论述踝关节韧带损伤（rupture of ankle ligment）。本病属于中医学"筋伤"范畴。

（一）病因病理

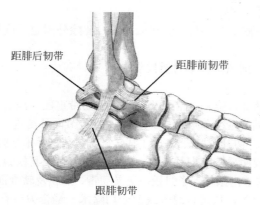

图 4-22　踝关节外侧副韧带组成

踝关节韧带扭伤主要包括外侧副韧带扭伤、内侧副韧带扭伤和下胫腓联合韧带扭伤。外侧副韧带包括距腓前韧带、跟腓韧带和距腓后韧带（图 4-22）。踝关节旋后损伤是外侧副韧带的最常见损伤机制，旋后损伤时距腓前韧带最先撕裂，如果损伤暴力持续，跟腓韧带随后断裂，距腓后韧带很少发生断裂。单纯内翻损伤也可导致外侧副韧带撕裂。踝关节内侧副韧带为三角韧带，在踝关节扭伤中所占比例＜5%，通常和其他损伤同时存在。外翻或旋前损伤是其损伤机制。下胫腓联合韧带损伤是由外旋或背伸损伤导致的。下胫腓联合韧带损伤多同时合并内外踝骨折或三角韧带撕裂，有时表现为下胫腓联合韧带的胫骨侧止点撕脱骨折（图4-23）。

踝关节韧带急性损伤后诊治不及时，或反复的损伤可造成踝关节慢性不稳定，称为陈旧性韧带损伤。踝关节外侧副韧带陈旧损伤临床最多见，踝关节容易反复内翻或旋后扭伤，尤其是在不平的地面或进行体育运动时。内侧三角韧带陈旧损伤较少见，容易外翻扭伤。下胫腓联合韧带损伤多由于在踝关节骨折脱位合并下胫腓联合的治疗中忽视处理，而造成下胫腓关节分离。

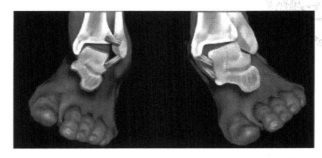

图4-23　踝关节旋后损伤导致外侧副韧带（左）旋前损伤、内侧副韧带损伤（右）

（二）临床表现与诊断

1.踝关节韧带急性扭伤的临床表现

（1）踝关节扭伤有明确的踝关节扭伤病史。临床表现为伤后踝关节韧带对应部位的软组织肿胀、疼痛，严重时有瘀斑，伴有不同程度的活动受限，严重者患侧不能负重行走。

（2）检查时根据受损韧带的不同而有相应不同的体征：外侧副韧带的压痛点主要在踝关节外侧，即距腓前韧带和跟腓韧带所在的部位；内侧副韧带（三角韧带）在内踝尖下方压痛最为明显；而踝关节前方下胫腓联合处压痛提示下胫腓联合韧带损伤。

（3）踝关节扭伤的特殊检查

1）踝内翻试验：将踝关节被动内翻，如果伤侧踝关节在外侧关节间隙的开口程度较大即为阳性，说明距腓前韧带和（或）跟腓韧带断裂。

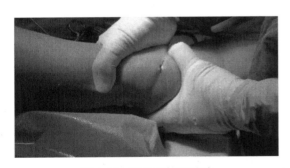

图4-24　踝关节抽屉试验

2）抽屉试验：检查者一手握住小腿远端，一手握住足跟，使距骨向前移动，两侧对比，如果伤侧错动范围较大即为阳性。踝关节中立位抽屉试验阳性说明距腓韧带断裂，跖屈位抽屉试验阳性说明跟腓韧带断裂（图4-24）。

3）足旋后（旋前）试验：即重复损伤动作，将足被动旋后（旋前），外侧（内侧）相应的损伤部位即出现疼痛，旋后试验阳性提示外侧副韧带损伤，旋前试验阳性提示内侧副韧带损伤。

4）足外旋试验：屈膝90°，踝关节中立位，将足被动外旋，下胫腓联合部位出现疼痛为阳性，提示下胫腓联合损伤。

5）小腿横向挤压试验：在小腿的中上部将腓骨向胫骨横向挤压，如果下胫腓联合处出现疼痛即为阳性，提示下胫腓联合损伤。

6）Cotton试验：手握足跟，横向移动距骨，如果距骨的横向移动度增大为阳性，提示下胫腓联合损伤。

（4）辅助检查

1）X线检查：应包括踝关节前后位（正位）、侧位、踝穴位和应力位片。正侧位片主要用来排除踝关节骨折。踝关节前后位X线检查如果发现距骨外移，踝穴内侧关节间隙>4mm，可诊断三角韧带断裂。前后位X线片上腓骨和胫骨远端的重叠部分<10mm，内侧关节间隙>3mm，踝穴位片上腓骨和胫骨远端的重叠部分<1mm，可诊断下胫腓联合韧带损伤。内翻应力位X线片检查距骨倾

斜角较对侧＞5°，提示外侧副韧带断裂。外翻应力位 X 线检查距骨倾斜角＞10°，可诊断内侧三角韧带断裂。前抽屉应力位 X 线片发现距骨前移距离＞3mm 或者距骨向前半脱位，提示外侧副韧带断裂。

2）MR 检查：正常踝关节韧带的 MR 影像为低信号连续的。急性损伤期可发现低信号的韧带中出现片状高信号、韧带连续性中断、周围软组织水肿及关节腔积液等（图 4-25）。

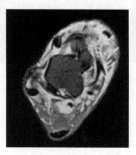

图 4-25　踝关节距腓前韧带断裂

（5）通常根据踝关节韧带损伤的轻中重分为三度。Ⅰ度为仅在微观上有韧带纤维的损伤，无关节不稳定，疼痛轻微；Ⅱ度部分韧带纤维断裂，可能存在关节不稳，中等程度的疼痛和肿胀，活动度受限。Ⅲ度韧带完全断裂，关节不稳定，存在明显的肿胀和疼痛。

2. 踝关节韧带慢性损伤的临床表现　踝关节不稳感，在行走不平路上或体育运动时容易反复扭伤。外侧副韧带陈旧损伤产生反复内翻或旋后扭伤；内侧三角韧带陈旧损伤容易外翻扭伤；下胫腓联合韧带扭伤容易外旋扭伤。

X 线检查与急性损伤基本相同。

MR 检查：韧带慢性损伤期的表现为韧带缺失、变细、松弛弯曲或由于瘢痕增生，血肿机化而增粗。同时可明确是否合并关节软骨损伤、踝撞击综合征。

3. 鉴别诊断　本病主要与内外踝骨折、距骨骨软骨损伤、跟骨骨折、腓骨肌腱断裂及滑脱相鉴别。通过体格检查、X 线片、MR 检查等有助于确诊。另外，踝关节骨折多合并有踝关节韧带损伤，在治疗骨折过程中应注意对韧带损伤的诊断及处理。

（三）治疗

新鲜踝关节扭伤在治疗时应根据关节的稳定性（根据抽屉试验、内翻试验及踝关节应力 X 线片综合判断）确定治疗方案。治疗的目的是使患者尽快地、在最大程度上恢复到伤前运动水平。保守治疗适用于踝关节无不稳定或轻度不稳定的Ⅰ度和Ⅱ度损伤病例。Ⅲ度韧带损伤要充分评估后决定采用保守或手术治疗。治疗方案的选择应充分综合考虑患者的年龄、生活环境和社会背景，体育活动的种类和程度，踝关节韧带损伤的严重程度和踝关节不稳定的程度，是否存在骨或软骨损伤等因素。对不同病例选择个体化的合理方案。

1. 手法整复　踝关节急性扭伤后不建议在急性期行过多过重的按摩。可以轻微拔伸牵引以利于韧带复位。损伤严重、局部瘀肿者，不宜行重手法。对单纯的踝部伤筋或部分撕裂者，可使用理筋手法，使局部筋络松舒。

恢复期或陈旧性踝关节扭伤者，手法宜重。特别是血肿机化、产生粘连、踝关节功能受限者，则可施以牵引摇摆、摇晃屈伸等手法，以解除粘连，恢复功能。

2. 固定方法　理筋手法之后，Ⅰ度和Ⅱ度踝关节韧带扭伤可使用弹力绷带或护踝保护，运动员在防护绷带或踝关节支具等保护下进行功能康复。Ⅲ度韧带损伤需要应用夹板、石膏或支具进行固定。一般固定于中立位，也可以将踝关节外侧副韧带损伤固定于轻度外翻位，内侧副韧带损伤固定于轻度内翻位（图 4-26）。

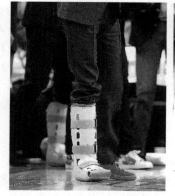
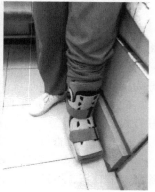

图 4-26　踝关节负重保护支具

3. 内外中药治法

（1）内服药，按中医骨伤科三期治疗，结合具体体质因素辨证用药。

（2）外用药：初期肿胀明显者，可外敷消肿止痛膏、双柏膏之类。中、后期肿胀较轻，可外贴狗皮膏、伤湿止痛膏，并可配合活血舒筋的中药外洗。陈旧性踝关节扭伤可用温经通络的中药外洗。

4. 西药治疗　在急性期根据疼痛程度，选择性使用非甾体类消炎镇痛药等对症治疗。

5. 功能锻炼

（1）踝关节急性扭伤在外固定之后，原则上受伤后的炎症期需要局部制动，过后可以开始功能锻炼。功能锻炼一般分为三期：

1）Ⅰ期（急性期）（1周）：为了改善外伤引起的出血和肿胀要确保1周的局部制动。可以应用弹性绷带、护踝绷带、踝关节支具或石膏进行固定。Ⅰ度和Ⅱ度损伤病例只有在没有明显疼痛时才可以负重行走。此时以练习距趾及趾间关节屈伸活动为主。

2）Ⅱ期（亚急性期）（2～6周）：Ⅱ度和Ⅲ度损伤病例应用弹性绷带或踝关节支具保护5～6周，在局部肿胀和疼痛改善的基础上可以进行局部锻炼和肌力增强锻炼，如踝关节内翻、外翻的功能活动，以防止韧带粘连，增强韧带的力量。Ⅲ度损伤伴明显不稳患者，应用下肢短腿石膏固定3～4周。伤后2周不负重行走，之后疼痛减轻后可在石膏保护下负重行走至满6周。

3）Ⅲ期（慢性期）（6周后）：疼痛消失、活动范围和肌力恢复后可以进行平衡板锻炼、敏捷性锻炼，以达到恢复正常活动水平或竞技水平的目的。

2012年在英国运动医学杂志提出踝关节扭伤急性期应采用的POLICE原则：保护（protect），适当负重（optimal loading），冰敷（ice），加压包扎（compression），抬高患肢（elevation）。

（2）对于陈旧踝关节韧带扭伤合并关节不稳，主要是进行肌力锻炼。如外侧副韧带陈旧损伤则进行提踵训练、内外翻抗阻练习等，以练习腓骨长短肌等外翻肌群为主。对于内侧副韧带则以胫骨后肌、胫骨前肌、踇长屈肌等协同内翻的肌力锻炼为主。

6. 手术治疗

（1）手术指征：新鲜踝关节韧带Ⅲ度损伤，距腓前韧带和跟腓韧带复合损伤，或内侧三角韧带损伤合并下胫腓联合损伤等复合韧带损伤，韧带损伤合并撕脱骨折或骨软骨损伤等，适合手术治疗，特别是对于运动员等对活动要求高的人群。

陈旧性踝关节韧带损伤致踝关节不稳定，保守治疗失败，踝关节功能和稳定性不能满足正常生活运动要求者，应考虑手术治疗。

（2）手术方式

1）直接断端缝合术：适用于韧带体部新鲜断裂的病例。

2）韧带止点重建术：适用于韧带从止点撕脱的新鲜或陈旧病例。

3）下胫腓关节固定：适用于下胫腓韧带损伤合并下胫腓联合关节分离。一般用1枚横向螺钉固定下胫腓关节，术后石膏固定2～3周不负重，然后在石膏或支具保护下部分负重行走，满6周后拔除螺钉。也有学者使用纽扣缝线装置（如endo-button）固定下胫腓关节，患者不需二次手术取内固定物。如果是陈旧的下胫腓关节分离，在固定前需要通过关节镜清理下胫腓和踝关节内侧间隙的瘢痕组织，使分离的下胫腓关节复位，然后再用横形螺钉固定，石膏中立位保护固定6周。

4）改良Brostrom术：适用于距腓前韧带和跟腓韧带陈旧性损伤。在距离外踝止点2mm处切断距腓前韧带和跟腓韧带，然后重叠短缩缝合，并将伸肌支持带缝合到外踝上加固修补韧带（图4-27）。

5）肌腱移植重建韧带术：适用于距腓前韧带和跟腓韧带陈旧性损伤合并原韧带萎缩，可使用腓骨短肌腱、跖肌腱重建外侧副韧带。

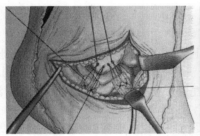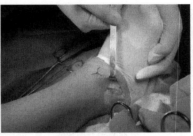

图 4-27　锚钉辅助下行改良 Brostrom 术

（四）预防与调理

踝关节急性扭伤早期应注意制动，在无疼痛的情况才能开始负重行走，早期负重应使用弹性绷带或者护具保护，同时可配合理疗，以及指导肌力和关节活动度练习。如韧带撕裂严重，制动时间相应增加，以免形成陈旧损伤，关节不稳。

韧带缝合或重建术后，应根据具体情况用短腿石膏保护固定 3～6 周，固定的时期也可早期负重锻炼。去除石膏后可用护踝等软性支具保护 2～3 个月。

（五）预后与转归

踝关节急性扭伤在早期未经适当的治疗，或者固定时间不够，可造成韧带松弛，影响踝关节的稳定性，在日常活动或体育运动中极易反复发生内翻或外翻损伤，严重者可引起距骨在踝穴内经常发生半脱位，临床上称之为复发性踝关节扭伤或半脱位，严重者远期可出现踝关节创伤性关节炎，故临床上必须予以重视，及时处理。

（陈伯健）

六、跟腱断裂

跟腱断裂（rupture of the achilles tendon）是指各种原因导致的跟腱组织连续性中断，是一种常见的肌腱损伤类型，好发于男性运动者，特别是经常从事体育锻炼的成年人。本病属中医学"筋伤"范畴。

（一）病因病理

跟腱是人体内最粗、最强大的肌腱，由腓肠肌与比目鱼肌的肌腱合成，成人跟腱长约 15cm；起始于小腿中部，止于跟骨结节。肌腱由上而下逐渐由厚变窄，从跟骨结节上 4cm 处开始向下，又逐渐展宽直达附着点。跟腱在临近肌肉部和附着点部分均有较好的血液供应，而其中下部即跟腱附着点以上 2～6cm 处，血液供应较差，肌腱营养不良，因而该处易发生断裂。

1.病因　本病多为直接及间接暴力所致。

（1）直接暴力：多为刀、铲、斧等锐器直接切割所致，造成跟腱开放性断裂；断裂口较整齐，腱膜也多同时受损伤。

（2）间接暴力：多由于跟腱本身存在的病理变化引起，如职业性运动员损伤造成的小血管断裂、肌腱营养不良、发生退行性改变或跟腱钙化等，再受到骤然猛力牵拉，如从高处跳下前足着地或剧烈奔跑等，均可使跟腱受过度牵拉而产生部分甚至完全性的断裂。断端可参差不齐，一般损伤在跟腱的附着点以上 2～3cm 处，腱包膜可能完整；多见于演员及运动员。

（3）直接与间接暴力联合损伤：多发生于跟腱处于紧张状态时，如足部受到垂直方向的重物砸伤，加之小腿三头肌的突然猛力收缩造成跟腱断裂；局部皮肤挫伤较严重，周围血肿较大，或跟腱断端参差不齐；常见于产业工人。

2. 分型及分类

（1）根据受伤时间：分为急性、亚急性和陈旧性跟腱断裂。

1）急性跟腱断裂：损伤在2周内的跟腱断裂。

2）亚急性跟腱断裂：损伤在2～4周的跟腱断裂。

3）陈旧性跟腱断裂：损伤时间超过4周的跟腱断裂。对于初次跟腱断裂治疗（包括保守或手术）后的再次撕裂，一般也认为是陈旧性跟腱断裂。

（2）根据断裂的程度：分为不完全断裂和完全断裂。

（3）根据断端是否与外界相通：分为开放性断裂和闭合性断裂。

（4）根据断裂的部位：可以在跟腱-跟骨连接部、跟腱-肌腹连接部、跟腱组织本身。

（二）临床表现与诊断

1. 临床表现

（1）病史：70%以上的跟腱断裂在运动时发生，如羽毛球、篮球、足球、网球等球类运动或跑步等田径运动。患者自己会觉得跟部被人打了一棍或踢了一脚，这其实是跟腱断裂时的自身感觉，并非真正有这样的外伤。

（2）症状及体征：开放性损伤，易于诊断，肉眼可见到跟腱部断裂。闭合性损伤，局部有明显肿胀、疼痛，跖屈无力，不能踮脚站立，跛行，外观可见腱部失去原有形态而凹陷。但立即出现跛行和不能单足提跟；以后逐渐出现足跟上方的肿胀瘀血。也有部分患者跛行并不明显。

体格检查：局部有压痛，断裂处可摸到裂陷（但足跟上方的肿胀瘀血可能会掩盖跟腱断裂导致的凹陷）；肌腹上移；Thompson征（+）；提跟试验阳性（患者不能提跟30°，即踝关节跖屈60°，仅能提跟60°，即踝关节跖屈30°）。

（3）影像学检查：X线片检查常无骨折发生，可见局部软组织肿胀影；MRI及超声检查可以确诊跟腱断腱裂。MRI、超声、X线检查对确诊跟腱断裂有一定的作用，但不是必须常规进行。

2. 诊断标准 急性跟腱断裂的体格检查应包括下述两项或两项以上的检查项目：

（1）Thompson试验阳性。

（2）踝跖屈力量减弱。

（3）触诊皮下存在空隙（缺损或失形）。

（4）轻微用力可使踝关节背屈被动活动增加。

3. 鉴别诊断 本病常与跟骨骨折相鉴别，跟骨骨折表现为局部压痛、叩击痛，或有骨擦音、畸形（跟部变短，横径增大）等，X线检查有骨折征象等。

（三）治疗

跟腱断裂的治疗目的在于恢复跟腱的完整性和韧性，从而保持足踝的跖屈力量，在修复过程中尽力设法保持跟腱表面的平滑，以利于跟腱的滑动。

非手术治疗和手术治疗对于所有急性跟腱断裂患者均可，通常新鲜的完全性断裂或开放损伤，可考虑早期手术治疗，但对于以下情况应该谨慎使用：糖尿病、神经性病变和免疫缺陷状态、65岁以上、久坐的生活方式、肥胖（体重指数＞30）、外周血管疾病、局部或系统皮肤病。对于亚急性、慢性跟腱断裂需根据病情考虑是否选择手术治疗。

1. 辨证论治 内服药：三期辨证用药。

2. 外治法 保守治疗全周期或手术治疗后期均可配合运用中药外擦、熏洗，如海桐皮汤外洗，跌打酒外擦等。

3. **药物治疗** 治疗期间，对症止痛，可使用非甾体类抗炎药等。

4. **保守治疗** 往往因跟腱断端间瘢痕组织较多而失去其坚韧性，可能使跟腱相对延长而使跖屈力量减弱。

（1）手法整复：对跟腱部分撕裂者，可将患足跖屈，在肿痛部位做轻轻地按压、揉摩，并在小腿三头肌肌腹处做按摩，使肌肉松弛以减轻近端跟腱回缩。

（2）固定方法：膝关节屈曲、踝关节跖屈位，跖屈30°位，使跟腱处于无张力状态，管型石膏固定4～6周。使用功能性支具代替石膏，疗效不确切，可根据病情考虑使用。4～6周后改用小腿石膏固定足于轻度马蹄位，扶拐行走，逐渐持重2周，再过4～6周去除石膏，逐渐功能锻炼至正常行走。而保守治疗的急性跟腱断裂患者，对患者恢复体育运动的具体时间相对更难预判，需根据病情而定。

5. **手术治疗** 急性跟腱完全断裂者可以端端缝合；跟腱下止点断裂可用缝合铆钉加强固定及缝合；陈旧性跟腱完全断裂者有多种方法修复。术中注意保护软组织及皮瓣。

6. **固定方法** 术后下肢多数需外固定，石膏固定轻度足跖屈位，如果缝合质量好，可以石膏固定在踝关节中立位。

（四）预防与调理

避免在疲劳时进行运动，在运动前进行充分的准备活动，避免在运动中进行强力对抗性活动，有利于避免跟腱断裂。

（李　想）

第三节　躯干筋伤

一、颈部扭挫伤

颈部扭挫伤（sprain of the cervical part）是常见的颈部筋伤，常可分为颈部挫伤和颈部扭伤。日常活动中，颈部损伤远比头颅及颌面损伤多见，危重程度通常超过四肢及脊柱其他部分的损伤。颈部肌肉、软组织扭挫伤是其中最常见的原因，常发生在30～60岁，多数患者有颈项组织损伤的典型外伤史。本病属于传统医学"脖颈伤筋"范畴。

（一）病因病理

颈部急性扭挫伤时，椎枕肌群痉挛，刺激或压迫枕下神经、枕大神经和椎动脉，除了引起颈部疼痛、活动障碍等症状外，还可引起头痛和椎动脉供血不全等相应临床症状。

临床检查时应首先详细了解外伤的全过程，如致伤的机制、损伤程度、受伤后早期治疗情况等。排除多发性损伤或复合性损伤等（颈部扭挫伤常常合并有颈椎损伤、颅脑外伤、胸腔或腹腔脏器损伤，可导致短时间内死亡）。严重时需监测患者生命体征。

1. **诊查要点**

（1）颈部外观检查：检查颈部是否畸形、偏斜（小儿寰枢椎半脱位常出现"斜颈"畸形）。检查颈部是否有软组织肿胀、瘀血、肌肉痉挛等。

（2）颈部压痛点：棘突间压痛与颈椎损伤定位关系密切；椎旁压痛与颈神经根损伤关系密切；颈前压痛则提示相应部位有损伤。

（3）颈椎活动度的检查。

2. **临床表现** 临床上可以将颈部扭挫伤分为颈部挫伤和颈部扭伤分别论述。

（1）颈部挫伤

1）颈背部挫伤：局部疼痛、肿胀、活动受限、皮下血肿、肌肉痉挛、僵硬、压痛等。若外力使颈部过度前屈，韧带及肌肉受牵拉，可引起颈椎棘突骨折。临床可摸到移动的骨块，X线检查有助于诊断。

2）颈侧挫伤：较少见，多累及臂丛神经，出现上肢麻木、感觉异常，常为一过性，偶尔可见臂丛神经永久性损伤。

3）颈前挫伤：拳击和橄榄球运动员多见，挫伤最易受打击的是咽喉和气管，可引起极度不适、声音嘶哑、呼吸困难、不能说话、绝望感，甚至休克。

4）颈部挫伤并发症：严重病例颈前皮下瘀血、呼吸困难、颈前肌肉痉挛、吞咽困难等。咽喉或颈部肌肉可有血肿，甚至有甲状软骨、舌骨或气管骨折。

（2）颈部扭伤

1）屈曲型损伤：伤处疼痛，压痛明显，颈后肌痉挛，头呈伸直位，对抗前屈。损伤较严重时，疼痛剧烈，颈僵，自觉头部不安全。韧带完全断裂时，头稍前屈，在韧带断裂处可触摸到凹陷，进一步屈曲则受到阻抗，或韧带附着之棘突被撕脱而韧带仍完整，后者之预后比韧带本身断裂预后好。X线片可发现撕脱骨折的部位，韧带断裂时动力位前屈拍片可显示棘突间分开和增宽（图4-28）。

2）伸展型损伤：局部疼痛、压痛，颈后伸疼痛加重。颈前肌肉受损伤，出血、血肿，刺激或压迫交感神经可引起头晕、恶心、视力模糊、两侧瞳孔不等大，甚至耳痛和心前区痛。若拉伤食管和气管，可引起吞咽障碍和声音嘶哑。若颈一侧受伤较重，可出现强迫性斜颈。伸颈能引起胸锁乳突肌痉挛（图4-29）。

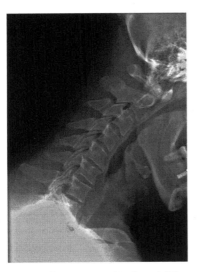 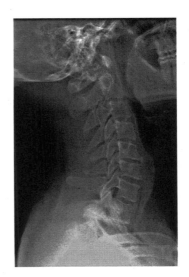

图4-28 屈曲型损伤示意图　　　　　　　图4-29 伸展型损伤示意图

3. **辅助检查**

（1）X线检查：颈部扭挫伤患者往往首先拍摄颈部X线片，包括正、侧位片及左、右斜位和开口片，以帮助观察脊柱颈段生理曲度的改变。颈部扭挫伤时，脊柱颈段生理曲度可有改变，严重者可见椎体撕脱骨折、棘突骨折等。

（2）CT检查：许多情况下，X线片检查并不足够。CT检查能清楚地显示损伤部位的详细情况及X线片未能发现的一些损伤。CT检查可在横断面上充分显示椎体和椎弓骨折形态、椎管大小、形状和完整性，特别是对于寰、枢椎，显示其环状结构远比普通 X 线完美。

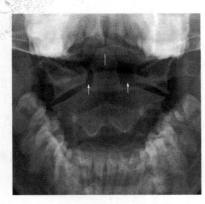

图 4-30　寰枢椎半脱位示意图

（3）MRI 检查：严重病例根据具体情况可选择 MRI 检查。MRI 可详细了解椎体及其周围软组织解剖形态学的变化；以及脊髓损伤的程度及病理改变，有助于预后的判断和制订治疗方案。

颈部急性扭挫伤应和寰枢椎半脱位相鉴别，寰枢关节半脱位多见于儿童，多有颈部、咽喉、耳等部位感染病史；颈部僵硬，颈肌痉挛呈"斜颈"位姿态；颈部旋转时疼痛加重，严重者上肢麻木无力；X 线检查，寰枢关节张口位可见寰椎侧块与齿状突间隙不等宽，呈半脱位（图 4-30）。颈部拇挫伤还需和落枕相鉴别，落枕多见于成年人，颈部症状多发生于晨起之后。无明确的外伤史，但多有感受风寒的病史。

（二）治疗

单纯性韧带损伤的患者，急性损伤经及时处理，合理制动和休息，可迅速愈合。但合并其他组织损伤者，往往要迁延时日很久，合并骨折、脱位及半脱位时，仅作软组织修复不能奏效，常需手术治疗。

1. 辨证论治

（1）颈项闪挫，气滞血瘀：疼痛发作时间短，往往有明显的外伤史，压痛点明确，伴有目眩及面色黧黑，脉弦或弦涩。治宜活血化瘀，行气止痛。方选羌活灵仙汤加味。中成药用田七胶囊。

（2）血瘀日久，气血两虚：平素体弱，或者颈痛反复，经久不愈，颈项强痛，伴有面色萎黄，精神不振，饮食欠佳，少言懒动，舌淡白，苔薄白，脉细弱或缓。治宜补气养血，活血止痛。方选八味汤加味。

（3）气血虚弱，复感风寒湿邪：素体少动懒言，伴发热恶寒，颈项强直不适，脉沉迟弦细。治宜补气养血，活血通络。方选壮筋养血汤加味。

2. 外治法

（1）手法治疗：以舒筋活血，温通经络为治疗原则，使气血通畅，颈部肌肉松弛，损伤组织得以修复。

（2）固定牵引：若损伤严重，疼痛剧烈，有神经症状者，应用颈套保护卧床休息 1 周，也可配合牵引，以减轻肌肉痉挛。

3. 西药治疗　可酌情使用解痉镇痛药，可迅速缓解创伤后的炎性反应，减轻炎性水肿和创伤性水肿，对颈部扭挫伤有较稳定的疗效。

4. 其他疗法　肌肉或韧带损伤后的压痛点，经手法或理疗等治疗后无效者，可作局部封闭治疗。此外还可配合药熨、牵引等疗法。

（三）预防与调理

颈部扭挫伤后，针对其工作性质与职业特点加以指导，以减轻韧带的负重与损伤，必要时需改变工作及生活习惯。自行锻炼应在医师指导下进行，特别是当颈部急性扭挫伤合并颈椎间盘退变、椎体失稳时，如进行旋转或扭动颈椎的操练则会使椎间盘的负荷加大、增加神经根及脊髓的压迫，因而使临床症状加重，应绝对禁止。睡眠姿势要正确，枕头不要过高、过低或过硬。要避免感受风寒湿邪。

（四）预后与转归

单纯性韧带损伤，早期治疗，预后良好，多无后遗症。但合并其他组织损伤者，往往要迁延日久。合并骨折脱位及半脱位时，仅作软组织修复不能奏效，常需手术治疗。

（黄　刚）

二、颈椎病

颈椎病（cervical spondylosis）是指因颈椎间盘退变及其继发性病理改变刺激或压迫其邻近组织如神经根、脊髓、椎动脉、交感神经等，并出现相应临床症状和体征者。本病主要见于 50 岁以上中老年人，近年来发病有年轻化的趋势，属于中医学"痹证""痿证""瘫证""痉证"和"眩晕"等范畴。

（一）病因病理

本病的形成主要归根于颈椎退行性改变与颈部软组织的急慢性损伤两方面：①颈椎间盘退行性改变及邻近组织的继续性改变，是颈椎病发生的主要原因。颈椎间盘退变、椎间隙狭窄、椎间盘突出、椎间盘周围韧带和关节囊松弛，可继发椎关节不稳，活动度增大，刺激周围的骨膜和韧带、关节囊，引起这些组织的炎症反应、肿胀、纤维化等，长久下去，椎体边缘便出现骨质增生、骨刺形成、韧带肥厚，形成混合性突出物。若突向椎体后方，可造成脊髓受压致脊髓型颈椎病，突向侧后方可压迫神经根或椎动脉导致神经根型颈椎病（图4-31）、交感型颈椎病及椎动脉型颈椎病。②颈椎急慢性损伤易诱发颈椎病。颈部的扭挫伤等急性损伤可使已退变的颈椎间盘和颈椎的原有损害进一步加重而诱发颈椎病。颈椎病的发生与长时间慢性损伤也有很大的关系，如不良的体位与工作姿势、不适当的体育活动等，均可引起颈部肌肉韧带劳损，并导致椎间盘退变加快及小关节增生，从而造成重要组织压迫而发生颈椎病。其中，伴有先天性椎管发育狭窄者比一般人群更易患脊髓型颈椎病（图4-32）。

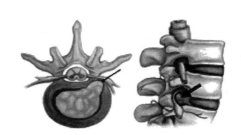

图 4-31　神经根型颈椎病病理

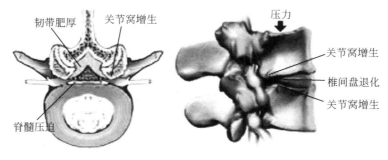

图 4-32　脊髓型颈椎病病理

（二）临床表现与诊断

1.临床表现　颈椎病的临床表现较为复杂，症状呈多元化，通常按临床表现将其分为颈型、神经根型、脊髓型、椎动脉型、交感神经型、食管受压型，其中以神经根型最常见。

（1）颈型颈椎病：主要表现为颈肩部的酸、痛、胀等不适感，常因长时间低头工作而加重，休息后可缓解或自愈，可反复发作。查体发现颈部肌肉拘紧、压痛，颈部活动受限多不明显。

（2）神经根型颈椎病：主要表现为颈肩痛，常向一侧上肢放射，伴有与颈神经根分布区域相一致的感觉异常，如麻木、痛觉过敏等，麻木与疼痛的部位相同。上肢有酸软无力、握力减退或持物易坠落现象，常因劳累和感寒加重或复发。查体发现颈部僵直、活动受限明显，棘突及肩胛内上角压痛，颈神经根支配区皮肤感觉减退、肌力下降，臂丛神经牵拉试验阳性，压颈试验阳性，可有上肢肌肉萎缩（图 4-33）。

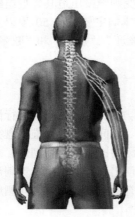

图 4-33　神经根型颈椎病

（3）脊髓型颈椎病：发病以 40～60 岁患者居多，脊髓受压的原因有中央后突之髓核，椎体后缘骨赘、增生肥厚或骨化的黄韧带及钙化的后纵韧带等。主要表现为慢性、进行性的四肢感觉及运动功能障碍。常见症状为肢体麻痹，拘紧，手足笨拙无力，上肢不能做精细动作，握力差；下肢乏力，步态不稳，易跪倒，走路有踩棉花感；胸腹部的束带感等。轻者影响生活，重者造成四肢瘫痪、大小便失禁或潴留。常伴有心悸、心前区疼痛、肢体发凉、多汗、耳鸣、失眠等自主神经功能紊乱症状。患者颈部过伸时可出现上下肢麻痹加重，或有"触电"样感觉。病变节段支配区域以下的皮肤感觉异常，但节段不清晰。上肢动作欠灵活，肌张力增高，四肢腱反射活跃或亢进，腹壁反射、提睾反射和肛门等浅反射减弱或消失。常出现病理反射，如霍夫曼征（Hoffmann 征）、巴宾斯基征（Babinski 征）等呈阳性，亦可出现踝阵挛、髌阵挛等。

（4）椎动脉型颈椎病：椎动脉第二段通过颈椎横突孔，在椎体两旁上行。可因钩椎关节骨赘形成、椎间隙变窄、颈椎不稳等原因而刺激或压迫椎动脉，引起大脑后动脉、小脑下动脉和内耳动脉供血不足而产生症状。主要表现为头晕或眩晕症状，严重者可出现突然猝倒，猝倒后颈部位置改变而立即清醒。也可表现为头部昏沉感、头脑不清晰或迷糊的感觉。常伴有耳鸣、耳聋，记忆力和智力下降或复视、发音障碍、恶心呕吐等。常并存颈肩痛等颈型颈椎病的表现及交感神经刺激的症状。旋颈试验阳性是本病的重要特点。

（5）交感神经型颈椎病：颈部的交感神经节发出的节后纤维随颈部神经及血管分布，其分布范围可至头部、咽部、心脏、眼眶、瞳孔、内耳等处。颈部神经根、后纵韧带、小关节和椎动脉、硬脊膜等组织病变可反射性地刺激交感神经而出现一系列临床征象，称为交感神经型颈椎病。临床表现以交感神经兴奋的症状为主。①眼部症状：眼球胀痛、视力减退等；②耳鼻部症状：耳鸣、听力减退等；③头面部症状：头痛、偏头痛、头晕、面部潮红等；④心血管症状：心慌心悸、心前区疼痛，血压时高时低等；⑤神经营养及汗腺功能障碍症状：皮肤发绀、干燥变薄、多汗或少汗、指甲干燥无光泽等；⑥胃肠道症状：如胃脘绞痛、肠鸣、便秘、消化不良等。此外还包括失眠、多梦、心情烦躁、易于冲动等。临床症状多但定位不清，而体征却不明显。但症状的发生往往与颈部活动有关。

（6）食管受压型颈椎病：颈椎骨质增生向前突出，如骨性突出过大过高，可压迫食管产生吞咽症状，好发于下颈椎。颈椎 X 线侧位片和钡餐透视可助诊断（图 4-34）。

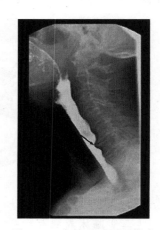

图 4-34　食管受压型颈椎病

2. 辅助检查

（1）X 线检查：可能出现颈椎退变性的改变征象，如颈型和神经根型颈椎病，可显示颈椎生理曲度减少或变直甚至反曲，椎体后缘骨质增生及椎间孔狭窄等。脊髓型可显示椎间隙狭窄，椎体前、后缘骨质增生，椎体滑移不稳等，有时可见发育性或退变性椎管狭窄。椎动脉型正位及斜位片可见钩椎关节增生肥厚、骨赘形成。交感型颈椎病侧位片可见椎间隙狭窄，屈伸位片显示颈椎不稳有参考价值。

（2）MRI：能早期发现脊髓组织本身的病理及生化改变，如脊髓水肿、变性、空泡（洞）形成等。MRI 对椎间盘髓核的退变敏感，可清晰显示髓核大小、包含的水分和移位方向等，可以判断颈椎间盘变性和髓核脱出的情况。同时，MRI 能早期发现椎体肿瘤及椎管内肿瘤，在鉴别诊断中有很大的意义。

（3）CT：常用来诊断颈椎退行性病变，能直接观察椎间盘病变和骨赘，能显示某一平面的椎管、侧隐窝及椎间孔部的形状，尤其对后纵韧带钙化或黄韧带骨化的诊断非常明确，但对脊髓的成像欠清，由于断层扫描，所以观察部位上又有较大的局限性（图 4-35）。

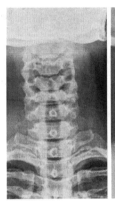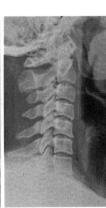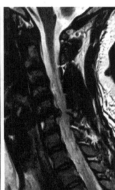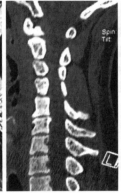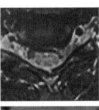

图 4-35　颈椎病影像学（X 线片/MR/CT）

3. 鉴别诊断　依据各型颈椎病的临床症状、体征、影像学检查三者相结合，可做出诊断。但需与以下各相关疾病鉴别。

（1）颈部扭伤：俗称落枕，系颈部肌肉扭伤所致，因其发病与颈型颈椎病相似。其病因多由于睡眠中体位不良以致局部软组织损伤所致。两者鉴别要点：①颈部扭伤患者颈局部肌肉紧张较明显，压痛剧烈，痛点封闭效果较好。而颈椎病患者的肌肉紧张较轻，肌肉压痛也较轻，痛点封闭效果不明显。②发病年龄上，颈椎病多发于 40 岁以上患者，颈部扭伤多发于年轻人。③颈椎病在 X 线片上常有明显的退变改变，如骨质增生、椎间隙的异常，有时可见"双边双突征"等，单纯的扭伤有时可见生理曲度变直，一般无明显变化。④对治疗的反应上，颈型颈椎病者以牵引疗效较好，而颈部扭伤者牵引不仅无效，且反而加剧。

（2）神经卡压综合征：如肘管综合征、腕管综合征等引起的周围神经损伤，临床表现为神经干区域的运动感觉障碍，定位明确，发病与颈椎活动无关。

（3）肩关节周围炎：不具有脊神经之根性症状，故鉴别不难。但应注意，在临床上可遇到某些颈椎病者同时伴有肩周围炎症状者，当治疗后（如手术疗法），肩部症状可随颈椎病症状同时消失，此主要由于 $C_5 \sim C_7$ 脊神经受累后通过腋神经波及肩部所致。

（4）肌萎缩型脊髓侧索硬化症：属于运动神经元疾患中的一种类型，其病因至今尚未明了，在临床上主要引起以上肢为主或四肢性瘫痪，因此易与脊髓型颈椎病相混淆。鉴别要点：①年龄，脊髓型颈椎病多为 50 岁以上者，而肌萎缩型脊髓侧索硬化症发病年龄较早，常在 40 岁前后起病。②感觉障碍，肌萎缩型脊髓侧索硬化症发一般均无感觉障碍，仅部分病例可有感觉异常主诉；而颈椎病在出现运动障碍的同时，均伴有程度不同的感觉障碍症状与体征。③起病速度，颈椎病者发病较慢，且多伴有一定诱因；而肌萎缩型脊髓侧索硬化症发则多无任何原因突然发病，常先从肌无力开始，且病情发展快。④肌萎缩情况，肌萎缩型脊髓侧索硬化症发虽可发生于身体任何部位，但以上肢先发者为多，尤以手部小肌肉明显，大小鱼际、蚓状肌萎缩，掌骨骨间隙凹陷，双手可呈鹰爪状，并迅速向前臂、肘及肩部发展，甚至引起颈部肌肉无力与萎缩。故对此类病例应常规检查胸锁乳突肌、提肩胛肌及颈部肌群以判定有无肌萎缩。而颈椎病者肌肉受累水平罕有超过肩部以上者。⑤自主神经症状，肌萎缩型脊髓侧索硬化症发少有出现此症状者，而脊髓型颈椎病者常可遇到。⑥发音障碍，当侧索硬化波及延髓时（可在起病时出现，但多见于肌萎缩型脊髓侧索硬化症发之晚期），则出现发音含糊，渐而影响嚼肌及吞咽动作。而脊髓型颈椎病者则无此症状，只有当病变波及椎动脉时方有轻度发音障碍。⑦椎管矢状径、脑脊液检查、脊髓造影、MRI检查时，肌萎缩型脊髓侧索硬化症发多属正常，而脊髓型颈椎病者则有相应的改变。

（5）原发性侧索硬化症：与前者相似，唯其运动神经元变性仅限于上神经元而不波及下神经元，临床较少见。主要表现为进行性、强直性截瘫或四肢瘫，无感觉及膀胱症状，如病变波及皮层延髓束则可出现假性近髓麻痹征象。鉴别要领与前者一致。

（6）脊髓空洞症：多见于青壮年，以髓内空洞形成及胶质增生为特点，其病程进展缓慢，早期影响上肢，呈节段性分布。当空洞逐渐扩大，由于压力或胶质增生不断加重，可使脊髓白质内的长传导束也被累及。脊髓空洞症早期为一侧性痛、温觉障碍。当病变波及前联合时则可有双侧手部、前臂尺侧或部分颈、胸部的痛、温觉丧失，而触觉及深感觉则基本正常，此现象称为感觉分离性障碍。MRI检查尤其有鉴别意义，可清楚看到空洞。

（7）脊髓肿瘤：主要指颈髓本身及椎管内髓外肿瘤和椎骨上的原发性及转移性肿瘤（以后者多见），尤其病变早期，临床表现非常相似，脊髓进行性受压，脊髓损害症状进行性加重。MRI检查是最好的鉴别手段。

（8）梅尼埃病：在临床上具有以下三大特点：发作性眩晕，波动性、进行性和感音性听力减退，耳鸣。椎动脉型颈椎病时虽亦可出现上述相似之症状，如对两耳前庭功能加以检查，则不难除外。因此凡诊断椎动脉型者，常规请耳科医师进行会诊，以除外耳源性眩晕。

（三）治疗

1. 辨证论治

（1）痰瘀交阻：肩颈痛日久，反复发作，缠绵难愈，或疼痛剧烈，或麻而不仁，或不痛而麻，或伴手足无力，肢体偏瘫，舌质淡暗，有瘀斑，苔白腻，脉细滑或涩。治宜活血化瘀，祛痰通络。方选身痛逐瘀汤加减。若体质稍弱可加党参、鸡血藤以益气养血。

（2）湿火流筋：颈肩臂胀痛酸麻，伴口苦、咽干，渴不欲饮，肢体烦热，面目红赤，小便短赤，大便不爽，或里急后重，舌质淡红，苔黄腻，脉弦或滑数。治宜清热利湿，舒筋活络。方选清热利湿汤（广东省中医院验方）。便秘者加川厚朴、枳壳以腑泻热。

（3）气血不足：发病已久，缠绵不愈，其痛稍缓，或麻木不仁，遇劳则复发，面色少华，舌淡，脉弱。治宜益气养血，佐以活血通络。方选黄芪桂枝五物汤加减。偏于气虚者加大黄芪用量以益气；偏于血虚者加首乌、鸡血藤以养血。

（4）阳虚痰阻：眩晕，恶心，或四肢麻木不仁、无力，或疼痛，体形虚胖，肢凉怕冷，小便清长，大便溏薄，腰膝酸软，舌质淡胖，苔白腻，脉细滑，重按无力。治宜温阳益气，化痰利水。方选真武汤加味。眩晕者加人参、天麻以益气化痰。

（5）肝肾阴虚：肩颈痹痛麻木，或手足肌肉萎缩，或四肢拘紧，行走不稳，伴口干，体削，面色潮红，心烦失眠，口苦咽干，肌肤甲错，大便干结，小便短涩，舌红绛，苔无或少，脉细。治宜滋肾养肝，佐以活血通络。方选六味地黄丸加味。若阴虚阳亢、肝风内动出现四肢拘紧行走不稳者，去牡丹皮、当归、泽泻、田七，加石决明、牡蛎、钩藤、菊花以平肝止痉。

（6）痰火上扰：眩晕，头痛，胸闷烦热，恶心欲呕，口苦，舌质红，苔黄腻，脉滑数。治宜清热化痰。方选温胆汤加味。若面赤唇红、口渴、舌红苔黄厚者加黄连、龙胆草以清热平肝；若头颈作痛，加僵蚕、全蝎以通络化痰止痛。

（7）风寒痹阻：肩颈疼痛初期，局部肌肉拘紧，或串痛至上肢，痛处无固定，舌淡红苔白，脉浮紧。治宜祛风散寒，养血活血。方选疏风活血汤。年老体弱、语言低怯、手足厥冷者为阳气不足，加熟附子、巴戟天、锁阳等以温阳散寒。

2. 手法治疗　手法是治疗颈椎病的主要方法之一，包括按摩舒筋法、提拿法、揉捏法、旋转复位法、端提法等。旋转复位法、端提法不宜用于脊髓型颈椎病，其他手法适用于所有类型的颈椎病（图4-36）。

3. 牵引治疗

（1）牵引的作用：①降低椎间盘的内压，减轻后纵韧带的褶折，增大椎间孔和椎管，以减少对神经根的刺激和压迫；②恢复颈椎间关节的正常排列关系，对已出现的旋转、扭曲、梯形改变有矫正作用；③牵引还能解除肌肉的痉挛，减轻椎动脉的痉挛；④对颈部也起到一种制动和保护作用，可减轻和消除颈椎局部的炎症反应。

（2）适应证与禁忌证：适用于颈型、神经根型、交感型、椎动脉型及混合型颈椎病，除外脊髓型颈椎病。有颈椎管狭窄、颈椎畸形、椎体肿瘤及感染破坏者禁用。因此，在牵引治疗前，必须拍颈椎的 X 线片，以排除以上疾病。

（3）牵引的方法：有坐位牵引和卧位牵引两种，通常采用枕颌带牵引。坐位时牵引重量为 6～15kg，卧位牵引的重量以 2～3kg 为宜，可根据患者牵引时症状减轻的情况及 X 线上显示的颈椎曲度来调整牵引力线。每天 1 次，14 次为 1 个疗程（图4-37）。

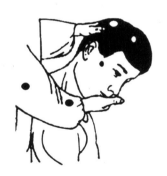

图 4-36　颈椎手法

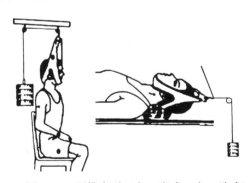

图 4-37　颈椎牵引（左：坐式，右：卧式）

4. 针灸疗法　针灸是治疗颈椎病的常用方法之一，能疏通经络，缓急止痛，其止痛作用较快，尤其对颈部窦椎神经反射性疼痛及根性神经痛，具有一定疗效，适用于颈型、神经根型和椎动脉型颈椎病。可针刺阿是穴，循经取穴或辨证取穴。体针可取穴后溪、绝骨、大杼、天柱、天井、合谷、风府等。腹针可取穴天地针（中脘、关元）、商曲（双）、滑肉门（双）。神经根型加石关、椎动脉型加下脘上，头痛头晕加气穴、气旁等。每日 1 次，10 次为 1 个疗程。

5. 制动疗法　椎节失稳是颈椎病的常见病因。颈椎病急性发作期症状较为明显者配合颈椎的制动，常用工具有围领和颈托。一般连续使用 3～12 周不等，这样可以限制颈椎活动和保护颈椎，减少椎间关节创伤性反应及神经根的刺激，有利于组织水肿的消退，防止复发。

6. 功能锻炼　颈椎病的急性发作期以静为主，动为辅；缓解期以动为主。颈椎病急性发作期缓解后，可进行正确适当的功能锻炼活动，以利于调整颈椎关节及周围软组织的关系，改善血液循环，增强肌力和颈椎的稳定性，促进神经功能恢复及防止复发。可选择回头望月、"米"字操、颈后肌群锻炼、八段锦、太极拳等锻炼。

7. 理疗 磁疗和微波疗法，具有良好的镇痛、消炎、消肿作用，对颈椎病所致的头痛、头晕、失眠、肩颈痛者，可作为一种辅助治疗。

8. 西药治疗 常用药物有非甾体类消炎药物（如吲哚美辛、双氯芬酸钠等）、神经营养药物（如维生素 B_1、维生素 B_6、甲钴胺、神经细胞生长因子等）、糖皮质激素（如甲泼尼龙、地塞米松）、利尿脱水剂（如甘露醇等）、扩张血管药物（地巴唑、尼莫地平等）。

9. 手术治疗 颈椎病手术治疗仅适用于少数经过严格保守治疗无效且有明显颈脊髓损害或严重的神经根损伤者。颈椎病手术以减压与重建稳定为目的，包括对脊髓、神经根减压，对存在节段性不稳者，减压的同时应予以植骨融合。

（1）手术指征

1）神经根型的手术指征：①经正规而系统的非手术治疗 3～6 个月以上无效，或非手术治疗虽然有效但反复发作，且症状较严重，影响正常生活或工作者；②由于神经根病损导致所支配的肌肉进行性萎缩者；③有明显的神经根刺激症状，急性的剧烈疼痛，严重影响睡眠与正常生活者。

2）脊髓型的手术指征：已确立诊断的脊髓型颈椎病患者，如无手术禁忌证，原则上应采取手术治疗。然而对于椎管较宽而症状较轻者，可先采取适宜的非手术治疗，并定期随诊，无效或逐渐加重者则行手术治疗。

3）交感型的手术指征：症状严重影响患者生活，经非手术治疗无效且证实为节段性不稳者。

（2）手术方法：对颈椎的手术入路根据压迫来源的方向，可选择前路、后路、前后联合入路三种途径。

1）前路手术：手术目的是彻底解除来自脊髓前方的压迫和稳定颈椎。主要的方式有：①椎间盘切除加椎体间植骨融合术；②椎体次全切除加相邻间盘切除加植骨融合术；③椎间盘切除或椎体次全切除加植骨融合、钢板固定术；④人工颈间盘置换术；⑤经皮颈椎前路髓核摘除术（图 4-38）。

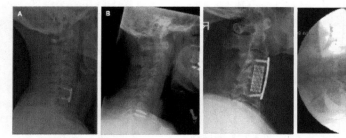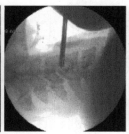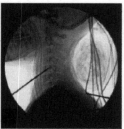

图 4-38 颈椎前路手术方式

2）后路手术：手术目的是扩大椎管解除后方对脊髓的压迫，适用于有发育性（继发性）椎管狭窄，黄韧带骨化或三节段以上颈椎间盘突出引起脊髓前方压迫的颈椎病，对脊髓型颈椎病患者前路手术 3 个月后，症状无减轻者，也可考虑后路减压术。超过三节段的多节段前路压迫，亦多采用后路减压手术。若伴有节段性不稳者减压的同时可联合应用颈椎侧块钢板或颈椎弓根钉固定。主要方式有：①单开门减压椎管成形手术；②双开门减压椎管成形手术；③椎板切除减压。另外对于单纯侧方椎间盘突出的神经根型颈椎病患者，可采用经皮颈后路 k-hole 手术治疗（图 4-39）。

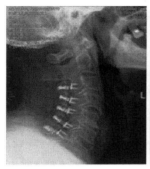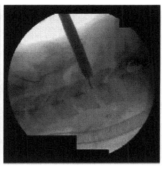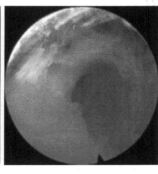

图 4-39　颈椎后路手术方式

3）前后路联合手术：对于前后路均有明显的脊髓压迫患者，也可先做后路手术，3 个月后如神经功能的恢复不理想，再做前路手术。患者对手术耐受性较好者，根据术者经验，可一期一次麻醉下后路、前路联合手术，可以达到理想的减压效果，提高疗效和缩短疗程。

（陈博来）

三、颈椎后纵韧带骨化症

颈椎后纵韧带骨化症（ossification of the posterior longitudinal ligament of the cervical spine，OPLL）是指发生在颈椎后纵韧带中的异位骨化，由于后纵韧带骨化沿长轴增长，在水平面进入椎管，压迫脊髓和神经根而导致肢体的感觉和运动障碍，以及内脏自脏主神经功能紊乱甚至瘫痪的一种疾病。1960 年日本学者 Tsukimoto 首次在尸检中报道颈椎韧带骨化导致脊髓压迫症状。1964 年 Tevayama 正式将此病理变化命名为"颈椎后纵韧带骨化症"。本病在日本发病率较高，年龄＞30 岁的人群中发病率为 1.9%～4.3%。国人平均发病率为 3.08%，且发病率逐年上升，在 60 岁以上患者中，发病率可高达 20%。颈椎后纵韧带骨化症属于传统医学"痹证"范畴。

（一）病因病理

颈椎后纵韧带骨化症的病因目前尚不明确，可能与创伤、慢性劳损、炎症、颈椎间盘变性、遗传等因素有关。一般的常规化验检查，如血常规、血清蛋白等均在正常范围以内。

1. **糖代谢紊乱学说**　我国有关文献报道，颈椎后纵韧带骨化患者中有 15.6%合并糖尿病。日本学者报道，颈椎后纵韧带骨化患者中合并糖尿病者占 12.4%，而糖耐量试验异常者达 28.4%。糖尿病患者后纵韧带骨化的发生率也较正常人高，而有隐性糖尿病的比例更高，可见葡萄糖代谢与韧带骨化倾向之间有一个比较密切的关系。同时，这也可以部分解释为什么在东亚地区以稻谷为主食的民族中，韧带骨化症的发病率特别高。

2. **颈椎后纵韧带肥厚学说**　许多学者发现，在颈椎后纵韧带骨化症患者中，约有 23.9%的病例合并有脊柱特发性弥漫性肥大性关节炎，6.8%的病例合并黄韧带骨化，2%的病例合并强直性脊柱炎，因此推测其与全身骨关节处肥厚性改变相关。颈椎后纵韧带骨化早期累及多个椎间隙水平和它们邻近终板的后纵韧带，偶尔也扩展至整个椎体后缘水平的后纵韧带组织；早期患者的后纵韧带标本中包含岛样软骨化、钙化和骨化，这是引起韧带肥厚和增生进而引起脊髓和神经根受压迫的原因。

3. **椎间盘变性学说**　有日本学者认为，椎间盘变性后发生后突，后纵韧带所受的应力增大，在其周围组织的变性修复过程中，引起局部组织的增生、钙盐沉积而导致骨化。亦有学者认为，连续性后纵韧带骨化的椎间盘变性程度较轻，而间断性者骨化的椎间盘变性则较重。因此，他认为连续型后纵韧带骨化系全身因素所致，与椎间盘变性无关，而间断型后纵韧带骨化则是由椎间盘变性所致。

4. 创伤学说 临床观察表明，喜欢弯曲脊柱的人易发生后纵韧带骨化，因而表明后纵韧带骨化与脊柱的动静力学负荷有关。创伤因素与本病发病有着密切关系，由于后纵韧带和椎体后缘静脉丛之间关系紧密，当外伤或椎间盘后突时，静脉易遭创伤作用发生出血，并进入后纵韧带引起钙化、骨化。

5. 钙磷代谢异常学说 由于韧带骨化患者常同时伴有甲状旁腺功能减低或家族性低磷酸盐性佝偻病，提示钙磷代谢异常可以导致韧带骨化。虽然血液化学测定常为正常，但钙摄入量试验显示，后纵韧带骨化症患者的肠腔钙吸收有降低的趋势。

此外，后纵韧带骨化症患者还有全身性增生的倾向，除合并脊柱骨质增生、强直性脊柱炎之外，还常伴有前纵韧带、黄韧带骨化。故有人认为，后纵韧带骨化可能是全身性骨质增生和韧带骨化的局部表现。

（二）临床表现与诊断

1. 一般概况 颈椎后纵韧带骨化症的发生与发展一般较缓慢，因此患者早期可不出现任何临床症状。但当骨化块增厚增宽到一定程度引起颈椎椎管狭窄时，或是病变进程较快及遇到外伤时，或后纵韧带骨化虽不严重、但伴有发育性椎管狭窄症时，则可造成对脊髓或脊髓血管的压迫，因而患者多在中年以后出现症状。

2. 颈部症状 病变早期患者颈部可由无痛而逐渐出现轻度酸痛及不适，颈椎活动大多正常或有轻度受限，以头颈后伸受限为明显。当被动活动超出其正常活动范围时，可引起颈部疼痛或酸胀感。

3. 神经症状 神经症状主要是脊髓压迫症状，其特点是不同程度、有间歇期、慢性进行性、痉挛性四肢瘫痪。一般先从下肢开始，逐渐出现上肢症状。少数病例亦可先出现上肢症状或四肢同时发病。

（1）上肢症状：主要是一侧或双侧手部或臂部肌力减弱，并出现麻木、无力及手部活动灵活性减退，严重者不能拿笔持筷或捏取细小物品。患者握力大多减退，肌肉呈中度或轻度萎缩，尤以大、小鱼际为明显，Hoffmann 征及 Rossolimo 征阳性。

（2）下肢症状：主要表现为双下肢无力，抬举困难，拖地而行或步态颤抖不稳，有踩棉花感；内收肌痉挛明显者行路呈剪式步态，同时可有双下肢麻木、无力、痉挛，严重者不能自行起坐及翻身，完全瘫于床上；下肢肌张力增高，腱反射亢进或活跃，髌阵挛阳性，病理反射多为阳性，可有深感觉及浅感觉减退。

（3）其他症状：主要是尿道括约肌功能障碍，表现为排尿困难或小便失禁。排便功能亦多低下，每 3～5 天一次，常有便秘及腹胀。患者胸腹部可有束带感，并易于查出痛觉障碍，平面腹壁反射及提睾反射减弱或消失。

4. 后纵韧带骨化症脊髓受累程度的分型 脊髓及脊神经根受累的程度不一，甚至可毫无改变。临床上一般根据神经组织受累的程度不同而分为以下五型。

（1）脊髓横断瘫痪型：包括四肢麻木、运动障碍、手指精巧活动受限、步行困难及排尿失控等表现。

（2）布朗-色夸征：表现为一侧运动麻痹而对侧感觉障碍，此在后纵韧带骨化症中较为常见。

（3）袜套样麻痹型：手与足的指、趾部感觉异常（麻木异物感），并伴有手足的运动障碍等，呈套状。

（4）脊髓中央管型：表现为手部严重瘫痪，而足部却几乎没有症状，或仅有轻度运动障碍。

（5）神经根型：患者有颈项部疼痛或一侧上肢疼痛。

5. 辅助检查 在 X 线片上，颈椎后纵韧带骨化表现为侧位片椎体后缘的条状骨化高密度病灶。依据颈椎 X 线表现，Tsuyama 在 1984 年把颈椎后纵韧带骨化症分为四种类型：局灶型、节段型、连续型和混合型（图 4-40）。

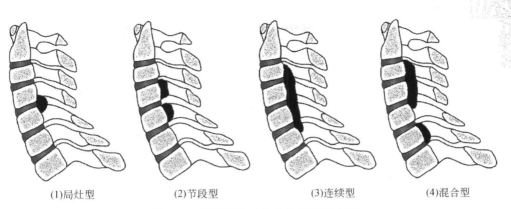

(1)局灶型　　　　(2)节段型　　　　(3)连续型　　　　(4)混合型

图 4-40　颈椎后纵韧带骨化症 X 线分型

CT 对诊断颈椎后纵韧带骨化具有重要价值，不仅能看到骨化情况，而且通过颈椎矢状位可以了解椎管狭窄情况（图 4-41）。

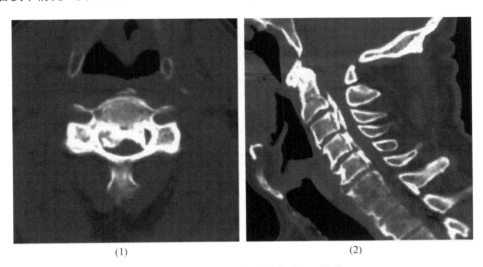

(1)　　　　　　　　　　　　　　　　(2)

图 4-41　颈椎后纵韧带骨化症 CT 影像

MRI 可以评估脊髓的压迫程度和脊髓的状态。在 MRI T1、T2 相上，颈椎后纵韧带骨化症病灶表现为低信号，和压迫的脊髓相邻。脊髓上高信号的 T2 相往往提示脊髓病理性变化（图 4-42）。

（三）治疗

对影像学上诊断为颈椎后纵韧带骨化症而无严重脊髓压迫的，患者若无明显的临床症状，则定期观察即可，无需对这类患者进行预防性手术治疗。

1. 保守治疗　一般适用于颈肩臂痛患者；脊髓压迫症状进展缓慢，生活可自理的高龄患者；外伤致脊髓完全性损伤，生命体征不稳的患者，以及病程长，脊髓功能完全丧失的患者。保守治疗的措施包括颈托制动、甾体或非甾体类抗炎药物、营养神经药物、中医药辨证施治、睡眠与

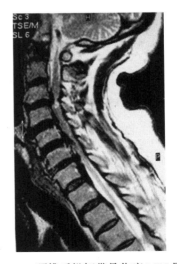

图 4-42　颈椎后纵韧带骨化症 MRI 影像

活动方式的改变、物理治疗及颈部筋肉功能锻炼等。但需要特别注意的是，颈椎后纵韧带骨化症患者应当避免可能导致颈椎运动幅度突然改变的活动，因为该患者发生急性脊髓损伤的概率要高于普通人群。

2. **手术治疗**　颈椎后纵韧带骨化症患者手术治疗原则主要为脊髓减压、重建并维持颈椎稳定性。

（1）手术指征

1）出现脊髓压迫症状或体征。

2）脊髓压迫症状进行性或突然加重或者有严重的、顽固的神经根性痛并规范保守治疗无效。

（2）手术方式：颈椎后纵韧带骨化症手术方式可分为前路手术、后路手术及前后路联合手术。

1）前路手术：当后纵韧带骨化范围≤3个椎体范围时可选择颈前路椎体次全切除融合术，前路手术大部分能完整切除骨化的后纵韧带，去除脊髓受压的病理因素，较后路手术对患者损伤小，出血少，利于恢复颈椎的生理曲度，切除骨化的后纵韧带后椎管的矢状径明显扩大，为神经恢复提供更大的空间，前路手术直接切除致压物，解除脊髓的压迫效果较好，一般认为前路手术改善率优于后路手术（图4-43）。

2）后路手术：当后纵韧带骨化>3个椎体时，前路手术需行3个或3个以上椎体次全切，或者骨化物侵入椎管造成椎管狭窄>60%、骨块表面有钩状结构、有硬脊膜骨化、切除骨化块会有极大风险的患者，前路手术会增加手术难度及手术创伤，不利于颈椎生理曲度的恢复。因内固定节段长，出现内固定松动、塌陷等的可能性增加，以及继发性引起相邻节段的退变加快，手术的并发症也相应增加，此时选择行颈后路手术则相对较为安全，且颈后路手术同样可以达到满意的疗效。颈椎后凸、滑脱、不稳则是后路减压术的禁忌证，后路手术方式可选择单纯椎板切除减压术、颈椎椎管成形术及椎板切除融合术（图4-44）。

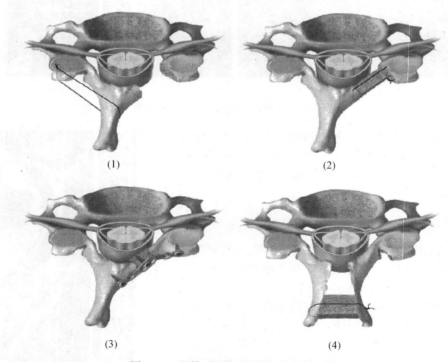

(1)　　　　　　　　　　　　(2)

(3)　　　　　　　　　　　　(4)

图4-43　颈椎后纵韧带骨化症后路手术

3）前后路联合手术：对于连续型或混合型颈椎后纵韧带骨化症患者，骨化灶累及≥4个椎体，骨化物厚度＞5mm，椎管严重狭窄且脊髓前后均受压迫，应考虑前后路联合手术减压。对于较严重的颈椎后纵韧带骨化症患者，直接前路减压容易造成脊髓损伤，可先行后路椎板成形术有效地扩大椎管容积，对前方致物间接减压，此时再行前路切除或漂浮骨化物，可大大提高手术疗效并降低术中并发症的发生。前方植骨融合还可以增加颈椎稳定性，避免了由于后柱破坏引发的颈椎不稳。

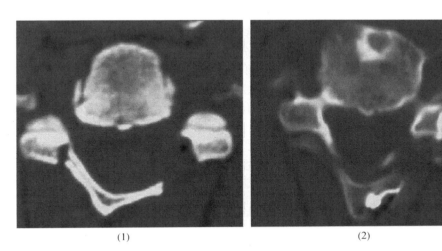

(1)   (2)

图4-44　颈椎后纵韧带骨化症前路手术

（四）预防与调理

对于确诊颈椎后纵韧带骨化症而无临床症状患者或有脊髓压迫症状但无明确手术指征患者，除上述保守治疗外，预防后纵韧带进一步骨化及避免外伤致急性脊髓损伤对于本病具有重要意义。可予颈托制动，行颈椎动力位 MRI 可了解当颈椎处于过屈过伸位时椎管容积变化以指导患者日后维持良好颈椎体位，予专项研究的颈椎健康枕维持良好睡姿避免长时间压迫脊髓神经，中医药辨证施治，具体可参考脊髓型颈椎病及颈椎椎管狭窄。

（赵　帅）

四、胸椎小关节错缝

胸椎小关节错缝（dysfunction of thoracic facet joint）是引起胸背痛的常见原因，属于脊柱后关节紊乱症之一，好发于青壮年，女性多于男性。本病是指因外伤、劳损或寒湿等因素导致胸椎关节突关节的微小位移、滑膜嵌顿、小关节半脱位而引起的胸背疼痛，可伴有急慢性肋间神经痛和胸腹腔脏器功能紊乱等症状，易被误诊为心血管系统、呼吸系统及消化系统的"神经官能症"等。既往文献称之为"胸椎关节突关节紊乱症"或"急性胸椎关节突关节滑膜嵌顿"等，属中医学"骨错缝"范畴，俗称"岔气"。

（一）病因病理

本病多因牵拉、过度扭转等外伤史，慢性劳损或感受寒湿，以及长期处于某种不良体位等因素作用下造成胸椎失稳，引起胸椎小关节错位，多发生在胸椎第3～7节段。

胸椎小关节由胸椎关节突关节、肋椎关节、肋横突关节三组关节构成，属联动、微动关节。该关节参与胸廓的构成，具有自身特点。胸椎关节突关节由相邻椎体的上下关节突构成，关节面几乎呈冠状位，因此侧屈运动比较灵活。肋椎关节由肋头关节面与胸椎椎体的肋凹及椎间盘构成，前方有肋头辐射韧带加强。肋横突关节是第1~10肋肋骨结节与胸椎横突的肋凹相关节，关节囊薄而松弛，周围虽有肋横突韧带等加强，关节结构亦不稳定。肋椎关节的运动和肋横突关节在功能上是联合的，运动轴为由肋小头中点至肋结节的连线，随着胸廓运动肋颈绕运动轴旋转。

胸脊神经共12对，在同序胸椎下缘穿出，都有前支和后支。前支除第1胸神经参与臂丛外，均不成丛，称为肋间神经，走行于肋沟内。后支向后进入背部，又分为内侧支和处侧支，支配背部。

胸段的交感神经与脊神经同行，可以称为内脏神经，调节指挥内脏的活动，其中胸心神经、内脏大神经、内脏小神经、内脏最下神经等，分别分管心脏、胃、肝、胆、胰、小肠和肾的功能。

胸椎小关节错缝导致神经、血管等周围软组织的功能受到伤害而出现相应的症状和体征，常见症状是脊背疼痛，还可表现为不同程度的急、慢性肋间神经痛和胸腹腔脏器功能紊乱等症状，而这些症状又常被误诊为心血管系统、呼吸系统、消化系统的"神经官能症""更年期综合征"等。

（二）临床表现与诊断

1. 临床表现　胸椎小关节错缝可有外伤或者慢性劳损病史。患者诉胸背部疼痛剧烈，甚则牵掣肩背作痛，俯仰转侧困难，常固定于某一体位不能随意转动，疼痛随胸胁运动增强而加重，且感胸闷不舒，呼吸不畅，入夜翻身困难，重者可有心烦不安，食欲减退。部分患者可出现胸椎水平面有关脏腑反射性疼痛，如胆囊、胃部等疼痛，或相应节段所支配的脏腑功能出现改变。胸椎病变节段后关节处有明显压痛，多数为一侧，少数为两侧。根据病变节段的不同，菱形肌、斜方肌可呈条索状痉挛，亦有明显压痛。胸椎病变节段棘突间隙可有增宽或变窄，可触及偏歪的棘突。表现为一侧偏凸，而对侧空虚感。多数无明显障碍，少数可因疼痛导致前屈或转侧时活动幅度减小，牵拉疼痛甚至无法转侧。

2. 影像学检查　胸椎X线片：胸椎后关节错缝属解剖位置上的细微变化，两侧关节突关节间隙宽度可能存在差异。严重者可见脊柱侧弯，棘突偏歪等改变。

3. 鉴别诊断

（1）胸椎压缩性骨折：多为外伤所致，也可见于严重骨质疏松患者，症状多表现为胸背部疼痛，活动困难。根据影像学检查发现胸椎椎体高度压缩改变可明确诊断。

（2）胸椎肿瘤：也可引发胸背痛，但其症状一般呈进行性发展，到了晚期可出现双下肢完全性瘫痪及大小便失禁等表现，恶性肿瘤进展速度快，CT或MRI检查能明确胸椎肿瘤的诊断。

（3）冠心病。

（4）呼吸系统疾病。

（5）消化系统疾病。

（三）治疗

胸椎小关节错缝的治疗应遵循急性期以理筋止痛为主，缓解期以理筋、正脊骨、锻炼为主，使用适当的胸椎复位方法可以起到显著的效果。

1. 药熨法　将行气活血通络、强筋健骨的中药打成粗粉，加酒、醋各半拌匀，加热后纱布包裹，在病变局部热熨致皮肤潮红。

2. 推拿手法　在胸背部施以㨰法、按揉、弹拨等推拿手法。

3. 针刺法　取穴：华佗夹脊穴、阿是穴、身柱、脊中、外关、天宗、委中、阳陵泉、昆仑等。每次留针30分钟。

4. 正脊骨法　正脊骨法常采用"提胸过伸法""胸腰旋转法"。复位之前，应注意分析胸椎小关节错缝的类型，选择合适的方法。更要注意鉴别排除胸椎感染、肿瘤性疾病。对于严重骨质疏松患者忌用。

提胸过伸法是使胸椎后伸，提升胸廓使胸椎骨关节粘连得到松解复位的方法。有三种手法：手法一，扩胸端提复位法：患者端坐在床边或方凳上，面向前，双手十字交叉抱项部，医者站在患者后面，双手从患者腋下穿过反扣患者的双手腕，用力向后拉，来调整患椎的位置，并用侧胸顶住患椎，嘱患者放松，医者双手向上端提胸部同时向前顶推，两力同时作用可听到数声"咔哒"响声，即复位成功。手法二，膝顶扳肩后伸法：患者坐于方凳上，双手抱头。医者立于患者背后，用右膝顶于患椎部，双手自患者肩上伸向患者两侧肋部，膝向前顶，双手抱两肋将患者向后上方提拉，尽量使患者后伸，常可听到复位的响声。手法三，患者骑坐在整脊椅上，面向前，双臂前胸交叉，双手抱肩，医者坐在患者背后，从腋下双手拉患者对侧肘关节，使肩胛拉开，然后将患者向后上方提起，常可听到复位的响声。此法主要对于过伸或旋转位损伤而引起的胸椎后关节紊乱，棘突相对凹陷有一定作用，对肋椎关节错位也有较好的作用。

胸腰旋转法是使胸腰枢纽旋转，以松解胸腰段骨关节粘连并使移位的椎骨复位的方法。患者骑坐在整脊椅上，面向前，双手交叉抱后枕部，略向前屈，以左侧为例，助手固定患者左侧髋，医者坐于患者右侧后方，右手经过患者右侧臂前至颈胸背部（大椎以下），左手拇指顶住向左偏歪的棘突，待患者放松后，双手相对同时瞬间用力，可听到局部复位的响声。右侧操作与左侧相反。

5. 药物治疗　根据患者体质辨证用药，若为气滞血瘀证，治则以行气活血，舒筋通络为主，可用身痛逐瘀汤加减。若为风寒湿痹证，治则以祛风除湿，温经止痛为主，可选用羌活胜湿汤加减。

6. 功能锻炼　胸椎小关节错缝复位之后，应该加强胸腰部肌肉锻炼，以增强胸椎关节稳定，避免错缝复发。

（张　琥）

五、急性腰扭伤

急性腰扭伤（acute sprain of waist）是腰部肌肉、筋膜、韧带、椎间小关节、腰骶关节的急性扭伤，多因突然遭受间接外力所致，俗称"闪腰""岔气"，多发于青壮年和体力劳动者，男性较女性为多。青壮年多因工作不慎扭伤腰部，日常生活中扭伤者多为中老年人。本病属于中医学"腰痛"范畴。

（一）病因病理

急性腰扭伤常见于腰部过度负荷引起的损伤，如搬重物时姿势错误、生活中跌倒、剧烈运动等。也见于负荷不大，但因姿势不良的轻微外力损伤，如打喷嚏、咳嗽等，轻者可能是骶棘肌或腰背筋膜自起止点处撕裂，重者可伴有棘上、棘间韧带的撕裂，小关节错缝。脊柱在屈曲位负重过大或用力过猛、挺伸时极易造成棘上韧带、棘间韧带、髂腰韧带损伤。致使脊柱椎间关节受到过度牵拉或扭转，而引起椎间小关节错缝或滑膜嵌顿。腰部受伤，局部气血瘀滞，不通则痛。

（二）临床表现与诊断

1. 外伤史　明确患者有无外伤病史。

2. 症状　伤后突然发生腰部剧烈疼痛，活动受限。直腰或转身困难，呈僵硬状态。疼痛多位于腰骶部，有时感到一侧或者两侧臀部及大腿后部疼痛，部位和性质较模糊，多为牵掣性疼痛。

3. 体征　肌肉和韧带有明确压痛点。滑膜嵌顿及小关节错缝者，肌肉痉挛，但痛点不明显。腰部有侧弯，不能挺直，活动受限。

4. X线检查　可无阳性表现。应排除骨折脱位和肿瘤等。

5. 鉴别诊断　本病需要与腰椎间盘突出症鉴别。腰扭伤一般无下肢痛，但有时可出现下肢牵掣性疼痛，多为屈髋时臀大肌痉挛，骨盆有后仰活动，牵扯腰部的肌肉韧带所致。所以直腿抬高试验阳性，但加强试验为阴性，可以与腰椎间盘突出症神经根性疼痛相鉴别。另外腰椎间盘突出症 X 线片可以看到病变椎间隙变窄或前窄后宽，腰椎 CT 可以进一步明确诊断。

（三）治疗

一般采用对症处理、针刺疗法、理筋手法和理疗，损伤初期宜卧床休息，或佩戴腰围固定，防止进一步损伤。

1. 针刺疗法

（1）传统体针：可针刺肾俞、命门、志室、大肠俞、腰阳关、委中、承山、阿是穴、后溪等，强刺激手法，留针 10 分钟。

（2）手针治疗：在手背腕横纹远端 1.5 寸，第 2 伸指肌腱桡侧，第 4 伸指肌腱尺侧处，用两根长毫针，分别斜刺于伸指腱与掌骨之间，进针 5～8 分，用捻转、提插强刺激手法，同时令患者做弯腰活动，腰疼缓解后即拔针。

（3）平衡针治疗：腰痛穴，定位在前额正中，十字交点处，向下平刺，进针 1.5～2 寸，采用上下提插法。单侧腰痛为平刺手法，不提插。对重症腰痛患者疼痛未完全控制，但在不发生晕针的情况下，可以留针。若施针后腰痛仍不能减轻可予加用太冲穴，单侧腰痛可以交叉取健侧，双侧腰痛取双侧，强手法刺激。

2. 理筋手法 手法具有行气活血、消肿止痛、舒经活络之作用。急性腰肌筋膜扭伤通过手法可以缓解肌肉、血管痉挛，增进局部血液循环，消除瘀滞，加速瘀血早日吸收，以促进损伤组织修复。

3. 辨证论治 早期治宜活血化瘀，行气止痛，方选桃红四物汤，如土鳖虫、血竭、枳壳、香附、木香等。兼便秘腹胀者，可通里攻下，加番泻叶。后期肿胀消退，治宜舒经活络，补益肝肾为主，方选用补肾壮筋汤等。

4. 外用药 可外敷双柏散、祛瘀消肿膏等。中后期可敷中药五子散（吴茱萸、菟丝子、莱菔子、苏子、白芥子）。

5. 西药治疗 急性期可予以镇痛药物，也可以用复方倍他米松+2%利多卡因做局部痛点封闭治疗。

6. 物理疗法 可以采用超短波、磁疗、中药离子导入等，以减轻疼痛，促进恢复。

（四）预防与调理

损伤初期宜卧硬板床休息，或佩戴腰围固定，防止进一步损伤。疼痛缓解后宜做腰部背伸锻炼，后期宜加强腰背部的各种功能锻炼，但应防止做过度的前屈活动。如属韧带断裂者，应在韧带愈合后，再行腰背肌锻炼。

（五）预后与转归

1～3 周后多数均能恢复良好。个别患者损伤较重，在未痊愈前即恢复工作，使受伤的肌肉韧带重新受到牵扯，以至转为慢性腰痛。若合并纤维环或终板损伤，太早恢复工作会进一步发展成腰椎间盘突出。若出现相应临床症状则按照腰椎间盘突出症状治疗。

（郭玉海）

六、慢性腰肌劳损

慢性腰肌劳损（chronic lumbar muscle strain）系指腰部肌肉、筋膜、韧带等组织积累性、慢性疲劳性损伤，常见于长期不良姿势、长期固定姿势或腰部急性损伤后未获得及时且有效治疗者。腰肌劳损是慢性腰痛的常见原因，多见于中老年人。肌肉是环绕腰部脊柱的主要组织，由于腰部具有多维的活动空间，且为脊柱受力集中点之一，因此，不适应或过度的活动容易导致腰部肌肉劳损。本病属中医学"痹证""腰痛"范畴。

（一）病因病理

主要原因是长期或反复腰部负重、弯腰工作，以及长期的腰部姿势不良或维持某一特定姿势等使腰背肌肉、筋膜、韧带发生积累性劳损。亦有腰部急性扭挫伤后，或失治或误治，或反复损伤，未能恢复，迁延而为病；亦有腰椎先天畸形或后天性损伤，造成腰椎生物力学环境失平衡，肌肉及韧带功能失调，从而引起慢性积累性损伤（图4-45）。

（二）临床表现与诊断

1.**症状**　主要为腰痛。隐痛、酸痛或胀痛感，时轻时重，常反复发作，天气变化或劳累后加重，休息后、适当活动或变动体位时可减轻；腰部怕冷喜暖，常喜用双手捶腰或行腰部后伸动作，以减轻疼痛。少数患者有臀部和大腿后上部胀痛。

2.**体征**　查体时腰部外观一般正常，腰部活动多无障碍，疼痛较重时，活动稍有受限。腰背肌可轻度紧张，一侧或两侧骶棘肌处、髂骨嵴后部或骶骨后面腰背肌止点处有压痛。神经系统检查多无异常，仰卧并腿屈髋抬高双下肢有时可诱发腰痛发作。

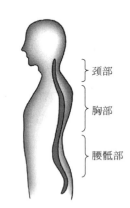

图4-45　慢性腰肌劳损部位示意图

3.**影像学**　影像学检查多无特异性。X线检查多为正常，有时可见脊柱生理曲度的改变，如腰椎侧弯、腰前凸度减弱或消失，或见 L_5 骶化、S_1 腰化、隐性脊柱裂等先天变异，或见有骨质增生。CT检查有时可见腰椎骨质增生、椎间隙狭窄或椎间盘突出。MRI检查有时可见椎间盘变性、突出，韧带肥厚，肌肉容积改变等。影像学的客观改变与发病无直接关联。

临床上应注意与腰椎发育异常、腰椎滑脱、腰椎骨质增生、骨质疏松、L_3 横突综合征、腰椎间盘源性腰痛等鉴别，综合慢性腰肌劳损的临床表现可鉴别。

（三）治疗

慢性腰肌劳损导致的疼痛可以引起腰部功能障碍，如迁延不愈将进一步影响到生活质量。系统、到位的保守治疗方案可以取得良好的疗效。在治疗方面，应遵循缓解疼痛、恢复功能的原则；同时，患者可通过自我保健预防的方式，尽量去除引起劳损的致病因素。而对疼痛反复发作或明显者，可用以下方法进行调治。

1.**辨证论治**　本病可分为寒湿痹阻、湿热痹阻、气血瘀滞、肾虚不足等证型。

（1）寒湿痹阻：腰部冷痛重着，转侧不利，静卧不减，阴雨天加重，舌苔白腻，脉沉。治宜祛风散寒，宣痹除湿，温经通络。方选羌活胜湿汤或独活寄生汤加减。

（2）湿热痹阻：痛而有热感，炎热或阴雨天气疼痛加重，活动后减轻，尿赤，舌苔黄腻，脉濡数。治宜清热化湿。方选二妙汤加减。

（3）气血瘀滞：腰痛如刺，痛有定处，日轻夜重，轻则俯仰不便，重则因痛剧不能转侧，拒按，舌质紫暗，脉弦。治宜活血化瘀，行气止痛。方选地龙散加减。

（4）肾虚不足：腰部酸痛，绵绵不绝，腿膝乏力，喜按喜揉，遇劳更甚，卧则减轻，常反复发作。肾阳虚者，治宜温补肾阳，方选金匮肾气丸、补肾活血汤加减；肾阴虚者，治宜滋补肾阴，方选知柏地黄丸、大补阴丸加减。

2. **外治法**　可予外擦药，如万花油、正骨水等；或膏药外贴，如消肿止痛膏、狗皮膏等；或药物外敷，如四子散、丁桂散等。外用药物应注意避免局部皮肤过敏反应。

3. **西药治疗**　根据疼痛程度，可选择性使用非甾体类消炎镇痛药等对症治疗。

4. **手法治疗**　目的在于舒筋通络、活血止痛。它可以松解粘连、理顺肌纤维、缓解肌痉挛、促进局部血液循环、加速炎症吸收等。可采用推、拿、按、揉、点、弹拨等法作用于腰腿部穴位、腰肌等；也可屈、伸腰部或行腰部斜扳手法。一般常用揉按法，揉按肾俞、腰阳关、八髎或腰痛区。对腰肌无力者，重点用㨰法、揉法；对腰肌痉挛者，重点用捏拿、推法理筋。手法应轻巧、柔和，忌用暴力，以免加重损伤。

5. **功能锻炼**　可做增强腰、腹肌的功能锻炼，如仰卧位三点、五点支撑，拱桥，勾足并腿直抬高，仰卧起坐，或俯卧位飞燕式练习。

6. **针灸**　针刺阿是穴、肾俞、腰阳关、委中、昆仑等穴，体虚、肾气不足者可配合艾灸、温针。

7. **理疗**　可采用红外线、超短波、热蜡浴或中药离子导入等辅助治疗。

8. **其他疗法**　拔火罐或局部封闭等。

（四）预防与调理

保持良好的姿势，纠正不良姿势；避免长时间弯腰，劳逸结合，适当进行功能锻炼；注意腰部保暖，避免风寒湿邪侵袭；长期疼痛者，可予腰围制动，同时还应注意心理疏导等。

（五）预后与转归

慢性腰肌劳损一旦形成，病程缠绵，迁延难愈，但如能坚持功能锻炼、注意休息、避免劳累及扭伤，病情亦可控制。

附　第三腰椎横突综合征

第三腰椎横突综合征（syndrome of the third lumbar vertebra transverse process）系由于 L_3 横突周围组织的损伤，造成该部位明显压痛为特征的慢性腰痛，又称为"第三腰椎横突周围炎""第三腰椎横突滑囊炎"等，部分患者可伴有臀部放射痛。由于 L_3 处于腰曲中点，活动度大；又因其横突最长，且为腰肌和腰方肌的起点，并有腹横肌、背阔肌的深部筋膜附着，故腰腹肌肉应力收缩时，此处受力最大，易使附着点处撕裂而损伤。本病多为一侧发病，也可两侧发病，多见于青壮年，以体力劳动者多见。本病属中医学"痹证""腰痛"范畴。

（一）病因病理

本病主要是由于腰部急性扭伤或慢性劳损致横突周围组织损伤后发生炎性肿胀、充血、渗出等，反复损伤日久可致周围瘢痕粘连、筋膜增厚、肌腱挛缩、局部组织增生等。

由于臀上皮神经发自 $L_1 \sim L_3$ 脊神经后支的外侧支，穿横突间隙向后，再经过附着于 $L_1 \sim L_4$ 横突的腰背筋膜深层，分布于臀部及大腿后侧皮肤。因此，横突处损伤或增生可刺激该神经纤维，导致臀腿部疼痛。

传统医学认为闪挫扭伤，或慢性劳伤，或感风、寒、湿等兼邪，可致局部经络不通、气血凝滞，久则筋肌粘结挛僵，不通则痛。

（二）临床表现与诊断

1. **症状**　腰部多呈持续的弥散性疼痛，劳累、天气变化、晨起或弯腰时加重，卧床休息可缓解。少数患者有臀部和大腿部牵涉痛。

2. **体征**　体查时腰部外观一般正常，急性疼痛时腰部活动明显受限。腰背肌肉痉挛，可见局部隆起或紧张，晚期肌肉可萎缩。横突处有局限性压痛，有时可触及硬结，压迫时可引起臀腿部牵涉痛。神经系统检查多无异常，直腿抬高试验可呈阳性，但多＞50°，加强试验阴性。

3.**影像学** 影像学检查多无特异性。X 线检查多为正常，有时可见 L_3 横突不等长或明显过长，边缘有钙化阴影。CT 检查有时可见局部骨质增生。MRI 检查有时可见局部炎性水肿等。影像学的客观改变与发病无直接关联。

临床上应注意与腰椎间盘突出症、臀上皮神经损伤等鉴别，综合其临床表现可鉴别。

（三）治疗

第三腰椎横突综合征疼痛发作时可致急性腰痛，腰部活动困难，系统、到位的保守治疗方案可以取得良好的疗效。在治疗方面，应遵循缓解疼痛、恢复功能的原则。

治疗手段可参照"慢性腰肌劳损"。注意在急性发作期避免行腰部功能锻炼，如疼痛明显也可行局部针刀松解粘连或水针刀封闭治疗。

（陈树东）

七、腰椎间盘突出症

腰椎间盘突出症（lumbar disc herniation，LDH）是由于腰椎间盘发生退行性变，或外力作用引起纤维环破裂，导致椎间盘的髓核突出，压迫神经根和（或）马尾神经，而引起相应的临床症状者。腰椎间盘突出症最常见的症状是腰痛和下肢放射痛。腰椎间盘突出症占腰腿痛患者的 18%，好发于 20～40 岁，占腰椎间盘突出症的 65%～80%，40 岁以上患者占 20%～35%。临床上以 L_4/L_5 和 L_5/S_1 椎间盘突出最多见。本病属中医学"腰腿痛""痹证"范畴。

（一）病因病理

腰椎间盘退变是一个不可逆的过程，受多种因素影响。退变的椎间盘由于髓核蛋白多糖降解，抵抗压力的能力降低；胶原蛋白成分改变使其缓冲压力、抵抗张力的能力减弱，两者共同作用会降低椎间盘原来吸收负荷及分散应力的力学功能。在日常生活中，椎间盘不断地受着脊柱纵轴的挤压力和牵拉力，尤其是下腰椎所承受的力量最大。当腰椎间盘突然或连续受到不平衡外力作用时，可能发生纤维环破裂，髓核突出。目前认为引起腰腿痛的主要机制，一是受累的脊神经直接受压或过度牵伸引起，二是突出的髓核物质对神经根的生物化学刺激，引起神经根的无菌性炎症。而部分椎间盘突出者可无疼痛等临床症状。

国际腰椎研究会（ISSLS）和美国矫形外科学会（AAOS）将腰椎间盘突出症分为退变型、膨出型、突出型（后纵韧带下）、脱出型（后纵韧带后）及游离型。退变型是早期改变，膨出型大多数不产生症状。

（二）临床表现与诊断

1.**临床表现**

（1）腰痛：大部分患者有此症状，以持续性腰背部钝痛为多见，端坐、站立及屈伸腰部等增加腰部负荷的动作引起腰痛加剧，部分患者为急性扭伤所致。

（2）腿痛：表现为由臀部至大腿及小腿的串痛，轻者不影响行走，重者疼痛难忍、跛行（图 4-46），甚至卧床时不能伸直下肢，需以屈髋屈膝侧卧位缓解疼痛。咳嗽、喷嚏等增加腹压的动作可使腿痛加重。多为一侧腿痛，少数中央型或巨大游离型突出者表现为双下肢疼痛。在高位椎间盘突出症，L_2、L_3、L_4 神经根受累，出现神经根支配区的腹沟区或大腿前内侧的疼痛。

（3）麻木：当腰椎椎间盘突出刺激了本体感觉和触觉纤维时，出现肢体麻木，麻木的部位与突出物的位置有关，如 L_4/L_5 椎间盘突出压迫 L_5 神经根，则小腿外侧和足背内侧麻木；L_5/S_1 椎间盘突

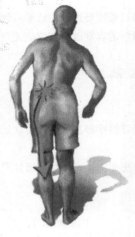
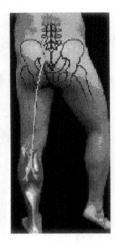

图 4-46　腰椎间盘突出症姿势

出压迫 S_1 神经根，则小腿后侧、足背外侧、跟部和足底麻木，而 L_3/L_4 椎间盘突出压迫 L_4 神经根时大腿前外侧麻木。极少数情况时，如极外侧型突出压迫自同一椎间隙水平发出的神经根，麻木多与疼痛同时出现，而病初发时疼痛较剧，日久则疼痛轻而麻木渐重。中央型腰椎间盘突出症出现马尾综合征，尚有会阴部麻木。

（4）马尾综合征：中央型腰椎间盘突出症出现马尾综合征，患者可出现排便、排尿无力或不能控制，马鞍区麻木，男性患者可能出现阳痿，女性出现尿潴留而假性尿失禁，严重者可出现双下肢不全瘫。

（5）肌肉瘫痪：神经根严重受压时使神经麻痹、肌肉瘫痪。L_4/L_5 椎间盘突出压迫 L_5 神经根，胫前肌、腓骨长短肌、伸长肌及伸趾长肌瘫痪，出现足下垂，其中以伸长肌瘫痪最为多见。

（6）患肢发凉：患肢疼痛反射引起交感神经性血管收缩，或因为刺激椎旁的交感神经纤维，引起坐骨神经痛并小腿及足趾皮温降低，尤以足趾明显。

2. 辅助检查

（1）X 线检查：在腰椎间盘突出症的诊断中是必不可少的，这除了作为诊断椎间盘突出的参考外，更重要的是可以提供腰椎化脓性炎症、原发肿瘤及转移癌等多种疾病的鉴别诊断，所以，一张清晰而且标准的腰椎正侧、双斜位及动力位片应作为检查的常规。

（2）CT 检查：已成为诊断本病的一种重要方法，CT 诊断的准确率为83%～100%。直接征象为向椎管内呈丘状突起的椎间盘阴影，硬膜囊和神经根鞘受压变形或移位，并能诊断极外侧型的突出。对继发的征象如黄韧带肥厚、椎管狭窄、侧隐窝狭窄、小关节增生、椎板增厚等，能清楚显示。

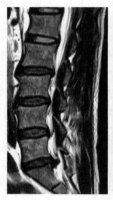
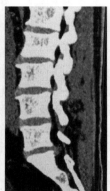
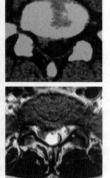

图 4-47　腰椎 MR / CT 检查

（3）MRI：在 T2 加权图像上，椎间盘的信号较 T1 加权像明显增强，退变后的椎间盘信号则明显降低，可以清晰地观察到椎间盘边缘处的炎症水肿组织形成的亮点，以及神经根受压迫的变化（图4-47）。MRI 检查可以了解椎间盘与硬膜、脊髓的位置关系。目前临床常见的分型是按髓核突出的部位，分三型：后外侧型、中央型、极外侧型（图4-48）。

（4）造影检查

1）脊髓造影：椎间盘突出的基本造影征象为硬膜前间隙压迹或充盈缺损，椎管内结构受压后移。正位见一侧椎管充盈异常或两侧对称性狭窄，同时合并一侧或两侧神经根鞘显影不良或中断。因该项检查具有创伤性，在有 CT 或 MR 检查时一般不做此检查。但对于有内固定的患者或者复发的患者，脊髓造影有非常重要的参考意义。

2）椎间盘造影：椎间盘造影术又称"髓核造影术"，是将造影剂注射到椎间盘内，观察髓核的形态，反映椎间盘的病理特点。

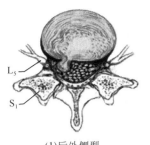 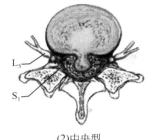 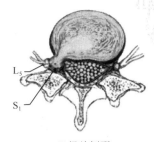

(1)后外侧型　　　　　　　　　(2)中央型　　　　　　　　　(3)极外侧型

图 4-48　腰椎间盘突出分型示意图

（5）肌电图：根据异常肌电图的分布范围可判定受损的神经根及其对肌肉的影响程度。

腰椎间盘突出的诊断，必须综合临床病史、体征和影像学检查。一般说来，其诊断依据如下：①腿痛重于腰痛，腿痛按坐骨神经或股神经区域分布；②按神经分布区域的皮肤感觉障碍；③坐骨神经或股神经的牵拉试验阳性；④出现四种神经损伤体征（肌肉萎缩、肌力减弱、感觉障碍和反射减弱）的两种征象；⑤与临床检查一致的影像学检查发现，包括椎管造影、CT 或 MRI 等。

（三）治疗

腰椎间盘突出症的治疗分为非手术治疗与手术治疗两大类。对于初次发作或病程较短，未经系统保守治疗的年轻椎间盘突出症患者，或是以腰痛症状为主的椎间盘突出症患者，主张非手术治疗。通过中医辨证用药、手法推拿、牵引、卧床休息、理疗、针灸等综合治疗，其效果较为肯定。对于部分疼痛甚者可配合非甾体消炎止痛药口服，或行硬膜外封闭，亦可达到止痛的目的。部分患者反复发作，非手术治疗无效，影响生活及工作，或游离型脱出，临床症状严重，或神经实质损害明显（明显的肌肉萎缩、肌力减弱），或有马尾神经损害者，则应选择手术治疗。

1.辨证施治　本病多为本虚标实证，内虚责之于肝肾，外实责之于风寒湿邪及外伤瘀血。急性发作疼痛剧烈，治标为主，缓解期痹痛绵绵，反复不愈，以治本为主，或随虚实标本兼顾。

（1）风湿痹阻：腰腿痹痛重着，转侧不利，反复发作，阴雨天加重，痛处游走不定，恶风，得温则减，舌质淡红或黯淡，苔薄白或白腻，脉濡。治宜祛风除湿，蠲痹止痛。方选独活寄生汤加减。

（2）寒湿痹阻：腰腿部冷痛重着，转侧不利，痛有定处，虽静卧亦不减或反而加重，日轻夜重，遇寒痛增，得热则减，小便利，大便溏，舌质胖淡，苔白腻，脉弦紧、弦缓或沉紧。治宜温经散寒，祛湿通络。方选附子汤加减。

（3）湿热痹阻：腰髋腿痛，痛处伴有热感、重着，或见肢节红肿，口渴不欲饮，烦闷不安，小便短赤，或大便里急后重，舌质红，苔黄腻，脉濡数或滑数。治宜清利湿热，通络止痛。方选三仁汤加减。

（4）气滞血瘀：近期腰部有外伤史，腰腿痛剧烈，痛有定处，刺痛，腰部板硬，俯仰活动艰难，痛处拒按，舌质暗紫，或有瘀斑，舌苔薄白或薄黄，脉沉涩。治宜行气活血，通络止痛。方选复元活血汤加减。

（5）肾阳虚弱：腰腿痛缠绵日久，反复发作，腰腿发凉，喜暖怕冷，喜按喜揉，遇劳加重，少气懒言，形体白胖，自汗，口淡不渴，毛发脱落或早白，齿松或脱落，小便频数，男子阳痿，女子月经后衍量少，舌质淡胖嫩，苔白滑，脉微弱。治宜温补肾阳，温阳通痹。方选右归丸。

（6）肝肾阴虚：腰腿酸痛绵绵，乏力，不耐劳，劳则加重，卧则减轻，形体瘦削，面色潮红，心烦失眠，口干，手足心热，面色潮红，小便黄赤，舌红少津，脉弦细数。治宜滋阴补肾，强筋壮骨。方选左归丸。

2.手法治疗　手法能缓解肌肉痉挛，松解粘连，疏通经脉，在治疗腰椎间盘突出症时，起到改善局部血运、减轻椎间盘内压、促使突出物回纳，或改变与神经根位置的作用，从而起到缓解疼痛的目的。治疗腰椎间盘突出症的手法可分为两大类，一是腰椎定点斜扳手法（图 4-49），二是大推拿术，适用于年轻、初次发作或病程较短的椎间盘突出症，未经治疗者；或是以腰痛症状为主的椎间盘突出症；或是以膨出为主，未有明确神经损害体征的患者。

3. 牵引疗法

（1）电动骨盆牵引：是腰椎间盘突出症保守治疗的主要方法之一。体位要求如仰卧位牵引时，髋关节处于屈曲位较好，可应用一三角枕置于双膝下（图 4-50）。牵引力原则上以患者感觉舒适为宜，腰椎牵引力量至少＞25%体重。牵引时间为 20～40 分钟，平均 30 分钟。治疗频度每周 5～6 次。

（2）持续牵引法：患者卧硬板床，床尾抬高 15°，套上骨盆牵引带，负重 15～30kg，腰下可垫一薄枕，持续牵引时间较长，牵引时间为 3 周左右。

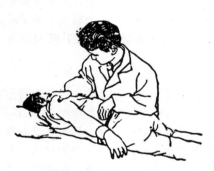

图 4-49　腰椎定点斜扳法

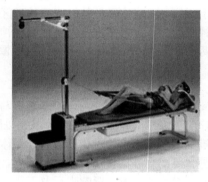

图 4-50　腰椎牵引疗法

4. 针灸疗法　与腰腿痛有密切关系的经络有足太阳膀胱经、足阳明胃经、足少阴经、足少阳胆经、督脉等。急性期用泻法，慢性期用平补平泻或补法，或加用灸法。

5. 西药治疗　对疼痛明显者，可适当给予非甾体消炎止痛和营养神经的药物，或使用少量糖皮质激素静脉滴注（高血压、消化道溃疡者禁用）以促使神经根炎症的消退，以达止痛作用。

6. 封闭疗法　将局部麻醉药和类固醇药物注射到痛点或硬膜外腔，使神经根无菌性炎症得到直接治疗，可起到较好的消炎镇痛作用。封闭疗法所用药物含有类固醇，高血压、消化道溃疡者禁用。

（1）硬膜外腔封闭术：将药物注射到硬膜外腔，常用 1%～2%利多卡因 5～10ml、复方倍他米松注射液 1ml，混合后注射到腰椎管硬膜外腔，7～14 天注射 1 次，全疗程不超过 3 次。

（2）神经根封闭术：通过 X 线机或者 CT 定位，使穿刺针准确到达受累神经根的旁边，将药物直接浸润受累神经根，疗效确切。对于影像学和临床症状不相符合的病例，此方法可作为诊断性治疗，可准确判断责任节段或受累神经根。

7. 手术疗法　手术能够摘除突出的椎间盘，解除马尾和神经根的压迫，因而能达到明显的治疗效果；但手术并不能修复已经退变的椎间盘，也不能使受伤的神经组织立即修复，同时，手术还可能进一步破坏脊柱的稳定性，所以要严格掌握手术适应证。围手术期对患者采用中医治疗方法，有助于减轻神经根的炎症，促进血运恢复，提供神经修复的营养物质。

（1）手术适应证

1）症状重，影响生活和工作，经非手术疗法治疗 3 个月以上无效者。

2）有广泛肌肉瘫痪、感觉减退及马尾神经损害者（如马鞍区感觉减退及大小便功能障碍等），有完全或部分截瘫者。这类患者多属中央型突出，或系纤维环破裂髓核碎块脱入椎管，形成对神经根及马尾神经的广泛压迫，应尽早手术。

3）伴有严重间歇性跛行者，多同时有椎管狭窄症，或 X 线平片及 CT 图像显示椎管狭窄者，非手术疗法不能奏效，均宜及早手术治疗。

（2）常用的手术方法

1）经皮内镜手术：经皮侧路椎间孔镜术，适合于各种类型的椎间盘突出者，$L_2 \sim S_1$ 均可进行手术。但对于 L_5/S_1 椎间盘突出，手术前需要考虑髂嵴的高度、L_5 横突的大小和椎间孔的大小。对于髂脊高、横突大、椎间孔小的患者，可选择经椎板间隙入路经皮内镜手术治疗，但手术前需要考虑椎板间隙的大小（6mm 以上）。经皮内镜手术损伤少，恢复快（图 4-51）。

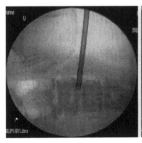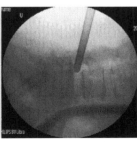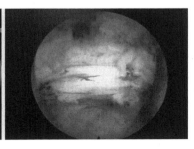

图 4-51　经皮侧路椎间孔镜术

2）椎间盘镜（MED）下髓核摘除术：适用于各种类型椎间盘突出，或合并神经根管狭窄，不伴有中央椎管狭窄、腰椎滑脱、峡部裂患者。

3）微创管道下开窗髓核摘除术：适应于各种类型椎间盘突出（后外侧型和中央型），不伴腰椎滑脱、峡部裂患者。

4）椎间盘摘除固定融合术（PLIF/TLIF）：适合于椎间盘巨大突出、神经功能严重损害、终板炎、椎体不稳、间隙明显狭窄的患者（图 4-52）。

8. 功能锻炼

（1）早期充分休息：病变周围的韧带、肌肉及保留的椎间盘组织需经历一个较长的修复愈合过程，在一定时间内建议限制活动，要避免腰部急剧的前屈、后伸及旋转活动，避免搬、扛重物及剧烈运动。从卧床→起床行走→逐渐弯曲→慢跑、简单的家务劳动→办公室工作的这个过程，需要 1～2 个月的时间，可根据患者的自我感觉和锻炼情况进行调整。

（2）适当锻炼：早期功能锻炼如主动直腿抬高训练及早期下床活动和腰背肌功能锻炼等，不仅对功能康复起到了积极的促进作用，而且能够有效地减少腰肌萎缩、局部粘连和促进神经功能等。

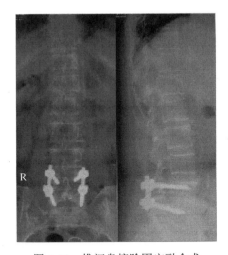

图 4-52　椎间盘摘除固定融合术

（3）佩带腰围：患者早期离床活动时用腰围固定腰椎，以后根据恢复情况逐渐减少用腰围的时间，在活动幅度较大时用，行走时解下。

（四）预防与调理

腰椎间盘突出症的病因虽未完全明确，但椎间盘本身退变和外伤，无疑在发病中占重要地位，所以腰椎间盘突出症的预防重点在于如何避免椎间盘损伤。预防工作应从以下几方面入手：

（1）健康检查及预防教育，应定时对青少年或工作人员进行健康检查，尤其是青少年、长期从事腰部运动的工作者及运动员等。

（2）改善劳动姿势及不良的负重习惯。

（3）加强肌肉锻炼。

（4）家庭生活中的预防。

（五）预后与转归

腰椎间盘突出症如果能够早诊断、早治疗，对于病程短、症状轻、神经没有损害的患者，经过系统保守治疗同时注意保健及加强合适的体育锻炼，大部分可以治愈或缓解。对于部分病情严重，或失治误治及保守治疗无效果或效果欠佳者，病证影响患者的生活及工作能力，表现为神经有损害者，应当行手术治疗。手术的原则为既要彻底干净摘除突出压迫神经的髓核组织，又要对神经周围增生使神经卡压的因素进行解除，尽可能采用微创手术以保证术后脊柱的稳定。手术的远期疗效肯定，但也有部分患者由于再次外伤引致椎间盘突出复发，或是神经根粘连，或是邻近椎间盘突出，或是腰椎失稳等，需要重新手术。

（李永津）

八、腰椎管狭窄症

腰椎管狭窄症（lumbar spinal stenosis）是指由于先天性或退行性改变等因素，造成椎管、神经根管的容积或形态变化，椎管内容纳的神经、马尾及血管等受压，并出现相应临床表现者。本病属于传统医学"腰腿痛""痹证"范畴。

（一）病因病理

造成腰椎管狭窄的原因，有骨性狭窄和非骨性狭窄。骨性狭窄如椎板增生、关节突增生内聚、椎体后缘骨刺增生等。而非骨性椎管狭窄的原因，如黄韧带肥厚、钙化、腰椎间盘突出、椎管内占位性病变等。退行性改变导致的椎管狭窄，往往是多种原因并存。本病起病缓慢，病程长，是引起腰腿痛的常见疾病，多见于中老年人，男性较女性多见，体力劳动者多见。一般将腰椎管划分为中央椎管、侧隐窝和神经根管三部分。腰椎管一处或多处管腔的狭窄压迫马尾神经或神经根均可引起相应的临床症状（图4-53）。

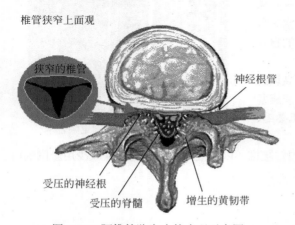

图 4-53　腰椎管狭窄症的病理示意图

本病主要分为先天性、继发性及两种因素混合三种类型，先天性狭窄是由于椎管本身发育狭窄、软骨发育不良、隐性脊柱裂或骶裂等所致；继发性狭窄主要由于椎管周围组织结构退行性改变、脊椎失稳或滑脱、外伤骨折产生解剖结构关系失常，以及手术后医源性损伤等造成椎管内径和容积较正常状态下变小而狭窄。临床上退行性改变是引起腰椎椎管狭窄症的主要病因。由于腰椎间盘退变，腰椎椎体间失稳，继而出现椎体后缘的增生退变、椎间隙狭窄、黄韧带及椎板增厚、小关节突增生内聚或椎体退变性滑脱等，均使腰椎管内径不同程度缩小，对马尾或神经根造成压迫而发病。此外，先天性椎弓根短缩等发育性椎管狭窄及腰椎术后引起的椎管内瘢痕组织增生粘连等医源性椎管狭窄也可导致本病。通常椎管的纤维组织与硬膜间分布着脂肪组织和血管丛，有一定的缓冲空间，狭窄较轻时，对马尾和神经根尚不造成压迫，因此不产生临床症状。当狭窄到一定程度时，马尾和神经根由于受压导致缺血缺氧加重，进而出现神经功能障碍。病变节段以 L_4、L_5 平面最常见，其次是 L_5、S_1 和 L_3、L_4 平面（图 4-54）。

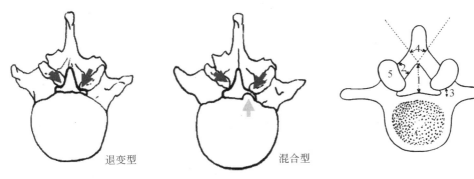

图 4-54　腰椎管狭窄症的分型
1.椎管；2.椎板；3.椎弓根；4.棘突；5.上关节突

（二）临床表现与诊断

1.临床表现　本病主要表现为腰痛、腿痛和马尾神经源性间歇性跛行。临床表现具有以下特点：①下腰痛常伴有单侧或双侧臀部、大腿外侧胀痛，感觉异常或下肢无力。行走或站立时症状较重，下蹲或平卧时症状减轻或消失，骑自行车的体位比较舒适。②脊柱后伸时症状加重，前屈时症状减轻或消失。脊柱位于后伸位时椎间盘突入椎管内，黄韧带皱缩折叠随之突入椎管，压迫神经根，所以腰腿痛症状加重；脊柱前屈位时可使椎间盘在椎管内突出减少，椎管后壁明显增长，黄韧带伸展，椎管内容积相对增加而使症状趋缓或消失（图 4-55）。③马尾神经源性间歇性跛行是腰椎椎管狭窄症的典型症状，也是诊断本病重要的临床依据。行走数十米或百米即出现下肢酸胀、乏力、疼痛或者麻木、步态失稳，难以继续行走。坐或下蹲休息后症状可缓解或消失，但继续行走后又可重复上述表现。④主诉多而体征少。患者主诉有严重腰腿痛，少数病例因压迫马尾神经而影响大小便，甚至造成下肢不完全性截瘫或性功能障碍。但检查神经体征不明显，弯腰正常，直腿抬高基本正常，主要表现为腰背后伸时症状明显加重。

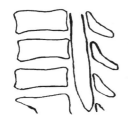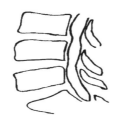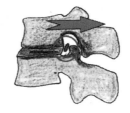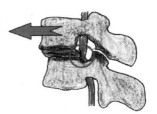

图 4-55　前屈位症状减轻，后伸位症状加重

2.影像学检查

（1）X 线检查：X 线主要观察椎体序列的改变、椎体后缘骨赘、椎间孔大小、后纵韧带和黄韧带骨化等，为诊断腰椎管狭窄症提供间接的依据，临床常需要检查腰椎六位片。腰椎正位片可显示不同程度的骨质增生，关节突增生肥大，或继发性腰椎侧突畸形等；侧位片可见相应节段椎间隙狭窄、椎弓根短粗、腰椎滑脱等；动力位片可明确是否伴有椎体松动；双斜位片可明确是否伴有椎弓根峡部裂。另外在手术治疗中，X 线片同样也是手术的重要参考和随访资料。

（2）CT 检查：CT 具有较高的空间分辨力，在横截面上能够清楚地显示骨性和软组织结构，通过选用适当的窗宽，可以获得椎骨、椎间盘、黄韧带满意的层面图像，可以清楚显示椎体后缘的骨赘、小关节的增生内聚、侧隐窝的狭窄等病理改变，这些是 X 线平片和椎管造影无法比拟的。CT 能准确地测定椎管的形状和管径，椎管横径为双侧椎弓根的内侧缘距离，<13mm 时为绝对狭窄，矢状径为椎体后缘中央至棘突根部的距离；<10mm 时为绝对狭窄，神经管口宽度测量为小关节至椎体后缘的垂直距离；<3mm 时为绝对狭窄（图 4-56）。

（3）MRI 检查：是一项无创检查，能够进行矢状面、冠状面和横断面扫描，根据处理后可以三维立体成像，能清晰地分辨椎管内各种组织；利用 T1 加权相信号的特点，能清晰地显示椎间纤维环突出的程度大小及脊髓、马尾神经和神经根受压的状态，而且根据 T2 加权相能清楚显示蛛网膜下腔的真实形态、硬膜囊受压的部位来自何方，是骨性压迫还是软组织性压迫，为手术提供直观的资料（图 4-57）。

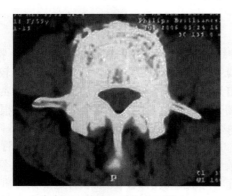

图 4-56　腰椎管狭窄症腰椎 CT

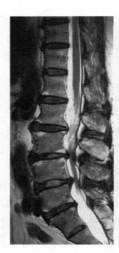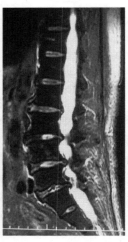

图 4-57　腰椎管狭窄症 MRI 影像

（4）椎管造影+造影后 CT 检查（CTM）：腰椎管狭窄症其受压部位在椎管造影时均有不同程度、不同形态的造影剂充盈缺损，有的完全梗阻，其梗阻部位多在椎间隙平面，完全梗阻常呈截断状、幕帘状、萝卜根状；部分梗阻者造影剂在狭窄处通过缓慢呈滴注状，造影结果硬膜囊呈葫芦状、串珠状、灯笼状等，椎体滑脱引起的椎管狭窄，狭窄部位造影剂通过缓慢、硬膜囊呈台阶状弯曲，若黄韧带肥厚造影时硬膜囊后方呈锯齿状充盈缺损。椎管造影在诊断腰椎管狭窄症时有重要价值，能真实反映硬膜囊受压的部位、程度，并能在透视下动态观察造影剂在蛛网膜下腔流动的情况，可以显示椎管狭窄压迫的全貌。为了增强脊髓与占位性病变相互之间的对比度，将造影剂注入蛛网膜下腔后，再进行 CT 扫描。利用不同对比度，可清晰显示硬膜囊内、外的结构，能精确反映侧隐窝狭窄程度和神经根受压的情况。随着 MRI 检查越来越普及，MRI 具有非侵入性和无放射性的优点。CTM 主要用于患者不能行 MR 检查或作为辅助了解动态狭窄的情况。

3. 鉴别诊断

（1）血管源性跛行：主要见于血栓闭塞性脉管炎等下肢动脉闭塞性疾病。血栓闭塞性脉管炎是缓慢性进行性动、静脉同时受累的全身性疾病，患者多有动脉硬化病史。此病症虽有下肢麻木、酸胀、疼痛和间歇性跛行症状，但患者症状不受姿势影响，后期静息痛逐渐加重、休息后也不能缓解。体格检查会发现同时伴有足背动脉和胫后动脉搏动减弱或消失，可产生肢体远端溃疡或坏死。腰椎椎管狭窄症的患者，其胫后动脉搏动是正常的，不会发生坏死。下肢血管彩超有助于鉴别。

（2）腰椎间盘突出症：多见于青壮年，起病较急，咳嗽及腹压增加时疼痛加重，有反复发作的病史。腰痛常合并下肢放射痛。体征上多显示脊柱侧弯，生理前凸减弱或消失，下腰部棘突旁有压痛及下肢放射痛，直腿抬高试验和加强试验阳性。

（3）脊柱炎症性病变：脊柱结核、强直性脊柱炎、类风湿关节炎等也会引起腰腿痛，如果发现症状不是典型的腰椎管狭窄症状，需要进一步的影像学检查甚至实验室检查来鉴别。

（4）肿瘤性病变：肿瘤的早期可以没有任何症状。当肿瘤突破椎体侵犯和压迫临近的软组织、神经和脊髓，椎体病理性骨折，以及脊柱的稳定性受到影响时，就会出现以腰背痛、腿痛为主的症状。肿瘤引起的腰痛常常异常剧烈，难以忍受，卧床休息和改变体位常常不能缓解，逐步加重，尤其在夜间更加疼痛，难以入睡。肿瘤还有原发肿瘤的症状或手术史，伴有全身消瘦、体重短期内明显下降、食欲差、疲乏等全身表现。通过 X 线、CT、MRI、同位素骨扫描等明确椎体骨质破坏的形态、部位等多数患者就可明确诊断。

（5）脊柱骨折：以前有过脊柱骨折病史或者近期有外伤史的患者，特别是绝经后女性，轻微外伤即可发生骨折，出现腰腿痛需警惕出现骨折后遗症或者发生了新鲜骨折。

（三）治疗

大多数腰椎管狭窄症患者经过非手术治疗，症状可以得到明显缓解。治疗时强调自身的调养、控制椎管狭窄加重的因素，调和气血，平衡筋骨。尤其中老年患者，重视内外兼治，强调优化应用多种综合疗法针对病因病机进行调治。若患者经过保守治疗效果不明显，且表现为进行性下肢无力或马尾神经损害，或严重的椎管狭窄非手术无效，严重影响生活者，需手术治疗。

1. 辨证论治　本病以肾虚为本，风寒湿邪侵袭为标。中医治疗以调补肾气为主，根据肾气的强弱、阴阳的盛衰，给予调理和补益，以达到强肾固督的作用。同时，根据久病邪气入络的特点，在补肾的同时要活血通络，以标本兼顾。

（1）风寒痹阻：腰腿酸胀重着，痛处游走不定，时轻时重，拘急不舒，遇冷加重，得温痛缓。舌质淡，苔薄白或白腻，脉沉紧。治宜祛风除湿，蠲痹止痛。方选独活寄生汤加减。若腰腿疼痛沉着者，加萆薢、淫羊藿以加强祛风除湿功效；若下肢疼痛剧烈者，加蜈蚣、全蝎以通络止痛。中成药用伸筋片等。

（2）湿热痹阻：腰腿疼痛，痛处伴有热感，或见肢节红肿疼痛，口渴不欲饮，烦闷不安，小便短赤，或大便里急后重，舌质红，苔黄腻，脉滑数。治宜清热利湿，通络止痛。方选清火利湿汤加减。若苔黄厚腻明显，加白蔻仁、竹茹以芳香化湿；若腿痹痛明显，加蜈蚣、乌梢蛇以通络止痛。中成药可用痛风定胶囊。

（3）气滞血瘀：近期腰部有外伤病史，腰腿疼痛剧烈，痛有定处，刺痛，腰部俯仰困难，痛处拒按，舌紫暗，或有瘀斑，苔薄白，脉弦细。方选复元活血汤加减。若疼痛明显，可加香附、泽兰以加强行气活血止痛之功。中成药用元胡止痛片。

（4）肾气不足：腰腿酸痛缠绵日久，反复发作，腰腿无力，遇劳更甚，卧则减轻，形羸气短，肌肉瘦削，舌质淡，苔薄，脉沉细。偏于阴虚者治宜滋补肾阴，方选左归丸加减。若面色白，神疲纳呆加黄芪、党参以补益气血；若口咽干燥加麦冬、玄参以养阴生津。偏于阳虚者治宜温补肾阳，方选右归丸加减。若食少便溏加党参、砂仁（后下）以补气健脾。中成药偏阴虚用六味地黄丸，偏阳虚用肾气丸。

2. 外治法

（1）手法治疗：一般建议使用轻柔、温和的手法，起到提高神经肌肉调节功能、减少或矫正筋骨失衡、增大椎间孔、促进血液循环的作用。

常用的手法：①患者取俯卧位，胸部垫薄枕，触诊寻找腰部及臀部压痛点，按法、滚法放松腰背肌肉，采用点穴手法以消除痛点；②取侧卧位行斜扳摆腰，重点为健侧卧位，注意询问患者疼痛及放射痛程度，以疼痛消失的位置为最佳斜扳角度，如果疼痛缓解不明显，医者可将腿置于患者双腿之间向上提拉，辅助完成大角度前屈，动作柔和，循序渐进；③再取仰卧位行屈髋抱膝滚腰扩大椎管及神经根管体积，医生可在患者头尾帮助滚动，以使患者放松腰部肌肉，防止使用暴力；④治疗后采用体位维持，如弯腰步行、严格卧床（半卧位），防止过伸。每2天1次，连续3次为1个疗程，共治疗1～2个疗程（图4-58）。

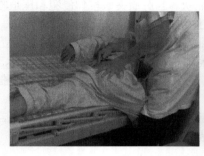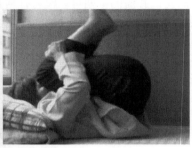

图 4-58　腰椎管狭窄症手法治疗

（2）针灸疗法

1）体针：选用华佗夹脊、八髎，双侧秩边、委中、承山、光明，可加电针，每天1次，每次30分钟左右，10次为1个疗程。循经主要取穴以下肢足太阳膀胱经、足少阳胆经腧穴为主。

2）灸法：使用普通艾条温通督脉及双下肢经脉，急性期可以使用雷火灸作腰背部和下肢经脉治疗。

（3）腰椎屈曲位牵引术：适应于非急性期、无明显神经功能损害的轻中度腰椎管狭窄症患者。牵引重量：体重≤50kg为25kg，体重每增加5kg，牵引重量增加1kg。选用腰部屈曲位或俯卧位持续牵引，每次20分钟，每天1次。

（4）理疗：常规的物理治疗，主要有光疗（包括红外线光疗、激光疗法）、电疗（离子导入法、低频电疗、中频电疗、高频电疗），热疗（热敷、蜡疗、透热疗法等）。

（5）封闭疗法：对临床症状不能缓解、疼痛较重的患者，可试行硬膜外封闭治疗，以消除神经根的肿胀，松解粘连，缓解症状。由麻醉师操作，常用药物为得宝松1mg加1%利多卡因3ml，用生理盐水稀释为10ml，注入腰椎硬膜外腔，每周1次，共注射2～3次。高血压、冠心病者慎用。

3. 西药治疗

（1）非甾体类消炎止痛药。

1）双氯芬酸钠：每次75mg，每日1次。

2）塞来昔布胶囊：每次200mg，每日1～2次。

禁忌证：有活动性消化性溃疡、肝肾功能不全者忌用。常配合护胃药如奥美拉唑等。

（2）神经营养药物。

4. 手术治疗　目前主要用于椎管严重狭窄、症状严重，伴马尾神经症状或保守治疗无效的患者。手术目的主要是减压，必要时同时行内固定融合术。复杂的腰椎管狭窄症，除有腰椎管狭窄症状之外，尚伴有腰椎退变性侧弯，伴有椎间不稳定、退变性滑脱、椎间孔狭窄等，需要综合对症处理。

（1）手术适应证

1）经正规保守治疗无效。

2）自觉症状明显并持续加重，影响工作和生活。

3）中重度的神经压迫症状，无或伴有轻度腰背痛。

4）影响功能的腿痛。

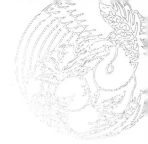

5）明显的神经根痛和大部分或进行性神经功能缺失。

6）出现马尾神经损害症状。

7）进行性的滑脱、侧凸伴相应的临床症状和体征。

（2）手术禁忌证

1）身体条件差，不能耐受手术者。

2）合并严重的心、脑、肝、肾等重要脏器功能损害，仍处于失代偿期者。

3）伴有精神障碍者。

（3）手术方式

1）单纯椎板减压术：适用于单节段或双节段椎管狭窄，累及单侧肢体，不合并椎间盘突出或腰椎不稳。

2）双侧椎板潜式减压：适用于单节段或多节段椎管狭窄症，累及双下肢，不适合做全椎板减压的患者，如合并明显的骨质疏松、年老体弱者。

3）全椎板切除减压、椎弓根钉内固定、椎体间（或横突间）植骨融合术：适用于中央型椎管狭窄症、合并腰椎不稳或退变滑脱者。

（4）围手术期处理：腰椎管狭窄症患者多为中老年患者，常合并高血压、心脏病、糖尿病、凝血功能障碍等内科疾病，因此术前应注意病史的采集与详细的体格检查，并及时请相关科室会诊协助处理。术前预防性应用抗生素以减少感染概率，术中注意手术节段定位及生命体征监护。患者术后早期多因失血、手术创伤等耗伤机体元气，出现气血亏虚等术后疲劳综合征的表现，此时应注意患者整体状态的调节，同时也要兼顾预防术后神经根粘连、水肿，因此术后应注重益气活血治疗的运用。术后恢复期，患者对营养物质的需求增多，脾胃的摄纳及运化功能相对不足，此时应注意健脾益气、行气化湿的运用，以加快患者康复。

（四）预防与调理

患者多合并不同程度的腰椎退变，因此须注意腰部保养，避免弯腰抬举重物，避免久坐久行，适当腰背肌功能锻炼，远离潮湿寒冷处所，鼓励患者在恒温池内游泳锻炼。

（五）预后与转归

腰椎管狭窄症患者的预后较佳，病变较轻的患者经过系统保守治疗，腰腿痛会明显减轻，间歇性跛行症状改善，神经支配区域肌力感觉能有所恢复。病变较重的患者及时行手术治疗，腰腿痛与间歇性跛行的症状亦会逐渐消失，一般半年后可从事正常体力活动。

（赵　帅）

九、腰椎滑脱症

腰椎滑脱症（lumbar spondylolisthesis）是指腰椎椎体间因先天或外伤等因素造成椎弓根峡部骨性连接发生异常而发生的椎体间的前后移位，并由此引起的以腰痛及下肢神经根性痛为主的证候群。根据椎弓根峡部峡部的完整性与否可分为真性及假性滑脱，其中无椎弓根峡部不连，一个或数个椎体向前或向后移位，滑脱程度一般在30%以内者，称假性滑脱；因椎弓根峡部不连所致的腰椎滑脱症，称为真性滑脱。腰椎滑脱好发于L_5椎和L_4，女性发病率高于男性，发病率约为5%。本病属传统医学"腰痛"或"痹证"范畴。

（一）病因病理

1976年，Wiltse 与 Newman-Maenab 根据其病因将腰椎滑脱分为发育不良性、峡部病变性、退行性、创伤性和病理性五种。

1. 先天发育不良性腰椎滑脱 由于骶骨上部、小关节突发育异常或 L_5 椎弓缺损，从而缺乏足够的力量阻止椎体前移。峡部可以是正常的，也可能狭长而薄弱，甚至发现断裂。由于先天性异常的存在，行走后会发生滑脱，这种类型的腰椎滑脱通常<30%，仅少数滑脱严重，同时可伴有移行椎、骶裂、浮棘、菱形椎等其他下腰部畸形，有遗传因素。

2. 峡部病变性腰椎滑脱 其基本病变在关节突间椎弓峡部，可分峡部疲劳骨折、峡部狭长而薄弱及峡部急性骨折三个亚型。仅有峡部病变而椎体向前滑移者又称峡部崩裂。

（1）峡部疲劳骨折：最常见于 50 岁以下者。与患者进行剧烈活动和长时间处于背伸的坐位有关。背伸时，腰椎峡部要承受更大的压力和剪切应力，由于峡部疲劳骨折而分离或吸收，使上位椎体向前滑出。

（2）峡部狭长而薄弱：由于峡部重复多次的疲劳性微小骨折，其愈合时使峡部延长但未断裂，同时允许椎体前移。现多数学者认为狭长的峡部是先天发育不良所致，并将其归入第一类。薄弱的峡部最终会断裂，但在 X 线片或手术中发现残根的长度要大于正常人，这一点与单纯的峡部疲劳性骨折不同。

（3）峡部急性骨折：严重的创伤，可同时伴有椎体滑脱，但更常见的是仅有腰椎峡部崩裂而无滑脱。

3. 退行性腰椎滑脱 是由于长时间持续的下腰不稳或应力增加，使相应的小关节发生磨损，退行性改变。关节突逐渐水平化，加之椎间盘退变、椎间不稳、纵韧带松弛，从而逐渐发生滑脱，但峡部仍保持完整，故又称假性滑脱，退行性滑脱多于 50 岁以后发病，女性的发病率是男性的 3 倍，多见于 L_4，其次是 L_5。滑脱程度一般在 30%以内。

4. 创伤性腰椎滑脱 创伤引起椎体的各个结构如椎弓、小关节、峡部等骨折，不是峡部孤立骨折，由于椎体前后结构连续性破坏导致滑脱。

5. 病理性腰椎滑脱 由于肿瘤、炎症或全身及局部的其他病变，如 Paget 病、梅毒病变、骨质疏松等，累及椎弓、峡部、上下关节突，使骨质破坏，或是椎间盘韧带结构的病变破坏了局部的稳定性，造成椎体后结构稳定性丧失，发生滑脱。

腰椎手术后，破坏脊柱之后结构而发生滑脱，又称医源性或获得性滑脱。有学者报告腰骶融合术后，因应力上移，于上位腰椎发生峡部疲劳性骨折的病例。

（二）临床表现与诊断

1. 临床表现 大多数的腰椎滑脱早期没有症状，常在体检时无意发现。出现症状时主要表现为下腰痛，有时伴有臀部和腿部疼痛。其程度多数较轻，疼痛与腰椎的活动有关，腰部负荷加大时腰腿痛加重，卧位时减轻，可有缓解期。腰痛初为间歇性，以后可呈持续性，严重影响正常生活，休息不能缓解，部分患者疼痛可波及小腿和足部，并伴行走无力，少数可有马尾神经损伤的症状，如会阴部麻木、小便潴留或失禁。若合并腰椎间盘突出症，则可表现为坐骨神经痛症状。

2. 体征 通常生理曲度加大，棘突、棘间或棘突旁可有压痛，可触及明显的阶梯，腰部前屈可无受限，受累神经根支配区域的肌力、感觉减退，甚者可出现一侧或双侧下肢肌张力减低，肌力下降，并伴轻至中度的肌肉萎缩。有马尾神经损伤者可出现会阴部麻痹、肛门括约肌松弛等。

3. 影像学检查

（1）X 线：腰骶正侧位和斜位 X 线。可显示腰椎峡部裂、椎间滑移程度、椎间隙的宽度及骨质增生等情况。侧位片是重要的诊断手段，可观察并测量滑脱的程度。根据 Meyerding 分类：Ⅰ度滑脱的移位为 0%～25%，Ⅱ度滑脱为 25%～50%，Ⅲ度滑脱为 50%～75%，Ⅳ度滑脱＞75%。近年来，也有学者提出将滑脱＞100%者称为 V 度滑脱。

斜位片可清晰显示椎弓峡部图像，此位置正常椎弓附件投影形似"猎狗"，狗嘴为同侧横突，狗耳朵为上关节突，狗眼为椎弓根纵断面，狗颈为峡部，狗身为同侧椎板，前后腿为同侧及对侧下关节突，狗尾为对侧横突。椎弓根崩裂时，峡部可见一带状裂隙，称"狗戴项圈征"。腰椎过伸过屈位 X 线片可显示滑脱椎体随体位改变而出现进一步的位移改变（图 4-59）。

（2）椎管造影、CT、MRI 检查：椎管造影可清楚显示椎管狭窄、硬膜囊受压的情况，滑脱明显者碘柱呈阶梯状，有时中断。CT 在切层时要沿椎弓根行径切层，否则容易引起漏诊。CT 尚可显示椎管狭窄的情况，以及受累节段的椎间盘的膨出等情况。MRI 有助于观察腰椎神经根受压情况及各椎间盘的退变程度。

临床诊断依靠症状、体征和 X 线片，尤其是腰椎左右斜位片，通常并不困难，必须明确：①椎弓崩裂、脊椎滑脱与腰痛的关系，是否为腰痛的原因。②是否有神经根或马尾神经受压的症状。同时本病需与能够引起腰痛和下肢放射痛的腰部其他疾病，如腰椎间盘突出症、腰椎管狭窄症、腰肌急慢性损伤、椎管内肿瘤、多发性神经根炎等相鉴别。除临床症状外，X 线片是否有峡部裂与椎节滑脱，是鉴别的特征。

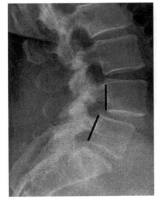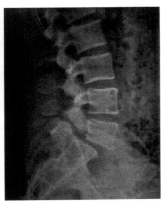

图 4-59　腰椎滑脱症 X 线影像

（三）治疗

有相当一部分峡部裂和Ⅰ度滑脱者并无症状，一般不需要治疗，但需避免重体力劳动，并加强腹肌锻炼；对症状轻微的Ⅰ度滑脱，采用非手术治疗；如伴有明显的腰痛并伴有神经支配区域异常，则需要手术治疗。

1. 辨证论治

（1）肾精不足型：治宜补肾益精。方用左归丸加减。

（2）痰湿痹阻型：治宜除湿化痰，温经通络。方用独活寄生汤加减。

（3）气虚血瘀型：治宜益气养血，活血化瘀。方用补阳还五汤加减。

2. 手法治疗　手法原则是改善腰肌高张力状态，恢复腰椎稳定，改善腰椎承重力线。但手法务须刚柔和缓，轻快稳妥，力度适当，切忌强力按压和扭转腰部，以免造成更严重的损害，适用于Ⅰ度腰椎滑脱症或是退变性滑脱症。

3. 手术治疗　腰椎峡部骨裂引起腰滑脱其病理改变是不可逆的，产生疼痛后，经过非手术治疗，部分是可以缓解的，但相当的患者只是短时间的缓解，随着时间的推移，滑脱可能加重，伴随椎管和神经根出口的狭窄也渐加重，有时引起持续性的神经牵拉和压迫，症状不能解除，需用手术的方法来解决。手术原则是减压、复位、融合和稳定脊柱。

（1）手术适应证

1）Ⅱ度以下，顽固性腰背痛，或原有症状加剧，经保守治疗后不能缓解。

2）下肢出现神经症状或马尾压迫综合征。

3）病程长，进行性滑脱者。

4）无或有症状，滑脱＞50%，处于生长发育期的青少年。

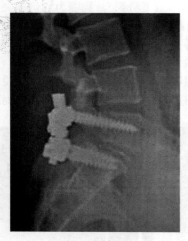

图 4-60　腰椎滑脱症脊柱内固定术

（2）手术方法

1）神经减压术：减压是缓解重度腰椎滑脱患者症状的有效手段，所采取的主要方法有全椎板或半椎板切除、节段性开窗等，而减压范围包括椎间盘、黄韧带、侧隐窝和增生的关节突。

2）脊柱融合术：坚强的生物性融合是获得长期稳定性的重要保障，脊柱融合方法按植骨部位可分为椎间融合、后外侧融合和椎体环周融合等。

3）脊柱内固定术：目前多采用椎弓根钉内固定方式（图4-60）。

4）峡部关节处直接修复术：峡部修复术方式多样，现常用术式包括 Buck 法、改良 Scott 法、椎弓根钉-椎板钩法等，受患者解剖变异的影响，各有其适用范围。

5）微创手术治疗：近年来，随着微创脊柱外科技术的进一步发展，管道下腰椎固定融合术、经皮腰椎体间融合术、腹腔镜下腰椎滑脱前路手术等腰椎滑脱症的微创术式在临床上的应用日益广泛。

（四）预防与调理

手术治疗后约 3 个月内，多数患者需要腰围保护；术后少做腰部扭转、弯腰及负重活动。

（王慧敏）

十、脊柱侧凸

脊柱侧凸（scoliosis），俗称脊柱侧弯，它是一种脊柱的三维畸形，包括冠状位、矢状位和轴位上的序列异常。定义为：应用 Cobb 法测量站立正位 X 线像的脊椎侧方弯曲，如角度≥10°，则为脊柱侧凸（图4-61）。脊柱侧凸是一种症状，有很多原因可以导致脊柱侧凸，各有特点。

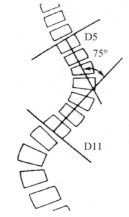

图 4-61　应用 Cobb 法测量侧弯角度

（一）病因病理和分型

脊柱侧凸发病原因复杂，按照病因分为非结构性和结构性两大类。

1. **非结构性脊柱侧凸**　是指某些原因引起的暂时性侧弯，一旦原因去除，即可恢复正常，但长期存在者，也可发展成结构性侧凸。一般这种患者在平卧时侧凸常可自行消失，拍摄 X 线片，脊柱骨结构均为正常。常见原因如下。

（1）姿势性侧弯。

（2）腰腿疼痛，如椎间盘突出、肿瘤。

（3）双下肢不等长。

（4）髋关节挛缩。

（5）炎症刺激（如阑尾炎）。

（6）癔症性侧弯。

2. **结构性脊柱侧凸**　是指伴有旋转的结构固定的侧方弯曲，即患者不能通过平卧或侧方弯曲自行矫正侧凸，或虽矫正但无法维持，X 线片可见累及的椎体固定于旋转位，或向两侧弯曲的 X 线影像表现不对称。

（1）特发性：最常见，占总数的 75%～85%，发病原因不清楚，椎体发育正常，所以称之为特发性脊柱侧凸。根据发病年龄不同，可分成三类。

1）婴儿型（0～3 岁）：①自然治愈型；②进行型。

2）少年型（4～10 岁）。

3）青少年型（10 岁至骨骼发育成熟）。

上述三型中又以青少年型最为常见，多见于女性。对青少年特发性脊柱侧凸（AIS）（图 4-62），早期有 King 分型，现较少使用，现常用的是 Lenke 分型与协和分型（PUMC）。

（2）先天性

1）形成不良型：①先天性半椎体；②先天性楔形椎。

2）分节不良型。

3）混合型：同时合并上述两种类型。

先天性脊柱侧凸是由于脊柱在胚胎时期出现脊椎的分节不完全、一侧有骨桥或者一侧椎体发育不完全或者混合有上述两种因素，造成脊柱两侧生长不对称，从而引起脊柱侧凸。往往同时合并其他畸形，包括脊髓畸形、先天性心脏病、先天性泌尿系畸形等。

（3）神经肌肉源性：可分为神经源性和肌源性，是由于神经或肌肉方面的疾病导致肌力不平衡，特别是脊柱旁肌左右不对称所造成的侧凸。常见的原因有小儿麻痹后遗症、脑瘫、脊髓空洞症、进行性肌萎缩症等。

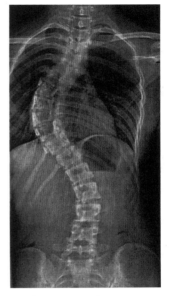

图 4-62　青少年特发性脊柱侧凸

（4）神经纤维瘤病合并脊柱侧凸。

（5）综合征所致脊柱侧凸：如马凡综合征、先天性多关节挛缩症等。

（6）后天获得性脊柱侧凸：如强直性脊柱炎、脊柱骨折、脊柱结核、脓胸及胸廓成形术等胸部手术引起的脊柱侧凸。

（7）成人退变性脊柱侧凸。

（8）其他原因：如代谢性、营养性或内分泌原因引起的脊柱侧凸。

（二）临床表现与诊断

正常人的脊柱从后面看应该是一条直线，并且躯干两侧对称。如果从正面看有双肩不等高或后面看到有后背左右不平，就应怀疑"脊柱侧凸"。轻度的脊柱侧凸通常没有明显的不适，外观上也看不到明显的躯体畸形。较重的脊柱侧凸则会影响婴幼儿及青少年的生长发育，使身体变形，严重者可以影响心肺功能，甚至累及脊髓，造成瘫痪。临床检查时应关注患者的年龄、性别、生长发育情况等，应注意双肩是否等高，腰前屈时两侧背部是否不对称，即有无剃刀背征；注意皮肤的色素改变，有无咖啡斑及皮下组织肿物，背部有无毛发过长及囊性物。注意乳房发育情况，胸廓是否对称，有无漏斗胸、鸡胸、肋骨隆起及手术瘢痕。检查脊柱屈曲、过伸及侧方弯曲的活动范围。检查各个关节的可屈性，如腕及拇指的接近，手指过伸，膝、肘关节的反屈等。应仔细进行神经系统检查，尤其是双下肢，确认神经系统是否存在损害。

脊柱侧凸患者常规的 X 线片应包括站立位的脊柱全长正侧位和仰卧位左右侧弯位片（Bending 像）。通常还需行脊柱 CT 和 MRI 检查，必要时还需相关其他检查，如肌电图等。

（三）治疗

脊柱侧凸的治疗可分为两大类，即非手术治疗和手术治疗。常见的非手术治疗方法包括理疗、体操疗法、石膏、支具等，最主要和可靠的方法是支具治疗。

1. **非手术治疗** 以常见的青少年特发性脊柱侧凸为例，①Cobb 角＜25°者应严密观察，如 Cobb 角＞20°，未进入生长发育高峰期，应行支具治疗。②Cobb 角在 25°～40°的应行支具治疗。③Cobb 角 40°～50°的脊柱侧凸，如为腰弯，由于腰弯危害性大，进展的概率大，建议手术治疗；如为胸弯，平衡性良好，未发育成熟的患者可继续戴支具治疗，发育成熟的患者，可观察随访。④Cobb 角＞50°，多建议采取手术治疗。

2. **手术治疗** 由于脊柱侧凸病因复杂，类型繁多，其手术指征绝非简单地依据患者年龄或侧弯度数，还应考虑到畸形的类型、特点、节段、进展速度、患者骨龄发育及畸形对患者体态的影响程度等因素。进展型的先天性脊柱侧凸应早期手术已达成共识，因其随年龄增长不仅畸形加重，且变得僵硬，难于矫治。但特发性脊柱侧凸如在儿童期过早行后路矫正融合，可能会影响其脊柱生长发育，远期很可能会出现畸形加重。另外，脊柱的平衡、手术对脊柱的生长和活动度的影响等因素也要考虑在内。因此每个脊柱侧弯的患者都应该具体分析，采取个体化的治疗措施。

脊柱侧凸手术目的是：防止畸形进展，恢复脊柱平衡，尽可能矫正畸形，尽量多地保留脊柱的活动节段，防止神经损害。采用当前的三维矫形技术和椎弓根螺钉内固定技术，脊柱侧凸可以获得良好的手术矫形，但也不能得到 100%的纠正，因为手术还要考虑患者脊柱和脊髓的耐受性，过分矫正容易导致内固定物失败，增加手术并发症发生率，甚至会导致神经损害和瘫痪。不同年龄、度数及不同病因的侧弯矫正度都有所不同，一般特发性脊柱侧凸其矫正率通常可达到 60%～80%。

手术方式：手术有前路和后路两种，最常用的为后路椎弓根钉固定矫形植骨融合术；对严重的侧弯或合并有神经压迫、先天性椎体发育异常者，常需截骨、减压，甚至椎体切除。

（王羽丰）

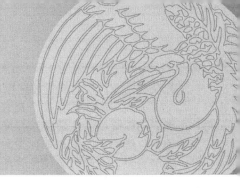

第五章 慢性筋骨病

第一节 膝骨性关节炎

膝骨性关节炎（knee osteoarthritis）是指膝关节软骨出现原发或继发性退行性改变，并伴有软骨下骨质增生，从而使关节逐渐被破坏及产生畸形，影响膝关节功能的一种退行性疾病。疾病整个过程涉及关节软骨、软骨下骨、韧带、关节囊、滑膜及关节周围肌肉（图 5-1）。它开始表现为膝关节软骨生化代谢的异常和结构上的损害，进而发生退行性改变，产生纤维化、缝隙、溃疡及整个关节面的缺损，导致关节疼痛和功能丧失。膝骨性关节炎的患病女性较男性多见，尤其多见于中老年肥胖女性。女性发病多开始于40岁，男性开始于50岁；其中55～60岁发病率最高，70岁以上发病率几乎达到80%～90%。本病属中医学"痹证""骨痹""膝痹"等范畴。

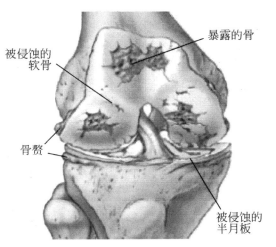

图 5-1　膝关节退变示意图

（一）病因病理

原发性膝骨关节炎的发病原因目前尚不清，可能为多因素作用的结果。

1. 年龄　临床发现，本病的发生率随年龄的增长而上升，特别是到中老年期，患病率明显升高。可能与下列因素有关：①中年以后神经-肌肉功能逐渐减退，由于运动不协调而导致关节损伤。②随着年龄的增长，骨中无机盐的含量进行性增高，导致骨的弹性和韧性减低。同时供应关节的血流量减少，关节软骨因营养减少而变薄、基质减少、纤维化，使关节内负重分布发生改变，关节面及关节软骨易受损伤。③绝经前后的妇女，由于雌激素失衡而使骨质丢失增加，发生骨质疏松。

2. 损伤和过度使用　是较为公认的原因之一。

3. 肥胖　国外有人统计发现，37岁时超过标准体重20%的男性，其患原发性膝骨关节炎的危险性较标准体重者高1.5倍，而女性肥胖者患病的危险性较标准体重者高2.1倍，也可能与关节负重增大和肥胖引起的姿势、步态、运动习惯等有关。

4. 遗传　许多继发性膝骨关节炎有明显的遗传倾向。

5. 其他　其他因素包括关节软骨基质的改变、骨内压升高等。

在多种原因单独或共同作用下，膝骨性关节炎病理变化主要包括关节软骨变化、软骨下骨质改变、滑膜病变、肌肉改变、细胞因子参与骨关节炎等。关节软骨是膝骨性关节炎最早病变的部位。病理改变主要是早期关节软骨表面的胶原纤维退化及后期软骨面磨损，软骨间质的破坏不断发展而导致关节功能逐步丧失。其次就是软骨下骨的改变，骨关节炎时，软骨剥脱，软骨下骨质暴露，骨髓内血管和纤维组织增生，产生新骨，形成硬化层，硬化区在压应力作用下，骨质发生微骨折、坏死及囊性变，继而软骨边缘出现骨赘新生物，软骨下骨髓内骨质增生，囊肿形成。

滑膜病变在膝骨关节炎进程中起重要作用。滑膜和关节囊在骨关节炎初期虽无变化，但后期剥脱的软骨附着在滑膜上，刺激滑膜增生肥大，关节滑膜受脱落软骨碎片的刺激而充血、水肿、增生、肥厚、滑液增多；肥大的滑膜或形成皱襞，嵌夹在关节间，造成关节交锁、滑膜卡压等引起滑膜炎。滑膜炎促使血管增生及释放大量炎性介质，进一步降解软骨，如此周而复始，造成恶性循环。

（二）临床表现与诊断

膝骨关节炎主要表现为膝关节疼痛和功能障碍。关节疼痛在早期可仅表现为活动时隐痛，随着患者病情的发展，疼痛逐渐加重，性质改变为胀痛，在上下楼、下蹲、起立时明显，严重时在静止状态也可有疼痛发作。有的表现为在行走过程中关节腔内砾轧音、关节打空、绞索。有的表现为关节僵直。严重的膝骨关节炎患者还可伴有关节肿胀、周围水肿、肌肉萎缩等。关节功能障碍包括关节僵硬，不稳，活动范围减少，步行能力下降等。关节僵硬是指经过休息，或长时间处于某一体位后，自觉活动不利，特别是起动困难，胶滞。伸膝支撑稳定的力量减弱和侧向不稳，表现为步态摇摆。屈伸活动范围减少常常由于膝关节疼痛肿胀，被迫轻度屈曲位以增加关节腔内容积，久之则腘绳肌痉挛，伸直受限。

膝骨关节炎诊断多采用美国风湿病学会 1995 年的诊断标准：

1. 临床诊断标准 ①前月大多数时间内有膝痛；②有骨摩擦音；③晨僵＜30 分钟；④年龄≥38 岁；⑤膝检查示骨性肥大。

满足①②③④或①②⑤或①④⑤者可诊断为膝骨关节炎。

2. 临床、实验室和放射学诊断标准（图 5-2） ①前月大多数时间内有膝痛；②X 线片示关节边缘有骨赘；③关节液检查符合骨关节炎；④年龄≥40 岁；⑤晨僵＜30 分钟；⑥关节活动时有骨响声。

满足①②或①③⑤⑥或①④⑤⑥者可诊断为膝骨关节炎。

3. 鉴别诊断 本病需与风湿性关节炎、类风湿关节炎、膝关节非特异性滑膜炎、髌骨软化症、色素绒毛结节性滑膜炎等病相鉴别。

（1）风湿性关节炎：链球菌溶血素有链球菌感染史，并常于再次接触链球菌感染而复发，也表现为游走性。活动期血沉增快，抗"O"阳性。X 线检查多无异常发现。

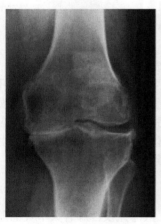
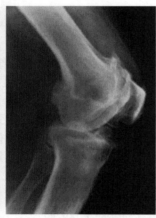

图 5-2　膝关节骨性关节炎 X 线片

（2）类风湿关节炎：可发生于任何年龄，女性多于男性，呈游走性，有晨僵现象，好发于四肢小关节，类风湿因子多为阳性，久发病例 X 线片常见关节骨质疏松及不同程度骨质破坏。

（3）膝关节非特异性滑膜炎：表现为反复出现的膝关节积液，浮髌试验阳性。关节肿胀程度与疼痛不一致，肿胀常很严重，但关节疼痛相对较轻。X 线片仅显示软组织肿胀。

（4）髌骨软化症：亦属于退行性疾病，重点累及髌股关节，表现为上下楼梯、下蹲起身膝前疼痛，髌骨研磨试验阳性，髌骨内侧关节面常有压痛，X 线髌骨轴位片可见髌股关节间隙狭窄，关节面不光滑。

（5）色素绒毛结节性滑膜炎：多见于膝髋踝关节，表现为受累关节反复肿胀，全身无症状，血沉不快，X 线早期仅可见软组织肿胀，晚期可见边缘骨性破坏，关节液穿刺呈暗红色或咖啡色。

（三）治疗

1. 辨证治疗

（1）瘀血阻滞型：代表方剂为身痛逐瘀汤加减。

（2）阳虚寒凝型：代表方剂为独活寄生汤加减。

（3）肾虚髓亏型：代表方剂为清骨散、知柏地黄丸。

2. 中成药治疗 辨证使用中成药。

3. 中药外治法 应用中医中药外治关节局部病变的相应部位，方法简便易行，无明不良反应，对减轻或缓解疼痛及改善关节的活动功能有良好的效果。

中药熏洗：使用金桂外洗方（组成：半枫荷 60g，入地金牛 60g，生川乌 30g，生草乌 30g，宽筋藤 30g，海桐皮 30g，大黄 18g，桂枝 18g），用于关节炎后期关节强直拘挛、疼痛麻木等，借助药力和热疗综合作用于患膝，改善局部血液循环，消除关节周围炎症。

4. 针灸疗法 可分为针刺法、灸法、刺络拔罐法、火针温灸拔罐法、水针穴位注射法等。

5. 手法治疗

（1）轻度捏拿法：嘱患者仰卧位，患肢取中立位，如果膝关节不能完全伸直，应在膝关节窝处垫实，以稳定膝关节的位置，避免膝关节造成医源性损伤。术者站于患侧施术。捏拿从上至下，手法宜轻宜柔，频率不宜快，对髌骨上下缘、内外侧缘做顺理肌筋手法，以达宣通气血、舒筋活络、缓解痉挛的功效。

（2）抱膝按揉法：患者仰卧位，患肢屈曲约 100°，术者迎患腿侧坐。双手掌部在患肢两侧相对环抱揉按，力量适中，由轻到重，速度不应快，以患者舒服为度。经约 1 分钟揉按后，术者立于患侧帮助患者进行膝关节伸屈活动，不可过于勉强，逐步加大伸屈幅度，经数次伸屈活动后，嘱患者尽量将膝关节伸直，术者扶按髌骨，沿髌股关节面做上下、左右慢慢按压推拉、研磨等手法。然后使患者尽量放松患肢，使患肢尽量伸直，如伸直不完全者，术者双手掌扶于膝关节徐涂加压使其伸直，然后再帮助患者练习屈曲活动。伸直和屈曲的程度因人而异，逐渐加大幅度。本法对髌股关节起到磨造作用，同时有舒筋活血、剥离粘连、消炎止痛、恢复关节功能等作用。

（3）运膝法：患者仰卧位，术者站于患侧，嘱患者屈髋、屈膝各 90°，术者一手扶住膝关节固定患肢位置，另一手握住小腿下端，沿顺时针方向画圈。画圈的幅度均由小到大，速度稍慢，力度和缓轻柔。然后再做逆时针旋转，要领同前。此手法旨在使小腿带动膝关节活动，有促进关节血液循环、缓解膝关节筋肌痉挛、松解膝关节周围粘连、恢复膝关节功能等作用。

6. 功能锻炼

（1）股四头肌舒缩锻炼法：膝关节疼痛较重或关节积液时，多主张限制患肢活动或不负重活功，在疼痛能耐受的情况下，尽早行股四头肌舒缩锻炼。

（2）膝关节伸屈活动法：患者坐在床边，将膝置于床旁，然后尽量伸直膝关节，保持伸直位，有酸胀感时、缓慢屈曲膝关节，反复进行锻炼。

（3）直腿抬高锻炼法：患者仰卧位，先屈膝关节并将股部抬起，然后伸直膝关节并保持略有酸胀感的屈曲膝关节反复进行锻炼。上述方法每日 3～5 次，循序渐进，直到正常行走。

7. 西医治疗

（1）口服药物：①对乙酰氨基酚；②非甾药抗炎药；③阿片类药物等。

（2）注射药：①糖皮质激素，关节腔注射长效糖皮质激素可缓解疼痛、减少渗出。疗效持续数周至数月，但在同一关节不应反复注射，注射间隔时间不应短于 4～6 个月。②透明质酸（玻璃酸），非药物疗法和单纯止痛刺疗效不佳的膝关节骨性关节炎可采用关节腔内挂射透明质酸（玻璃酸）类制剂治疗。对减轻关节疼痛、增加关节活动度、保护软骨均有效，治疗效果可持续数月。对轻中度的骨性关节炎具有良好的疗效。每周 1 次膝关节腔内注射，4～6 周为 1 个疗程。注射频率可以根据患者症状适当调整。③NSAIDs，肌内注射起效快，胃肠道反应不明显。

（3）局部外用药：①NSAIDs，局部外用 NSAIDs 制剂，可减轻关节疼痛，不良反应小。②辣椒碱，辣椒碱乳剂可消耗局部感觉神经末梢的 P 物质，减轻关节疼痛和压痛。

（4）骨关节炎慢作用药（DMOAD）及软骨保护剂：此类药物一般起效较慢，需治疗数周才见效，故称骨关节炎慢作用药。具有降低基质金属蛋白酶、胶原酶等活性的作用，既可抗炎、止痛，又可保护关节软骨，有延缓 OA 发展的作用。但目前尚未有公认的理想药物，常用药物氨基葡萄糖、双醋瑞因、硫酸软骨素、双膦酸盐等可能有一定作用。

8. 手术治疗

（1）关节镜清理手术

手术适应证：症状明显，时间短，保守治疗不佳者，或明确有膝关节游离体。临床表现和 X 线片明确诊断为骨性关节炎，关节间隙狭窄不明显，关节力线排列基本正常，中度症状骨关节炎。

手术方法：涵盖了关节内冲洗、半月板成形、纤维化软骨清理、关节修整或打磨、部分滑膜切除、游离体摘除、滑膜皱襞成形、外侧支持带松解等术式。

（2）自体骨软骨移植术（图 5-3）

手术适应证：有症状的位于股骨关节面的全层软骨损伤，患者年龄介于 15～55 岁，软骨损伤为 outbridge 分级Ⅲ～Ⅳ级，有学者建议病损范围$<2cm^2$。病损$\geq2cm^2$ 者，可以使用保存软骨活性的异体骨软骨移植。

手术方法：①术前准备，完善膝关节 MR 检查，确认病灶位置大小；确认手术适应证。②髌内缘弧形切口，屈曲暴露膝关节病灶，圆头磨钻打磨病灶，小环钻取出病灶骨质至软骨下骨 15～25mm。③小环钻取非负重区软骨带软骨下骨相应长度的骨柱，植入软骨缺损区。④术后可马上进行全范围关节活动，需 2～3 周免负重，随后 2 周部分负重，重量为 30～40kg。

（3）胫骨高位截骨术（图 5-4）

手术适应证：年龄<55 岁，体形无肥胖，要求活动量大，术前活动度：屈曲达到 90°，屈曲挛缩<15°，内翻<10°，单间室关节炎，膝关节稳定性好。

手术方法：外侧闭合胫骨高位截骨术（closed wedge high tibial osteotomy，CWO）取膝外侧纵行切口，切口位于腓骨小头与胫骨结节之中线，打开近端胫腓关节，近端截骨于关节面下 2cm，平行于关节面进行，保留内侧部分骨皮质；远端斜行截骨按术前设计角度进行，外翻折顶，以 Giebel 槽式钢板固定。

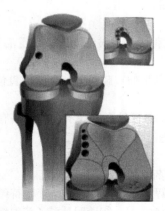
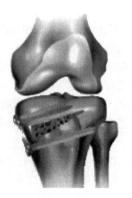
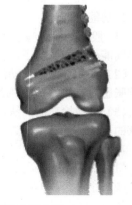

图 5-3　膝关节软骨损伤自体骨软骨移植　　　　图 5-4　膝关节周围截骨改变力线

内侧撑开胫骨高位截骨术（open wedge high tibial osteotomy，OWO）取膝内侧纵行切口，在 X 线透视下以修整的自体髂骨植骨，楔形骨块外缘高度 5～13mm，另取部分碎骨植入截骨间隙以 MAY 解剖型钢板固定。术前设计截骨角度以患膝术后胫骨股骨角达到外翻 9°。

（4）全膝关节置换（图 5-5）

手术适应证：老年人有膝关节疼痛、功能障碍，有或者无膝关节畸形，严重影响工作、生活，保守治疗无效。

手术方法：①恰当的暴露关节；②假体大小应尽量符合原来的解剖直径，保证假体精确对位对线；③保证软组织平衡；④伸直间隙、屈膝间隙相等；⑤胫骨平台后倾 0°～10°；⑥股骨 6° 外翻截骨，垂直胫骨干截骨，胫骨平台中立位，平行踝关节运动轴；股骨假体适当外旋；⑦保持髌骨运动轨迹良好，无拇指试验阴性；⑧采用现代骨水泥，保证假体与骨之间稳妥的水泥界面；⑨采用鸡尾酒混合镇痛液关节腔周围浸润注射；⑩术后多模式镇痛，保证患者早起功能锻炼。

（5）膝关节单髁置换术（Oxford 牛津单髁）（图 5-6）

手术适应证：单间室的骨关节炎或骨坏死；放射学检查提示对侧间室可以保留且髌股关节未受累或只是轻度退变。术前至少有 90° 的活动度，屈曲挛缩＜5°，内翻畸形＜10°，外翻畸形＜15°；患者休息时疼痛轻微；对于年龄较大，身体一般状况不良，不愿意行全膝置换时也可行单髁置换术。

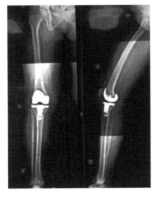
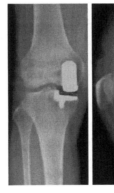
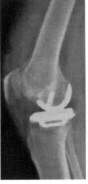

图 5-5 全膝关节置换术后 X 线片　　图 5-6 膝关节内侧单髁置换术后 X 线片

手术方法：（Oxford 牛津单髁）屈膝位，取膝关节正中纵切口，髌骨内侧入路，暴露关节腔，检查前后交叉韧带是否完整，髌股关节面及内外侧间室关节面病变程度。如前后叉韧带不完整，髌股关节及外侧间室病变严重，可以考虑术中改为全膝关节置换。将内侧股骨髁、髁间窝和胫骨平台增生的骨赘切除，将内侧半月板切除。定位器定位后行股骨和胫骨截骨，术中保持力线 0° 或轻度内翻，截骨过程中避免损伤侧副韧带与交叉韧带。然后进行试模测试，胫骨试模应能覆盖周围皮质骨。试模调试达到软组织平衡后，植入假体并骨水泥固定，术区脉冲冲洗，留置负压引流管后，逐层依次缝合伤口。

（四）预防与调理

提高目标人群对膝骨关节炎的认识，改善患者的生活方式，通过信息的交流，促进目标人群自愿采纳有利于健康的行为和生活方式，消除或减少膝骨关节炎的危险因素，从而预防疾病，使患者达到最佳的健康状态。适量运动，可保护关节，如游泳、打太极拳和步行等，尽量减少上下楼梯，以减轻膝关节的负荷。老年人多走路、晒太阳，不可过度负重；免受凉受潮、免久坐，尤其不宜长久屈膝＞90°；肥胖患者应减肥，以减轻负重，避免过多下蹲，座椅位置升高，如厕时使用坐厕；天气变化时注意膝关节的保暖。总之，注意保持健康的生活方式有利于膝骨关节炎的病情缓解和控制。

（五）预后与转归

膝骨关节炎患者首先出现膝关节疼痛、僵硬，随着病程的进展疼痛加重，伴有功能受限、畸形、下肢力线改变、关节活动范围减少，最终因疼痛、畸形、功能受限接受关节置换手术治疗。然而随着社会医疗保障的提高与普及，膝骨关节炎纳入慢病管理，很多患者在关节炎早期就得到了有效的治疗，减轻了痛苦，生活质量得到很好的改善。

（六）古籍选读

《素问·脉要精微论》指出"膝者，筋之府，屈伸不能，行则偻附，筋将惫矣"。《张氏医通》指出"膝为筋之府……膝痛无有不因肝肾虚者，虚则风寒湿气袭之"。倘若素体禀赋不足，或后天失养，内伤七情等导致正气虚弱，而风、寒、暑、湿、燥、火、痰、瘀等淫邪入侵，蕴积搏结于骨节而发生骨关节痹病。因此膝痹证病本在肝肾虚，病标在风寒湿阻，瘀血闭阻，属本虚标实之证。

（郭　达　许树柴）

第二节　跟　痛　症

跟痛症（painful conditions of the heel），又称足跟痛，是跟部周围疼痛的疾病总称，指多种慢性疾患所引起的跟部包括跟后、跟跖、跟内和跟外侧急、慢性疼痛，是一个以足跟部疼痛为主症的证候群。本病多发生于40~60岁的中老年人，男性多于女性，男女比约为2：1。特别是男性肥胖者及运动员，可一侧或两侧同时发病。跟痛症中医论述始见于清代刘恒端《经历杂论·诸痛论》。

足跟部是人体负重的主要部分，从解剖上看，足跟下部皮肤是人体中最厚的皮肤，皮下脂肪致密而发达，又称脂肪垫。在脂肪垫与跟骨之间有滑膜囊存在，足底腱膜及趾短屈肌附着于跟骨内侧结节前方，而跟腱呈扇状附着在跟骨结节的后上方。此外，足的纵弓是由跟、距、舟骨、第1楔骨和第1跖骨组成，而维持纵弓的足底腱膜，起自跟骨结节，向前伸展沿跖骨底面附着于5个足趾的脂肪垫上，再止于趾骨骨膜上。它们的关系有如弓与弦，在正常步态中要承受跖趾关节背屈、趾短屈肌收缩、体重下压之力，且均将集中于跟骨结节上。上述的各种解剖结构和在人体中的重要作用，随着机体素质的下降，长期慢性的劳损，以及某些持久的站立、行走的刺激，可发生跟骨周围的痛症（图5-7）。

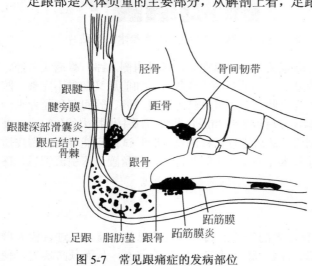

图 5-7　常见跟痛症的发病部位

（一）病因病理

跟痛症的发生与劳损和退变有密切关系。其发病机制包括如下几个方面。

1.**足跟内高压**　是指跟骨内压力高而产生的跟部疼痛,由于跟骨由海绵样松质骨构成,髓腔内静脉窦大,且跟骨处于身体最低处,受重力影响,动脉易注入而静脉回流困难,随年龄增加,机体内分泌失调,跟骨血循环遭到破坏,导致跟骨内瘀血或充血,使内压升高,引起足跟疼痛。

2.**小神经根卡压**　足踝部细小神经,特别是足底小趾展肌神经支卡压是引起足跟痛的主要原因。跟骨骨刺、跟下软组织炎及慢性劳损等无菌炎症刺激和增生性压迫足跟部皮神经,便可产生足跟痛。在正常情况下由于跟骨运动轴的偏心性,即跟骨呈外翻状着地,着力点主要在内侧突部,支撑人体大部分重力。因此,跟骨骨刺、跟下软组织炎及慢性劳损等病变多发生在跟骨的内侧部,提示足跟痛与跟内侧皮神经支有更直接的关系。足底外侧神经第1支发出小趾展神经,它沿途还发出 3~4 条细枝分布于跟骨跖面骨膜、跖长韧带及跟骨刺所在范围。由于行走时的反复应力通过无弹性的足底筋膜在内侧结节上的牵拉,致使内侧跟结节反复撕裂及足底筋膜、足固有肌本身反复的疲劳损伤,产生无菌性炎症,使足底外侧神经第1支卡压于拇展肌深筋膜与跖方肌内侧头下缘之间。

3.**脂肪垫老化**　跟部皮肤厚,具有特有的脂肪垫,以缓冲压力,减轻震动,脂肪垫是许多自真皮伸展至跟骨下面的纤维隔形成许多小房,每个小房又由斜形及螺旋形排列纤维带所加强,小房中充盈有特殊弹性的脂肪组织以抵抗压力。由于久病或长期卧床,足跟部皮肤及脂肪垫呈废用性萎缩,感觉过敏,患者站立行走出现跟部疼痛。

4.**跟骨骨刺**　多发生于跟骨底面结节部分的前缘。由于跖腱膜和足底肌在其附着处受到反复牵拉引起慢性损伤性炎症,炎症刺激进而诱发骨刺形成。有时跟骨骨刺并无症状,当骨刺方向与着力点成斜角时,就会出现足跟痛。

5.**足部炎症**　包括跟骨的滑囊炎、腱膜炎、肌腱炎、骨膜炎等。位于跟骨的内结节接地面大,承负体重,跟部经常撞地,或经常站立,或在硬地上行走,在跟骨内结节下可发生一滑囊,滑囊刺激神经可引起疼痛。在跟骨后方跟腱止点的前后方各有一滑囊,后方滑囊在跟腱与皮肤之间;前方滑囊在跟腱与跟骨之间,长期反复挤压、摩擦,引起跟腱及滑囊充血、水肿、浆液性渗出、纤维性增生,使囊壁增厚,跟腱周围粘连,引起慢性无菌性炎症,出现局部肿胀、疼痛,提踵时疼痛加重。跖筋膜起始于跟骨结节前侧的跖侧面,止于跖趾关节的跖板、屈肌腱鞘和足趾近节趾骨的基底部,跖筋膜的紧张可以使足弓升高,也使跖筋膜的起点受到牵拉,这种反复的牵拉及年龄增长的因素,在起点造成轻微的撕裂伤,发生囊状退行性病变。局部的反复牵拉损伤,形成局部的慢性炎症,由于局部慢性炎症的存在,使组织胺类物质释放,刺激神经血管,引起疼痛症状。

6.**足部异常结构**　外翻足可产生跟骨内侧结节的牵扯引起疼痛。另外,平跖足患者也可以有足跟痛的表现,是由于趾短屈肌和跖腱膜受到牵拉及软组织因外翻受到挤压引起。

7.**与某些疾病有关**　本病与某些疾病如痛风、强直性脊柱炎、类风湿关节炎、全身性红斑狼疮、Reiter 综合征、骨关节炎、银屑病关节病、周围神经炎等有密切关系。

8.**外伤因素**　多次损伤积累可发生应力骨折,在休息、停止运动、减少运动量或减缓运动速度时可缓解疼痛。

本病乃劳损过度所致,长期过度奔走,负重,导致跟骨部位瘀血阻滞不通作痛;或足跟部长期浸于泥水之中劳作,感受风寒湿邪,寒性凝滞,湿浊缠绵,导致瘀血阻滞不通作痛;或年老体衰、肝肾不足,筋弛髓枯,导致足跟部气血不荣而痛。

（二）临床表现与诊断

1.**临床表现**　跟痛症临床上一般可分为三类:①跟下痛,主要有足底跖腱膜炎、跟骨下滑膜囊炎、跟骨下脂肪垫炎、跟骨骨刺、跟骨骨内压增高症、肾虚性跟痛症等;②跟后痛,主要有跟腱炎、跟后滑膜囊炎、跟腱止点撕裂伤、跟腱腱旁膜炎等;③跟骨病,如跟骨骨骺炎、跟骨骨髓炎、骨结核，偶尔也有良性肿瘤或恶性肿瘤所致。

（1）跖筋膜炎：是跟跖疼痛的常见原因。跖筋膜是维持足纵弓的纤维结构，起自跟骨结节，止于跖骨。持续的肌肉、筋膜牵拉，特别是长期站立、跑跳等在跖筋膜的起点引起劳损，导致其退行性改变，引起其附着部发生炎症疼痛。炎性反应多发生于跖筋膜的起点、跟骨结节，也可影响其他结构，如跟内侧神经、支配小趾展肌的神经等，引起神经卡压。

症状可表现为：患者站立或行走时跟跖及足心疼痛，足底有胀裂感。压痛点局限于跟骨结节的跖筋膜附着部，特别是它的内侧。疼痛也可沿跟骨内侧向前扩展到足底，尤其早晨起床以后或休息后开始行走时疼痛更明显，活动一段时间后疼痛反而减轻，压痛点在跟骨负重点稍前方的足底腱膜处。足跟垫高可减少跖筋膜张力，缓解症状，有一定治疗作用（图5-8）。

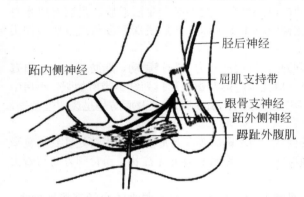

图 5-8　胫后神经穿过屈肌支持带（三角韧带）后的根内侧分支

（2）跟骨骨刺：跟骨侧位 X 线片上常见跟骨结节部有大小不等的骨刺。跖筋膜和趾短屈肌的大部分重叠起始于跟骨结节内侧突的向前突出部。跟骨骨刺正是发生于这个部位，其尖端被埋于跖腱膜而向前突出。跟骨骨刺仅是一个 X 线片表现，可能源于跖筋膜等劳损引起的慢性炎症。跟跖侧疼痛的程度与骨刺大小不成正比，绝大多数骨刺并无疼痛。极少数病例骨刺受垫压刺激可引起疼痛，这可能与骨刺的方向有关，斜向前下方的骨刺可能引起疼痛，认为可能刺激了跖筋膜，引起局部组织水肿、渗出、组织变性、假囊形成。胫后神经下行至内踝后方，发支于内踝后下方的内侧屈肌支持带上，而屈肌支持带起于内踝止于跟骨内侧部；在内踝平面上行达内踝部并形成皮下支，向下支配跟跖脂肪垫和皮肤。主支继续下行发 1～2 支为跟骨支神经，分布于跟骨内侧面，而后，相继发支为跖内侧神经、跖外侧神经，分别分布于跖内、外侧局部组织。跖外侧神经发第1支（混合神经），进入跖腱膜深部和下部。因此，跖外侧神经的第1支是跟骨刺刺激跖腱膜引起跟跖痛的主要原因。同时，跖外侧神经还发支支配小趾外展肌，部分神经纤维进入趾短屈肌、跖方肌、跖韧带和跟骨骨膜。跖内侧神经和跖外侧神经还各自通过收肌孔并继续前行向跖趾方向分布。因此，当跟骨刺刺激引起跟跖部疼痛时往往并不局限在跟跖侧局部，同时可以在跟跖内侧部和足腰部也有疼痛和压痛。

症状可表现为：跟骨骨刺多见于 45 岁以上中老年人，女性多于男性。起病缓慢，可有数月或数年的病史，疼痛多发生在一侧或两侧。跟跖侧疼痛，常发生于早晨起床后开始踏地时，或久卧、久坐后突然站立时疼痛加重，行走片刻后疼痛可逐渐减轻。跟跖侧疼痛的程度与骨刺大小不成正比，疼痛往往并不局限在跟跖侧局部，同时可以在跟跖内侧部和足腰部也有疼痛和压痛。

（3）足跟脂肪垫炎：足跟跖侧的皮肤厚，皮下组织主要是脂肪组织，由与皮肤垂直的纤维将皮肤与跟骨表面相联。跟骨被高度特异化的脂肪垫包绕，形成足跟脂肪纤维垫，有防止滑动和吸收震荡的作用。随年龄增长，其中胶原及水分减少，发生退行性改变，脂肪垫的弹性降低。跟部受外伤或寒冷潮湿，该垫可产生炎症，跟骨跖面行走疼痛，肿胀有压痛，有时可触及跟下滑囊。老年人足跟脂肪纤维垫常有不同程度的萎缩变薄，站立或行走稍久时足跟痛。尤其是久病后，皮肤变软，感觉过敏，跟部脂肪纤维垫更为萎缩，症状就更为严重。其疼痛的主要来源是刺激胫后神经在内踝的第1、2分支神经。

症状可表现为：站立或行走时足跟下方疼痛，压痛点在足跟负重区偏内侧，按压时可触及皮下的脂肪纤维块，犹如可稍滑动的结节，压痛明显（图5-9）。

在图中的标注（从上到下）：
- 胫后神经
- 跖内侧神经
- 屈肌支持带
- 跟骨支神经
- 跖外侧神经
- 蹈趾外腹肌

（4）跟骨骨内压增高症：跟骨骨小梁的网状结构中充满血窦。由于许多原因，如下肢静脉回流不畅、站立过久、重物压迫、行走过多等情况下，诱发跟骨内微骨折，跟骨骨内压增高，患者起步痛，白天跟部胀痛，夜间也可痛醒。行走数十步后疼痛缓解，行走多了疼痛可又有发作。如此反复，迁延大半年至 2 年不愈。骨内测压明显高于正常。骨减压后疼痛缓解。

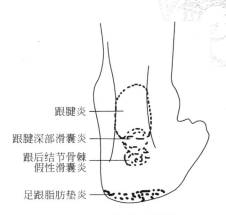

图 5-9　跟后部疼痛位置

症状可表现为：跟骨高压引起的休息性跟痛症，当患者在活动状态时跟骨疼痛减轻或不明显，休息时疼痛反而加重，有时伴有酸胀感，下肢置于高处时，症状减轻，用止血带做静脉瘀滞试验，10～35 分钟后，足跟痛症状可以加重，挤压跟骨两侧或跟骨底部，患者感疼痛或酸胀样疼痛。

（5）跟骨下滑囊炎：跟骨下滑囊位于跟骨下脂肪垫和跟骨之间。长期站立在硬地面上工作者，或跟部受过挫伤者，则可以使滑囊产生渗出、充血，出现慢性炎症刺激。

症状可表现为：走路和站立时跟下疼痛较为明显，跟骨结节下方可有肿胀，局部压痛，按之可有囊性感。

（6）跟腱止点撕裂伤：跟腱即为小腿三头肌腱，约起始于小腿中、下 1/3 部，呈扇状牢固地止于跟骨结节的后上方，长约 15cm。主要功能是使足跖屈，并是人体行走、跑跳的主要肌力传导结构。腱的外周有一鞘膜包裹，增加了跟腱的滑动灵活性。跟腱止点的撕裂伤主要是间接暴力所致，多由于小腿三头肌的反复收缩，造成跟腱附着处过度疲劳而发生撕裂伤，致使局部充生充血、水肿、变性、组织增生等病理改变。

症状可表现为：有反复跟部损伤的病史，足后跟处疼痛、肿胀、压痛，足尖着地无力，足跖屈抗阻力减弱。

（7）跟腱炎：系跟腱在跟骨后端结节附丽部的积累性劳损引起无菌性炎症和粘连，多在大幅度活动跟腱后引起疼痛加剧，可伴有红肿。疼痛多在跟腱止点上 3～4cm，压痛，肌腱增厚，多发生于运动员，与过度运动和不正确的运动有关。

症状可表现为：多在大幅度活动跟腱后引起疼痛加剧，局部可伴有红肿。疼痛多在跟腱止点上 3～4cm，压痛，肌腱增厚。

（8）跟腱腱旁膜炎：跟腱外周被覆腱旁膜，腱旁膜相当于腱鞘的功能，是保证跟腱可以滑动的结构。当跟腱腱旁膜有劳损、外伤时出现无菌性炎症渗出。

症状可表现为：跟腱部或腱旁出现肿、疼痛、红、热，可有摩擦感（音），急性期常因剧烈疼痛不能走路。

（9）跟腱深部滑囊炎：在跟腱与跟后结节之间有跟腱深部滑囊，过度行走、碰撞，可引起滑囊炎，有渗出、水肿、红热等表现。跟腱深部滑囊炎多发生于 20～30 岁的女性，少数可由于鞋跟压迫摩擦等引起。

症状可表现为：跟腱部出现肿、疼痛，或有红、热、摩擦感（音）。

（10）跟后结节滑囊炎和骨赘：跟骨的形态特点，各人也有一定差异，正常的后侧跟骨角（跟骨跖面与后面两条切线的交角）为 45°～70°，如果该角＞75°，跟骨后上结节将对跟腱止点产生压迫（图 5-10）。另外跟骨的倾斜角（跟骨跖面切线与地平线的交角）正常值为 20°，如果足底内侧结节增生肥大，使倾斜角加大，使跟腱与跟骨后上结节之间的摩擦力增大，均可导致本病的发生。跟后结节滑囊炎和骨赘的治疗，主要取决于是否复发和骨赘增生异常隆起，若反复发作，或骨赘异常隆起，宜切除术。

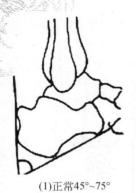

(1)正常45°~75°   (2)超过75°滑囊突压迫跟腱
后侧跟脊角

图 5-10　后侧跟骨角

症状可表现为：跟腱附着部肿胀、压痛，活动受限，提踵时疼痛加重，休息放松跟腱时疼痛减轻；局部压痛明显，温度或稍微增高，皮肤颜色或有潮红。长期慢性患者，在跟腱止点处可触及硬结，为跟腱或滑囊钙化所致。走路时因鞋的摩擦会使疼痛加重，跟骨后上方有软骨样隆起，表面皮肤增厚，皮色略红、肿胀，触之有囊样弹性感，局部压痛明显。跟后浅表滑囊发炎压痛点在皮肤下表浅位置，深部滑囊发炎，疼痛可在跟后结节后方，肿胀明显时跟腱侧方凹陷可消失。

（11）跟骨骨骺炎：又称跟骨粗隆骨骺无菌性坏死，或称跟骨骨凸炎，亦称塞维尔（Sever）病或 Haglund 病，好发于 8～13 岁儿童，男孩多见。因跟骨后方的二级骨化中心在 5～7 岁时出现，13～14 岁后逐渐闭合，故本病只发生在生长期的儿童。跟骨骨骺部既是跟腱、足底腱膜和足内在肌的附着处，又是负重点，同时承受着双向牵拉力和体重的直线压力，足弓过高和爱好运动的儿童易患本病。病理改变是跟骨骨骺骨化异常，骨突有缺血性坏死，骨化中心的大小、形态不规则，密度增高，有时可见碎裂。

症状可表现为：跟骨后下方疼痛及压痛，有轻度肿胀，常在长时间行走或站立后发生，休息后好转。有时晨起疼痛，行走后好转，而行走过多时疼痛反而加剧。跛行，足背屈时疼痛加重，并可沿跟腱区扩散，运动后症状加重。

2. 影像学检查及特殊检查

（1）X 线片检查：拍正位及站立的足侧位片，以确定跟骨的结构、足的生物力学及跟骨骨刺等情况。跟骨骨骺炎 X 线摄片可显示跟骨骨骺小而扁平，外形不规则，骨化不全或有硬化、碎裂现象。跟后滑囊炎 X 线摄片多无异常发现，部分患者距小腿关节侧位片上可见跟后方的透亮三角区模糊或消失。病程长而影响行走者，可见局部脱钙囊性变、骨质稀疏等表现。肾虚性跟痛者 X 线片可显示足跟部骨质疏松表现。

（2）MRI 检查：跖筋膜炎的 MRI 特点，显示跖筋膜增厚，并伴信号强度的变化。

（3）超声检查：可显示跖筋膜增厚表现。

（4）肌电图检查：怀疑神经卡压趾外展肌者，可进行肌电图排除。

跟痛症通常需要和下列疾病相鉴别：①跟骨囊肿；②跟骨的应力骨折；③跖管综合征；④高弓足；⑤全身性疾病，如全身性狼疮、痛风、强直性脊柱炎、Reiter's 病等，可作血液生化检查排除。

（三）治疗

跟痛症的治疗分非手术治疗和手术治疗，手术治疗主要针对非手术治疗无效的患者。其主要目的为缓解跟部疼痛，有效地改善跟部症状，恢复患者的步行和运动功能。目前临床上多采用中西医结合的方法进行治疗。

1. 中药辨证治疗

（1）肝肾不足：代表方为地黄丸或肾气丸加减。

（2）寒湿阻滞：代表方为当归四逆汤加减。

（3）气滞血瘀：代表方为桃红四物汤加减。

（4）瘀热互结：代表方为仙方活命饮加减。

（5）气血两虚：代表方为八珍汤加减。

2. 中药外敷　对局部起到活血化瘀、温经通络、散寒止痛之功，因此可改善局部血液循环，增加血液供应，促进炎症、血肿吸收而达到治疗本病的目的。疼痛明显者外敷药蜡，每日 2 次；瘀肿明显者外敷消肿止痛膏，每日 1 次；局部出现红肿热痛者外敷四黄膏清热解毒，每日 1 次；骨刺明显者外敷狗皮膏，每日 1 次；寒性明显者外敷南星止痛膏，每日 1 次。

3. 中药熏洗　具有活血化瘀，温经散结，祛风除湿，消肿止痛之功。药液的温度作用可使患部皮肤血管扩张，改善局部血液循环，加快新陈代谢，促使药物吸收，使药效直接作用于患部，从而缓解肌肉痉挛，促进炎症水肿的吸收，使粘连僵硬的组织变软，从而达到治疗的目的。

4. 封闭治疗　局部封闭疗法是通过消炎作用来达到治疗目的的。方法是在压痛点用醋酸泼尼松龙 12.5mg 加 1％普鲁卡因 1～2ml 作局部封闭，每周 1～2 次，2～3 周为 1 个疗程。操作时应注意无菌。

5. 手法治疗　可以起到提高痛阈、改善骨刺与软组织的关系、疏通经络、活血散瘀、松解粘连的作用，有利于改善局部血循环，加快新陈代谢，促进炎症、水肿吸收，对缓解或消除临床症状也起到积极作用。

6. 物理治疗　内容略。

7. 针灸治疗　采用针灸治疗跟痛症是一种行之有效的方法，不仅能有效止痛，还可防止复发。

8. 西药治疗　多采用口服一些消炎止痛类药物。

9. 其他疗法

（1）固定疗法：如跟踺止点撕裂伤，早期可适当制动，在手法理顺肌筋后采用夹板外固定 1～2 周，或卧床休息。

（2）自疗疗法：一般认为当患儿长到跟骨骨骺发育成熟时，症状多数可以自行消失。为了减轻跟腱紧张，可将鞋后跟部垫高行走，并避免跟骨后部受压，可在鞋的后帮上留一个洞，以解除滑囊炎的形成，一般不需手术治疗。

（3）练功疗法：对于骨质疏松患者可以适当指导进行功能锻炼，如膝、踝关节伸屈训练，以增强下肢力量，继之可以步行，逐渐加大运动时间，使之逐渐恢复人体正常生理功能，减少跟骨疏松。

10. 手术治疗　对保守治疗无效者，可考虑手术治疗。手术前最好明确疼痛病因及部位。手术前应告诉患者，可能手术后病情无明显改善。如果不能有一个很明确的病因诊断，有必要联合应用神经松解、骨刺切除及软组织松解等方法。如跖筋膜松解伴跟骨骨刺切除术，切口显露跟骨跖面，分离出跖腱膜，予以切断。对有跟骨刺则以骨刀贴紧骨刺根部切除；跟骨钻孔减压术，显露跟骨外面骨皮质，用直径 3mm 钻头沿骨皮质垂直方向钻孔 4～5 个，并穿过对侧骨皮质；神经松解术，显露胫后血管神经束，分离出胫后神经跟骨内侧支，并沿其走行分离至其进入跟骨处，将其进入跟骨处切断；跟后滑囊炎的手术治疗，行跟腱内侧（或外侧）1cm 的纵行切口，切除跟后发炎滑囊、清除炎性及坏死组织、切除钙化组织及隆突明显的骨组织；内镜手术，采用内镜观察跖筋膜、跟骨刺等情况，发现异常即在镜下切除或切断等。

（四）预后与转归

跟痛症病因及发病机制较复杂，在临床上应根据不同患者的病理变化进行分析归类，并采用相应的治疗方法，方能取得较好的治疗效果。如病情较轻，病史短，绝大多数患者均可采用中药外洗、按摩、针灸及局封等方法进行治疗缓解。仅对病情反复，病程长，经长期保守治疗无效的病例选择手术治疗。

（郭　达）

第三节 跖痛症

跖痛症（metatarsalgia）是指发生于跖骨头下方的前足痛，可由解剖结构异常、病理性或医源性因素诱发。目前认为，跖痛症主要由步行过程中前足集中的局部应力负荷反复作用造成。因此，彻底认识前足的生物力学及跖痛症病理学类型，是选择正确治疗方法的前提。根据患者不同的病因及个体需要选择适宜的治疗方法，是取得良好疗效的关键。祖国医学并无跖痛症的疾病，而是将本病归属于俗语"鸡眼""胼胝"范畴。

（一）病因病理

1.病因病机

（1）第1跖骨过短及拇外翻。

（2）前足横弓的塌陷：足横弓具有缓冲人体直接应力的作用，同时又可以起到落地时吸收震荡的作用，对于前足横弓发生塌陷时，各跖骨头下的负重状态随之改变。行进时，足底增加了对走路侧皮肤和软组织的压力与摩擦力，继而发生足底胼胝体疼痛（图5-11、图5-12）。

（3）鞋袜因素：合适的鞋袜应该依据正常足底压力的分布来设计，若长期穿着高跟鞋，由于双足跟被垫高，正常的足弓关系被破坏，足部负重明显前移，以前足为主，前足负重过度导致相应跖骨头下压力增大而形成跖骨头下疼痛。

（4）跖趾关节病变：跖趾关节骨性关节炎、类风湿关节炎等足部常见疾病，都可以引起前足跖趾关节及趾间关节的病变。

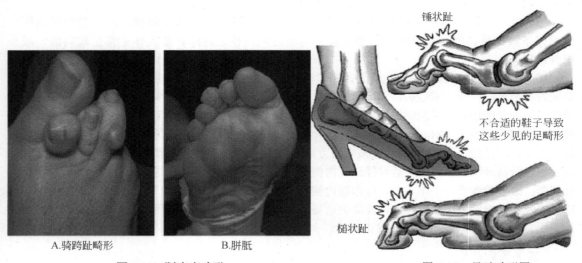

A.骑跨趾畸形　　　　　　B.胼胝

图 5-11　跖痛症畸形　　　　　　　　　图 5-12　足趾畸形图

（5）跖板损伤：也会导致跖痛症的发生。跖板类似于手的掌板，是一种梯形的纤维软骨板，厚度为2～5mm，位于跖趾关节底部，参与构成跖趾关节。

组织学上，跖板类似膝关节半月板。其主要特点是：①支持和缓冲；②压力传导。急性和慢性跖板损伤，可导致跖趾关节半脱位或全脱位，进一步使跖趾关节承受的负荷增加，胼胝体的痛苦病变出现。

2.分类与分型　跖痛症主要由步行过程中前足集中的局部应力负荷反复作用造成。步行时，超负荷的应力可影响整个前足。

（1）原发性跖痛症：先天性解剖结构异常导致相应跖骨头超应力负荷引起。若应力持续作用，原发性跖痛症可出现难治性足底角化病（胼胝）。

（2）继发性跖痛症：系统性疾病如痛风、类风湿关节炎、Morton 神经瘤、跗管综合征和跖骨头骨软骨炎等，可间接导致前足应力超负荷，继而引起继发性跖痛症。创伤骨折常导致跖骨短缩、抬高或骨折脱位及软组织损伤，并引起疼痛。

（3）医源性跖痛症：跖骨截骨术后跖骨列线、长度改变或跖骨头切除术造成的医源性跖痛症较为复杂，且发病率高。重建术后跖骨骨不连及延迟愈合、畸形愈合或截骨术后内固定，均可造成负重力转移及相邻跖骨应力超负荷。

（二）临床表现与诊断

跖痛症是症状性诊断。

1.**症状及体征** 跖趾关节疼痛、肿化，跖骨头下压痛明显，病变发展到一定阶段可出现近节趾骨向背侧移位形成背伸固定，跖骨头向足底移位，形成明显跖趾关节脱位及锤状趾畸形。前足跖骨头下因负重过度，压力过大行走摩擦后出现胼胝体疼痛，行走时疼痛加重。

2.**影像学检查** 足部 X 线包括非负重与负重位检查，对于跖痛症的诊断及治疗方式选择尤其重要，正位 X 线片可见跖趾关节间隙狭窄或消失，严重的患者可见跖趾关节脱位，负重位足部 X 线片可见近节趾骨基底部与跖骨头重叠，同时正位片可对每个跖骨的长度情况进行评估。

双足 CT 扫描重建，可进一步明确跖骨头塌陷程度及局部三维形态（图 5-13、图 5-14）。

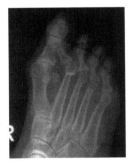

图 5-13　拇外翻及第 2 趾脱位

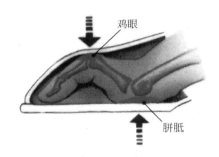

图 5-14　胼胝体及疼痛部位

3.**诊断标准** 根据症状体征、影像学检查可以明确诊断。

4.**鉴别诊断** 本病需与下列疾病鉴别：跖间神经瘤、机械性不平衡、免疫性疾病、神经肌肉性疾病、创伤或创伤后改变、跖骨头软骨病等。

（三）治疗

1.**辨证论治** 内服药：辨证治疗，早期治宜活血祛瘀，消肿止痛，选用续骨活血汤、七厘散等；后期可选用六味地黄丸、壮筋续骨丹以补肾滋肝。

2.**保守治疗** 大多数人常常自行胼胝体剔除治疗，此方法可有效地减少与慢性化骨底部角化有关的疼痛，短期内是有效的，但未消除致病因素，常易复发。近年来，个体化足垫的应用解决了不愿手术或者明显手术禁忌证患者的痛苦。对于矫形鞋的使用也是根据个人足底压力的不同而设计，个体化的矫形鞋可以重新分布前足及责任跖骨头下的应力，继而减轻过度负重的跖骨头，减轻其压力，改善症状。局部跖趾关节及跖骨头下封闭治疗，可明显缓解疼痛。

3.**手术治疗** 对于保守治疗无效、严重的跖趾关节脱位畸形的跖痛症，手术治疗是最有效的治疗方法，其目的在于消除及缓解跖骨头过分的负重、重新建立前足的负重分配。通过手术治疗，恢复协调的跖骨弧线（Maestro 曲线），合理分布跖骨头下压力。

手术方式包括：①跖骨头抬高术；②第 1 跖骨延长术；③Weil 截骨术，Weil 截骨部位为跖骨颈部截骨术（图 5-15）；④跖骨头切除，跖趾关节成形术（图 5-16）；⑤人工跖趾关节置换术；⑥其他手术。

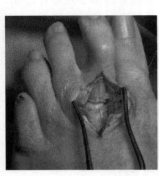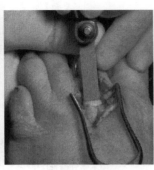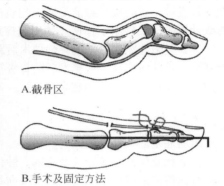

A.截骨区

B.手术及固定方法

图 5-15　Weil 截骨术　　　　　　　　　图 5-16　跖骨头切除，跖趾关节成形术

（四）预防与调理

保持正常的步态，鞋、鞋垫、袜的合理选择，少穿高跟鞋及窄头鞋，均有利于避免跖痛症的发生和加重。

（李　想　许树柴）

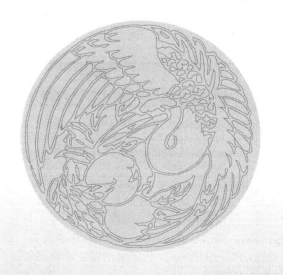

第四篇　骨病

第六章 股骨头缺血性坏死与发展性髋关节发育不良

第一节 股骨头缺血性坏死

股骨头缺血性坏死（avascular necrosis of the femoral head，ANFH）是指股骨头内骨细胞为主的骨活性成分受一种或多种因素单独或联合作用，引起坏死的病理进程。其病变最终累及整个髋关节，导致股骨头塌陷，关节软骨破坏，进而关节功能丧失。股骨头缺血性坏死发病高峰在 40~50 岁，男性多于女性，常为单侧起病，近年来的发生率有逐年上升的趋势。传统医书中称之为"骨蚀""髋骨痹""骨痹""骨痿"。

（一）病因病理

本病有多种病因，包括创伤、慢性劳损、六淫之邪侵袭、七情内郁、饮食不节所致内损或过用伐损之药等。这些原因均可致气血损伤，致使气血运行不畅滞于局部而为"瘀"，正气衰弱导致肌肉筋骨失荣而发生痹痛。归纳起来证分气血瘀滞、肝肾亏虚、湿热痰火、肝火留筋等。

目前本病多按创伤性和非创伤性进行分类，除了创伤性股骨头缺血性坏死病因及发病机制比较清楚外，非创伤性股骨头缺血性坏死的发病机制仍不清楚。

1. 创伤性股骨头缺血性坏死的病因　股骨头最主要的血供是髋外侧动脉，圆韧带动脉和股骨干滋养动脉对股骨头的血供只起次要作用。虽然分布于股骨头各细小血管之间有吻合，但仍保持各自相对独立的血供区域，所以，股骨头的血供比较贫乏。正是由于股骨头、颈部血管分布的特殊性，当股骨颈骨折后因供应股骨头的主要血管在骨折或治疗时易被损伤，造成股骨头缺血坏死的概率可达 30%~40%，有报道甚至高达 69%。

2. 非创伤性股骨头缺血性坏死的病因　非创伤性股骨头坏死的原因十分复杂，发病的原因较多，但绝大多数原因及发病机制尚不明确。相关因素主要有：①长期大量使用皮质类固醇药物；②乙醇；③减压病性股骨头坏死；④结缔组织病；⑤痛风和高尿酸症；⑥血管栓塞性股骨头坏死，包括镰状细胞贫血病、高雪病，某些确定的栓塞性动脉炎、动脉硬化、肿瘤压迫营养动脉等；⑦某些毒性物中毒（包括铁、四氧化碳、砷、苯等）；⑧黏多糖代谢病；⑨辐射损伤性。激素和酗酒是主要危险因素，除了上述原因外，还有原因不能明确的特发性股骨头坏死。

（二）临床表现与诊断

1. 病史　详细全面地询问外伤史、饮食习惯、职业、既往病史和用药史等仍是股骨头坏死诊断的重要手段。

2. 症状与体征

（1）症状

1）疼痛：是股骨头缺血性坏死最常见的症状。早期主要表现为髋关节或膝关节疼痛，可为持续性或间歇性。静息时疼痛，行走活动后疼痛可加重，可为局部刺痛、钝痛或酸胀不适等。疼痛可向腹股沟或臀后侧或膝部放射，亦可有麻木感。

2）活动受限：早期患者髋关节活动正常或轻微丧失，主要表现为某一方向活动受限，以内旋最为多见，是股骨头坏死早期的一个重要体征。随着病情的进一步发展，髋关节各个方向活动范围将逐渐减少，晚期髋关节各个方向活动严重受限。

3）跛行：早期患者由于股骨头内压增高、髋关节内压增高等导致缺血改变而产生疼痛，可出现间歇性跛行，经休息后疼痛可好转。后期由于股骨头塌陷、骨性关节炎及髋关节半脱位可有持续性跛行。股骨头塌陷者，因患肢短缩而跛行。晚期患者由于髋关节各个方向活动受限而出现跛行。

（2）体征：髋关节无明显肿胀、畸形，可有股四头肌及臀大肌萎缩。常见有跛行步态，股骨头塌陷严重者可伴有患肢短缩畸形。患者常有腹股沟区局部深压痛，内收肌止点压痛，大转子叩痛，部分患者患肢纵向叩痛阳性。早期由于髋关节疼痛，Thomas 征、"4" 字试验阳性。晚期由于股骨头塌陷，髋关节半脱位，Allis 征及单腿独立试验可呈阳性。伴阔筋膜肌或髂胫束挛缩者 Ober 征可呈阳性。其他体征还有外展、外旋受限或内旋活动受限，患肢可有短缩，肌肉萎缩，半脱位体征。

3. 影像学检查　随着医学影像学的发展、核素骨扫描及 MRI 应用于股骨头缺血性坏死的诊断，使早期诊断率得以大大提高。但 X 线检查在股骨头缺血性坏死的诊断、指导临床治疗及预后方面仍有不可替代的作用。

（1）股骨头缺血性坏死的 X 线表现：常用的投照位置是前后位、外展正位、蛙式位及侧位。X线平片在股骨头坏死不同阶段有不同的影像表现。目前国内外比较常用的 Ficat 分期，根据 X 线表现进行临床分期，对临床治疗及预后的判断有一定指导意义。

股骨头缺血性坏死的 Ficat 临床与 X 线分期：

0 期：X 线片无异常改变，无临床症状。

Ⅰ期：X 线片正常，有时可有散在的骨质疏松，50%有临床症状。

Ⅱa 期：X 线片示有广泛的骨质疏松，有散在的骨硬化或囊性变，股骨头轮廓无明显改变，临床症状明显（图 6-1）。

Ⅱb 期：X 线有骨小梁改变，局部广泛硬化或形成弧形的硬化带，软骨下有骨质疏松或囊性变，头塌陷在 2mm 以内，关节间隙正常，临床症状明显（图 6-2）。

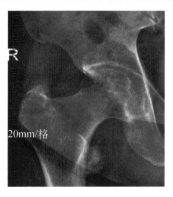 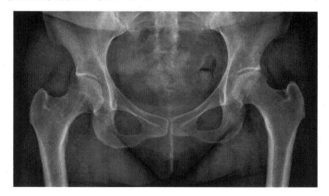

图 6-1　Ficat Ⅱa 期 X 线表现　　　　　图 6-2　Ficat Ⅱb 期 X 线表现

Ⅲ期：X 线有头内硬化或囊变，头塌陷＞2mm，有新月征，关节间隙正常，临床症状明显加重（图 6-3）。

Ⅳ期：骨关节炎期。X 线片髋关节间隙狭窄，股骨头扁平、肥大、增生，可出现向外上方半脱位或脱位。髋臼边缘增生硬化。临床症状疼痛明显（图 6-4）。

（2）CT 表现：早期改变为股骨头完整无碎裂，或有轻微的散在碎裂。星状征变形，从股骨头中央到表面有点状或小道样致密增生，星状征周围部分呈丛状和相互融合。晚期改变为股骨头碎裂变形，于碎骨片之间有骨吸收区，星状征明显变形或消失，丛状影出现和骨小梁融合不仅发生于星状征中央亦见于周围区。

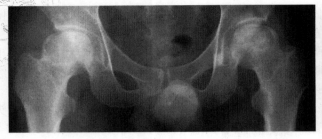

图 6-3　FicatⅢ期 X 线表现

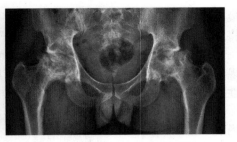

图 6-4　FicatⅣ期 X 线表现（双侧）

CT 可早期确定是否存在骨塌陷、变形和显示病变范围，较 X 线平片显示股骨头坏死更为敏感，但不如核素扫描及 MRI 敏感。CT 三维重建图像可以更好地评价股骨头的变形和塌陷程度（图 6-5）。

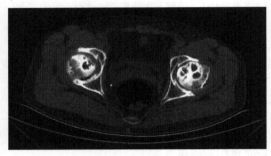

图 6-5　股骨头坏死的 CT 表现

（3）MRI 表现：MRI 不仅可显示骨坏死及修复期的改变，而且可显示在骨坏死病灶周围的骨髓水肿。MRI 诊断股骨头坏死敏感度达到 85%～100%，其特异度高达 100%。

（4）ECT 表现：非创伤性股骨头坏死早期影像初期为患侧整个股骨头区放射性减少，以后逐渐出现"炸面圈"样改变，即股骨头中心放射性仍减少，而周边放射性增多。周边放射性增高是由于坏死变形的股骨头磨损髋臼所致。

（5）其他：如组织学检查、骨内压测定也可为股骨头缺血性坏死等疾病的早期诊断和治疗提供客观依据。

4. 鉴别诊断　本病当注意与类风湿关节炎、强直性脊柱炎、髋关节感染及结核、色素沉着绒毛结节性滑膜炎等疾病相鉴别，通过检查风湿三项、血沉、HLA-B27 等可资鉴别。

5. 分期　除了前面介绍的 Ficat 临床与 X 线分期，国际骨循环学会（Association Research Circulation Osseous，ARCO）制订的 ARCO 分期目前为更多的学会和专家推荐使用。

0 期：骨活检结果与缺血性坏死一致，但其他所有检查均正常。

1 期：骨扫描阳性和（或）MRI 阳性。

1A：股骨头受累＜15%。

1B：股骨头受累 15%～30%。

1C：股骨头受累＞30%。

2 期：X 线片示股骨头斑片状密度不均、硬化与囊肿形成，在 X 线及 CT 上无股骨头塌陷，骨扫描及 MRI 呈阳性，髋臼无改变。

2A：股骨头受累＜15%。

2B：股骨头受累 15%～30%。

2C：股骨头受累 ＞30%。

3 期：X 线片上出现新月征。

3A：新月征＜15%或股骨头塌陷＞2mm。

3B：新月征 15%～30%或股骨头塌陷 2～4mm。

3C：新月征＞30%或股骨头塌陷＞4mm。

4 期：X 线片示股骨头关节面变扁，关节间隙变窄，髋臼出现坏死变化、囊性变及边缘骨赘。

（三）治疗

股骨头坏死的治疗方法较多，制订合理的治疗方案应综合考虑分期、坏死体积、关节功能、患者年龄与职业对保存关节治疗的依从性等因素。本病应早期诊断，及时进行中西医结合治疗很重要。

1. 保守治疗　股骨头缺血性坏死主要适用于早期患者。应首先针对发病原因进行治疗，如停止服用激素、戒酒等。另外通过禁止或减少负重，进行牵引、理疗等处理措施，减轻临床症状，促进股骨头的修复。

2. 辨证论治

（1）气血瘀滞：髋部胀痛或刺痛，痛处固定不移，久坐久卧疼痛加重，适当活动后疼痛减轻；劳累后疼痛明显。舌质略黯，脉沉弦。治宜活血祛瘀，行气止痛。方选桃红四物汤加减。

（2）肝肾亏虚：髋部疼痛较轻，活动后加重，休息后减轻。自汗盗汗，健忘失眠，五心烦热，患肢肌肉萎缩、乏力，舌质淡，苔薄白，脉细涩。治宜滋补肝肾，强壮筋骨。方选知柏地黄丸加减。

（3）湿热痰火：髋关节疼痛，烦躁，下肢沉重，舌质红，苔黄厚，脉弦滑数。治宜清热和中化痰。方选二陈汤加减。

（4）肝火留筋：口干口苦，髋部疼痛，小便赤，舌红苔黄，脉弦数。治宜清肝利湿，泻火通络。方选龙胆泻肝汤加减。

3. 西药治疗　非甾体类消炎药可以减轻疼痛及骨髓水肿。二磷酸盐（阿仑膦酸钠）能抑制骨吸收及延缓股骨头的破坏，因此可用于减轻疼痛。没有足够证据支持对股骨头坏死患者使用抗凝血药（华法林等）。

4. 外治法　制动与适当牵引适用于 ARCO 1、2 期的病例。体外震波、高频电场、高压氧、磁疗等对缓解疼痛可能有一定帮助，具体作用有一定争议。

5. 手术治疗　手术类型需根据股骨头病变（坏死）状况而定。证据表明，ARCO1～3 期的患者可接受或试行保留髋关节手术治疗。对病变早期的股骨头坏死患者（潜在可逆期，ARCO1 期或 ARCO2 期的非可逆早期，股骨头内侧或中央部坏死<30%）采取股骨头髓心减压术。对于 ARCO3 期但具备股骨头髓心减压术适应证的患者，可考虑为其进行短暂减压，以缓解症状。带血管或不带血管的骨移植术、截骨术等，适用于 ARCO1、2 期和 3A、3B 期患者。对 ARCO3C 及 4 期的患者应选择全髋关节置换术。

（张晓峰）

第二节　发展性髋关节发育不良

发展性髋关节发育不良（developmental dysplasia of the hip，DDH），以往称先天性髋关节脱位（congenital dislocation of the hip，CDH），是较常见的先天性畸形，主要是描述婴儿期及儿童期先天性或发育性髋关节解剖结构异常的统称。本病除了先天因素外，后天性因素也起着重要的作用。出生时，髋关节不稳定的为 0.5%～1% 不等，但婴儿典型的发育性髋关节发育不良发病率为 0.1%，且随地区、种族不同而异，女多于男，约为 6∶1。

（一）病因病理

发病原因迄今仍不十分清楚，从几种常见的病因学说来看，先天性髋关节发育不良是由多种因素影响所致，遗传因素起着重要作用，20%～30% 的患儿有家族史。经临床统计分娩时胎儿臀位产发病率高，且我国北方地区有包裹新生儿的习惯，新生儿保持髋部在伸直、内收位，导致其发病率明显增高。另外原发性髋臼发育不良及关节松弛也是髋关节脱位的重要病因。

髋臼变浅且朝向异常：股骨近端的前倾角及颈干角加大，髂腰肌卡在股骨头与髋臼之间，阻挡头的复位。髋臼盂唇向内翻入关节，进一步加大了复位的难度。发育不良所致的功能障碍与脱位程度有关，脱位越高，关节功能障碍越重。严重的半脱位或假臼内的关节运动常会引起疼痛。

（二）临床表现与诊断

1. 症状与体征　新生儿及婴儿期（站立前）与幼儿期（站立后脱位期）因负重与否而存在不同的病理变化，所以其症状与体征亦有很大差异。

（1）新生儿及婴儿期

1）症状：患儿肢体短缩呈屈曲位，且不敢伸直，活动较健侧差，无力；牵拉时可以伸直，松手后又呈屈曲位（或伴有弹响声或弹响感）；两侧大腿内侧皮肤皱褶不对称，患侧加深增多；患儿会阴部增宽，双侧脱位时更为明显（图6-6）。

2）特殊检查

A. 髋关节屈曲外展试验：双髋关节和膝关节各屈曲90°时，正常可外展80°左右。单侧外展＜70°、双侧外展不对称≥20°称为屈曲外展试验阳性，可疑有髋关节脱位、半脱位或发育不良（图6-7）。

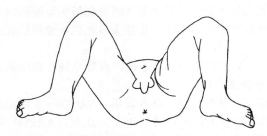

图6-6　两侧大腿内侧皮肤皱褶不对称，患肢短缩，会阴部增宽　　　图6-7　左髋屈曲外展试验阳性

B. Ortolani 试验（弹入试验）：患儿仰卧，屈膝屈髋90°，检查者一手握住健侧髋关节，另一只手拇指放在外展受限侧的大腿内侧面，其余四指放在大腿外侧上端，先内收大腿并下压使半脱位，再轻轻外展外旋髋关节，并向髋臼方向推挤股骨大转子，可感到股骨头滑入髋臼内时的弹响声，即为 Ortolani 试验阳性，表示脱位已复位，是髋关节脱位最可靠的体征之一。

C. Barlow 试验（弹出试验）：Ortolani 试验阳性后，检查者双手位置同上，患儿继续曲髋90°，尽量屈曲膝关节，使患侧髋关节逐步内收，检查者拇指放在患儿大腿内侧小转子处，余四指放在大腿上端后外侧，将股骨头推向外侧和后侧，有股骨头滑出髋臼的弹响，即为 Barlow 试验阳性，表示髋关节不稳定或有半脱位。

D. Allis 征：患儿平卧，屈膝90°，双腿并拢，两足对齐平放检查台上，患侧膝关节平面低于健侧即为阳性（图6-8）。

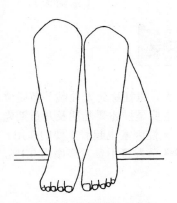

图6-8　左侧膝关节低于右侧，Allis 征阳性

（2）幼儿期

1）症状：患儿开始站立行走较正常幼儿晚，站立时患肢短缩，跛行，单侧髋关节脱位呈跛行步态，双侧髋脱位时臀部明显后突，腰部前突增大，呈摇摆步态，出现典型的"鸭步"（图6-9）。

查体可见患侧下肢短缩，臀部、大腿内侧或髂窝处皮肤皱褶不对称，患侧皱褶加深、皮纹数目增加，会阴部加宽等，内收肌紧张时髋关节外展活动受限。

2）特殊检查：Trendelenburg 征（单足站立试验）。嘱患儿背向医者，单腿站立并保持身体直立，另一下肢屈髋屈膝，使足离地，负重侧的臀中肌立即收缩，将对侧的骨盆抬起，本试验为阴性。如果站立侧患有髋关节脱位时，因臀中、小肌松弛，对侧骨盆不但不能抬起，反而下降即为阳性（图 6-10）。

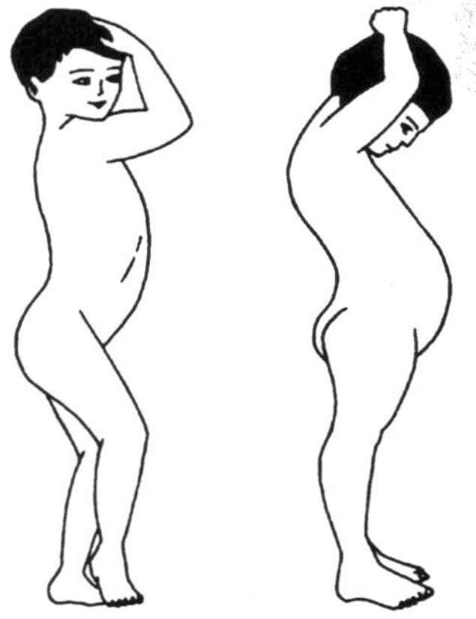

2. **影像学检查**

（1）X 线检查：年龄越大，X 线片越可靠。一般来说，当患儿到 2～3 个月时，就可以使用 X 线片检查了。仅查骨盆正位片即可。婴儿早期髋臼指数<30°，如果是 30°～40°，则可能有异常，如果>40°，则属异常。检查时应做好放射线防护。常见的 X 线测量方法有以下几种。

图 6-9 右髋脱位时右下肢短缩，双髋脱位时臀部明显后突，腰部前突增大

1）Perkin 象限：在骨盆正位片上，两侧髋臼中心连一直线称为 Y 线，再从髋臼外缘向 Y 线做一垂线 P（称 Perkin 线），即将髋关节划分为四个象限。正常股骨头骨骺位于内下象限，若位于外下象限为半脱位，位于外上象限为全脱位。

2）髋臼指数：亦称为髋臼角，从髋臼外缘向髋臼中心连线与 Y 线相交形成的锐角称为髋臼指数，正常值为 20°～25°，当小儿步行后此角逐年减小，直到 12 岁时基本恒定于 15°左右。髋脱位时髋臼指数增大，>30°可认为是髋臼发育不良。

3）Shenton 线：正常闭孔上缘弧形线与股骨颈内侧弧形线连续为一个平滑的抛物线，髋脱位、半脱位时此线中断不连续（图 6-11）。

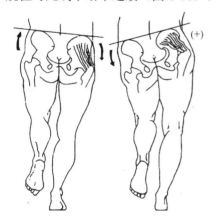

图 6-10 Trendelenburg 征

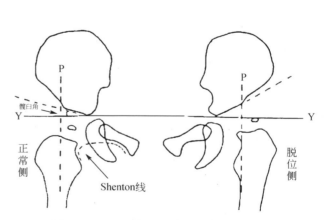

图 6-11 Perkin 象限、髋臼指数、Shenton 线

4）臼-头指数：是检查髋臼对股骨头的覆盖情况，股骨头内缘到髋臼外缘的距离（A）与股骨头最大横径（B）之比，正常值为 85%，髋脱位时覆盖面积减小，比值降低（图 6-12）。

（2）CT 检查：利用螺旋 CT 三维重建技术对患儿髋关节进行轴、冠、矢位及其他角度的观察。了解股骨头、髋臼及髋周软组织形态学改变，测量髋臼指数与股骨前倾角，对治疗具有指导意义。

（3）超声检查：在新生儿期髋关节主要由软骨组成，X 线诊断困难，可采用超声检查用于筛查和评价新生儿的髋关节发育情况。超声检查对于检查者技术的要求非常高，是发现发展性髋关节发育不良的一项非常有效的手段，并且可以对治疗效果进行追踪对比。但如果已经发现髋关节明显不稳定，则不需进行此项检查。

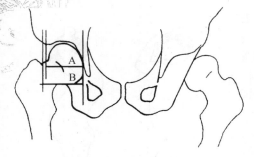

图6-12　臼-头指数

3. 早期诊断　与能否取得良好疗效有直接的关系。如果是半脱位或全脱位的关节不可能发育良好，而延误治疗则会直接导致畸形，最终在成人则为退行性髋关节炎。

（1）新生儿检查：每个新生儿都应进行髋关节不稳定检查。可以用 Barlow 试验和 Ortolani 试验检查髋关节。要求环境安静，体位舒适，不可大力检查。但要注意，出生1周后检查更加准确。因为刚出生的婴儿关节是过于松弛的。

不同年龄阶段，检查方法也不一样。如果双侧外展均＜60°，则必须行 X 线片检查。有时母亲的直觉也非常准确。因此，当母亲主诉婴儿有异常，如臀纹不对称时（图6-6），必须引起重视。

（2）危险因素：如果一个婴儿有阳性家族史或臀位生产，或有斜颈、足踝畸形，膝关节过伸或畸形，则需高度警惕，这个婴儿可能会存在髋关节发育不良。

4. 鉴别诊断

（1）先天性髋内翻：步态跛行或摇摆，髋关节外展明显受限，Trendelenburg 征阳性，单侧患病 Allis 征阳性。由于股骨头位于髋臼之内，望远镜试验阴性。X 线片可明确诊断。

（2）小儿股骨头坏死：又称股骨头骨骺骨软骨病。早期也有无痛性跛行，髋外展、内旋活动受限，多发生于男孩，常有患髋屈曲内收畸形。X 线片显示股骨头骨骺致密，囊性变，或骨骺碎裂、变扁等变化，股骨头可稍向外移位，内侧关节间隙增宽，但髋臼指数正常，股骨头仍在臼中。

（三）治疗

本病的治疗极具挑战性。失治、误治均会导致残留的解剖缺陷和继发性髋关节发育炎。本病的治疗目标包括诊断、复位、防止股骨头坏死、治疗残余畸形。

（1）从出生到6个月，是治疗的最佳时期，治疗方法主要使用 Pavlik 吊带（图6-13）。要求每周复查，确保合体，并使髋关节处于屈髋外展位。如果治疗3周仍不能使髋关节复位，则应放弃这种方法。

（2）6～18个月，闭合复位，用髋人字石膏裤固定治疗（图6-14）。大多数可以成功。治疗过程包括牵引、复位、造影、随访。其中，是否需要牵引视情况而定，多数情况下不需要牵引。如果闭合复位不成功，则可行切开复位。如果对复位情况不确定及无法确定治疗方案时，可行术中造影。

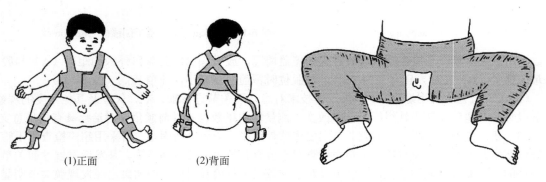

(1)正面　　　　　(2)背面

图6-13　Pavlik吊带　　　　　　图6-14　髋人字石膏裤

（3）18～30 个月，一般需要手术治疗。手术方法主要使用髋关节前外侧入路的 Salter 或 Pemberton 骨盆截骨术。

（4）30 个月以上，这个年龄段的小儿已经错过了早期闭合复位的时机，并且股骨头缺血性坏死时刻威胁治疗结果，处理棘手且充满争议，并且很有可能在成年早期出现退行性关节炎。

对于本病的治疗，避免缺血性坏死应视为主要目标之一。

除了获得同心圆复位之外，如何防止股骨头坏死至关紧要。一旦出现股骨头坏死，则必然影响股骨近端发育，产生畸形，如短颈、宽颈、大转子上移，从而臀中肌松弛出现跛行步态。

（张晓峰　刘　岩）

第七章 代谢性骨病

第一节 痛风性关节炎

痛风性关节炎（gout arthritis）是一种尿酸盐（moreonosodium urate，MSU）沉积所致的晶体相关性关节病，与嘌呤代谢紊乱和（或）尿酸排泄减少所致的高尿酸血症直接相关，属代谢性风湿病范畴。痛风可并发肾脏病变，严重者可出现关节破坏、肾功能损害，常伴发高脂血症、高血压、糖尿病、动脉硬化及冠心病等。目前我国痛风的患病率为 1%～3%，并呈逐年上升趋势。患者平均年龄为 48.28 岁（男性 47.95 岁，女性 53.14 岁），逐步趋向年轻化，男：女为 15：1。＞50%的痛风患者为超重或肥胖。本病传统医学书中称为"痛风""箭风""痹证""历节""脚气"。

（一）病因病理

本病多由于素体阳盛、脾胃功能失调，复因饮食不节，多嗜膏粱厚味、肥甘等有碍脾胃运化之品，或因劳倦过度，情志过极，脾失健运，肝失疏泄，故聚湿生痰，血滞为瘀，久蕴不解，酿生浊毒。湿热瘀毒外则流注经络骨节，肢体疼痛，甚则痰瘀浊毒附骨，出现痛风结节；内则流注于脏腑，使脾失健运，升降失常，久则累及肾，脾肾阳虚，浊毒内蕴，发为石淋、关格。本病以脾肾失调、脏腑蕴热为本，以湿痰浊瘀毒为标。其中"毒"是本病的关键因素，由体内湿热痰瘀之邪蓄积蕴化所成，若邪已化毒，则产生关节局部疼痛、肿胀、皮色潮红、瘀斑，甚则发亮。若毒侵脏腑，使其功能失调，则可导致一系列病理产物形成，加重病情。

现代医学将本病分为原发性和继发性两类，其中原发性痛风占绝大多数，原发性痛风多见于中、老年人，男性占 95%，女性多于绝经期后发病，常有家族遗传史。

1. 原发性高尿酸血症和痛风 由先天性嘌呤代谢障碍引起。

（1）多基因遗传缺陷引起肾小管的尿酸分泌功能障碍，尿酸排泄减少，导致高尿酸血症。

（2）嘌呤代谢酶缺陷，如磷酸核糖焦磷酸合酶活性增加、次黄嘌呤、鸟嘌呤酸核糖转移酶缺陷症、腺嘌呤磷酸核糖转移酶缺陷症及黄嘌呤氧化酶活性增加均可致血尿酸增高。前三种酶缺陷属于 X 伴性连锁遗传，后者可能为多基因遗传。痛风患者中因尿酸生成增多所致者仅占 10% 左右，大多数均由尿酸排泄减少引起。

2. 继发性高尿酸血症和痛风

（1）某些遗传性疾病，如Ⅰ型糖原积累病、Lesch-Nyhan 综合征。

（2）某些血液病，如白血病、多发性骨髓瘤、淋巴瘤及恶性肿瘤化疗或放疗后，因尿酸生成过多致高尿酸血症。

（3）慢性肾病，因肾小管分泌尿酸减少而使尿酸增高。

（4）药物如呋塞米、依他尼酸、吡嗪酰胺、阿司匹林等均能抑制尿酸排泄而导致高尿酸血症。

（二）临床表现与诊断

1. **临床表现**　痛风性关节炎的临床自然病程分期分为四个阶段：无症状期、急性关节炎期、间歇期和慢性关节炎期。

（1）无症状期：亦称为高尿酸血症期，仅有血尿酸持续性或波动性增高而不出现症状。

（2）急性关节炎期：初发时往往为单一关节受累，继而累及多个关节，以足部跖趾关节为好发部位，其次为踝、足跟、膝、腕、指和肘关节。第一次发作通常在夜间，数小时内出现红、肿、热及明显压痛，关节迅速肿胀，伴发热、白细胞增多与血沉增快等全身症状。患者常在夜间因疼痛难忍而痛醒。受寒、劳累、酗酒、食物过敏、进食富含嘌呤食物、感染、创伤和手术等为常见诱因。

（3）间歇期：历时数月或数年，随病情反复发作，间期变短、病期延长、病变关节增多，渐转成慢性关节炎。

（4）慢性关节炎期：由急性发病转为慢性关节炎期，尿酸盐沉积在软骨、滑膜、肌腱和软组织中形成痛风石为本期的特征性表现，以耳郭及跖趾、指间、掌指、肘等关节较为常见，亦可见于尺骨鹰嘴滑车和跟腱内。痛风石形成过多和关节功能毁损可造成手、足畸形，关节出现僵硬畸形、运动受限。30%左右的患者可见痛风石和发生肾脏合并症，以及输尿管结石等。晚期有高血压、肾和脑动脉硬化、心肌梗死。少数患者死于肾衰竭和心血管意外（图7-1、图7-2）。

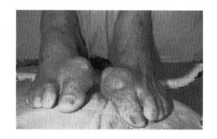

图 7-1　蹞趾痛风

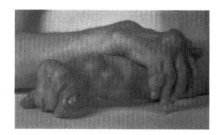

图 7-2　手指痛风石

2. **实验室检查**

（1）血尿酸增高，男性＞7mg/dl（420μmol/L），女性＞6mg/dl（360μmol/L），但少数患者在急性痛风发作时可正常。

（2）关节腔滑囊液旋光显微镜检查可发现白细胞内有双折光的针形尿酸盐结晶。

（3）痛风石活检或穿刺检查可证实为尿酸盐结晶。

3. **影像学检查**　X线检查在受累关节骨软骨缘有圆形或不整齐穿凿样透亮缺损（尿酸盐侵蚀骨质所致）。CT扫描见灰度不等的斑点状痛风石影像，或在MRI的T1和T2影像中呈低至中等密度的块状阴影。两项检查联合进行可对多数关节内痛风石做出准确的诊断。

4. **诊断标准**　美国风湿病学会（ACR）与欧洲抗风湿病联盟（EULAR）于 *Arthritis & Rheumatology* 上发布了痛风性关节炎的最新诊断标准。提出如果出现症状的关节、关节囊或痛风石中存在尿酸盐结晶，可以确诊；如果不符合上述条件，需进入下列按积分诊断的程序，按积分诊断8分及以上确诊（表7-1）。

5. **鉴别诊断**　本病表现为急性关节炎的表现时需与风湿性关节炎、类风湿关节炎急性期、化脓性关节炎、创伤性关节炎等鉴别。慢性关节炎期需与类风湿关节炎及假性痛风等鉴别。从影像学检查、实验室检查、关节液及痛风石检测分析等可以鉴别。

表 7-1　痛风性关节炎的积分诊断

受累关节	累及踝关节或足中段的单关节炎或寡关节炎	1
	累及 MTP1 的单关节炎或寡关节炎	2
发作时关节特点： ①患者自述或医师观察发现受累关节红肿 ②受累关节明显触痛或压痛 ③受累关节活动受限或行走困难	符合 1 个发作特点	1
	符合 2 个发作特点	2
	符合 3 个发作特点	3
发作时间特点： 符合以下三点中的两点，且无论是否进行抗炎治疗，则为反复典型发作。 ①24 小时内疼痛达到峰值 ②14 天内疼痛缓解 ③两次发作间期疼痛完全缓解	有 1 次典型发作	1
	反复典型发作	2
痛风石的临床证据： 皮下结节在皮肤变薄破溃后可向外排出粉笔屑样的尿酸盐结晶，常见于耳廓、关节、双肘鹰突滑囊、指腹、肌腱，结节表面皮肤菲薄，常覆有较多血管	有	4
血尿酸水平（尿酸酶法） 应在发作 4 周后（即发作间期）且还未行降尿酸治疗的情况下进行检测，有条件者可重复检测。取检测的最高值进行评分 发作关节或者滑囊的滑液分析（应由受过培训者进行评估）	<4mg/dl（<240μmol/L）	-4
	6～8mg/dl（360～480μmol/L）	2
	8～10mg/dl（480～600μmol/L）	3
	≥10mg/dl（≥600μmol/L）	4
影像学表现：		
发作关节或滑囊尿酸盐沉积的影像学表现： 超声表现有双边征 双光能 CT 正式有尿酸盐沉积	有任意一种表现	4
痛风关节损害的影像学表现： 普通 X 线显示手和（或）足至少 1 处骨侵蚀	有	4

（三）治疗

痛风性关节炎需根据分期用药，急性期以控制症状为主；缓解期以降低尿酸水平，防止再次发作为主。

1. 辨证治疗

（1）湿热瘀阻：关节疼痛剧烈，红肿明显，扪之发热，痛不可触，屈伸不利，得冷则舒，遇热加剧，伴胸脘烦闷、身重，肿痛以下肢为甚，舌暗红，苔黄腻，脉滑数。治宜清热解毒，活血止痛。方选四妙散加减。

（2）痰浊阻滞：关节肿胀，甚则关节周围水肿，屈伸受限，局部酸麻疼痛，并见块垒硬结，伴有目眩、面浮足肿、胸脘痞满，舌胖，质紫暗，苔白腻，脉弦或弦滑。治宜涤痰祛浊，通络止痛。方药以涤痰汤加减。

（3）肝肾阴虚：病久屡发，关节痛如虎咬，局部关节变形，昼轻夜甚，肌肤麻木不仁，步履艰难，筋脉拘急，屈伸不利，伴头晕耳鸣，颧红口干，腰膝酸软，夜尿频繁，舌质红，少苔，脉弦细或细数。治宜滋补肝肾。方选六味地黄丸加减。

2. **外治法** 可用如意金黄散、四黄消肿软膏、双柏膏等外敷，亦可用舒筋活络、止痛、消炎的药水外擦。

3. **西药治疗**

（1）急性期的药物治疗

1）非甾类抗炎药（NSAIDs）：痛风急性发作期，推荐首先使用 NSAIDs 缓解症状，是治疗痛风性关节炎的一线用药。如吲哚美辛、双氯芬酸、萘普生、布洛芬、保泰松等。为减少胃肠道损伤，可使用选择性环氧化酶 2 抑制剂（COX-2），如塞来昔布、依托考昔等。症状完全缓解后再维持 24 小时，然后逐渐减量，治疗持续 1～2 周。

2）秋水仙碱：对 NSAIDs 有禁忌的患者，建议单独使用低剂量秋水仙碱。每天 1.5～1.8 mg，一般经验为使用至痛风消退为止。用药期间监测不良反应。对于严重及顽固的病例，可以与 NSAIDs 或糖皮质激素联合使用。

3）糖皮质激素：短期单用糖皮质激素，其疗效和安全性与 NSAIDs 类似。多关节可选用口服糖皮质激素，如口服泼尼松剂量为 0.5mg/（kg·d），疗程为 5～10 天，直接停药，或 0.5mg/（kg·d）、2～5 天，然后逐渐减量，7～10 天停药；也可以选择甲泼尼松龙。如果是 1～2 个大关节受累，可以选择糖皮质激素关节腔注射，剂量根据受累关节大小决定，临床常用的是曲安奈德或者倍他米松。

（2）降尿酸的药物治疗：对急性痛风关节炎频繁发作（＞2 次/年），有慢性痛风关节炎或痛风石的患者，推荐进行降尿酸治疗。

1）抑制尿酸生成药物：黄嘌呤氧化酶抑制剂（XOI）别嘌醇和非布索坦同时被推荐为一线药物，但指出对慢性肾脏疾病（CKD）4 期及以上的患者，目前非布索坦缺乏安全性数据。美国风湿病学会痛风治疗指南建议为了减少开始降尿酸治疗后痛风复发，以及减少别嘌醇严重超敏反应综合征（AHS）的发生，别嘌醇初始剂量必须＜100 mg/d，如果有中度至重度 CKD，初始剂量应＜50mg/d，然后逐渐增加剂量，2～5 周达到合适的治疗量，每个患者的剂量根据个体原则确定。

2）促进尿酸排泄药物：苯溴马隆或丙磺舒。对合并慢性肾脏疾病的痛风患者，建议先评估肾功能，再根据患者具体情况使用对肾功能影响小的降尿酸药物，并在治疗过程中密切监测不良反应。

4. **手术治疗** 包括痛风石的引流和痛风石切除术（图 7-3）。切除痛风石时，应尽量清除痛风石，并避免损伤韧带、神经和血管等。切忌过早切开痛风石，大关节可以考虑使用关节镜镜下切除，小关节行局部切除。关节破坏明显者可做融合术或人工关节置换术。

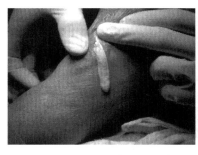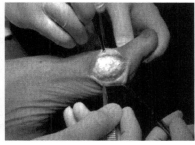

图 7-3 痛风石的引流和切除术

（四）预防与调理

调整生活方式有助于痛风的预防和治疗：①限酒；②减少高嘌呤食物的摄入；③防止剧烈运动或突然受凉；④减少富含果糖饮料的摄入；⑤大量饮水（每日 2000 ml 以上）；⑥控制体重；⑦增

加新鲜蔬菜的摄入；⑧规律饮食和作息；⑨规律运动；⑩禁烟。

（五）预后与转归

如无肾脏病变引起肾功能不全，原发性痛风的预后是良好的。需要定期复查血尿酸水平，根据具体情况控制血尿酸水平。

（吕　燃　陈伯健）

第二节　骨质疏松症

骨质疏松症（osteoporosis，OP）是一种以骨量低下，骨微结构破坏，导致骨脆性增加，易发生骨折为特征的全身性骨病。正常成年人的骨量随年龄增长而减少，故老年人常有生理性骨质疏松。骨质疏松是一种衰老的表现，如果骨质疏松伴有骨折、明显腰背痛或神经症状，应视为一种疾病（图7-4）。

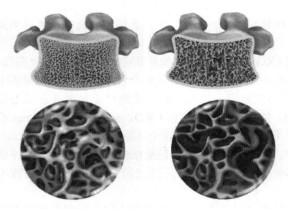

图7-4　左侧为正常骨小梁，右侧为骨质疏松后的骨小梁

分型：可将其分为原发性骨质疏松和继发性骨质疏松。原发性骨质疏松是指不伴随引起骨质疏松状态的其他疾患或紊乱；继发性骨质疏松，多由于内分泌腺功能紊乱引起。原发性骨质疏松症又分为绝经后骨质疏松症（Ⅰ型）、老年性骨质疏松症（Ⅱ型）和特发性骨质疏松（包括青少年型）三种。绝经后骨质疏松症一般发生在妇女绝经后5～10年内；老年性骨质疏松症一般指老人70岁后发生的骨质疏松；而特发性骨质疏松主要发生在青少年，病因尚不明。

流行病学：男女性的骨量在35～40岁以后开始下降，女性在绝经期以后的骨量丢失远远高于男性，故女性的发病率大大高于男性。骨质疏松的发病率与性别、年龄、种族、地区、饮食习惯等因素有关。

本病属于中医学"骨痹""骨痿"范畴。

（一）病因病理

1.西医病因病理　现代医学认为骨质疏松由以下几个因素引起。

（1）内分泌因素

1）正常人性腺激素对骨组织的合成与肾上腺皮质酮对骨组织的抗合成作用处于一个动态平衡；老年人由于性腺功能减退，合成代谢类固醇（雌激素、雄激素）的生成减少，影响蛋白质的合成，使骨基质形成不足。雌激素能刺激成骨细胞，制造骨基质。雌激素水平下降，会使成骨细胞活性降低，骨形成减少。雌激素减少又可使骨对甲状旁腺激素（PTH）的敏感性增加，从而使骨吸收加重。

2）降钙素（CT）可减少骨吸收，其缺乏可能为绝经后骨质疏松发生的原因。

3）甲状腺功能亢进症（简称甲亢）可引起并加重骨质疏松，绝经后妇女如合并甲亢，其骨质疏松出现较早且较重。

4）糖皮质激素包括内源性分泌过多如库兴综合征及药物治疗持续超过1年以上，终将产生骨量减少。糖皮质激素可以抑制维生素 D，引起矿物质吸收不良，并可抑制肾小管对矿物盐的再吸收，引起尿钙、尿磷、尿镁增多，造成血清钙、镁及无机磷水平降低，致负氮、负钙平衡，抑制骨形成，增加骨质吸收。

（2）营养因素：骨量的维持很大程度上依靠营养及矿物盐的补充，蛋白质及钙尤为重要。钙摄入减少、吸收不良、排出增加是造成负钙平衡的主要原因。长期蛋白质营养缺乏，造成血浆蛋白降低，其骨基质蛋白合成不足，新骨生成落后，如果同时再有钙缺乏，骨质疏松就会加快出现。维生素 C 是骨基质羟脯氨酸合成不可缺少的，若缺乏即可使骨基质合成减少。饮酒可减少钙的摄入，增为尿钙排泄，咖啡因摄入过多也可使尿钙及内源性粪钙丢失。

（3）废用因素：骨量的大小与机械负荷密切相关。负荷越大骨骼越发达。各种原因的废用如石膏固定、瘫痪或严重关节炎，由于不活动、不负重，对骨骼的机械刺激减少，成骨细胞活性减弱，而破骨细胞活性相对增强。卧床较久的患者、其尿钙和粪钙亦明显增加，产生负钙平衡，故发生骨质疏松。

（4）遗传、免疫因素：成骨不全症系一常染色体显性遗传，成骨细胞产生骨基质较少，状如骨质疏松，常伴有蓝色巩膜及耳聋。高半胱氨酸尿症主要由于胱硫醚合成酶缺乏所致，系一常染色体隐性遗传病，临床上表现为脊柱及下肢畸形，骨细胞减少，栓塞性病变。类风湿关节炎常伴随结缔组织萎缩，包括骨骼胶原组织在内，如果再有失用或应用糖皮质激素治疗更易引起骨质疏松。

骨质疏松的主要病理改变为全身骨量减少即所谓贫骨。一般同时具有皮质骨骨质疏松及小梁骨骨质疏松。骨质疏松一般表现为皮质骨变薄，显微镜下骨结构正常，但骨小梁少、变细。小梁骨与皮质骨相比，其微细的变化最能反映骨质疏松的程度。

2. 中医病因病机　中医学认为本病多由先天禀赋不足、后天调养失宜、久病失治、老年衰变、用药失当引发。

（1）先天禀赋不足，体质虚弱：父母体虚，遗传缺弱，胎中失养，孕育不足，造成肾气亏虚，肾精不足，髓空骨软。《灵枢·经脉》云："人始生，先成精，精生而脑髓生，骨为干，脉为营，筋力刚，肉为墙，皮肤生而毛发长"，说明人在出生前后骨骼的生长、发育均依赖于肾精。

（2）饮食不节，损伤脾胃，精微不输：暴饮暴食、嗜欲偏食、饮酒过度等原因均会损伤脾胃。脾为后天之本、气血生化之源，脾胃长期受损，化源衰少，脏腑、经络、四肢百骸失于滋养，关切不利，肌肉瘦削，发为本病。

（3）久病失治，后天调养失宜损及五脏：久病或大病之后，邪气过盛，脏气损伤；或瘀血内结，新血不生；或病后失于调理，正气亏虚难复，精气亏耗，伤及五脏，"五脏之伤，穷必及肾"。

中医学认为肾主骨、生髓藏精，为先天之本，肾精的盛衰与骨骼的生长代谢有密切关系。肾精足则骨髓之生化有源，骨髓充，骨骼得到髓的充分滋养则骨骼坚。肾精亏，骨髓生化不足，髓腔空虚而不能营养骨骼，导致骨骼发育不良，脆弱无力，变生畸形。元气不足，卫外功能减退，外邪易乘虚深入，阻滞缓脉气血，引起肌肉、关节疼痛。本病与肝、肾、脾等多个脏腑相关联，但以肾虚为主。肾虚精髓不充，骨失所养为其主要病机。

（二）临床表现与诊断

1. 临床表现　骨质疏松发病缓慢，一般临床表现轻微或仅有腰背部酸痛，棘突压痛不是很明显，患者少数有神经根压迫症状。患者多以骨折就诊，一般无明显的外伤或损伤轻微。患者腰背部疼痛突然加剧，预示可能发生骨折。患者述可有腰背肌痉挛，不敢活动。轻微动作如咳嗽、排便均可引起不可忍受的疼痛，少数患者由于胸廓畸形，呼吸时肋骨活动幅度减少，可有呼吸障碍，影响心肺功能。

许多骨质疏松症患者早期常无明显的自觉症状，往往在骨折发生后经 X 线或骨密度检查时才发现已有骨质疏松改变。病久下肢肌肉往往有不同程度的萎缩。

2. 诊断指标　临床上用于诊断骨质疏松症的通用指标是：发生了脆性骨折及（或）骨密度低下，目前尚缺乏直接测定骨强度的临床手段。

（1）脆性骨折：是骨强度下降的最终体现，有过脆性骨折临床上即可诊断骨质疏松症。

（2）骨密度测定（BMD）：简称骨密度，是目前诊断骨质疏松、预测骨质疏松性骨折风险、监测自然病程及评价药物干预疗效的最佳定量指标。骨密度仅能反映大约 70%的骨强度。双能 X 线吸收法（DXA）是目前国际学术界公认的骨密度检查方法，其测定值作为骨质疏松症的诊断金标准。骨密度值低于同性别、同种族健康成人的骨峰值不足 1 个标准差属正常；降低 1～2.5 个标准差为骨量低下（骨量减少）；降低程度等于和大于 2.5 个标准差为骨质疏松；骨密度降低程度符合骨质疏松诊断标准同时伴有一处或多处骨折时为严重骨质疏松。

（3）X 线摄片法：可观察骨组织的形态结构，是对骨质疏松所致各种骨折进行定性和定位诊断的一种较好的方法，也是一种将骨质疏松与其他疾病进行鉴别的方法。常用摄片部位包括椎体、髋部、腕部、掌骨、跟骨和管状骨等。受多种技术因素影响，用 X 线摄片法诊断骨质疏松的敏感性和准确性较低，只有当骨量下降 30%时才可以在 X 线摄片中显现出来，故对早期诊断的意义不大（图 7-5）。

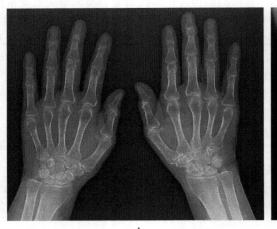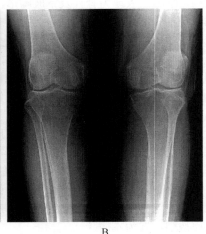

A　　　　　　　　　　　　　B

图 7-5　骨质疏松 X 线影像

（4）实验室检查

1）生化检查：血清钙、磷一般在正常范围。由于骨吸收增加血清钙亦可升高，伴有骨折时血清钙显著低于无骨折者，而血清磷显著高于无骨折者。碱性磷酸酶一般在正常范围，若伴发骨折则可升高。

2）尿常规：尿羟脯氨酸可增高。

3）骨活检：可观察骨代谢及骨量的微细改变。骨活检的常用部位为髂前上棘后方及下方各 2cm 处，此处可同时得到两层皮质骨及其中的小梁骨。

3. 鉴别诊断

（1）骨软化症：为骨有机基质增多，但矿物化发生障碍。表现为维生素 D 缺乏或日光照射不足，常有胃肠道疾病或肾脏病史。骨骼变形，后期 X 线表现可见假骨折线。实验室检查可见血清钙、磷降低、碱性磷酸酶增高，尿钙、磷降低肝肾功能的损害，用维生素 D 及钙剂治剂疗效果好。

（2）骨髓瘤：X 线表现为骨骼边缘清晰的脱钙，血清钙可高可低，血清碱性磷酸酶正常，但血免疫球蛋白必增高，尿中出现凝溶蛋白。

（三）治疗

骨质疏松的治疗应以恢复骨量、防止骨继续丢失、缓解症状为原则。在现代医学的性激素疗法、钙补充疗法、维生素 D 补充疗法等治疗的同时，根据祖国医学"肾为先天之本，主骨生髓"的理论，用补肾填精补髓活血之法治疗，以达强壮筋骨的目的。

骨质疏松的基本治疗方法：

（1）调整生活方式：富含钙、低盐和适量蛋白质的均衡膳食。注意适当户外活动、体育锻炼和康复治疗。避免嗜烟、酗酒和慎用影响骨代谢的药物等。

（2）骨健康基本补充剂钙剂：我国营养学会制订成人每日钙摄入推荐量 800 mg（钙元素量）是获得理想骨峰值、维护骨骼健康的适宜剂量，如果饮食中钙供给不足可选用钙剂补充，绝经后妇女和老年人每日钙摄入推荐量为 1000 mg。我国老年人平均每日从饮食中获钙约 400 mg，故平均每日应补充的元素钙量为 500～600 mg。钙摄入可减缓骨的丢失，改善骨矿化。维生素 D：有利于钙在胃肠道的吸收。维生素 D 缺乏可导致继发性甲状旁腺功能亢进，增加骨的吸收，从而引起或加重骨质疏松。成年人推荐剂量为 200U（5μg）/d，老年人因缺乏日照，以及摄入和吸收障碍常有维生素 D 缺乏，故推荐剂量为 400～800U（10～20μg）/d。

1. 辨证论治

（1）肾精不足

治法：滋补肝肾，强筋壮骨。

方药：左归丸合虎潜丸加减。方中熟地黄、龟板、山萸肉、菟丝子、白芍滋阴养虚，补肝肾之阴；锁阳、鹿胶温阳益精，养筋润燥；枸杞益精明目；黄柏、知母泻火清热；虎骨（现已不用，可用牛骨代替）、牛膝强腰膝，健筋骨；山药、陈皮、干姜温中健脾。

关节烦疼或发热加鳖甲、地龙、秦艽、桑枝；骨蒸潮热以生地黄代熟地黄，加青蒿、银柴胡、胡黄连；筋脉拘急加木瓜、汉防己、络石藤、生甘草；小儿虚烦、易惊、多汗、抽搐者加牡蛎、龙骨、钩藤；若出现肌肉关节刺痛、拒按或有硬结，皮肤瘀斑，干燥无泽，面㿠唇暗，舌质淡紫或有瘀点，脉弦涩等血瘀的表现，可选用血府逐瘀汤合复元活血汤加减治疗，以养血活血，活络软坚。

（2）脾肾气虚

治法：补益脾肾。

方药：右归丸合理中丸加减。方中制附子、肉桂温补命门之火，以强壮肾气；熟地黄、枸杞子、山萸肉、杜仲、菟丝子养血补肾生精；党参、山药、白术、炙甘草健脾益气；干姜温振脾阳；当归养血和营；鹿角胶为血肉有情之品，温养督脉。

腹痛拘急者加乌头、细辛、全蝎、蜈蚣；浮肿关节肿胀加茯苓、泽泻、薏苡仁；身倦乏力者加黄芪；肌肉萎缩者加灵芝、何首乌、鸡血藤、阿胶。对骨质疏松合并畸型或骨折的患者采用夹板或支架固定制动，并鼓励患者早期进行适当的功能锻炼。

2. 外治法
防风、威灵仙、川乌、草乌、透骨草、续断、狗脊各 100g，红花 60g，川椒 60g，共研细末，每次用 50～100g 醋调后装纱布袋敷于皮肤上，并在药袋上加敷热水袋，每次 30 分钟，每日 1～2 次，平均疗程 30 天，用于骨质疏松疼痛者。

3. 西药治疗

（1）抗骨吸收药物

1）双膦酸盐类：可有效抑制破骨细胞活性、降低骨转换。阿仑膦酸盐（alendronate）可明显提高腰椎和髋部骨密度，显著降低椎体及髋部等部位骨折发生的危险。阿仑膦酸钠应在早晨空腹时以 200ml 清水送服，服药后 30 分钟内不能平卧和进食，极少数患者发生药物反流或发生管道溃疡，故有食管炎、活动性胃及十二指肠溃疡、反流性食管炎者慎用。

2）降钙素类：能抑制破骨细胞的生物活性和减少破骨细胞的数量，可预防骨量丢失并增加骨量。降钙素类药物的另一突出特点是能明显缓解骨痛，对骨质疏松性骨折或骨骼变形所致的慢性疼痛，以及骨肿瘤等疾病引起的骨痛均有效，因而更适合有疼痛症状的骨质疏松症患者。降钙素类制剂应用疗程要视病情及患者的其他条件而定。一般情况下，应用剂量为鲑鱼降钙素每次 50U，皮下或肌内注射，根据病情每周 2～5 次；鲑鱼降钙素鼻喷剂每日 200U；鳗鱼降钙素每周 20U，肌内注射。应用降钙素，少数患者可有面部潮红、恶心等不良反应，偶有过敏现象。

3）选择性雌激素受体调节剂（SERMs）：可有效抑制破骨细胞活性，降低骨转换至妇女绝经前水平。该药只用于女性患者，其特点是选择性地作用于雌激素的靶器官，对乳房和子宫内膜无不良作用，能降低雌激素受体阳性浸润性乳癌的发生率，不增加子宫内膜增生及子宫内膜癌的危险，对血脂有调节作用。少数患者服药期间会出现潮热和下肢痉挛症状。潮热症状严重的围绝经期妇女暂时不宜用。有静脉栓塞病史及有血栓倾向者如长期卧床和久坐期间禁用。

4）雌激素类：只能用于女性患者。雌激素类药物能抑制骨转换，阻止骨丢失。适应证：有绝经期症状（潮热、出汗等）和（或）骨质疏松症和（或）骨质疏松危险因素的妇女，尤其提倡绝经早期开始用收益更大，风险更小。禁忌证：雌激素依赖性肿瘤（乳腺癌、子宫内膜癌）、血栓性疾病、不明原因阴道出血及活动性肝病和结缔组织病为绝对禁忌证；子宫肌瘤、子宫内膜异位症、有乳腺癌家族史、胆囊疾病和垂体泌乳素瘤者慎用。有子宫者应用雌激素时应配合适当剂量的孕激素制剂，以对抗雌激素对子宫内膜的刺激，已行子宫切除的妇女应只用雌激素，不加孕激素。激素治疗的方案、剂量、制剂选择及治疗期限等应根据患者情况个体化。应用最低有效剂量。坚持定期随访和安全性监测（尤其是乳腺和子宫）。

（2）促进骨形成药物：甲状旁腺激素（PTH）。小剂量重组人甲状旁腺激素（1-34）[rhPTH（1-34）]有促进骨形成的作用，能有效地治疗绝经后严重骨质疏松，增加骨密度，降低椎体和非椎体骨折发生的危险，因此适用于严重骨质疏松症患者。治疗时间不宜超过 2 年。一般剂量是 20μg/d，肌内注射，用药期间要监测血钙水平，防止高钙血症的发生。

（3）活性维生素 D：适当剂量的活性维生素 D 能促进骨形成和矿化，并抑制骨吸收。它包括1α-羟维生素 D（α-骨化醇）和 1，25-双羟维生素 D（骨化三醇）两种，前者在肝功能正常时才有效，后者不受肝肾功能的影响。应定期监测血钙和尿钙水平。骨化三醇剂量为 0.25～0.5μg/d；α-骨化醇剂量为 0.25～0.75 μg/d。在治疗骨质疏松症时，可与其他抗骨质疏松药物联合应用。

4. 其他治疗

针灸治疗可作辅助治疗；部门骨质疏松合并胸/腰椎压缩性骨折可行骨水泥加强成形术。

（四）预防与调理

一旦发生骨质疏松性骨折，生活质量下降，出现各种并发症，可致残或致死，因此骨质疏松症的预防比治疗更为现实和重要。况且，骨质疏松症是可以预防的。

养成良好的饮食及生活习惯，使骨量维持相对稳定，减少其丢失。有规律地积极锻炼身体，适当负荷，避免过度吸烟、饮酒、服用过多的咖啡因，合理的营养，摄入较高的钙量，如食用牛奶、豆制品、鱼、虾、蟹。应控制服用影响钙的利用的药物或营养物，如含铝的制酸药，长期严格素食或低盐饮食者更应注意钙的补充。对于绝期后妇女可考虑小剂量雌激素治疗。

（五）预后与转归

由于引起骨质疏松的原因不同，使其预后亦有很大差异。一部分高转换骨质疏松如由中毒性甲状腺肿引起的，只要消除病因就可以恢复骨质缺陷，称为自然性可逆性骨质疏松；而另一些骨质疏松如库欣综合征除去其病因后，可以停止进一步骨丢失，但不会恢复已有的不足。随着年龄的增加，骨量丢失不可避免，故老年性或绝经后骨质疏松很难治愈，这些均称为不可逆性骨质疏松。

附　脆性骨折

脆性骨折是指无外伤或轻微外伤情况下引起的骨折。所谓轻微外伤，一般指在平地或身体重心高度跌倒所引起的损伤。脆性骨折多发生在老年人，是骨质疏松症的最严重后果，所以又称骨质疏松性骨折。

流行病学研究显示，＞50岁人群中，骨质疏松发病率女性为30％，男性为20％；45岁以上骨折患者中，75％的骨折与骨质疏松症有关（图7-6）。

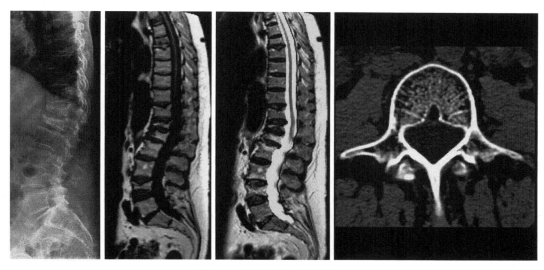

图7-6　脆性骨折影像学图片

脆性骨折主要发生于胸椎、腰椎、髋部及前臂。而目前，国内外对骨质疏松所引起脆性骨折的治疗，大部分局限于对骨折进行外科干预，如外固定或内固定手术等。已发生脆性骨折的患者，若未对其病因——骨质疏松症进行治疗，则再次骨折的危险性显著提高。世界矫形外科骨质疏松组织认为"除非存在禁忌证，任何已发生脆性骨折和骨质疏松的患者都应该接受药物治疗，以降低再次骨折的风险"。骨折后对骨质疏松症的内科治疗亦势在必行。

第八章 骨关节感染

第一节 急性化脓性骨髓炎

急性化脓性骨髓炎（acute suppurative osteomyelitis）是指由化脓性细菌引起的骨膜、骨质和骨髓组织的一种急性化脓性炎症，可反复发作或转为慢性骨髓炎，遗留畸形、强直、残废等，严重影响机体功能和健康。本病最常见于3～15岁的儿童和少年，男多于女，男女比例约为4：1，好发于四肢长骨的干骺端，尤以胫骨上段和股骨下段的发病率最高（约占60%），其次为肱骨、桡骨及髂骨，尺骨、距骨、指（趾）骨次之，脊柱亦偶有发生，肋骨和颅骨少见。本病属于中医学"附骨疽"范畴。

（一）病因病理

化脓性骨髓炎是骨、骨膜和骨髓遭受化脓性细菌感染引起的炎症，致病菌可为溶血性金黄色葡萄球菌、乙型链球菌等。在原发病灶处理不当或机体抵抗力下降的情况下，可引发细菌入血，发生菌血症或诱发脓毒症菌栓进入骨营养动脉后使该处血流缓慢，受阻于长骨干骺端的毛细血管内，形成局限性脓肿，脓液沿哈佛管扩散到骨膜下，形成骨膜下脓肿，穿破骨膜形成深部脓肿，穿破皮肤形成窦道。骨组织失去血供后缺血坏死，大块的死骨难以排出，长期滞留在骨包壳内，使窦道经久不愈，疾病进入慢性期。

1. 分型 根据感染途径将化脓性骨髓炎分为血源性骨髓炎、创伤后骨髓炎和蔓延性骨髓炎。临床上以前两种感染较常见。

（1）血源性感染：细菌从体内其他感染灶，如疖痈、脓肿、扁桃体炎、中耳炎等经血行到达骨组织，在身体抵抗力差或细菌具有高度感染力的情况下发病，这是最常见的途径。尤其好发于儿童长骨的干骺端，此阶段是人体骨生长最活跃的时期，干骺端有很多终末小动脉，循环丰富，血流缓慢，细菌易于停留、聚集、繁殖，形成栓塞，使血管末端阻塞，导致局部组织坏死，感染化脓。此外，不少患者局部骨骼感染灶不明显，但出现脓毒血症，应该注意这可能是脓胸、肺脓肿、心包炎、脑脓肿、肝脓肿、髂窝脓肿等严重感染的一种表现，应全面检查，防止漏诊。

（2）创伤后骨髓炎：因外伤感染引起的骨髓炎症，常常发生于开放性骨折，伴随现在的交通事故和大型建筑的工伤事件的发生，发病率呈上升趋势，属高能量骨折之后常见的并发症。

（3）蔓延性骨髓炎：由邻近软组织直接蔓延扩散导致，如指（趾）端感染引起的指（趾）骨骨髓炎，齿槽脓肿累及的上、下颌骨等。化脓性骨髓炎的发生，细菌毒力的大小是外在因素，全身情况或局部骨骼抵抗力是内在因素。

2. 病理 骨质破坏、坏死和由此诱发的修复反应（骨质增生）同时并存为本病的病理特点。早期以骨质破坏和坏死为主，晚期以增生为主。病理过程如下。

（1）脓肿形成：骨内感染灶形成后，因周围为骨质，引流不畅，早期多局限于髓内，随着病情的进展，骨质被侵蚀破坏，脓肿沿着局部阻力较小的方向向四周蔓延。脓肿蔓延途径如下（图8-1）。

（2）脓肿向长骨髓腔蔓延：因骨骺板抵抗感染的能力较强，脓液不易穿破骺板进入关节腔，多向骨髓腔扩散，致使骨髓腔受累。髓腔内压力增高，可再沿中央管扩散至骨膜下层，形成骨膜下脓肿。

（3）脓液突破干骺端的坚质骨，穿入骨膜下形成骨膜下脓肿；压力进一步增高时，突破骨膜流入软组织。也可沿中央管侵入骨髓腔。

（4）穿入关节，引起化脓性关节炎。成人骺板无抵御能力，脓肿可穿破干骺端骨皮质进入关节，形成化脓性关节炎。

（二）临床表现与诊断

1. 临床表现　患者体质常虚弱，免疫力下降，前期有感染史或外伤史，全身症状起病急，开始即有明显的全身中毒症状，多有弛张型高热，可达 39～40℃，有时并发寒战、脉搏快、口干、食欲不振，可有头痛、呕吐等脑膜刺激症状，患儿烦躁不安，严重者可有谵妄、昏迷等败血症表现。外伤引起的急性骨髓炎，除有严重并发症或大量软组织损伤及感染外，一般全身症状较轻，感染较局限而少发生败血症，但应警惕并发厌氧菌感染的危险。早期局部疼痛和搏动性疼痛，皮温增高，有深压痛，肿胀不明显。数日后，骨膜下脓肿形成，局部皮肤水肿、发红。当脓肿穿破骨膜至软组织后，压力减轻，疼痛缓解，但软组织受累的症状明显，局部红、肿、热、痛，压痛更为明显，可触及波动感。脓液进入髓腔后，整个肢体剧痛肿胀，骨质因炎症而变疏松，常伴有病理性骨折。

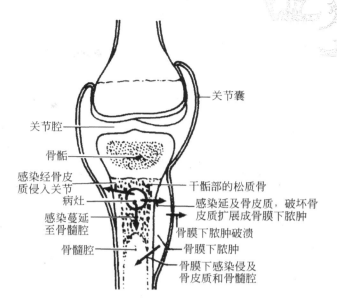

图 8-1　化脓性骨髓炎脓肿蔓延途径

2. 辅助检查

（1）实验室检查：白细胞计数及中性粒细胞明显升高，一般伴有贫血，白细胞计数可高达（30～40）×10^9/L，中性粒细胞可占 0.9% 以上，常伴有 CRP 增高，血沉增快。早期血培养阳性率较高，局部脓液培养有化脓性细菌，应做细菌培养及药物敏感试验，以便及时选用有效药物。如骨穿刺抽得的脓液、混浊液或血性液体涂片检查有脓细胞或细菌，即可确诊。

（2）影像学检查

1）X 线片：在起病 2 周内多无明显异常，故阴性结果不能排除急性骨髓炎。2 周后，髓腔内脓肿形成，松质骨内可见小的斑片状骨质破坏区，进而累及骨皮质甚至整个骨干。因骨膜被掀起，可出现骨膜反应（层状或葱皮样）及层状新骨形成（图 8-2）。

如感染继续向髓腔内和骨干方向扩展，则骨皮质内、外侧面均出现虫蚀样改变、脱钙及周围软组织肿胀阴影，有时出现病理骨折。

2）CT 检查：可提前发现骨膜下脓肿，明确其病变范围，表现为边界较清楚的囊状低密度区，增强后脓肿壁明显强化，而脓腔不强化，使脓肿范围更清楚。

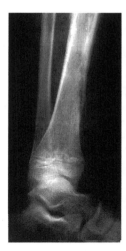
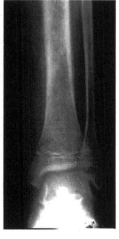

图 8-2　急性化脓性骨髓炎 X 线表现
与骨干平行的骨膜反应，层状新骨形成，范围一般同骨的病变范围一致

此外，对显示死骨 CT 比平片优越（图 8-3）。软组织肿胀，肌间隙模糊，有骨膜增生，骨周围脓肿，髓腔密度高，骨增生硬化

3）MRI：对早期骨髓的炎性渗出与水肿，尤其敏感，表现为 T1 加权骨髓正常的高信号被低信号取代，T2 加权病变的骨髓信号比正常更高。MRI 能够全方位显示早期的骨膜下和软组织脓肿的范围，脓肿在 T1 加权为低信号，在 T2 加权呈均匀高信号影，增强见脓肿壁明显强化。正常皮质骨在 T1 加权和 T2 加权均呈低信号，骨破坏表现为低信号的骨皮质不规则变薄或消失，被高信号取代。MRI 对死骨的发现不如平片和 CT 敏感（图 8-4）。

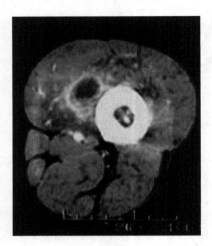

图 8-3　急性化脓性骨髓炎 CT 表现

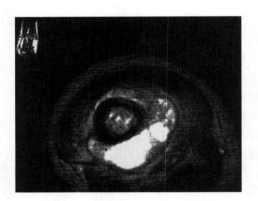

图 8-4　急性化脓性骨髓炎 MR 表现

低信号的骨皮质外围可见高信号的骨膜下脓肿

3. 鉴别诊断

（1）软组织炎症：全身中毒症状较轻，而局部红肿较明显，压痛表浅，且其病变多居于骨骼之一侧，因此压痛只限于一个或两个平面。

（2）感染性关节炎：包括病原体直接侵犯关节，表现为寒战、高热、受累关节剧烈疼痛，以下肢负重关节发病最多，多为单关节炎，关节腔穿刺液呈化脓性改变，涂片或培养可找到细菌。另一种为感染性变态反应性关节炎，主要表现为四肢大关节游走性疼痛，可有局部红肿，一般经 1～2 周自愈。

（3）风湿性关节炎：多见于儿童及青年，以急性发热及关节肿痛起病，主要侵犯大关节，如膝、踝、腕、肘、肩等关节，呈游走性关节痛。关节炎症消退后不留永久性损害，X 线关节摄片骨质无异常，血清类风湿因子阴性，抗链球菌溶血素、抗链激酶及抗透明质酸酶阳性。

（4）恶性骨肿瘤：特别是尤文（Ewing）肉瘤，常伴发热、白细胞增多、X 线示"葱皮样"骨膜下新骨形成等现象，须与骨髓炎鉴别。鉴别要点：尤文肉瘤常发生于骨干，范围较广，疼痛夜间加重，全身症状不如急性骨髓炎重，活检找到肿瘤细胞可明确诊断。

（三）治疗

早期诊断，及时应用大剂量有效抗生素，中药辨证施治，内服外用和适当的局部处理，全身支持治疗是治疗成功的关键。

1. 全身治疗　加强全身支持疗法：包括充分休息与良好护理，注意水、电解质平衡，必要时少量输血，给予易消化的富含蛋白质和维生素的饮食，也可静脉补充大量维生素，促进病情的恢复。若疼痛剧烈，可用镇静止痛药物。

2. **抗生素治疗** 早期采用足量、广谱抗生素，多主张联合用药。常用的抗生素主要有青霉素类、头孢类、氨基糖苷类、喹诺酮类、磺胺类，以及甲硝唑、万古霉素、克林霉素等，以后再依据细菌培养和药物敏感试验的结果及治疗效果进行调整。抗生素应继续使用至体温正常、症状消退后 2 周左右。大多可逐渐控制毒血症，少数可不用手术治疗。如经治疗后体温不退，或已形成脓肿，则药物应用需与手术治疗配合进行。

3. **辨证论治** 急性化脓性骨髓炎的中医辨证宜分期论治，主要分为初期、成脓期、溃脓期。

（1）初期：相当于化脓性骨髓炎的急性炎症期。"急则治其标"，以清热解毒、行瘀通络为治疗原则。

1）邪热在表：初起症见恶寒发热，肢痛不剧烈，苔薄白，脉浮数。治宜清热解毒。方选仙方活命饮加黄连解毒汤或五味消毒饮。

2）热毒炽盛：症见高热寒战，舌红苔黄腻，脉滑数。治宜清营退热。方选黄连解毒汤合五味消毒饮，加乳香、没药等。如便秘尿赤者，加大黄、车前子。

3）毒入营血：症见高热昏迷，身现出血点，烦躁不安。治宜清营、凉血、开窍。方选清营汤合黄连解毒汤，配服安宫牛黄丸、紫雪丹等，静脉滴注醒脑静。亦可按感染性休克处理，积极行中西医结合治疗。

（2）成脓期：成脓前期，即骨膜下脓肿刚形成时，若能得到及时、有效的治疗，预后仍佳。本期治疗原则是先清营托毒，后托里透脓。

1）热毒瘀结：症见高热，肢端肿痛剧烈。治宜清热止痛。方选五味消毒饮、黄连解毒汤合透脓散加减。

2）火毒蕴结：症见患肢肿胀，红热疼痛。治宜托里止痛。方选托里消毒饮加减。

3）毒入营血：症见神昏谵语，身现出血点。治疗同初期。

（3）溃脓期：脓毒已溃。治疗原则是扶正托毒，去腐生新。扶助正气，助养新骨生长，促使疮口愈合。

1）热胜肉腐：初期溃疡，脓多稠厚，略带腥味，为气血充实。治宜托里排脓。方选托里消毒散加减。

2）邪去正虚：溃后脓液清稀，量多质薄，为气血虚弱。治宜补益气血。方选八珍汤合十全大补汤加减。

4. **外治法** 抬高患肢，夹板、石膏托或皮肤牵引固定于功能位，防止畸形和病理性骨折，并有利于炎症肿胀消退。患肢初期红肿无溃破口，可外敷黄金膏、双柏散或蒲公英、紫花地丁、犁头草、野菊花等清热解毒中药；成脓期选用拔毒消疽散等外敷化瘀消痈；溃脓期疮口可用冰黄液冲洗，并根据有无腐脓情况，选用九一丹、八二丹、七三丹、五五丹、生肌散药捻，外敷玉露膏或生肌玉红膏等。

5. **手术治疗** 目的：一是引流脓液，降低髓内压，减少毒血症症状；二是阻止其转变为慢性。手术方式主要有骨膜切开、钻孔引流和开窗减压。一般而言，多数急性化脓性骨髓炎患者，经过早期、及时、有效的治疗，可免于手术。但出现以下情况，应考虑手术治疗：①如脓肿不明显，足量应用抗生素 2～3 天后，全身症状无缓解或加重，局部疼痛明显，行诊断性穿刺时在骨膜下或骨髓腔内抽吸到脓液或渗出液者，应早期切开排脓引流，以免脓液自行扩散，造成广泛骨质破坏；②脓液在骨髓腔内广泛蔓延伴死骨形成者，应考虑行开窗减压或穿孔引流排脓和死骨摘除术。充分暴露髓腔感染部分，以求充分减压引流，早期可行闭式抗生素灌注冲洗，促进伤口愈合。

（四）预后

转归决定于人体的抵抗力、细菌的毒力及诊疗措施三方面。若抵抗力强，细菌毒力弱，诊治及时，则正气胜邪，疾病在早期即可愈合；若邪正相当，则病灶局限，形成局部脓肿；若患者抵抗力差，细菌毒力强，诊治不及时，则正不胜邪，病情则继续加重，轻者迁延难愈（转为慢性骨髓炎），重者导致脓毒血症而危及生命。

（牛　维）

第二节　慢性化脓性骨髓炎

慢性化脓性骨髓炎（chronic suppurative osteomyelitis）是整个骨组织发生的慢性化脓性炎症，多数是由急性感染消退后遗留的慢性病灶或窦道引发，少数一开始呈慢性过程。本病的病理特点是感染的骨组织增生、硬化、坏死、包壳、瘘孔窦道、脓肿并存，反复化脓，缠绵难愈，病程可长达数月、数年，甚至数十年，易造成病残。本病传统医学书中称"附骨疽"。

（一）病因病理

慢性化脓性骨髓炎多因他处感染性病变（如疔疮等）未能及时彻底治愈，余毒未清，随经络串犯筋骨，以至气血瘀滞，经络不通；或因跌打损伤局部肿胀，气血瘀滞，积瘀化热，瘀热化腐成脓；或因开放骨折，外来热毒之邪乘虚而入，致血瘀阻络，伤筋蚀骨，久虚毒滞，迁延不去。慢性骨髓炎的演变过程，始终存在着"正"与"邪"的抗争。即"正邪相搏"，正气与病邪的斗争一直贯穿于本病的始末，而正气的强弱主导着整个疾病演变的转机。若正气旺盛，抗邪力强，能及时消除其病理影响，抑制细菌的毒力和修复病理损害，使得无效腔变小，骨髓炎愈合；反之，若正气虚弱，抗邪无力，疾病迁延不愈，时而发作。

本病的致病因素与急性化脓性骨髓炎相同，大多数慢性骨髓炎是因急性化脓性骨髓炎治疗不当或不及时，病情发展的结果。小部分患者为开放性骨折合并感染或术后内置物感染所致。

这是一个逐渐发展的过程，一般认为发病4周后为慢性期，但时间只作参考，若急性炎症消退后，仍有死骨、窦道、无效腔存在，即为慢性骨髓炎。究其发病原因主要有二：一是急性感染期未能彻底控制，形成死骨，虽脓液穿破皮肤后得以引流，急性炎症逐渐消退，但因死骨未能排出，其周围骨质增生，成为无效腔。有时大片死骨不易被吸收，骨膜下新骨不断形成，可将大片死骨包裹起来，形成死骨外包壳，包壳常被脓液侵蚀，形成瘘孔，经常有脓性分泌物自窦道流出。慢性骨髓炎病灶死腔内含炎性肉芽组织和脓液。死腔、死骨及附近瘢痕组织等病灶内，由于缺乏血液供应，局部药物的血药浓度低，无法清除病菌导致病菌残留。窦道常时愈时发，因脓液得不到引流，死骨、弹片等异物存在，或因患者抵抗力降低，即出现急性炎症症状。待脓液重新穿破流出，炎症渐趋消退，伤口可暂时愈合。如是反复发作，成为慢性化脓性骨髓炎。二是系低毒性细菌感染，在发病时即表现为慢性骨髓炎。慢性骨髓炎的致病菌为多种细菌的混合感染，但金黄色葡萄球菌仍是主要的病原体。此外，革兰阴性菌也占很大的比例。由骶尾部压疮引起者多为葡萄球菌、大肠杆菌、铜绿假单胞菌及奇异变形杆菌等多种细菌引起的混合感染，在人工关节置换或其他异常存留引起的慢性骨髓炎者，其致病菌多为阴性凝固酶葡萄球菌。近年来，真菌引起的感染也屡有报道。

（二）临床表现与诊断

1. **病史**　多有急性化脓性骨髓炎、开放性骨折、手术史或战伤史。
2. **症状与体征**　全身表现为形体消瘦，面色㿠白，神疲乏力，食欲减退，腰膝酸软，盗汗或自汗，舌淡苔薄白，脉细弱等脾肾不足、气血两虚症状。

局部表现主要是局部疼痛，时轻时重，局部有压痛和叩击痛。皮肤上有长期不愈或反复发作的窦道口一个至数个，时常流出稀薄脓液，淋漓不尽，有时会夹杂小碎死骨片排出。窦道口常有肉芽组织增生，周围有色素沉着，用探针沿窦道往下探，往往可探到骨窦孔和死骨块。当脓液排出不畅时，局部肿胀、疼痛加剧，并有发热和全身不适等症状。窦道口往往在排出脓液和死骨后，或经局部清创和全身用药后会慢慢愈合。但当身体抵抗力低下或某些刺激因素作用时，局部感染灶又会发作，患肢突发疼痛，伴有全身恶寒发热，局部红肿，继而破溃流脓，并再次形成窦道。这种发作可在瘘口愈合后数月或数年不等；并反复多次发作，甚至伴随终身。由于慢性病变反复发作，骨质反复破坏、增生，甚或出现病理性骨折，致使骨形状变得不规整。骨周围软组织亦由于炎症反复刺激，局部肌肉萎缩，软组织瘢痕化，患肢增粗，表面凹凸不平，轮廓不规则，皮下组织变硬。

3. 实验室检查　本病静止期血常规常无明显变化。当急性发作时，血常规中白细胞升高，血沉、CRP可升高。若窦道溃脓，脓液涂片检查及培养可发现致病菌。

4. 影像学检查　X线片见受累骨失去原有外形，骨干增粗，骨质增生、增厚、硬化，骨腔不规则、变窄或消失，有大小不等的死骨，如是火器伤偶可见金属异物存留。死骨致密，周围可见一透亮带，为肉芽组织或脓液将死骨与正常组织分离所致，此为慢性骨髓炎的特征，死骨外包壳常被脓液侵蚀形成瘘孔。可见骨质增生和骨质破坏并存，而增生范围大于破坏范围。死骨往往不止一块，要注意甄别。CT片可以显示出脓腔与小型死骨，并可了解窦道的方向、范围和深度。部分病例行窦道造影可以充分显示窦道和脓腔。由于慢性骨髓炎诊断根据病史及临床表现很易确诊，故一般不需要做骨扫描检查。

5. 并发症

（1）关节强直：病变侵犯邻近关节，关节软骨被破坏，使关节呈纤维性或骨性强直，或因长期制动固定所致。

（2）屈曲畸形：多因急性期患肢未做制动牵引，软组织瘢痕挛缩所致。

（3）患肢增长或短缩：多见于儿童患者，因炎性刺激骨骺，或骺板破坏，导致过度生长或生长障碍。

（4）关节内外翻畸形：多为儿童患者因骨骺或骺板受累致使发育不对称所致。

（5）病理性骨折或脱位：感染造成骨质破坏可致骨折，慢性骨髓炎的受累骨质虽粗大但脆弱，易发生骨折，局部肌肉牵拉又可导致脱位。

（6）癌变：窦口皮肤长期不愈，反复的炎性刺激可致癌变，常为鳞状上皮癌。表现为突出皮肤的菜花状新生物，并出现反复破损出血、坏死、脓腐、恶臭等。

6. 鉴别诊断　本病应注意与硬化性成骨肉瘤、骨样骨瘤、骨结核等病相鉴别，通过临床表现、实验室及影像学检查可资鉴别，如鉴别诊断困难时，可行病理检查以确诊。

（三）治疗

慢性化脓性骨髓炎的治疗原则是尽可能彻底清除病灶，摘除死骨，清除增生的瘢痕和肉芽组织，消灭无效腔，改善局部血液循环，为愈合创造条件。由于此期患者体质多虚弱，病变部位病理复杂、血供不畅，单用药物不能奏效，必须采用中西医结合、内外同治、手术和药物相结合的综合疗法。

1. 西药治疗　根据细菌培养及药物敏感试验，选择大剂量的有效抗生素，进行为期6～12周的治疗，抗生素先予静脉给药，病情稳定后改口服维持。并配合全身营养支持治疗，予高蛋白、高营养、高维生素饮食等，必要时输血。

2. 辨证论治　慢性化脓性骨髓炎的辨证治疗，分为急性发作期和非急性发作期。

（1）急性发作期：治宜清热解毒，托里排脓。方选透脓散合五味消毒饮加减，或用托里金银地丁散等。严重者参照"急性化脓性骨髓炎"辨证用药，随症化裁。

（2）非急性发作期：治宜扶正托毒，益气化瘀。方选神功内托散加减，可配服醒脑消丸、小金片、十菊花汤等。正气亏虚、气血两亏者，宜用十全大补汤、八珍汤、人参养荣汤加减。

3. 外治法　急性期选用黄金膏、玉露膏、双柏散、拔毒消疽散或蒲公英、紫花地丁、犁头草、野菊花等外敷清热解毒；非急性期成脓期选用冰黄液冲洗，对外有窦道内有死骨难出者可选用八二丹、七三丹、五五丹等药捻插入疮口，以腐蚀窦道疮口排除死骨和脓腐，脓尽后改用生肌散。

4. 手术治疗

（1）手术指征：凡有死骨、死腔、窦道流脓，且有充分新骨形成包壳，可替代原有骨干而支持肢体者，均应手术治疗。术前、术后、术中应给予足量有效的抗生素。术前改善全身情况，如予高蛋白饮食、输血等，增强抵抗力。

（2）手术禁忌证

1）慢性骨髓炎急性发作期不宜做病灶清除术，应以抗生素治疗为主，积脓时宜切开引流。

2）大块死骨形成而包壳尚未充分生成者，过早取掉大块死骨会造成长段骨缺损，该类病例不宜手术取出死骨，须待包壳生成后再手术。但近来已有在感染环境下植骨成功的报告，因此可视为相对禁忌证。

（3）手术方法

1）病灶清除术：即碟形凿骨术（图8-5），是治疗慢性骨髓炎的基本方法，适用于大块死骨，窦管长期不愈，经保守治疗无法控制者。手术方法：于窦道、死骨、骨破坏最明显处进入，切除窦道，摘除死骨，清除肉芽组织、坏死组织及瘢痕组织，然后用骨凿凿除骨腔边缘部分骨质，使骨腔呈碟形。应注意不可去除过多骨质，防止骨折发生。

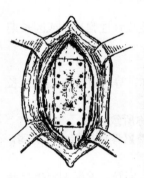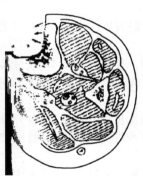

图8-5　碟形凿骨术

手术中还应注意以下几点：

A.骨膜切开及剥离范围不可过大，以免破坏血运造成新的坏死。

B.病灶清理必须彻底，必须将所有死骨、脓液、病理性肉芽组织、坏死组织等清除干净，消灭死腔，并打通闭合的骨髓腔以改善局部血运，但不可过多刮除正常骨质以免造成骨折。

C.若病灶清除术后局部软组织覆盖困难，骨质外露，伤口不能一期缝合者，可临时用明胶海绵和凡士林沙布填充创面，术后3～7天取出填充的凡士林纱布，继续改用涂有生肌膏的棉片覆

盖创面，多次换药后创面可长出健康致密的一层肉芽组织，即"肉芽岛"，以覆盖外露骨质。也可用闭合负压吸引引流术（USB），使肉芽组织丰富后于表面植皮闭合伤口。

D.术后除使用闭式冲洗吸引外，亦可选用抗生素骨水泥链珠短期或长期埋藏于病灶内，以期达到局部抗菌消炎的作用。

E.对于病灶清除术后骨缺损较大，创面又无法一期缝合者，如条件许可，应尽可能选择邻近肌瓣或肌皮瓣转移以填充缺损区域（图8-6），其作用是可消灭无效腔，防止骨外露和骨坏死，从而使伤口愈合。如邻近无合适的肌瓣或肌皮瓣，亦可行吻合血管的肌瓣或肌皮瓣移植。

2）骨移植术：对于骨缺损较大的慢性骨髓炎患者可根据骨缺损的情况，选用开放性网状骨移植或带血管的游离骨移植术填充缺损，术后可行闭式持续冲洗或植入庆大霉素、骨水泥链珠（图8-7），进行局部抗生素治疗，以消灭骨无效腔。

3）病灶切除术：病骨部分切除，不影响功能者，可局部切除。如腓骨中上段、髂骨、肋骨、股骨大粗隆、桡骨头、尺骨下端和肩胛骨等部位的慢性化脓性骨髓炎。

4）截肢术：指征为病程较长的慢性化脓性骨髓炎患者，受累骨质广泛，肢体严重畸形，患肢废用，功能完全丧失或周围皮肤有恶变者。应用极少，要严格把握指征。

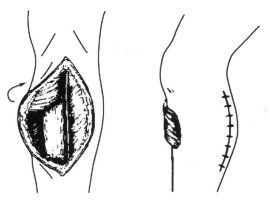

图 8-6　带蒂肌瓣填充术

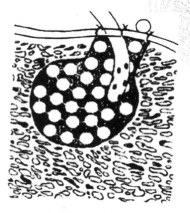

图 8-7　庆大霉素、骨水泥链珠植入

（四）预防与调理

体质的强弱直接影响病变是否复发及治疗的转归。故平时应保持良好的生活及饮食习惯，适当锻炼，保持良好的身体素质，这样就能控制病变的复发。

当本病急性发作后，在治疗过程中，要密切观察伤口情况，包括脓液、肉芽等，以了解病情的变化及指导下一步治疗。同时要注意保持伤口清洁，严格无菌操作，防止混合感染。

（许少健）

第三节　化脓性关节炎

化脓性关节炎（suppurative arthritis）是化脓性细菌引起的关节内感染。儿童多见，青少年次之，成人少见。常为败血症的并发症，也可因手术感染、关节外伤性感染、关节火器伤等所致。一般病变多系单发，儿童亦可累及多个关节，发病者男多女少，最常发生在大关节，以髋、膝多发，其次为肘、肩和踝关节。本病传统医学书中称"关节流注"和"骨痈疽"，而发于髋关节者称"环跳疽"，发于膝部者称"疵疽"，发于足踝部者称"足踝疽"，发于肩关节者称"肩中疽"，发于肘部者称"肘疽"等。

（一）病因病理

1.病因　本病总的病机是机体正气不足，邪毒壅滞关节所致。主要可概括为以下四个方面。

（1）热毒余邪，流注关节：疔疮疖肿等失于治疗，或余毒未尽，而机体正气不足以使其内消外散，邪毒走散，流注于关节而发病。

（2）感受外邪：尤其是暑湿之邪，客于营卫之间，阻于经脉肌肉之内，流注关节发病。

（3）瘀血停滞，化热成毒：积劳、过累或因跌仆闪挫，瘀血停滞，郁而化热成毒，恶血热毒凝于关节为害。

（4）损伤感染：因开放损伤，或因关节手术、关节腔封闭治疗，邪毒随之而入引起。

本病最常见的致病菌为金黄色葡萄球菌，占 85% 左右。其次为溶血性链球菌、肺炎球菌和大肠杆菌等。婴幼儿化脓性关节炎多为溶血性链球菌引起。感染途径最常见的是血源性感染，细菌从身体其他部位的化脓性病灶经血循环播散至关节；或从关节邻近组织的化脓性感染蔓延而来；或为关节开放性损伤、关节手术或关节穿刺继发感染；也可为关节手术后感染和关节内注射皮质类固醇后发生感染。

2. 病理 化脓性关节炎的病理变化大致可分为三个阶段。其病变的发展为逐渐演变过程，而无明显界限，有时某一阶段可独立存在，每一阶段的长短也不尽一致；有时迅速发展而无法区分。

（1）浆液性渗出期：关节感染后，首先引起滑膜充血、水肿、白细胞浸润；关节腔内浆液性渗出，多呈淡黄色，内含有大量白细胞。此阶段关节软骨尚未破坏。如能治疗得当，软骨基质糖蛋白尚可恢复，关节功能可恢复正常。

（2）浆液纤维蛋白性渗出期：炎症继续发展，渗出液增多，因细胞成分增加，关节液混浊黏稠，内含脓性细胞、细菌及纤维蛋白性渗出液。由于关节感染时，滑膜出现炎症反应，滑膜和血管对大分子蛋白的通透性显著增高，通过滑膜进入关节腔的血浆蛋白增加，关节内有纤维蛋白沉积，常附着于关节软骨表面，妨碍软骨内代谢产物的释出和滑液内营养物质的摄入，如不及时处理，关节软骨失去滑润的表面，关节滑膜逐渐增厚，进而发生软骨面破坏，关节内发生纤维性粘连，引起关节功能障碍，出现不同程度的关节软骨损毁，部分病理已成为不可逆性。

（3）脓性渗出期：为炎症的最严重阶段。渗出液转为脓性，脓液中含有大量细菌和脓性细胞，关节液呈黄白色，死亡的多核白细胞释放出蛋白分解酶，使关节软骨溶解破坏，炎症侵入软骨下骨质，软骨溶解，滑膜破坏，关节囊和周围软组织发生蜂窝织炎，形成关节周围软组织脓肿。如脓肿穿破皮肤，则形成窦道。病变严重者，虽经过治疗，得以控制炎症，但关节功能不可能完全复原，常遗留有纤维性或骨性强直、病理性脱位及各种关节畸形。

（二）临床表现与诊断

1. 病史 一般都有外伤史或其他部位的感染史。

2. 症状与体征

（1）全身症状：主要表现为急性发病、畏寒、寒战、高热、周身不适、食欲减退等全身菌血症症状。小儿患者可因高热可引起抽搐，甚至出现谵妄与昏迷。

（2）局部症状：主要表现为受累关节剧烈疼痛，关节活动明显受限，多呈半屈曲被动体位，拒绝触动。表浅关节发病时有红、肿、热、压痛。较深的关节如髋关节受累时可有肿胀，但红、热不明显。由于肌肉痉挛，关节常处于屈曲畸形位，久之，关节发生挛缩，甚至脱位或半脱位。

（3）不典型表现：婴幼儿、老年衰弱患者，以及使用免疫抑制剂、糖皮质激素治疗患者，发生关节化脓性感染时，全身和局部症状可不显著，但关节的损害却不因此而稍轻。在遇到上述不典型的化脓性关节炎时，要注意辨别化脓性感染所带来的细微变化，通过详尽检查，争取及早做出诊断以免延误治疗而导致严重的关节破坏和运动丧失。

3. 实验室检查

（1）血液检查：90%的化脓性关节炎患者白细胞总数及中性粒细胞百分比明显增多，血沉、CPR均升高，血培养可为阳性。

（2）关节穿刺：关节穿刺和关节液检查是确定诊断和选择治疗方法的重要依据。常规的检查包括：①涂片检查，关节液涂片作革兰染色、瑞士染色、抗酸染色及真菌染色，显微镜下寻找致病菌；②细菌培养，关节液和活检组织标本进行细菌培养，并做药物敏感试验；③血培养，与关节液培养得到相同细菌，更可判明致病因素；④原发病灶分泌物培养。

4. 影像学表现

（1）X线检查：早期X线无明显改变，但可证实以前的病变，可评估功能恢复的程度，X线的定期复查有助于监测治疗结果。X线的表现早期见关节周围软组织肿胀影、积液、关节间隙增宽；后期关节间隙变窄，软骨下骨质疏松破坏；晚期有增生和硬化，关节间隙消失，关节呈纤维性或骨性融合，有时尚可见骨骺滑脱或病理性关节脱位（图8-8）。

（2）关节造影：除显示关节内的各种结构外，还能显示关节囊和韧带的损伤。经窦道造影可显示窦道的径路及与关节的关系，为病灶清除手术提供帮助。

（3）CT检查：解剖结构复杂的部位及病变的部位为骨组织包围时，CT检查的诊断价值较高。CT可以显示骨的破坏、空洞形成、死骨及周围组织脓肿，还可以显示体内较深的部位肿胀和渗出。

（4）MRI检查：能全方位显示早期的骨膜下和软组织脓肿的范围，脓肿在T1为低信号，在T2呈均匀高信号影，增强可见脓肿壁明显强化。如出现骨破坏则表现为低信号的骨皮质变薄不规则或消失，被高信号取代（图8-9）。

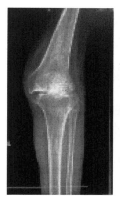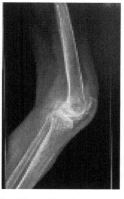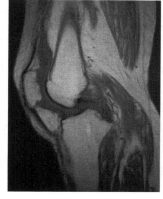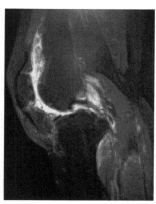

图8-8　膝关节感染X线正侧片　　　　　　图8-9　膝关节感染MRI表现

5.鉴别诊断　本病需注意与风湿性关节炎、类风湿关节炎、创伤性关节炎和关节结核鉴别。根据全身、局部症状和体征，实验室检查及影像学检查可鉴别。必要时行关节液检查或滑膜活检有助于区别。

（三）治疗

化脓性关节炎的治疗必须遵循以下原则：①及早、有效、足量应用抗生素治疗，以控制、消灭病原菌，杜绝感染源；②受累关节制动；③充分有效脓液引流、降低关节内压力，减少有害因素对软骨的破坏及后遗症；④全身支持治疗，提高机体抵抗力；⑤适时功能练习，尽量保留关节功能。

1.全身治疗　全身支持疗法，改善全身状况。患者卧床休息，补充足够的液体，注意水、电解质平衡，防止酸中毒；给予足够的营养，如高蛋白质、多维生素饮食；必要时，少量多次输新鲜血浆，以减少全身中毒症状，提高机体抵抗力。

2.抗生素治疗　抗生素的应用是治疗化脓性关节炎的重要手段。应及早采用足量、有效、敏感的抗生素，并根据感染的类型、致病菌种、抗生素药敏试验结果及患者机体状态选择抗生素，并及时调整。若未找到病原菌，应选用广谱新型抗生素，如头孢菌素等。不可为了等待细菌培养及药物敏感试验结果而延误病情，以免失去有效抗生素治疗的最佳时机。抗生素的使用至少应持续至体温下降、症状消失后2周。

3.局部治疗　早期患肢制动，应用夹板、石膏、支具固定或牵引等制动，限制患肢活动，可防止感染扩散，减轻肌肉痉挛及疼痛，防止畸形及病理性脱位或在非功能位强直，减轻对关节软骨面的压力及软骨破坏。一旦急性炎症消退或伤口愈合，即开始关节的主动及轻度被动活动，以恢复关节的活动度。关节已有畸形时，可应用牵引逐步矫正。不宜采取粗暴的手法，以免引起炎症复发及病理骨折等合并症。后期X线片显示关节软骨面已有破坏及骨质增生，关节强直已不可避免时，应保持患肢于功能位，使其强直于功能位。

4. 辨证论治

（1）初期：起病急骤，有寒战高热、食欲减退及全身不适等急性感染全身表现，以及关节疼痛、伸直时疼痛加重、肿胀、灼热等局部表现，舌红苔黄，脉弦数。治宜清热解毒，利湿化瘀。方选黄连解毒汤、五神汤加减。感受暑湿发病者，加佩兰、薏苡仁、六一散等；热毒余邪发病者加生地黄、牡丹皮；蓄瘀化热而成者，加桃仁、红花、丹参、三七等。

（2）酿脓期：寒战高热持续，体温可达 40℃ 以上。局部肿胀加剧，拒按，皮肤发红灼热（在表浅关节尤为明显）。患处不敢活动或负重，呈半屈曲状态。舌绛红，脉洪数。治宜清热解毒，凉血利湿。方选五味消毒饮和黄连解毒汤加减。湿甚者，加薏苡仁、茯苓、泽泻、车前子等；高热神昏、谵语或身现出血点者，合用犀角地黄汤，并配服安宫牛黄丸或紫雪丹等；若热盛伤阴、气阴亏损见心烦口燥、舌光红无苔者，加生脉饮。

（3）溃脓期

1）将溃未溃，或初溃泄脓不畅。治宜托里透脓。方选托里消毒饮或透脓散加减。热毒甚者，加薏苡仁、黄连、蒲公英、败酱草等。

2）溃后正虚，治宜补益气血。方选八珍汤或十全大补汤加减。中焦虚弱，胃纳欠佳者，加陈皮、山楂、鸡内金等健运中焦之品；正虚而热毒未尽，或初溃不久，选用补药不宜过温，以防助热为患。

（4）恢复期：经过治疗，炎症消退，病灶愈合，全身情况恢复良好，即开始指导关节功能锻炼。治宜行气活血，舒筋活络。方选大红丸、活血舒筋汤、舒筋汤等。

5. 外治法　初期、溃脓期选用拔毒消疽散、玉露膏、金黄膏或生肌玉红膏等外敷；溃脓期局部外用五加皮、白莲、芒硝水湿敷；恢复期中药五加皮汤或海桐皮汤外洗，配合手法、理疗促进血液循环和粘连松解，以早日恢复。

6. 手术治疗　根据病变轻重、发展阶段及时选择外科处理。对于关节内脓液形成，应尽早切开排脓。如关节破坏严重，功能丧失，必须使关节强直固定在功能位，以免关节非功能位强直而严重影响功能。对于关节强直在非功能位者，在炎症治愈 1 年后，才可行手术矫形或关节成形术，以防止炎症复发。

（1）关节穿刺引流：关节穿刺除用于诊断外，也是重要的治疗措施。其目的为吸出关节渗液，及时冲洗出纤维蛋白和白细胞释出的溶酶体等有害物质，避免对关节软骨造成不可逆的损害。通常在关节离皮肤最浅处，用较粗针头刺入关节，吸出关节液，同时注入适量生理盐水或带抗生素的生理盐水，用以洗涤关节，抽取注入的液体。如此反复冲洗几次，直到吸出液体转为清亮为止，术后局部注入抗生素（图 8-10）。

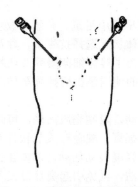

图 8-10　膝关节穿刺和冲洗

（2）经关节镜冲洗清理：在关节镜直视下反冲洗关节腔，彻底清除脓性渗液、脓苔与组织碎屑，彻底切除病变的滑膜，冲洗完后在关节内留置敏感的抗生素，必要时置管持续灌洗。关节镜下引流比手术创伤小，可重复，而且关节活动度丧失小。

（3）关节腔持续冲洗：对某些较表浅关节，如膝关节，可持续行关节冲洗负压吸引。其目的在于清除关节内原有坏死组织和去除产生的有害介质。通过冲洗方法还可去除再产生的炎性分泌物，既能闭合关节，又能维持关节不再受有害分泌物危害，最大限度地保护关节。开始冲洗时，冲洗液每天需 6000～10 000ml。3 天后，每天 3000～6000ml，冲洗应持续 2～3 周。引流管转清，经培养无细菌生长可停止灌洗。冲洗时要防止渗漏。保持持续通畅冲洗，一般可获得满意效果。

（4）关节切开引流术：经过非手术治疗无效，全身和局部情况如仍不见好转，或关节液已成为稠厚的脓液，或较深的大关节，穿刺难以成功的部位，应及时切开引流，用大量的生理盐水冲洗，去除脓液、纤维块和坏死脱落组织，注入抗生素，伤口用抗生素滴注引流或做局部湿敷，以控制感染和防止关节面软骨破坏，缓解疼痛，防止肌肉挛缩和关节畸形。大关节切开引流术后应配合使用。

（5）关节矫形术或关节成形术：严重的化脓性关节炎，未及时采取有效的措施，遗留严重畸形，有明显功能障碍者，可以考虑行矫形手术或关节成形术。对于关节强直于功能位无明显疼痛者，一般无需特殊治疗；如果关节强直于非功能位或有陈旧性病理脱位者，须行矫形手术，如关节融合、截骨矫形术或关节成形术等。手术须在炎症治愈 3～6 个月后才可以进行，以防止炎症复发。

（四）预后与转归

关节的红、肿、热、痛，以及运动范围的改变均可用来分析治疗的反应。如果滑膜液中白细胞总数进行性减少及无细菌发现是预后好的表现。相反，细菌持续生长，白细胞水平稳定或升高，需重新估价治疗方案。淋球菌和某些球菌，如肺炎球菌或链球菌感染，对抗生素治疗的反应迅速，疗程较短，需 2 周或更少。葡萄球菌和革兰阴性杆菌感染对治疗的反应慢，疗程需延长到数周。正常关节受到抗生素敏感的细菌感染后，只要及时治疗，关节功能可完全恢复。延误诊断超过 2 周，或者治疗方案不正确，关节可发生慢性炎症的病理改变包括软骨和骨损害，纤维化增加，关节正常机制被破坏。此时应分析治疗失败的原因，重新估计关节内细菌的情况，停用抗生素后再作滑膜液培养。若有活动性滑膜炎，宜 1～2 周后再次培养，并重新制订治疗方案。如在治疗过程中，未采取有效的预防畸形措施，治愈后常有后遗畸形。严重畸形有明显功能障碍，晚期则有关节畸形、病理性脱位、窦道或关节强直等后遗症。

（五）古籍精选

《灵枢·痈疽》曰："营卫稽留于经脉之中，则血泣而不行，不行则卫气从之而不通，壅遏而不得行，故热。大热不止，热胜，则肉腐，肉腐则为脓。然不能陷，骨髓不为焦枯，五脏不为伤，故命曰痈。"

《灵枢·痈疽》曰："热气淳盛，下陷肌肤，筋髓枯，内连五脏，血气竭，当其痈下，筋骨肉皆无余，故命曰疽。"

《灵枢·痈疽》曰："寒邪客于经络之中，则血泣，血泣则不通，不通则卫气归之，不得复反，故痈肿。寒气化为热，热胜则腐肉，肉腐则为脓。脓不泻则烂筋，筋烂则伤骨，骨伤则髓消。"

《诸病源候伦·附骨痈候》曰："附骨痈，亦由体盛热当风取凉，风冷入于肌肉，与热气相搏，伏结近骨成痈，其状无头，但肿痛而阔，其皮薄泽，谓之附骨痈也。"

《外科正宗·附骨疽论》曰："夫付骨疽者，乃阴寒入骨之病也。人之气血壮实，虽遇寒冷而邪不入骨，凡入者，皆由体虚之人，夏秋露卧，寒湿内袭，或房欲之后，盖露单薄，寒气乘虚入里，遂有斯疾。"

《疮疡经验全书·付骨痈疽论》曰："夫贴骨痈者，即付骨痈也，皆骨贴肉而生，字虽殊而病则一。此病之发，盛暑身热，贼风入于骨节，与热相搏，复遇冷湿，或居劳太过，两足下水，或久卧湿地，身体虚弱而受寒邪，然风热伏结，壅遏付骨而成。"

《外科理例·流注》曰："大抵流注之症，多因郁结，或暴怒，或脾虚湿气逆于肉理，或腠理不密，寒邪客于经络，或闪扑，或产后，瘀血流注关节，或伤寒余邪未尽为患，皆因真气不足，邪得乘之。"

（黄永明）

第四节 骨与关节结核

骨与关节结核（tuberculosis of bone and joint）是一种由结核杆菌侵入骨或关节而引起的继发性的局部关节病变并影响全身为特点的慢性消耗性疾病。本病病期长，除了影响全身外，也易损坏骨骺和关节，对儿童的生长发育影响较大，所造成的病残也较严重。本病是常见病，见于任何年龄的人群，在经济发达人口老龄化地区，老年人发病率呈上升趋势；经济欠发达、疫情未得到控制的地区，多见于青少年，甚至婴幼儿时有见到。本病好发于负重大、活动多、容易发生劳损的骨与关节。好发部位为脊柱，约占50%，其次是膝关节、髋关节与肘关节。

发病部位多位于长骨的干骺端和椎体等松质骨处，且多为负重大、活动多、易于发生创伤的部位，偶可涉及扁骨，如胸骨、肋骨、颅骨等。一般为单一关节发病。骨与关节结核传统医学书中称"骨痨""流痰"。

（一）病因病理

骨与关节结核多为继发性疾病，约95%由肺结核转移而来。结核杆菌绝大多数是通过血液，少数通过淋巴管，到达骨、关节，或由胸膜或淋巴结病灶直接蔓延到椎体边缘、肋骨或胸骨等处。其病灶能否形成、形成的时间、病灶的多少和范围及病灶的好发部位等都与结核杆菌的数量与毒力、患者的体质和免疫力、局部的解剖生理特性有密切关系。

骨与关节结核的最初病理变化是单纯性滑膜结核或单纯性骨结核，以后者多见。骨与关节结核的组织病理一般分为渗出期、增殖期和干酪样变性期。以后的病理变化可向三个方向发展：①局部纤维组织增生，侵入干酪样物质中，最后干酪样物质完全为纤维组织所代替，病灶呈纤维化、钙化或骨化而治愈；②有的干酪样物质和多核巨细胞仍部分存在，但被纤维组织紧密包围，病灶呈静止状态，但仍可能复发；③干酪样物质液化，形成脓疡，结核杆菌在脓液中迅速繁殖增多，使脓液的感染性加强，与脓疡接触的骨关节或其他脏器都可能受其感染或腐蚀。

骨与关节结核依其病变部位分为骨结核、滑膜结核和全关节结核。

1. 骨结核 指病变仅限于骨而未累及滑膜及关节腔的骨结核，亦可称为单纯骨结核，依其发生部位不同分为松质骨结核、骨干结核和干骺端结核。

（1）松质骨结核：根据病灶的位置又可分为中心型和边缘型两种。中央型病变以浸润及坏死为主，多出现干酪样坏死，死骨形成为主，新生骨增生不明显，死骨吸收或流出后，遗留骨空腔，形成窦道和内瘘。边缘型病变骨质破坏范围一般不大，多不形成死骨，即便形成死骨，也容易吸收。

（2）骨干结核：多自髓腔开始，以局限性溶骨性破坏为主，一般不形成死骨，病灶内脓液可经伏克曼（Volkmann）管排出到骨膜下，反复掀起并刺激骨膜形成新骨，使骨膜新生骨呈葱皮样增殖性改变。

（3）干骺端结核：同时具有上述两种病变的特点：局部既可能有死骨形成，又有骨膜新骨增生。病变扩大时脓液可侵入关节或穿破皮肤向外破溃。

2. 滑膜结核 滑膜分布于关节、腱鞘和滑囊的内衬。滑膜感染后，出现充血、肿胀、炎性细胞浸润和渗液增加。此后滑膜细胞增生，形成结核结节及干酪样坏死。滑膜较多的关节，如膝关节，滑膜结核的发生率最高，腱鞘和滑囊结核则比较少见。

3. 全关节结核 全关节结核早期为单纯性结核阶段。此阶段关节面软骨完整无损，故关节功能多无明显障碍。如能在这阶段正确治疗，关节功能往往能得以保存或基本保存。如单纯性结核进一步发展使构成关节的骨端、软骨面和滑膜都被累及，形成全关节结核，这阶段软骨面破坏范围在1/3以下，如能有效治疗，大部分的关节功能可恢复至正常的2/3。

（二）临床表现与诊断

骨与关节结核的全身表现一般多为单发病灶。起病多缓慢，病程数月或1~2年，甚至更长时间。

1. 全身表现　初期多无明显全身症状，随着病情的发展，渐感全身不适，倦怠乏力，食欲减退，体重减轻。继而午后低热，夜间盗汗，心烦失眠，咽干口燥，形体日渐消瘦，两颧发赤，舌红苔少等。病变每次恶化可表现为急性特征，突然发热38.5~39℃，易与其他急性感染混淆。病变好转时全身症状减轻，少数患者可无全身症状。如有高热恶寒，全身热毒症状明显者，应考虑其他化脓菌混合感染。

2. 局部表现

（1）疼痛：初期仅感患处隐隐作痛，有叩击痛，活动痛增，呈渐进性加重。当病变侵及关节时，疼痛日趋明显，且多于夜间加剧，因熟睡后，患处肌肉松弛，病变关节失去控制，无意中活动该关节可引起剧痛，故成年人常在夜间痛醒，儿童可有夜啼或夜间惊叫现象。某些部位结核，因刺激附近神经，由于神经的传导关系而出现远处痛，如髋关节结核可出现膝部痛等。

（2）肌肉痉挛：表现为局部肌肉紧张、敏感，使关节拘紧，活动不利。如腰椎结核，可出现腰部肌肉僵直如板状，伸屈等活动受限。

（3）肿胀：病变关节（多数是单关节）呈梭形肿胀，不红不热。主要由于滑膜增厚、关节内积液和组织渗液所致。日久周围肌肉萎陷，局部肿胀更加明显。

（4）患肢肌肉萎缩：病变部位的上下肢体肌肉因活动减少、营养不良，而明显瘦削无力。

（5）功能障碍：早期因疼痛和肌肉痉挛而出现强迫体位，功能受限；后期则因关节结构破坏和肌肉挛缩而产生功能障碍。

（6）寒性脓肿：局部肿胀隆起，无明显红、热（将溃时中央可有透红），按之柔软，有波动。脊柱结核的寒性脓肿可沿软组织间隙向下流注，出现在远离病灶处，按之饱满且有囊性感，压痛不著，不易破溃。

（7）窦道、瘘管形成：寒性脓肿穿溃后，即形成窦道，日久不愈，疮口凹陷、苍白，周围皮色紫暗，可流出大量稀脓和豆花样腐败物，后则流出稀水，或夹有碎小死骨。如寒性脓肿内溃，穿破肺脏或肠管，则形成内瘘，有时内瘘和外瘘相通，如合并其他化脓细菌感染，窦道排脓明显增多。

3. 辅助检查

（1）X线检查：对诊断骨与关节结核十分重要，但不能做出早期诊断，一般在起病2个月后方有X线片上可见的改变。

脊柱结核可见椎体呈虫蚀样破坏，成人患者破坏大多位于椎体边缘，椎间隙狭窄，甚至消失；而儿童患者破坏则常位于椎体中心，逐渐向四周扩张，早期椎间隙无明显改变，破坏波及椎间隙时方有相应椎间隙狭窄等改变，椎旁可见脓肿阴影。

关节结核早期可见关节滑膜肿胀，骨端骨质密度降低，或有局限性干骺端骨质模糊、虫蚀样改变；中后期可见关节骨端虫蚀样破坏，关节间隙狭窄，关节脱位或半脱位等，多为单关节发病。

骨结核骨皮质增厚，骨膜呈葱皮样反应，髓腔或新生骨内可见多发的椭圆形溶骨破坏区。发生于松质骨的结核，症状极轻，往往形成窦道后才来就诊。亦可见发生于松质骨中心的病灶出现溶骨性破坏，常有死骨存在；而发生于松质骨边缘的结核，往往仅表现为虫蚀样破坏，多无死骨形成。

（2）MRI检查：在早期脊椎结核的诊断较其他任何影像学检查包括ECT在内更为敏感。临床症状出现3~6个月，疑内脊椎结核患者，X线摄片无异常，MRI可显示受累椎体及椎旁软组织（脓肿），T1加权像为低信号，T2加权像为高信号（图8-11）。

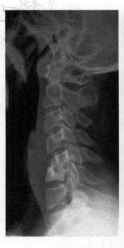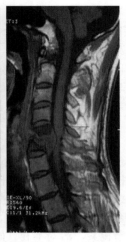

图 8-11　颈椎结核的 X 线与 MRI 表现

（3）实验室检查

血常规：红细胞和血色素可能偏低，患者常有轻度贫血（血红蛋白<10g/L）。白细胞计数正常或稍有增多。如合并混合感染或巨大脓肿时，白细胞总数、中性粒细胞均明显上升。

血沉：变活动期，血沉增快，高出正常 3～4 倍，甚至 10 倍以上；稳定期或恢复期，血沉多数正常。可动态观察血沉变化以判断病情转归。

结核菌素试验：现多用结核菌素纯蛋白衍生物（人型 PPD）做皮内试验，48～72 小时观察注射局部，凡硬结平均直径>5mm 为阳性；5～9mm 为一般阳性；10～19mm 为中度阳性；20mm 以上或不足 20mm，但有水疱、出血、坏死及淋巴管炎者为强阳性。由于我国八群普遍接种过卡介苗，患者未感染结核，也可有阳性表现；而骨关节结核患者约有 14%结核菌素试验为阴性，故结核菌素试验不能作为诊断结核病的主要方法。

细菌学检查：抽取脓液或关节液做结核菌培养，或涂片寻找抗酸（结核）杆菌。从单纯性冷脓肿获得脓液的结核分枝杆菌培养阳性率约为 30%。

病理学检查：可穿刺或切取病变组织或肿大之淋巴结，做活体组织检查。应与结核菌培养同时进行。但仍有 20%左右的阴性率。必要时可行豚鼠接种试验。

分子生物化学快速诊断技术：Xpert Mtb/RIF 检测，可同时检测结核分枝杆菌复合群及利福平耐药情况。可以在 100 分钟内报告结果，其从痰标本中检测涂阳肺结核患者和涂阴肺结核患者的准确性分别为 99%和 80%，在骨关节结核领域具有巨大的潜在价值。

4.并发症　骨与关节结核常见并发症如下。

（1）畸形：多数为挛缩性畸形，如脊柱结核的前倾背驼、髋膝关节结核的屈曲不能伸直等。畸形的产生，早期是由肌肉痉挛所致，后期是因骨、关节破坏或病理脱位、肌肉挛缩而形成。

（2）混合性感染：窦道瘘管经久不愈合并感染导致高热，局部急性炎症反应加重。重度混合感染的结果是慢性消耗、贫血、中毒症状明显，甚至因肝、肾衰竭而致死。

（3）病理性脱位与病理性骨折。

5.鉴别诊断　本病当注意与类风湿关节炎、化脓性关节炎、化脓性骨髓炎、骨肿瘤、色素性绒毛结节性滑膜炎、夏科关节病、嗜酸性肉芽肿等鉴别，很多时候临床上不易鉴别，需要靠切取病理组织活检，行关节液或局部病灶的细菌学检查进行确诊。

（三）治疗

骨关节结核是全身性感染和局部损害并存的慢性消耗性疾病。因此其治疗原则必须整体与局部并重，内治与外治结合。在有效、充分、规则使用抗结核药物治疗的基础上，及时、彻底地清除病灶，配合中医药辨证治疗，不但可以使绝大多数患者在较短的时间内治愈，而且可以预防畸形，减少残废，降低复发率。

1.骨关节结核的治疗原则　一旦确诊，即应按照抗结核药物使用原则进行抗结核治疗，由于骨结核是慢性消耗性疾病，注意在治疗过程中进行支持治疗，监测化疗药物的毒副作用，贫血者给予抗贫血药物，必要时可间断性输少量新鲜血液。混合感染的急性期可给予抗生素治疗。在此基础上各种不同结核采取相应的治疗方案。

单纯滑膜结核早期一般采用全身和局部用抗结核药为主的非手术疗法，辅以休息，加强营养和局部间断固定。若效果不显，病变继续发展，又无手术禁忌证，可行滑膜切除术。

单纯骨结核早期可采用以上非手术疗法，如有明显脓肿，可每周 1 次抽吸排脓，并注入抗结核药物。如局部有明显死骨或瘘管经久不愈者，或骨病灶离关节较近，或保守治疗无效者，可行病灶清除术。

早期全关节结核应尽快施行滑膜切除或病灶清除术。晚期全关节结核多采用非手术治疗，如无效可行病灶清除术。病变静止后，可根据情况选用关节融合术、关节切除术、截骨术或关节成形术。

2. 抗结核治疗　遵循中国骨关节结核诊疗共识"早期、联合、适量、规律、全程"治疗的原则实施。

（1）药物

1）基本抗结核药物：异烟肼（isoniazid，INH，H）、利福平（rifampin，RFP，R）、吡嗪酰胺（pyrazinamide，PZA，Z）、链霉素（streptomycin，SM）、乙胺丁醇（ethambutol，EMB）、氨硫脲（thiosemicarbazone，TB1）。

2）二线抗结核药物：卡那霉素（Kin）、阿米卡星（Am）、卷曲霉素（Cm）、对氨基水杨酸（PAS）、乙硫异烟胺（Eto）、丙硫异烟胺（Pto）、环氨酸（CS），以及抗结核新药。

（2）方案

1）初治患者：6HREZ［6 个月疗程的异烟肼（H）、利福平（R）、乙胺丁醇（E）、吡嗪酰胺（Z）］/12HRE［12 个月疗程的异烟肼（H）、利福平（R）、乙胺丁醇（E）］，或者 3HRSE［3 个月疗程的异烟肼（H）、利福平（R）、链霉素（S）、乙胺丁醇（E）］/9HRE［9 个月疗程的异烟肼（H）、利福平（R）、乙胺丁醇（E）］。

2）复治患者：以药物敏感试验和既往用药史为基础，以个体化为主体，疗程延长至 24 个月，强化期为 6 个月。根据药敏试验选择尚未发生耐药的其他一线药物，再加上注射类药物（如左氧氟沙星或阿米卡星等），组成强化期至少含有 4 种有效药物，巩固期至少含有 2～3 种有效药物的化疗方案。化疗方案确定后，要注意保证方案能够按要求实施，应尽可能地将患者纳入 MDR（moreultidrug-realesistant，耐多药/广泛耐药），实施医务人员直接面视督导下的短程治疗扩展策略（DOT-Plus）。静脉用药期间宜住院治疗，便于督导、观察和处理药物的不良反应。

3）经过抗结核药物治疗后，全身症状与局部症状都会逐渐减轻。用药满 1～1.5 年后能否撤药的标准为：①全身情况良好，体温正常，食欲良好；②局部症状消失，无疼痛，窦道闭合；③X 线表现脓肿缩小乃至消失，或已经钙化；无死骨，病灶边缘轮廓清晰；④3 次红细胞沉降率检查都正常；⑤患者起床活动已 1 年，仍能保持上述四项指标。符合标准的可以停止抗结核药物治疗，但仍需定期复查。

鉴于目前骨关节结核诊断、手术治疗与药物治疗分离的现象，即骨关节结核的诊断、手术治疗绝大部分在综合医院完成，药物治疗进入专科医院，首要的任务是区分初治及复治患者，然后制订个体化的治疗方案，并在督导下实施。有必要建立一套如肺结核一样的骨关节结核患者的信息登记系统，做到规范、综合、全程的科学管理。

3. 局部治疗

（1）局部制动：有石膏、支架固定与牵引等。为了保证病变部位的休息，减轻疼痛，固定制动甚为重要。临床实践证明，全身药物治疗及局部制动，其疗效优于单独抗结核药物治疗。固定时间要足够，一般小关节结核固定期限为 1 个月，大关节结核要延长到 3 个月。皮肤牵引主要用来解除肌痉挛，减轻疼痛，防止病理性骨折、脱位，并可纠正关节畸形。骨牵引主要用于纠正成人重度关节畸形。

（2）局部应用抗结核药物：局部注射抗结核药物具有药量小、局部药物浓度好和全身反应小的优点，最适用于早期单纯性滑膜结核患者。常用药物为异烟肼，剂量为 100～200mg，每周注射 1～2 次，视关节积液的多少而定。每次穿刺时如果发现积液逐渐减少，液体转清，说明有效，可以继续穿刺抽液及注射抗结核药物；如果未见好转，应及时更换治疗方法。

局部使用中药药线：适用于脓肿外溃或窦道形成。可根据局部情况选用五五丹（升丹、熟石膏等份）、七三丹（升丹三份、熟石膏七份）、八二丹（熟石膏八份、升丹二份）药线插入引流。如脓水将尽，可改敷生肌膏，促其收口。如窦道久不愈合，或形成瘘管，或脓腐难脱落者，可用三品一条枪（白砒、明矾）或白降丹药线，插入疮口内以化腐蚀管。仍无效，可改行手术切除窦道或瘘管。

4. 手术治疗　在系统抗结核治疗的基础上配合手术疗法是常见的治疗手段。但随着抗结核药物的不断涌现，保守治疗的治愈率已提高到95%左右，手术适应证已日趋减少。即使脊椎结核并截瘫中50%的病例也可以通过药物治疗及休息恢复。

（1）冷脓肿切开排脓适应证：对于冷脓肿有混合感染、体温高、中毒症状明显者，因全身状况不好，不能耐受病灶清除术，可以作冷脓肿切开排脓。在抗结核药物及其他支持疗法配合下，及时正确地施行病灶清除术，可使疗程大为缩短，治愈率明显提高。

1）病灶内有较大的死骨。

2）病灶内或其周围有较大的脓肿，不易自行吸收。

3）窦道经久不愈。

4）单纯滑膜结核和单纯骨结核经非手术治疗无效，有侵入关节可能或早期全关节结核者。

5）有脊髓压迫症状、神经根刺激症状者。

（2）手术方式及适应证

1）滑膜切除术：适用于滑膜结核。

2）病灶清除术：适用于全关节结核。

3）截骨术：适用于结核治愈后遗有畸形者。

4）关节重建或成形术：适用于结核治愈后关节功能障碍者。

5）关节置换术：用于静止期全关节结核。

6）椎管减压术：适用于有脊髓压迫症状者。

7）脊柱内固定：用于维持、增强脊柱稳定性。

为提高手术的安全性，术前应用抗结核药物4～6周，至少3周。

（四）预后及转归

自从抗结核药物广泛应用于临床及病灶清除手术成为常规治疗手段后，单纯脊柱结核、骶髂关节与四肢的其他关节结核的治愈率达到95%左右。合并截瘫的脊柱结核的治愈率达到90%左右。不但治愈率提高了，治疗疗程也大为缩短，致残率明显下降了。

（杨伟毅）

第五节　脊柱及椎间盘感染

脊柱及椎间盘感染（spinal infection and intervertebral disc infection）可分为非特异性感染与脊柱手术后感染。非特异性脊柱感染主要是由于金黄色葡萄球菌、大肠杆菌等致病菌感染导致的化脓性炎症，该病的发病原理是细菌通过血液循环感染椎间盘，任何年龄均可发病，但多见于老年人。每年总体患病率为2/100 000～6/100 000，金黄色葡萄球菌是最常见的致病菌。男性发病率约为女性的4倍，发病部位多为腰椎与胸椎，颈椎发病较为少见。

脊柱手术后感染是指脊柱手术后出现的感染，可出现在术后任一时段，它与手术创伤的大小、时间的长短、有无内植物、患者年龄和抵抗力等多种因素有关。据文献统计脊柱术后手术切口部位感染（surgical site infection，SSI）的发病率为 2%～5%，近年来随着脊柱微创手术的发展，感染率有所下降。

（一）病因病理

1. 根据感染的机制分型
（1）外源性：是由创伤、手术或邻近组织的感染引起的。
（2）血源性：通常源于皮肤、呼吸道、生殖泌尿系统、胃肠道或口腔的感染，主要经静脉或动脉循环传播。颈椎丰富的颈前咽后静脉是细菌扩散的重要通道。

2. 根据侵犯的范围分型　根据侵犯的范围可将脊椎及椎间盘感染分为椎间盘感染、化脓性骨髓炎及硬膜外脓肿。

3. 常见的致病菌　致病菌中最常见的是金黄色葡萄球菌，其次是大肠杆菌、变形杆菌、绿脓杆菌、链球菌等。
（1）脊柱感染最常见病原体是葡萄球菌和链球菌。静脉吸毒者革兰阴性杆菌感染比较多见。
（2）结核分支杆菌、真菌和寄生虫感染虽然不常见，但是多发于疾病免疫缺陷患者。
（3）低毒性的病原体，如凝固酶阴性的葡萄球菌和链球菌可能导致无痛性感染。
（4）沙门菌所致的骨髓炎则最可能出现于免疫缺陷者和镰状细胞贫血的儿童。
（5）约 1/3 的患者无法辨别其感染病原体。

（二）临床表现与诊断

1. 临床表现　非特异性脊柱感染病变处局限性疼痛是最常见的临床症状，感染急性期常伴有椎旁肌痉挛，颈椎感染可出现痉挛性斜颈，患者常采取不同姿势来缓解疼痛。由于脊柱感染位置较深，对化脓性病例体检中一般难以发现脓肿形成，椎旁脓肿可沿腰大肌引流至腹股沟处，从而于腹股沟处呈现肿胀。

脊柱手术后切口感染的主要症状和体征为发热，局部疼痛、肿胀，皮肤肤色变红，触诊时皮肤温度升高，压痛阳性，同时可发现切口分泌物渗出。手术切口渗出分泌物、切口裂开、周围皮肤红肿、手术周围区域常出现逐渐加剧的疼痛和压痛阳性是手术切口感染的最常见表现。

2. 辅助检查
（1）理化和实验室检查
1）三大常规；凝血功能；肝肾功能、电解质、心肌酶、血糖等。
2）感染指标检查：ESR、CRP、降钙素原等实验室检查，早期针对特殊病史的特异性实验室检查（如结核分枝杆菌的培养、人型 PPD 检查等）。
3）传染性疾病筛查（乙肝、丙肝、艾滋病、梅毒等），即输血八项。
4）高度怀疑脊柱感染时，应用抗生素前早期进行血培养，如有其他症状，如咳嗽咳痰、尿频尿急等，建议完善痰培养、中段尿培养等，查找细菌原。
5）组织活检：当影像学和实验室检查提示感染，而无法确定致病菌时，有必要经皮穿刺、开放取材或直接手术取材（已经确诊的）进行组织活检。培养项目包括：细菌培养+药敏、真菌培养+药敏、结核菌培养、涂片找结核菌、涂片找真菌、病理组织学检查等。
（2）脊柱平片：对于疾病早期改变现实不敏感，12 周后才有显著的变化。椎间盘炎：椎间隙变窄；椎体骨髓炎：终板破坏、骨质溶解，椎体塌陷，椎间隙变窄（后期）（图 8-12）。
（3）MRI：是最具有诊断价值的影像学方法，对于感染的敏感率达 99%。在感染的椎体或椎间盘中，由于炎症和水肿出现使 T1 加权像的信号强度降低，局部组织中水含量增加，使 T2 加权像的信号呈现高信号（图 8-13）。

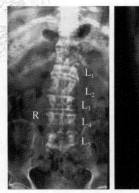
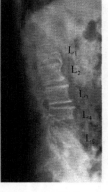

图 8-12　椎间盘炎 X 线平片

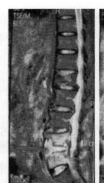
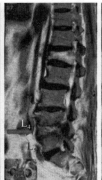
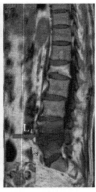

图 8-13　椎体及椎间盘感染 CT 影像

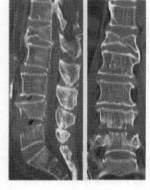

图 8-14　脊椎感染 CT 影像

（4）CT：用 CT 来评估脊柱感染时，比 X 线平片可更清楚地发现溶解性骨缺损，可以较好地评价骨质的总体情况（图 8-14）。

（三）治疗

脊柱感染的治疗可分为两大类，即非手术治疗和手术治疗。

1. **非手术治疗**　早期感染可采用非手术治疗，尤其对脓肿不多、骨和椎间盘破坏不严重、未出现神经症状的患者。

（1）卧床休息：脊柱的制动起重要作用，症状明显减轻后可佩戴支具适当起床活动。

（2）抗生素的应用：在应用抗生素治疗前，重要步骤是通过血培养和穿刺活检培养明确感染细菌。应基于细菌培养和药敏试验结果来选择抗生素，静脉注射 4～6 周后再改口服 6 周至 3 个月不等。在细菌毒力强和细菌耐药时，还需多联用药。

（3）营养支持疗法。

2. **手术治疗**

（1）手术适应证：非手术治疗无效；需要手术切开取活检；脊柱周围脓肿；脓毒症；进展型的脊柱畸形；难以忍受的脊柱区疼痛；脊柱不稳；出现神经系统并发症。

（2）手术方式确定：根据手术的目的不同，选择的手术方案也不同。

对于腰椎感染，如果感染部位以椎间隙（$L_2 \sim S_1$）感染为主，骨质破坏不严重，稳定性相对较好的患者，可以选择侧路镜下清创减压，取标本培养，留置或不留置引流管（图 8-15）。

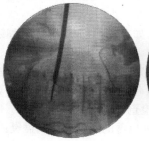
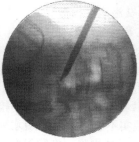
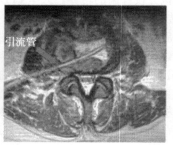

图 8-15　腰椎感染手术治疗

对于脊柱周围脓肿较多、进展型的脊柱畸形、不稳、出现神经系统并发症的患者，手术的目的在于彻底的清创、神经根的减压和脊柱确切的稳定。最常用的手术方式为后路清创、减压加融合术；

如果脓肿在前方较多，也可选择侧前方或前方清创，后方辅助固定（图8-16）。

对于脊柱术后伤口感染的患者：如果为早期感染（术后2周内发生），感染部位局限在深筋膜和椎板的，局部有渗液或脓疡可先考虑敞开伤口放引流条，每日换药，使用足量敏感抗生素；感染部位在椎管内或椎间隙等深层，未成脓，局部伤口无明显红肿的，可参考非手术治疗。如果为迟发感染（术后2周后出现），也可参考早期抗感染治疗，如经非手术治疗2周以上无效，可考虑行清创引流；如果清创引流无效，反复使用抗生素3个月以上无效，多为深层感染，如椎间隙或钉道感染，则需拆除内植物。

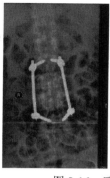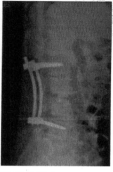

图8-16　后路重建稳定

（四）预防与调理

脊柱非特异性感染与多因素有关，注意加强体质，积极治疗其他部位感染非常重要。

1. 手术部位外潜在感染灶　龋齿、脚气、泌尿道感染等为最常见的感染灶。术前大量漱口水清洁口腔、泌尿道感染控制是术前准备的重中之重。

2. 糖尿病管理　建议在围手术期使用胰岛素治疗，术前、术后连续监测血糖，术前血糖一般应<6.9mmol/L，术后血糖应<11.1mmol/L，这样有助于减少术后感染的发生。

3. 预防性应用抗生素　目的是使得宿主的防御力足以抵抗术中环境和手术操作引起的污染。清洁手术一般首选一代头孢菌素如头孢唑林钠，因为其对许多革兰阳性和革兰阴性致病菌，包括金黄色葡萄球菌和表皮葡萄球菌这两种脊柱手术后切口感染最常见的致病菌都有效，而且血清浓度能迅速达到峰值。对青霉素或头孢菌素过敏的患者可单独给予万古霉素，但不推荐常规使用万古霉素作预防。若联合使用庆大霉素，因其能渗透至椎间盘，在增加杀菌效力的同时还有助于预防术后椎间盘炎。

4. 给药时间　为求在切开皮肤时血清和局部组织内抗生素达到杀菌浓度，通常的做法是在麻醉诱导期，即手术切皮开始30～60分钟给予抗生素。脊柱外科手术时间较长，可根据药物的半衰期在手术进行期间再加用1～2次，使整个手术过程中血清和组织内抗生素维持在有效水平，直至缝合后数小时。

5. 术中精细操作　如果电刀使用不当，容易使切口内坏死组织增多，影响切口愈合，有发生术后切口感染的潜在可能。手术操作要轻柔，注意勿用止血钳暴力钳夹组织，术中增加松开自动撑开器和拉钩的次数，避免组织长时间牵拉导致缺血坏死。清除异物和手术部位的潜在无效腔有利于减少术后感染的发生。一期缝合伤口可选择连续缝合和间断缝合。

6. 大量盐水冲洗　一般建议在手术结束前使用大量生理盐水冲洗（2000～3000ml）。

7. 术后引流管管理　术后留置引流应尽可能使用闭合负压引流，有利于血液、血凝块及其他体液的排出，这些物质的积聚也是术后感染的危险因素之一。拔除引流管的时机十分重要，随着引流时间的增加，引流管的细菌定植量就增加，加大术后深部切口感染的风险，所以术后在引流量减少到一定量的情况下，要尽快拔除引流管。

（五）预后与转归

目前文献报道中对脊柱感染尚无高质量前瞻性随机对照试验（RCT）研究，治疗措施最高证据级别为C级，治疗关键是恢复脊柱稳定性、应用抗生素治疗感染及解除神经压迫。临床上多数脊柱感染患者年龄偏大，且一般状况通常较差。因此，对手术风险过大、无法耐受手术或病情较轻的脊柱感染患者，多考虑非手术治疗。

（李永津）

第九章　风湿免疫性关节炎

第一节　类风湿关节炎

类风湿关节炎（rheumatoid arthritis，RA）是一种病因尚不明确，以侵蚀性关节炎为主要表现的全身性自身免疫疾病。本病可发生于任何年龄，以 30～50 岁为发病高峰。女性多于男性，男女之比约为 1：3。我国大陆地区的类风湿关节炎患病率约为 0.3％。本病临床表现为以双手和腕关节等小关节受累为主的对称性、持续性多关节炎。病理表现为关节滑膜的慢性炎症、血管翳形成，并出现关节的软骨和骨破坏，最终可导致关节畸形和功能丧失。此外，患者除关节症状外，尚可有皮肤、眼、心、肺和神经系统等受累。传统医学书中称之为"痹证""尪痹"。

（一）病因病理

本病是在正虚的基础上，外邪入侵所致。本病的正虚，主要是肾肝脾不足，气血营卫俱虚为内在的致病因素。风寒湿热等外邪，在正气不足的基础上入侵机体，流注关节，痹阻筋络，瘀结于关节，则为肿为痛，屈伸不利。久则筋骨失去濡养而枯萎，或因郁久化热，或因素体阴虚，邪从阳化热，腐筋蚀骨，最终导致骨骼破坏，关节畸形，功能障碍。在整个病程演变中，始终存在着正虚邪实、寒热夹杂、阴阳平衡失调。

类风湿关节炎的发病机制较为复杂。病因尚不明确，多数学者认为本病的致病因素可能与自身免疫、感染、遗传、内分泌失调等因素有关。病理变化包括以下几方面。

1. 关节病变

（1）滑膜炎关节：滑膜炎主要病变有充血、水肿、渗出、炎细胞浸润、肉芽形成和滑膜细胞增殖等改变。

1）渗出充血水肿：以靠近软骨面边缘最为明显。由于滑膜下层毛细血管扩张和通透性增加而使渗出液增多，滑膜细胞特别是其表层细胞缺血、坏死并脱落，被滑液内的纤维素所覆盖。

2）炎症细胞浸润：炎症细胞多分布在滑膜下层，或呈弥散性浸润，或呈小结状排列。在炎症的早期，小结的中心缺乏一般淋巴小结的网状结构。在晚期，则可看到具有生发中心的淋巴小结。

3）滑膜增殖：滑膜下层充血、水肿和炎细胞浸润，滑膜明显增厚。

4）血管翳形成：血管翳是类风湿关节炎病变过程中一个特征性的病理产物，存在于在滑膜与软骨面交界处，由新生微血管、增生肥大的滑膜细胞、炎性细胞等构成，可腐蚀构成关节的各种重要组织，甚至使整个关节完全破坏，而丧失其功能。

（2）关节软骨面改变：软骨面的边缘常被血管翳覆盖。在血管翳的腐蚀作用下，表层软骨细胞退化，软骨逐渐混浊、不透明，最后萎缩、变薄甚至消失。血管翳机化后，形成关节内粘连。软骨面消失后，新骨在其间生长，则可形成关节的骨性强直。

（3）软骨下骨质破坏：滑膜与软骨面交界处的血管翳，可通过骨端血管孔进入软骨下骨质，使骨小梁吸收，形成囊性空洞。由于软骨下骨质的破坏，使软骨失去依托和仅有的少量血运，加速软骨的萎缩和破坏。

（4）关节脱位或畸形的产生：由于关节的软骨和骨破坏，同时关节滑膜炎累及关节囊和邻近的韧带、肌腱、腱鞘，最终可造成关节脱位或畸形导致功能丧失。

2. 关节外病变

（1）类风湿结节：多发生在受压或易摩擦部位的皮下，如尺骨鹰嘴、足跟、枕部、坐骨结节等处。

（2）血管炎：在类风湿关节炎中相当常见。受累的多为小动脉。其病变可为局限的节段性动脉炎，或严重的坏死性脉管炎。

（3）呼吸系统病变：常见有肺间质病变、胸腔积液、肺内类风湿结节。

（4）心血管病变：类风湿患者合并心脏病变形式多样，有心包炎、心肌炎、心内膜炎、动脉粥样硬化、冠状动脉炎、传导阻滞等，以心包受累较为常见。

（5）其他病变：类风湿也可累及眼、神经系统等，引起相应症状。

（二）临床表现与诊断

1. 临床表现

（1）关节病变：类风湿关节炎可不同程度地累及全身的滑膜关节。以近端指间关节、掌指关节、腕关节、肘关节和足趾关节最为多见；同时，颈椎关节、颞颌关节、胸锁关节和肩锁关节也可受累。主要临床表现：①晨僵，1 小时以上；②关节疼痛及压痛，并且持续不缓解；③关节肿胀，常成对称性；④中、晚期的患者受累关节可出现手指的"天鹅颈"及"钮扣花"样畸形；⑤关节强直和掌指关节半脱位，表现为掌指关节向尺侧偏斜，导致功能障碍。

（2）关节外病变：除关节症状外，还可出现类风湿结节、血管炎，以及眼、心血管、呼吸系统和神经系统等受累，引起相应症状。

2. 实验室检查　类风湿关节炎患者可有轻至中度贫血，ESR 增快、CRP 和血清 IgG、IgM、IgA 升高，多数患者血清中可出现类风湿因子（RF）、抗 CCP 抗体。另外，抗角蛋白抗体（AKA）或抗核周因子（APF）等多种自身抗体也可以在类风湿关节炎患者中出现。这些实验室检查对类风湿关节炎的诊断和预后评估有重要意义。

3. 影像学检查

（1）X 线检查：双手、腕关节及其他受累关节的 X 线片对本病诊断有重要意义。早期 X 线表现为关节周围软组织肿胀及关节附近骨质疏松；随病情进展可出现关节面破坏、关节间隙狭窄、关节融合或脱位。根据关节破坏程度可将 X 线改变分为四期。

I 期（早期）：①*X 线检查无骨质破坏；②可见骨质疏松。

II 期（中期）：①*X 线显示骨质疏松，可有轻度的软骨破坏，伴或不伴有轻度的软骨下骨质破坏；②*可有关节活动受限，但无关节畸形；③关节邻近肌肉萎缩；④有关节外软组织病损，如结节或腱鞘炎。

III 期（严重期）：①*X 线显示有骨质疏松伴软骨或骨质破坏；②*关节畸形，如半脱位、尺侧偏斜或过伸，无纤维性或骨性强直；③广泛的肌萎缩；④有关节外软组织病损，如结节或腱鞘炎。

IV 期（终末期）：①*纤维性或骨性强直；②III期标准中各项。

注：有*为各期标准的必备条件。

（2）MRI：在显示关节病变方面优于 X 线，近年已越来越多地应用到类风湿关节炎的诊断中。MRI 可以显示关节炎性反应初期出现的滑膜增厚、骨髓水肿和轻度关节面侵蚀，有益于类风湿关节炎的早期诊断。

（3）超声检查：能清晰显示关节腔、关节滑膜、滑囊、关节腔积液、关节软骨厚度及形态等，超声检查还可以动态判断关节积液量的多少和距体表的距离，用以指导关节穿刺及治疗。

4. 诊断标准　类风湿关节炎的诊断主要依靠临床表现、实验室检查及影像学检查。典型病例按 1987 年美国风湿病学会（ACR）的分类标准诊断，但对于不典型及早期类风湿关节炎易出现误诊或漏诊。对这些患者，除 RF 和抗 CCP 抗体等检查外，还可考虑 MRI 及超声检查，以利于早期诊断。对可疑类风湿关节炎的患者要定期复查和随访。

1987 年美国风湿病学会（ACR）的类风湿关节炎分类标准：①晨僵至少 1 小时，持续 6 周以上；②3 个或 3 个以上的关节肿胀，持续至少 6 周以上；③腕关节、掌指关节或近节指间关节肿胀；④对称性关节炎 6 周以上；⑤皮下类风湿结节；⑥RF 阳性；⑦手和腕关节 X 线片上有典型的类风湿关节炎影像学改变。以上七条满足四条或四条以上并排除其他关节炎可诊断为类风湿关节炎。

2010 年美国风湿病学会（ACR）和欧洲抗风湿病联盟（EULAR）发布了新的类风湿关节炎分类标准和评分系统，即至少 1 个关节肿痛，并有滑膜炎的证据（临床或超声或 MRI）；同时排除了其他疾病引起的关节炎，并有典型的常规放射学类风湿关节炎骨破坏的改变，可诊断为类风湿关节炎。另外，该标准对关节受累情况、血清学指标、滑膜炎持续时间和急性时相反应物四个部分进行评分，各部分得分相加，总得分 6 分以上也可诊断类风湿关节炎（表 9-1）。

表 9-1　ACR/EULAR 2010 年发布的类风湿关节炎分类标准和评分系统

受累关节情况	受累关节数（个）	得分（0～5 分）
大关节	1	0
	2～10	1
小关节	1～3	2
	4～10	3
至少 1 个为小关节	>10	5
血清学		得分（0～3 分）
RF 或抗 CCP 抗体均阴性		0
RF 或抗 CCP 抗体至少 1 项低滴度阳性		2
RF 或抗 CCP 抗体至少 1 项高滴度（>正常上限 3 倍）阳性		3
滑膜炎持续时间		得分（0～1 分）
<6 周		0
≥6 周		1
急性时相反应物		得分（0～1 分）
CRP 或 ESR 均正常		0
CRP 或 ESR 增高		1

5. 病情判断　判断类风湿关节炎活动性的指标包括疲劳的程度、晨僵持续的时间、关节疼痛与肿胀的数目和程度、炎性指标（如 ESR、CRP）及是否早期出现 X 线提示的骨破坏等。临床上可采用 DAS28 等标准判断病情活动程度。

6. 缓解标准　判断类风湿关节炎的缓解标准：①晨僵时间<15 分钟；②无疲劳感；③无关节疼痛；④无关节压痛或关节活动痛；⑤无关节或腱鞘肿胀，⑥ESR（魏氏法）女性<30 mm/h，男性<20 mm/h。符合以上六项中五项或五项以上并至少连续 2 个月者考虑为临床缓解。但有活动性血管炎、心包炎、胸膜炎、肌炎和近期因类风湿关节所致的体重下降或发热，则不能认为临床缓解。

7. 鉴别诊断　在类风湿关节炎的诊断中，应注意与风湿热、强直性脊柱炎、银屑病关节炎、痛风性关节炎、系统性红斑狼疮、干燥综合征等多种疾病所致的关节炎鉴别。

（三）治疗

类风湿关节炎目前无根治的方法，所采取的各种治疗都是旨在控制病情，改善关节功能和预后。

应强调早期治疗、联合用药和个体化治疗的原则。类风湿关节炎治疗的目标是：临床缓解，如果不能达到临床缓解，应将病情控制在低活动度。加强患者教育及规范治疗的理念。适当的休息、理疗、体疗、外用药，以及正确的关节活动和肌肉锻炼等对于缓解症状、改善关节功能具有重要作用。

1. 辨证论治

（1）风寒湿型：肢体关节疼痛，屈伸不利，冬春及阴雨天气易发作，局部皮色不变，触之不热，遇寒痛增，得热则减。风偏盛者，疼痛游走不定，或呈放射状，闪电样，涉及多个关节，上肢多见，或有表证，苔薄白，脉浮缓。寒偏盛者，痛有定处，疼痛剧烈，局部欠温，得热则缓，苔薄白，脉弦紧；湿偏盛者，疼痛如坚如裹，重着不移，肿胀不适，或麻木不仁，苔白腻，脉濡。治宜祛风通络，散寒除湿，活血养血。方选通痹汤加减。若风偏盛者，加防风、羌活、威灵仙；寒偏盛者，加制川乌、制草乌、桂枝、细辛；湿偏盛者，加薏米、萆薢。此外，本证易兼气虚阳虚之象，患者往往对气候变化敏感，甚则局部肌肉萎缩、关节僵硬等。气虚加黄芪、白术；阳虚加淫羊藿、仙茅。

（2）风湿热型：关节疼痛，扪之发热，甚则红肿热痛，痛不可触，得冷则舒，遇热则剧，屈伸不利。风热盛者，疼痛剧烈，兼见发热，口渴，汗出，咽喉肿痛，或皮肤红斑，皮下结节，疼痛涉及多个关节，舌红苔薄黄或黄燥，脉浮数。湿热盛者，兼见胸烦闷，身重，肿痛以下肢为多，苔黄腻，脉滑数。治宜清热解毒，疏风除湿，活血通络。方选清痹汤加减。风热表证者，加连翘、葛根；气分热盛者，加生石膏、知母；热入营血者，加生地黄、牡丹皮、元参；湿热盛者，加防己、白花蛇舌草；阴虚内热者，加生地黄、白芍、知母。

（3）瘀血型：关节肿痛，痛如针刺、刀割样，固定不移，压痛明显，局部皮色紫黯，或顽痹不愈，或关节肿大变形，肌肤甲错，或舌紫黯有瘀斑，脉弦涩。治宜活血化瘀，行气通络。方选化瘀通痹汤加减。偏寒者，加桂枝、制川乌、制草乌、细辛；偏热者，加败酱草、牡丹皮；气虚者，加黄芪。

（4）正虚型：临床多见肝肾亏虚、脾虚、气血虚。

1）肝肾亏虚：筋骨关节疼痛、不能活动，关节肿大、痿软、畸形，伴头晕，耳鸣，目眩，倦怠乏力，毛发稀疏等。治宜补肝肾，强筋骨，通经络。方选独活寄生汤加减。

2）脾虚：四肢关节疼痛，消瘦，肌弱无力，四肢怠惰，伴面色萎黄或白，纳呆，便溏，舌淡苔白，脉沉细弱。治宜健脾益气，养血通络。方选归脾丸加减。

3）气血虚：肌肉关节酸痛无力，时轻时重，活动后加剧；或见关节变形肌肉萎缩，伴面色少华，心悸气短，乏力，自汗，舌淡少苔，脉沉细无力。治宜补益气血，活络祛邪。方选黄芪桂枝五物汤或三痹汤加减。

一些中药提取制剂，如雷公藤多苷、白芍总苷、青藤碱等，临床上有一定疗效，在辨证论治的同时可酌情选用。

2. 外用药　属寒湿者可选用通络祛痛膏、温通膏等外贴，瘀血型疼痛较重者可选用活血止痛膏等外贴，湿热者可选用四黄水蜜外敷。中药外洗可缓解局部症状、改善关节功能，临床上可辨证使用。

3. 西药治疗

（1）非甾体类抗炎药（NSAIDs）：具有抗炎、止痛、退热的作用，对缓解患者的关节肿痛、改善全身症状有重要作用，是最常用的类风湿关节炎治疗药物。其主要不良反应包括胃肠道症状、肝肾功能损害及可能增加的心血管不良事件。故肝肾功能异常者应慎用非甾体抗炎药，同时应注意定期监测血常规和肝肾功能等。常用的非甾体抗炎药有布洛芬、双氯芬酸、氯诺昔康、美洛昔康、塞来昔布、依托考昔、尼美舒利等。非甾体抗炎药的外用制剂，如双氯芬酸二乙胺乳胶剂、辣椒碱膏、酮洛芬凝胶、吡罗昔康贴剂等对缓解关节肿痛有一定作用，不良反应较少，临床上可酌情使用。

（2）抗风湿药（DMARDs）：发挥作用较慢，需1～6个月，故又称慢作用抗风湿药。这些药物不具备明显的止痛和抗炎作用，但可延缓或控制病情的进展。常用于治疗类风湿关节炎的抗风湿药有甲氨蝶呤、柳氮磺吡啶、来氟米特、羟氯喹、青霉胺、环孢素 A 等。临床上对于类风湿关节炎患者应强调早期应用抗风湿病。病情较重、有多关节受累、伴有关节外表现或早期出现关节破坏等预后不良因素的患者应考虑两种或两种以上抗风湿药联合应用。主要联合用药的方法是在甲氨蝶呤、柳氮磺吡啶、来氟米特、羟氯喹中任意两种或三种联合，亦可考虑环孢素 A、青霉胺等与上述药物联合使用。但应根据患者的病情及个体情况选择不同的联合用药方法。每种抗风湿药均有相应的不良反应，故使用抗风湿药前应进行必要的检查，如血常规、尿常规、肝肾功能和胸部 X 线片等，以了解患者的身体状况。使用期间应定期复查、评估，并注意监测不良反应，及时调整用药方案。

（3）生物制剂：可治疗类风湿关节炎的生物制剂主要包括肿瘤坏死因子（TNF）-α拮抗剂、白细胞介素（IL）-1 和 IL-6 拮抗剂、抗 CD20 单抗等，多与甲氨蝶呤联合使用。TNF-α拮抗剂具体药物有：依那西普（etanercept）、英夫利西单抗（infliximab）、阿达木单抗（adalimumab）等。与传统抗风湿药相比，TNF-α拮抗剂的主要特点是起效快、抑制骨破坏的作用明显、患者总体耐受性好。TNF-α拮抗剂的主要不良反应包括注射部位反应或输液反应，可能有增加感染和肿瘤的风险，偶有药物诱导的狼疮样综合征及脱髓鞘病变等。用药前应进行结核筛查并除外活动性感染和肿瘤。治疗类风湿关节炎的生物制剂还有 IL-6 拮抗剂如托珠单抗（tocilizumab）、IL-1 拮抗剂如阿那白滞素（anakinra）、抗 CD20 单抗如利妥昔单抗（rituximab）等。

（4）糖皮质激素：能迅速改善关节肿痛和全身症状。激素治疗类风湿关节炎的原则是小剂量、短疗程。针对关节病变，如需使用，通常为小剂量激素（泼尼松≤7mg）。在重症类风湿关节炎伴有心、肺或神经系统等受累的患者，可给予短效激素，其剂量依病情严重程度而定。使用激素必须同时应用抗风湿药。在激素治疗过程中，应补充钙剂和维生素 D。关节腔注射激素有利于减轻关节炎症状，因其可能增加关节感染风险，并可发生类固醇晶体性关节炎，故不宜频繁使用。

4. 手术治疗　对于保守治疗无效的患者，根据病变情况采用不同的手术方法治疗，以缓解症状、减少畸形，改进或重建关节功能。但手术只解决局部问题，并不能完全控制类风湿关节炎，故术后仍需药物治疗。主要手术方式包括滑膜切除术、软组织松解术及人工关节置换术或关节融合术等。

（1）滑膜切除术：适用于①关节发病 1 年以上，经过有规范的系统保守治疗半年以上效果不佳者；②关节持续性疼痛，肿胀明显，滑膜增厚及功能受限者；③病情相对稳定，受累关节比较局限者。

（2）软组织松解术：①病情基本缓解，患者一般情况较好，关节畸形主要因关节囊、肌肉和肌腱挛缩引起，受累关节仍有 30°以上的活动功能，可通过关节囊剥离术、关节囊切开术、肌腱松解或延长术等改善关节功能；②腕管综合征可采用腕横韧带切开减压术；③关节周围的滑囊炎，如经保守治疗无效，可手术切除；④类风湿结节较大，有疼痛症状，影响生活时可手术切除。

（3）人工关节置换术或关节融合术：适用于晚期患者，关节破坏严重，负重时疼痛，关节不稳，活动范围小或明显畸形。

5. 其他治疗

（1）针灸治疗：治法通痹止痛。取病痛局部穴为主，结合循经及辨证选穴。主穴：阿是穴，局部经穴。配穴：行痹者，配膈俞、血海；痛痹者，配肾俞、关元；着痹者，配阴陵泉、足三里；热痹者，配大椎、曲池。另可根据部位循经配穴。毫针法，行泻法或平补平泻法。痛痹、着痹可加灸法。大椎、曲池可点刺出血。局部穴位可加拔罐法。

（2）免疫净化疗法：对于少数经规范治疗而疗效欠佳，血清中有高滴度自身抗体、免疫球蛋白明显增高者可考虑免疫净化，如血浆置换或免疫吸附等治疗。但临床上应强调严格掌握适应证及联用抗风湿药等治疗原则。

（四）预防与调理

强调患者教育及整体和规范治疗的理念，做好患者心理治疗工作和宣教工作，树立起战胜疾病的信心。注意生活起居调摄，注意防寒、防潮，避免感冒。急性期需休息，缓解期需加强功能锻炼。

（五）预后与转归

类风湿关节炎预后和转归主要与病程长短、病情程度及治疗等因素有关。病情呈急进型发展、有多关节受累、关节外表现重、血清中有高滴度自身抗体及早期出现骨破坏的患者预后较差。年龄大、体质羸弱、对治疗反应欠敏感者预后差。早期诊断、早期接受规范治疗者预后相对较好。大多数类风湿关节炎患者经及时规范的治疗可以临床缓解。

第二节　强直性脊柱炎

强直性脊柱炎（ankylosing spondylitis，AS）是一种与人类白细胞抗原 HLA-B27 相关，原因不明的慢性炎症性疾病，主要侵犯骶髂关节、脊柱、脊柱旁软组织及外周关节，并可伴发骨关节外表现，严重者可发生脊柱畸形和强直。本病多见于青少年男性，具有种族差异性和家族遗传倾向性。我国强直性脊柱炎患病率初步调查为 0.3% 左右，男女之比为 2～3∶1，女性发病较缓慢且病情较轻。发病年龄通常在 13～31 岁，高峰为 20～30 岁，40 岁以后及 8 岁以前发病者少见。遗传和环境因素在本病的发病中发挥作用，并有明显家族聚集倾向。强直性脊柱炎的早期表现之一为骶髂关节炎，脊柱受累晚期的典型表现为"竹节样改变"，肌腱端病为本病的特征之一。传统医学书中称之为"骨痹""肾痹""腰痹""竹节风""龟背风"等。

（一）病因病理

1. 病因　由于患者禀赋不足，或由于调摄不慎，房劳过度，嗜欲无节，以及惊恐、郁怒、病后失调等，致肾精亏虚，骨失所养，肝阴不足，筋络失荣，筋骨缓弱，不足以抵御外邪，构成发病内在基础。风寒湿邪乘虚而入，侵袭关节筋络，导致营卫不和，气血痹阻不畅而作痛，筋络拘紧不舒而致屈伸转侧不利。痹阻瘀郁，日久或化热或生痰浊，痰瘀湿浊胶着凝结，以致脊臂僵硬强直。故本病多以素体阳气虚、肝肾阴精不足为内因，风寒湿热之邪为外因。肝肾不足，督脉虚弱，邪恋经脉，痰瘀形成，闭阻经脉，气血不行，而致脊椎骨节僵硬、变形，出现不能直立、弯腰、垂项、突背，身体羸瘦等，甚至"尻以代踵，脊以代头"的残废状态。

强直性脊柱炎的病因未明，从流行病学调查发现遗传与环境因素及某些微生物感染等在本病的发病中发挥作用。

（1）基因遗传和环境因素：国内外流行病学研究表明，本病有明显家族聚集倾向，已证实强直性脊柱炎的发病和 HLA-B27 密切相关。在我国强直性脊柱炎患者的 HLA-B27 阳性率高达 90% 左右。而 HLA-B27 阳性的强直性脊柱炎患者 HLA-B27 阳性的一级亲属中发病危险性高，10%～30% 有强直性脊柱炎的症状和体征。可见 HLA-B27 阳性的强直性脊柱炎家族史是本病的高危因素。强直性脊柱炎在不同区域和不同种族人群中的患病率也有一定差异，这可能是环境因素对发病的影响。

（2）感染因素：泌尿系和肠道感染后引起的赖特综合征、反应性关节炎与强直性脊柱炎同属血清阴性脊柱关节炎，据有关文献介绍这些病的发病都与某些微生物感染有关，但尚不能肯定它是本病发病的直接病因。

2. 病理变化　强直性脊柱炎的病变部位主要是肌腱、韧带、关节囊的骨附着点和滑膜，其病理变化包括附着点炎和滑膜炎。强直性脊柱炎还可伴发骨关节外的病变。

（1）附着点炎：是以肌腱、韧带、关节囊的骨附着点为中心的慢性炎症，侵蚀附着点，导致附近骨髓炎症、水肿；进而肉芽组织形成，最后受累部位钙化、新骨形成。在此基础上，又发生新的附着点炎症、修复。如此反复，使整个韧带完全骨化，形成骨桥或骨板。

（2）滑膜炎：典型表现为滑膜细胞肥大和滑膜增厚，绒毛形成，浆细胞和淋巴细胞浸润。强直性脊柱炎病变主要侵犯中轴关节，周围关节如肩、髋、胸椎、胸骨柄体等关节和耻骨联合也常被累及，椎间盘、关节突关节、大转子、坐骨结节、跟骨、髂骨嵴等处也常受侵犯。

（3）关节外病变：部分患者在病程中发生眼色素膜炎、肺上叶纤维化、脉瓣闭锁不全等关节外病变。

（二）临床表现与诊断

1. 临床表现　本病发病隐袭，患者逐渐出现腰背部或骶髂部疼痛，可伴晨僵，半夜痛醒，晨起或久坐后起立时腰部僵硬感明显，但活动后减轻。部分患者有臀部钝痛或骶髂部剧痛，疾病早期臀部疼痛多为一侧呈间断性疼痛或双侧交替性疼痛。多数患者随病情进展由腰椎向胸、颈部脊椎发展，出现相应部位疼痛、活动受限或脊柱畸形。强直性脊柱炎最常见的早期主诉是腰背痛，与腰椎间盘突出、腰背部损伤等疾病所致机械性腰背痛不同，本病则是炎性腰背痛。2009年国际强直性脊椎炎评估工作组（ASAS）推荐诊断炎性背痛的标准为：①发病年龄＜40岁；②隐匿起病；③症状活动后好转；④休息时加重；⑤夜间痛（起床后好转）。符合上述五项指标中的四项，可诊断强直性脊椎炎炎性背痛。

骶髂关节和椎旁压痛为本病早期的阳性体征，随病情进展可见腰椎前凸减少或消失及脊柱各个方向活动受限，胸廓扩展范围缩小，颈椎后突等。强直性脊柱炎晚期患者可出现整个脊柱强直，活动完全丧失，脊背呈板状固定，严重者呈驼背畸形。以下几种方法常用于检查病变进展情况：①枕墙距，让患者立正姿势站立，双足跟紧贴墙，测量枕部与墙壁的距离。由于患者颈项僵直和（或）胸椎段畸形后凸，枕部与墙壁的间隙增大至几厘米以上，致使枕部不能贴壁。健康人枕部应贴近墙壁而无间隙。②胸廓扩展范围，在第4肋间隙水平测量深吸气和深呼气时胸廓扩展范围，两者之差的正常值＞2.5cm，而有胸肋关节和脊椎广泛受累者则胸廓扩展范围减少。③Schober试验，取双侧髂后上棘连线中点（A点），并在其上方垂直距离10cm处作出标记（B点），然后嘱患者尽可能弯腰（保持双膝直立位），测量A、B两点距离，用以评估脊柱前屈度。A、B两点距离增加5cm以上者为正常，脊柱受累者则增加距离＜4cm。④"4"字试验（Patrick试验），患者仰卧，一侧膝屈曲并将足跟放置到对侧伸直的膝上。检查者一手下压屈曲的膝，另一手压对侧骨盆，若引出骶髂关节疼痛则视为阳性。有膝或髋关节病变者也不能完成"4"字试验。

髋关节受累占38%～66%，表现为局部疼痛，活动受限，屈曲挛缩及关节强直，可单髋受累，更多为双髋受累，大多的髋部症状起于发病后头5年内。发病年龄小及以外周关节起病者易发生髋关节病变。

某些患者始发症状为单侧或双侧的膝、踝关节肿痛和压痛。部分患者早期可在大转子、坐骨结节、跟骨结节和耻骨联合等肌腱附着点出现疼痛和压痛。本病的全身表现轻微，少数有发热、疲倦、消瘦、贫血等。部分患者病程中有虹膜炎，可反复发作，引起复发性眼痛和视力减退。少数患者有主动脉瓣闭锁不全及肺、肾等器官受累。

2. 影像学与实验室检查

（1）X线表现

1）骶髂关节炎：骶髂关节的X线表现对强直性脊柱炎具有极重要的诊断意义。表现为早期关节边缘模糊，并稍致密；中期关节间隙狭窄，关节边缘骨质腐蚀；晚期关节间隙消失，骨密度增高及关节融合。通常按X线片将骶髂关节炎的病变程度分为五级：①0级，正常；②Ⅰ级，可疑变化；③Ⅱ级，轻度异常，可见局限性侵蚀硬化，但关节间隙无变化；④Ⅲ级，明显异常，为中度或进展性骶髂关节炎，伴有以下一项或一项以上改变：侵蚀，硬化，关节间隙增宽或狭窄，或部分强直；⑤Ⅳ级，严重异常，完全性关节强直。

2）脊柱的改变：①椎体终板于椎间盘纤维环附着处局灶性骨侵蚀及邻近骨硬化，被称为"椎体炎"（即 Romanus 病灶）。Romanus 病灶愈合后在椎体终板于椎间盘纤维环附着处的椎体前角或后角呈现出反应性骨硬化，表现为以椎体前角或后角为中心的扇形或三角形亮白区，即"亮角征"。Romanus 病灶和"亮角征"是强直性脊柱炎早期重要的 X 线照片表现。②形成骨桥和"竹节"样脊柱，多见于病变晚期，这是强直性脊柱炎的特征。常先发生在胸腰段。③方椎畸形，即椎体前缘正常弧形凹消失，变为平直，在侧位 X 线片上呈方形，甚至椎体前缘饱满稍隆凸。④普遍骨质疏松，见于晚期患者。⑤脊柱关节突关节炎，表现为关节突关节腐蚀、狭窄、骨性强直。⑥椎旁韧带骨化，棘上韧带、棘间韧带、黄韧带、前纵韧带、后纵韧带相继骨化。⑦脊柱畸形：平腰、圆背、颈椎生理前凸减小等脊柱生理弧度改变，后期出现驼背畸形。⑧椎体骨折和椎弓疲劳骨折（图 9-1）。

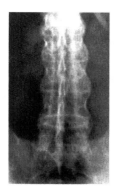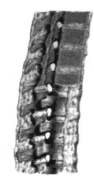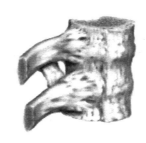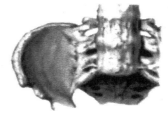

图 9-1　强直性脊柱炎脊柱竹节样变，韧带钙化，骶髂关节融合

　　3）髋关节改变：X 线表现早期可见骨质疏松、关节囊膨隆、髋臼囊变；中期关节部骨质破坏，有时呈穿凿状，间隙狭窄，髋臼外缘及股骨头下部骨赘增生；晚期关节间隙消失，呈骨性强直。

　　4）耻骨联合、坐骨结节和肌腱附着点（如跟骨）的骨质糜烂，伴邻近骨质的反应性硬化及绒毛状改变，可出现新骨形成。

　　（2）CT 检查：骶髂关节炎的 CT 表现为软骨下骨硬化，单侧或双侧关节间隙狭窄，软骨下骨侵蚀及关节部分或完全强直。由于 CT 的辐射较普通 X 线大，应仅作为诊断使用，不应反复检查。

　　（3）MRI 检查：对于临床早期或可疑病例，可选择 MRI 检查。目前 MRI 已被广泛用于强直性脊柱炎的早期诊断和疗效评价。MRI 不仅能发现强直性脊柱炎的早期病灶，而且可以用于观察强直性脊柱炎患者治疗效果和恢复过程。早期发现骶髂关节炎对早期诊断强直性脊柱炎十分重要，骶髂关节 MRI 检查能显示强直性脊柱炎骶髂关节 0 级病变，MRI 的优势在于通过观察强直性脊柱炎骶髂关节滑膜、软骨和软骨下骨的形态和信号改变，达到早期诊断强直性脊柱炎的目的。MRI 检查显示骶髂关节软骨异常和软骨下骨的骨髓水肿是骶髂关节炎较为可靠的征象。SE-T1WI 序列可以较好地显示关节解剖结构和骨异常。FSE-T2WI 序列能较好地显示水肿和积液。STIR 序列可较好地显示骨髓水肿及软骨病变，在显示骨髓水肿方面较 FSE-T2WI 敏感。MRI 增强扫描可使增厚的滑膜和软骨下骨侵蚀区得到强化。

　　（4）实验室检查：活动期患者可见 ESR 增快，CRP 增高。轻度贫血和免疫球蛋白轻度升高。RF 多为阴性，但 RF 阳性并不排除强直性脊柱炎的诊断。虽然强直性脊柱炎患者 HLA-B27 阳性率达 90% 左右，但无诊断特异性，因为健康人也可呈阳性。HLA-B27 阴性患者只要临床表现和影像学检查符合诊断标准，也不能排除强直性脊柱炎的可能。

　　3. 诊断标准　强直性脊柱炎的诊断目前多用 1984 年修订的强直性脊柱炎纽约标准。对一些暂时不符合这一标准者，可参考有关脊柱关节炎（SpA）的分类标准，如 2009 年 ASAS 推荐的中轴型脊柱关节炎的分类标准。

（1）1984年纽约修订版强直性脊柱炎标准：①下腰背痛持续至少3个月，疼痛随活动改善，但休息不减轻；②腰椎在前后和侧屈方向活动受限；③胸廓扩展范围小于同年龄和性别的正常值；④双侧骶髂关节炎Ⅱ～Ⅳ级，或单侧骶髂关节炎Ⅲ～Ⅳ级。如患者具备④并附加①～③条中的任何一条可确诊为强直性脊柱炎。

（2）2009年ASAS推荐的中轴型脊柱关节炎的分类标准：起病年龄<45岁和腰背痛≥3个月的患者，加上符合下述中一种标准：①影像学提示骶髂关节炎加上≥1个下述的SpA特征；②HLA-B27阳性加上≥2个下述的其他SpA特征。其中影像学提示骶髂关节炎是指MRI提示骶髂关节活动性（急性）炎症，高度提示与SpA相关的骶髂关节炎，或明确的骶髂关节炎影像学改变。

SpA特征包括：①炎性腰背痛；②关节炎；③起止点炎（跟腱）；④眼葡萄膜炎；⑤指（趾）炎；⑥银屑病；⑦克罗恩病/溃疡性结肠炎；⑧对非甾体类抗炎药（NSAIDs）反应良好；⑨SpA家族史；⑩HLA-B27阳性；⑪CRP升高。

4.鉴别诊断 强直性脊柱炎应注意与椎间盘突出症、类风湿关节炎、脊柱骨性关节炎、髂骨致密性骨炎、骶髂关节结核及骶髂关节炎相关的其他脊柱关节炎相鉴别，如银屑病关节炎、肠病性关节炎或赖特综合征等，尚应与骶髂关节化脓性关节炎、骶髂关节痛风性关节炎、骶骨肿瘤和髂骨肿瘤等疾病鉴别。

（三）治疗

强直性脊柱炎目前尚无根治方法。强调早发现、早诊断、早接受正确的治疗。患者如能及时诊断并得到合理治疗，可以控制病情并改善预后。通过积极治疗，缓解疼痛和僵硬，控制或减轻炎症。保持良好的姿势，防止脊柱或关节变形强直，必要时矫正畸形关节或人工关节置换，恢复功能，以达到改善和提高患者生活质量的目的。

1.辨证论治 本病的辨证治疗，首先要分别新久虚实，在经、在脏。新病经络气血瘀滞，实证为多。外感寒湿应温散；温热宜清化；闪挫气滞要顺气疏导；有血瘀者佐以理气活血。久病肾督亏虚，脏气失调，虚证为主。视其所伤之不同，予以补养。劳伤气血者补气养血；房劳伤精者补元益精；气滞、痰阻、寒湿、湿热者，视其所因而治之。总之，本病治不离肾督，但也要随证施治，不可均一。

（1）寒滞督脉，夹湿阻络：腰骶冷痛，连及背脊，甚至于颈项，拘急僵硬，转侧不利，得温则减，口淡不渴，舌淡红，苔薄白，脉弦紧。治宜散寒除湿，祛风通督。方选五积散加减。兼头痛恶寒者，加羌活、防风以疏风散寒解表；肢冷脉沉，加制附子温阳通脉；腰膝酸痛，加杜仲、续断壮腰健肾；痛有定处，反复发作，加桃仁、制乳香、制没药以逐瘀止痛。

（2）寒湿着腰、督脉痹阻：腰骶部重着冷痛，骨节酸痛，身重，转侧不利，晨起尤甚，活动后减轻，阴雨天加剧，舌质淡，舌苔白，脉濡缓。治宜除湿散寒，温肾健脾，通督止痛。方选大肾着汤加减。痛甚肢冷，加制附子以温肾祛寒壮督；苔腻脘闷，加苍术、厚朴以燥湿健脾。

（3）湿热郁阻，督脉不利：腰髋疼痛，痛处伴有热感或重坠，阴雨天或暑热天加剧，腰酸无力，不能俯仰，口渴不欲饮，小便短黄，苔黄腻，脉濡数。治宜化湿清热，通督止痛。方选加味二妙散加减。腰膝酸软，加木瓜、桑寄生以强筋骨，通经络，祛风除湿；若疼痛较甚者，可加海桐皮、络石藤以增强通络止痛之力。

（4）肝肾不足，督脉失养：腰背酸痛，转侧不利，喜按揉，劳则加剧，佝偻驼曲，步履不胜，怠惰嗜卧，舌淡苔白，脉细弱。治宜补益肝肾，壮腰通督。方选加味青娥丸加减。久病肾虚，加锁阳、肉苁蓉、巴戟天补肾濡筋；虚羸少气、面色不华、纳差者，加党参、炙黄芪、白术、甘草益气健脾。

（5）肝肾阴亏，邪留督脉：腰背酸痛重着，脊柱强直、或畸形，活动受限，形体消瘦，五心烦热，或有低热，口干，心烦少寐，小便短黄，大便干结，舌红苔黄厚而腻，脉沉细，尺脉弱。治宜滋阴清热，补肾通督。方选当归地黄丸加减。痛连下肢，加海桐皮、地龙以祛风通络；湿热重者，加生薏苡仁，增加黄柏用量；脊柱强直、弯曲变形者，加白僵蚕、狗脊、鹿角霜以壮肾壮督通脉。

（6）肾阳不足，寒留督脉：腰骶、脊背冷痛，酸楚重着，或晨起腰骶、项背僵硬疼痛，活动受限，喜得温按，畏寒肢冷，气衰神疲，少腹拘急，小便清长，舌淡苔薄或白，脉沉弦或细迟。治宜温补肾虚，散寒通络。方选金匮肾气丸加减。脊背痛甚者，加羌活祛风散寒，通督止痛；腰痛明显者，加桑寄生以补肝肾，强筋骨，止腰痛；肩背僵痛者，加片姜黄以行气活血，通络止痛。

2. 外治法 属寒湿者可选用通络祛痛膏、温通膏等外贴，湿热者可选用四黄水蜜外敷。针灸可取大椎、身柱、脊中、肾俞、腰俞、腰阳关等穴，合并坐骨神经疼痛者选用环跳、委中、承山等穴。每次选 4~5 个穴位，每日 1 次。尚可配合耳穴按压、艾灸、穴位敷贴、中药熏蒸、药浴等治疗。按摩疗法可疏通经络，增加关节活动幅度。按摩疗法宜轻柔和缓，不可粗暴，以防骨折。对疼痛或炎性关节可给予必要的物理治疗。

3. 西药治疗

（1）非甾体类抗炎药（NSAIDs）：可迅速改善患者腰背部疼痛和晨僵，减轻关节肿胀和疼痛及增加活动范围，对早期或晚期强直性脊柱炎患者的症状治疗都是首选的。使用 NSAIDS 不仅为了达到改善症状的目的，同时希望延缓或控制病情进展，通常建议较长时间使用，而且持续在相应的药物治疗剂量下使用。要评估某个特定 NSAIDS 是否有效，应持续规则使用同样剂量至少 2 周。如一种 NSAIDS 治疗 2~4 周疗效不明显，应改用其他不同类别的 NSAIDS。治疗时不可同时使用两种或两种以上的 NSAIDS。在用药过程中应注意监测药物不良反应。NSAIDS 不良反应有胃肠道反应，少数可引起溃疡，另外还有心血管疾病、肝肾损害、血细胞减少、过敏反应等。常用的 NSAIDS 药物有塞来昔布、双氯芬酸、尼美舒利、布洛芬、氯诺昔康、美洛昔康、依托考昔等。

（2）柳氮磺吡啶：可改善强直性脊柱炎的关节疼痛、肿胀和发僵，特别适用于改善强直性脊柱炎患者的外周关节炎。通常推荐用量为每日 2g，分 2~3 次口服。本品起效较慢，通常在用药后 4~6 周起效。为了增加患者的耐受性，一般以每次 0.25g，每日 3 次开始，以后每周递增 0.25 g，直至 1.0 g，每日 2 次。也可根据病情或患者对治疗的反应调整剂量和疗程，维持 1~3 年。本品通常与非甾体抗炎药并用。本品的不良反应包括消化系统症状、皮疹、血细胞减少、头痛、头晕及男性精子减少与形态异常（停药可恢复）。磺胺过敏者禁用。

（3）生物制剂：抗肿瘤坏死因子（TNF）-α拮抗剂用于治疗活动性或经非甾体抗炎药治疗无效的强直性脊柱炎。TNF-α拮抗剂治疗 6~12 周有效者建议可继续使用。一种 TNF-α拮抗剂疗效不满意或不能耐受的患者可能对另一种 TNF-α拮抗剂有较好的疗效。具体药物有依那西普（etanercept）、英夫利西单抗（infliximab）和阿达木单抗（adalimumab）。主要不良反应包括注射部位反应或输液反应，可能有增加感染和肿瘤的风险，偶有药物诱导的狼疮样综合征及脱髓鞘病变等。用药前应进行结核筛查，除外活动性感染和肿瘤。用药期间要定期复查血常规、尿常规、肝功能、肾功能、胸部 X 线片等。

（4）糖皮质激素：对强直性脊柱炎，有抗炎止痛、控制症状的作用。一般不主张全身应用糖皮质激素治疗强直性脊柱炎，因其不良反应大，且不能阻止强直性脊柱炎的病程。对全身用药效果不好的顽固性外周关节炎（如膝关节）积液可行关节腔内注射糖皮质激素治疗，一般每年不超过 3 次。对顽固性的骶髂关节痛患者，可选择 CT 引导下骶髂关节内注射糖皮质激素。

（5）沙利度胺：部分男性难治性强直性脊柱炎患者应用沙利度胺后，临床症状、ESR 及 CRP 均明显改善。本品的不良反应有嗜睡、口渴、血细胞下降、肝酶增高、镜下血尿及外周神经炎等。

（6）其他药物：对强直性脊柱炎外周关节受累者可使用甲氨蝶呤和抗风湿植物药（如雷公藤总苷等），但它们对中轴关节病变的疗效不确定，还需进一步研究。

4. 手术治疗 适用于晚期患者，脊柱、髋、膝等关节发生畸形强直，严重影响功能者。人工髋/膝关节置换术及脊柱矫形术较常用，术后大多数患者的关节痛得到控制，活动功能改善，部分患者的功能接近正常。

（四）预防与调理

对患者及其家属进行疾病知识教育是治疗方案中重要的组成部分，有助于解除患者忧虑和心理压力，积极、主动、持久地配合治疗。治疗方案中还应包括指导患者坚持合理的体育运动和功能锻炼，其中游泳、慢跑、徒步行走、俯卧撑、广播体操、八段锦、简易太极拳等是有益的辅助治疗方法。鼓励患者做深呼吸、扩胸运动，以保持胸廓的活动度。日常生活中，站立时应挺胸收腹两眼平视，坐位也应保持胸部挺直，建议睡硬板床，枕头不宜过高。体育运动和功能锻炼应因人而异，活动量需逐步增加，以不加重疾病和增加疲劳为度。避免急骤剧烈的运动。吸烟是本病功能预后不良的危险因素之一，建议吸烟者戒烟。

（五）预后与转归

本病在临床上表现的轻重程度差异较大，有的患者病情反复持续进展，有的长期处于相对稳定状态。仅局部受累的轻度强直性脊柱炎患者可以没有功能障碍。对一些患者，本病会造成严重的功能障碍，部分可以致残废，或出现危及生命的并发症。髋关节受累引起的关节间隙狭窄、强直和畸形是本病致残的主要原因。诊断延迟、治疗不及时和不合理，以及不坚持长期治疗和功能锻炼者预后较差，故应强调在专科医师指导下长期随诊。

（梁志强）

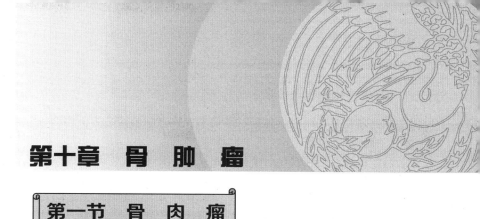

第十章 骨 肿 瘤

第一节 骨 肉 瘤

骨肉瘤（osteosarcoma）是来源于间叶组织的成骨性恶性肿瘤，其特征是肉瘤基质细胞直接产生骨样组织。按 WHO 统计骨肉瘤占原发性骨肿瘤的 12.21%，占原发性恶性骨肿瘤的 22.36%。美国每百万人中有将近 1.7 例，每年增加 600～900 例新发病例；欧洲每年每百万人中有 2～3 例，在 15～19 岁人群中为每年每百万人 8～11 例。国内骨肉瘤病例占原发性骨肿瘤的 19.1%，占原发性恶性骨肿瘤的 41.6%。骨肉瘤在各年龄组均有出现，但大多数发生在 10～25 岁，10 岁以下很少，40 岁以上多因原有骨病或放疗后所致。男性多于女性，约为 1.4：1。骨肉瘤可发生在任何骨骼，最好发于长管状骨干骺端，以股骨下端最多，胫骨上端次之，股骨及肱骨上端再次之，扁平骨较少见。传统医学书中称之为"石痈""石疽""骨瘤"。

（一）病因病理

骨肿瘤的病因为内因、外因两种。外因是指自然中一切致病因素，如外感风、寒、暑、湿、燥、火六淫，饮食不洁等。内因是指机体本身所具有的致病因素，如七情失调、脏腑功能紊乱等。机体在致病因素作用下，如正胜邪衰，则免于发病；反之，正气亏损，邪气乘虚而入，留滞机体，阴阳失调，则导致脏腑功能紊乱，气血运行障碍，成为肿瘤发生、发展的诱因，从而引起一系列病理变化。

1. 气机不利　气指水谷生化之精与先天之气，是构成人体的物质基础，有温养全身肌肤、推动脏腑功能、维持生命活动的作用。在某些因素影响下，上述功能发生障碍，出现运行阻滞，气血逆乱，升降失调，经络受阻，则可导致气滞血瘀，痰湿凝聚而成为肿瘤。

2. 瘀血阻滞　气为血帅，血为气母，气行则血行，气滞则血瘀。气滞血瘀，蕴结日久，凝结成块，则发为肿瘤。

3. 痰凝气滞　脾肺功能失调，水湿不化，津液不布，邪热熬灼；或七情郁结，气机阻滞，均可致痰浊凝结。痰随气行，无处不到，阻于经络筋骨，则四肢麻木肿痛，阻于脏腑则成痞块。

4. 正气虚弱　正气指机体的正常生理功能及内在抗病能力。《素问·评热病论》说："邪之所凑，其气必虚"，说明正气虚弱是肿瘤发生的关键。气血亏损，外邪即可乘虚而入。正邪之间的这种关系，不但决定着肿瘤的发生发展，而且决定着肿瘤的转归。

现代医学对骨肉瘤的病因尚未完全清楚，根据有关资料研究可能与创伤、放射治疗后的疾病、良性肿瘤如成骨细胞瘤、骨软骨瘤等及某些骨骼疾病如 Pagat 病、骨髓炎等恶变、金属假体等有关。但是目前没有足够的证据可证明这些疾病可引起骨肉瘤。

骨肉瘤可分为原发性骨肉瘤、继发性骨肉瘤和位于软组织如乳腺内的骨外骨肉瘤。继发性骨肉瘤多继发于良性病变如 Pagat 病、骨纤维结构不良、骨梗死、放疗后诱发等骨恶变等或者去分化软骨肉瘤转化。原发性骨肉瘤是最多见的骨肉瘤，肿瘤在骨的位置，可分为中心（髓质）、皮质内或皮质旁等；临床上根据原发性骨肉瘤的特点，将原发性骨肉瘤分为常见型、多中心型、毛细血管扩张型、小细胞型、纤维组织细胞型、皮质内型、颌骨及皮质旁骨肉瘤等。

（二）临床表现与诊断

骨肉瘤需要临床症状体征、影像学、病理学检查三方面符合才能确诊。

1. 临床症状体征

（1）疼痛：伴有或者不伴有可触及的肿块疼痛是经典骨肉瘤的主要症状。发病初期可无典型症状，仅有病灶局部轻中度间歇性疼痛，活动后疼痛加重。早期疼痛时轻时重，渐渐变为持续性疼痛，夜间明显。由于本病多发生于 15～19 岁青少年，有时候为运动后出现疼痛，可能误诊为劳损或者创伤，仅做对症治疗而延误诊治。随着病情进展，肿胀疼痛逐渐加重，夜间尤甚，一般止痛药物无法止痛。

（2）肿胀或肿块：早期可无肿块，表现为局限性压痛，局部叩痛明显；早期也可出现局限于肢体骨端的一侧肿物或肿胀，大小不等，常无明显界限，有局限性压痛，质韧硬，与深部组织固定。临床上常表现为局部肿块，红肿，皮温增高，浅静脉可有怒张。较晚者肿胀明显，肢端周径变粗，皮肤发亮，偶有搏动和杂音可闻。

（3）关节活动受限：早期附近关节无症状，当肿块明显增大时可出现反应性积液，关节呈半屈曲位，活动受限。

（4）淋巴结肿大：晚期患者或者是肿瘤处于迅速进展期的患者出现淋巴结炎，但也有少数患者会淋巴结转移。

（5）全身症状：初起患者一般情况可良好，中后期或者出现肺转移患者可有不同程度的表现，如消瘦、贫血、乏力、食欲减退等。

2. 辅助检查

（1）实验室检查

1）ESR：骨肉瘤早期，硬化型骨肉瘤、分化较好的骨肉瘤 ESR 可在正常范围内。瘤体过大，分化差，有转移者 ESR 加快。ESR 可以作为骨肉瘤发展过程中的动态观察指标，但并不十分敏感。

2）碱性磷酸酶：对骨肉瘤而言是最有价值的实验室检查，治疗前后碱性磷酸酶的变化对判断预后有一定参考意义。骨肉瘤早期、分化较好的骨肉瘤、硬化型骨肉瘤、皮质旁骨肉瘤碱性磷酸酶可以正常。瘤体较大，出现转移则碱性磷酸酶可以高达 2600U/L。采用大剂量化疗及手术后，大部分患者碱性磷酸酶下降，如果肿瘤多发或转移则碱性磷酸酶可再度升高。

（2）影像学检查：随着影像学的发展，有很多先进的检查方法对骨肉瘤进行辅助诊断。但普通 X 线片仍然是诊断骨肉瘤的重要手段。除普通 X 线片外，对骨肉瘤可采用 CT、MRI、放射性同位素骨扫描（ECT）及血管造影等方法作为辅助方法。

1）X 线检查：骨肉瘤的 X 线表现可以是多种多样的，一般病变内有三种类型：①溶骨型，骨小梁破坏，消失，皮层穿破；②成骨型，瘤骨广泛形成致密阴影，无骨小梁结构；③混合型，溶骨和成骨相夹杂。典型 X 线表现为在长骨干骺端偏一侧，显示局限或广泛溶骨或成骨，或两者相混的阴影，形状不一，边界模糊不清。骨皮质破坏，不膨胀，可被穿破。骨膜反应存在，有两种表现：一种呈三角形成骨阴影位于肿瘤上、下角（Codman 三角）；另一种为瘤骨阴影，呈针状，横行平行排列，垂直骨干，位于肿瘤中部如阳光放射线，有时骨膜被穿破，在软组织内形成不规则的瘤骨阴影。瘤骨阴影可有两种表现：一种如棉絮状、呈片或团状、散在，质地疏松，边缘不规则；另一种如象牙质骨，范围较广，质地致密，边缘清楚，两者皆无正常骨小梁阴影。

2）CT：可提供身体横断面的影像，能较清楚地显示病灶内坏死及瘤骨增生情况，确定髓内及软组织病变的范围，发现部分微小病灶及跳跃灶（图 10-1）。

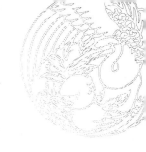

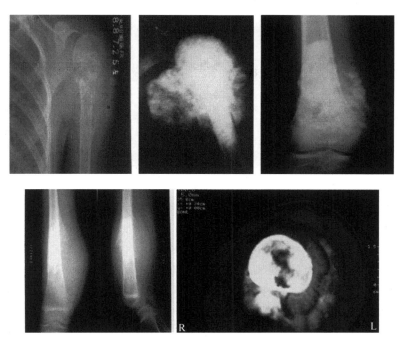

图 10-1　骨肉瘤的 X 线片及 CT 扫描

3）MRI：在肿瘤髓内病灶的范围显示方面优于 CT 及 X 线片，并可显示肿瘤在周围软组织中的情况及周围软组织水肿的范围。

4）ECT：可显示其余全身骨骼代谢情况，提示骨肿瘤部位。

5）血管造影：能描绘出病损软组织部分边缘的反应性所生血管区，可以提供骨外肿瘤部分的轮廓及肿瘤周围血管受压情况。

（3）病理学检查：是骨肉瘤诊断中必不可少的一环。根据标本采集方法的不同，外科活检分为闭合活检、切开活检及切除活检三种。切除活检适用于肿瘤周径＜2cm 的肿瘤，外科切除标本要求广泛完整切除后送病理检查，切勿进行囊内剥除。切开活检是外科手术切开组织直达肿瘤病灶部位，在直视下切取标本做冰冻检查，证实取到肿瘤组织后关闭切口，优点是取材准确率高，所取标本量足，可以满足各种病理检查，缺点是创伤大，破坏肿瘤自然屏障，容易污染到周围正常组织，造成后续手术切除范围增大，难度提高，现在多数在闭合穿刺失败后采用。闭合穿刺是使用套管针在 X 线、CT、或者 B 超引导下或者单纯经皮穿刺到肿瘤部位取材，具有创口小、出血少、污染少、较安全等优点，但也存在取材标本较少、不足以满足病理诊断要求、可能取到正常组织出现假阴性等缺点。

外科活检需要注意以下事项：首先在尽可能情况下术者术前应该和影像科、病理科医生讨论制订穿刺方案，进一步明确病灶部位的情况，确认手术入路、取材部位；其次穿刺点或者切口应该在后续根治性手术的切口上，以便第二次手术将活检通道完整切除；第三病检切口或者穿刺口应尽量选择单一的间室内进行，避免污染过多肌间室，避免污染神经血管和关节腔，避免损伤血管神经，尽量避免形成血肿或者手术出现大出血；第四活检手术尽量在影像学检查后进行，避免由于穿刺后骨骼或者软组织反应影响病理结果。

1）大体标本：在长骨干骺端及邻近骨干，肥厚变形，骨膜隆起，有时包括部分肌层。截面见骨髓腔内瘤组织浸润，长度约 10cm。皮层破坏，骨膜被掀起，肥厚，且有瘤组织浸润和瘤骨形成，附近软组织内也可有肿瘤浸润。瘤组织呈鱼肉状，根据成骨、成软骨和成纤维的成分多少而异。成骨多者呈黄白色，质硬；成软骨多者呈灰蓝色，发亮，质韧硬；成纤维多者呈暗红或灰黄色，质软。其间掺杂有出血和坏死区，偶见较大血腔，类似动脉瘤样骨囊肿（图 10-2）。

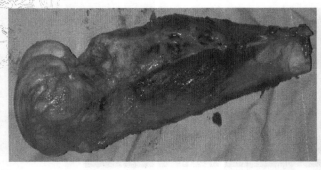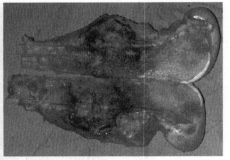

图 10-2　骨肉瘤的大体标本

2）镜下：骨肉瘤的组织象依其成骨量多少及瘤组织分化成熟程度不同而有差异，但基本表现是相似的，即肉瘤性成骨细胞及其形成的肿瘤性骨样组织和肿瘤性骨组织，这是骨肉瘤的重要特征之一。肉瘤组织具有明显的异型性，体积较正常的骨母细胞大，但大小不一。有时形成单核或多核的瘤巨细胞。胞核肥大，形态奇异，常见核分裂象。染色质丰富。骨肉瘤细胞分泌到细胞外的骨基质呈淡红色，为均匀一致的无定形物质。肿瘤细胞分化越成熟，分泌的骨基质越多，大量骨基质将瘤性成骨细胞包埋并连接起来，形成大小不等、形态各异的瘤骨片。尚无钙盐沉积时称"瘤性骨性组织"，如有较多的钙盐沉积即为"瘤性骨组织"，即"瘤骨"。在迅速生长的肿瘤中，有时可见多少不等的瘤性软骨组织形成。

3. 并发症

（1）病理性骨折病理：局部骨质破坏严重或者外伤可出现病理性骨折，引起剧痛，迅速肿胀，并出现短缩、弯曲、旋转等畸形。其发生率为 5%～10%。

（2）肺转移：出现肺转移的患者最初肺部可以无症状，晚期出现咳血、气促及呼吸困难。

4. 鉴别诊断

（1）疲劳骨折：常发生于胫骨中上 1/3 交界处、外踝、跖骨、肋骨、尺骨、桡骨等处，大都无明显外伤史。骨折局部有较多骨痂形成，骨折线多被遮盖。X 线片上易误认为骨膜反应，MRI 多数可见骨折线。应仔细询问有关病史，如单一工种连续劳动、负重、长途行军等。病情于短期内多无变化，而骨肉瘤则发展迅速。

（2）骨髓炎：位于干骺端的早期骨髓炎，可出现疼痛、肿胀、烧灼感、体温升高、白细胞增多，X 线片可见干骺端骨质破坏及骨膜反应，与骨肉瘤类似。但炎症产生的骨质破坏，骨膜反应较规则，抗炎治疗后症状减轻。

（3）软骨肉瘤：软骨肉瘤好发年龄为 30～60 岁，好发于躯干的骨骼，如骨盆、肋骨及脊柱，也可发于四肢骨。临床表现为长期的持续肿胀和疼痛。软骨肉瘤生长缓慢。X 线表现为骨皮质膨胀变薄或增厚，软组织内有大量棉絮状和砂粒状钙化阴影，但极少有骨膜反应，继发于内生软骨瘤者，则可见不规则的致密斑点。

（4）纤维肉瘤：中年人多见，好发于骨干或干骺端。起病缓慢，症状轻微，呈间歇性疼痛。X线为局限性溶骨性破坏，无瘤骨形成及环形钙化，亦无骨膜反应。

（5）尤文肉瘤：发病年龄较骨肉瘤小，平均 15 岁。有发热及白细胞增多等全身症状，好发于长骨骨干。X 线表现为髓腔内不规则的斑点状溶骨性破坏及葱皮样骨膜反应。

（三）治疗

骨肉瘤是一种恶性程度极高的恶性肿瘤，一经确诊，即按照新辅助化疗方案进行术前化疗，术前化疗结束时根据具体情况选择手术方案，术后根据病理检查如肿瘤坏死率＞90%可继续使用术前化疗方案，如<90%，可酌情变更化疗方案。同时可酌情配合放疗、免疫治疗等。中医药辨证治疗在围手术期、化疗期及化疗结束后的治疗等方面起着重要的作用，能保证化疗按计划顺利进行，减少肿瘤的转移、复发概率，提高患者生存质量。

肺部是骨肉瘤常见的转移部位，骨肉瘤肺转移是骨肉瘤患者死亡的主要原因。对于骨肉瘤肺转移，目前多主张切除单一肺部转移病灶以延长生命，而多发肺部转移灶也并非手术禁忌。手术前后需配合新辅助化疗、免疫治疗、中药治疗等。

1. 辨证论治　　骨肉瘤在病变过程中，其全身及局部病情变化颇为错综复杂，由于肿瘤是在正虚的基础上发病，故往往表现局部为实，整体为虚，其实者有气滞、血瘀、热毒、痰湿、阴寒之辨，其虚者则多表现为脾虚、肾虚。随着病情的迅速发展，又常见气、血、痰、湿互结，进一步耗伤正气，形成正虚邪实的局面。当手术切除了病灶或者化疗治疗过程中，病灶已被切除或者化疗药物以毒攻毒，此时主要表现为正虚余毒未清或者正虚邪恋的状态，需要扶正为主，当详细辨治。

（1）阴寒凝滞：骨瘤初起，酸楚轻痛，遇寒加重，局部肿块，皮色不变，压痛不著，甚至不痛。舌淡，苔薄白，脉细沉迟。治宜温阳开凝，通络化滞。方选加味阳和汤。寒甚者加吴茱萸、陈皮以加强散寒理气之力；胸脘痞闷、气或呕吐者，为寒夹食滞，可加枳实、神曲、生姜以消食导滞，温胃降逆。

（2）热毒蕴结：骨瘤迅速增大，疼痛加重，灼热刺痛，皮色紫暗红瘀，肢体活动障碍，有时伴有发热，大便干秘。舌暗红有瘀点，脉细数或弦数。治宜清热解毒，化瘀散结。方选五味消毒饮加减。大便秘结者，加大黄、枳实以通便；小便短赤者，加通草、滑石、竹叶以清热利淋；口干欲饮者，去乳香、没药，加芦根、麦冬以生津止渴。

（3）瘀血内阻：患部持续疼痛，肿块固定不移，质硬，表面色暗紫或血管曲张，面色晦暗，唇暗红（紫），舌质紫暗（或瘀斑点），脉涩或弦细。治宜活血散瘀。方选身痛逐瘀汤加减。疼痛较剧者，加蒲黄、川楝子以加强化瘀止痛之力；低热者，去补骨脂，加青蒿、地骨皮、银柴胡以清退虚热；恶心呕吐者，加法半夏、竹茹降逆止呕。

（4）湿毒留着：身困倦怠，四肢乏力，虚肿，病变局部肿胀，疼痛。或破溃流液，大便溏或不爽利，舌体胖，有齿痕，舌质暗，苔白滑腻，脉滑。治宜健脾利湿，解毒。方选六君子汤合三仁汤加减。脘闷纳呆者，加厚朴、神曲以行滞消食；小便不利者加猪苓、泽泻以化气利湿，使湿从小便而出；精神困倦、大便溏薄、寒湿偏重者，加干姜、砂仁以增强温阳化湿之力；如湿盛而糜烂者，加苦参、土茯苓以燥湿。

（5）脾肾两虚：肿瘤后期或者化疗后，面白无华，疲倦乏力，腰膝酸软，唇甲淡白，动则汗出，纳差，消瘦，贫血等，舌质淡，苔薄白，脉沉细无力。治宜健脾补肾。方选归脾汤合肾气丸加减。食少便溏者加扁豆、升麻、莲子以健脾益气；面浮肢肿者，加猪苓、泽泻以利水消肿。

（6）气阴两虚：局部肿块肿胀疼痛，皮色暗红，疼痛难忍，朝轻暮重，或者手术切除肿瘤后或者化疗后疲乏无力，纳少气短，口干喜饮，五心烦热，大便干结，舌质红，苔少，脉沉细。治宜益气养阴。方选大补元煎。骨蒸潮热者，加鳖甲、地骨皮以滋阴清热；盗汗者加煅牡蛎、麻黄根以敛汗；咽干口燥者，加麦冬、天花粉以养阴生津。

2. 外治法　　对于有溶骨性破坏的骨肉瘤，应当予以局部固定制动以防止出现病理性骨折，可采用石膏托、夹板等固定方式。对于局部红肿热痛明显的患者，可冰袋冷敷局部对症治疗，减少疼痛症状。

3. 西药治疗

（1）新辅助化疗：一经确诊，应尽早、规范化进行新辅助化疗。具有较高化疗强度的新辅助化疗是目前公认的具有确切疗效的主要疗法之一，和相应的手术治疗配合，使骨肉瘤的无瘤生存率有了较大的提高，并使骨肉瘤的治愈率提高到50%或以上。新辅助化疗的优点在于：①可以早期进行全身治疗，消灭潜在的微小病灶；②通过评估术前化疗效果，指导术后化疗；③缩小肿瘤周围反应带，提高保肢手术率；④允许有充分时间设计保肢方案，制作假体；⑤减少手术中肿瘤播散机会；⑥早期识别高危病例组。目前应用较多的化疗药物有甲氨蝶呤、多柔比星、铂类、异环磷酰胺、长春新碱、博来霉素等，单药化疗的反应率均<20%，但联合用药或者大剂量的化疗药物可使反应率提高，但也会导致化疗的毒副作用增多。

目前主要化疗方案大部分是上述 2～4 种药物的联合运用。著名化疗方案有 Rosen 的 T 系列方案、Coss 系统方案、TIOS 化疗方案、美国 CCG 方案等。高强度的化疗方案会出现较多的化疗毒副作用，最常见的毒副作用包括骨髓抑制、心脏毒性、消化道毒副作用、皮肤黏膜毒性、肺纤维化、肾脏毒性、生殖系统毒性等。几乎所有化疗药物均会出现骨髓抑制，包括白细胞减少、血小板减少、贫血等，其中白细胞减少是最常见、最早出现的并发症，严重的骨髓抑制往往使化疗难以正常进行，对于白细胞减少症，西药可使用重组粒细胞集落刺激因子、鲨肝醇、利血生等药物治疗。

（2）免疫治疗及靶向治疗：目前对骨肉瘤治疗的疗效均不确切。靶向药物目前在临床上主要运用于化疗不敏感配合化疗以增加疗效的治疗，或者难以耐受化疗、不愿意进行化疗的患者单独治疗。免疫治疗包括非特异性免疫刺激剂及细胞因子治疗、肿瘤疫苗治疗等，是目前及以后研究的重点和热点，常用的免疫治疗为干扰素-α、干扰素-γ、IL-2 等。

4. 手术治疗　手术是骨肉瘤主要的治疗方法。随着外科手术水平的提高，先进的影像学诊断、人工关节技术等的发展，尤其是新辅助化疗的进展使保肢治疗成为可能，目前保肢手术已经逐渐取代截肢术成为外科治疗的主要发展方向。

（1）保肢手术

1）保肢手术的适应证：①病骨已发育成熟（14～16 岁）；②ⅡA 期肿瘤或对化疗敏感的ⅡB期肿瘤；③血管神经束未受累，被肿瘤机械推移者除外；④肿瘤能够完整切除；⑤术后肢体功能优于义肢；⑥术后局部复发率和转移率不高于截肢；⑦患者要求保肢。

有下列情况的不适宜行保肢手术：①肿瘤周围主要神经血管受到肿瘤侵犯。②在根治手术前或在术前化疗期间发生病理骨折，肿瘤组织和细胞破出屏障，随血肿广泛污染周围正常组织。③肿瘤周围软组织条件不好，如主要的肌肉随肿瘤被切除，或因放疗，反复手术而瘢痕化，或皮肤有感染者。④不正常的切开活检，污染周围正常组织或使切口周围瘢痕化，弹性差，血运不好。

2）保肢手术的方式：按照广泛切除的原则在肿瘤外围的健康组织内分离，阶段切除包有正常组织的具有安全边界的肿瘤瘤段，然后进行重建手术。重建手术方式：①瘤骨骨壳灭活再植术，将切下的瘤段祛除正常及肿瘤组织，残留骨壳应该有一定强度，经过灭活处理固定回原位，恢复骨与关节的连续性和一定功能；②异体骨半关节移植术，取骨库超低温冻存的同种同侧同名异体骨经快速复温后，截取与瘤段骨等长或略短的一段，固定回已切除肿瘤的部位；③肿瘤型人工假体置换术，应用肿瘤型假体或者复合型假体填补切除后的空缺，重建骨关节的功能；④关节融合术，主要用于股骨下段或胫骨上段肿瘤切除后的膝关节融合。

（2）截肢术或关节离断术：作为骨肉瘤外科治疗的经典手段，目前仍为临床所采用。

1）截肢或者关节离断的适应证：①局部已有广泛浸润，神经、血管已被肿瘤组织侵犯而无法保留肢体者；②有远处转移，属外科分级ⅢA、ⅢB 者；③肿瘤太大，外周的健康组织不丰富，肿瘤部位不适合做人工假体置换或瘤段灭活再植术者；④肿瘤对化疗不敏感者。

2）手术方式：股骨下段的骨肉瘤做股骨上端截肢术，位于股骨上端或髂骨的肿瘤做半侧骨盆切除术，位于肱骨上端的肿瘤做肩胛胸壁间离断术。

5. 放疗

对于放疗目前学术界仍有争论，大多数学者认为放疗对骨肉瘤的治疗效果较差。但有文献认为放疗可用于减轻局部复发后的疼痛，对已发生远处转移的患者也可用放疗来减轻局部疼痛症状，从而可避免为减轻疼痛而做姑息性截肢，目前放疗仅用于姑息治疗，如晚期患者，脊椎骨盆肿瘤切除不彻底和不能手术的患者，同时在结合化疗的情况下，能更好地有效消除肺转移，提高存活率。

（四）预防与调理

骨肉瘤目前病因尚不清楚，没有特异性的预防措施。平时生活中要加强体育锻炼，增强体质，提高对疾病的抵抗力，增强免疫功能，预防病毒感染；减少和避免放射性辐射，尤其在青少年骨骼发育时期。尽量避免外伤，特别是青少年发育期长骨骺部；平时应该保持性格开朗，心情舒畅，遇事不怒。在治疗期，尚未行手术治疗时，应根据骨破坏程度及早行外固定，避免出现病理性骨折；在化疗间期，出现骨髓抑制，尤其是白细胞减少时，要避免到人多空气不流通的场所，避免出现感染；应鼓励患者树立坚定的信心，以顽强的意志与疾病做斗争；向患者充分说明治疗的必要性和可能发生的反应，使其精神和心理有所准备，主动配合。

（五）预后与转归

传统的治疗方法（截肢、放疗）骨肉瘤预后差，5 年生存率<20%，近年来由于新辅助化疗等治疗手段的进步，骨肉瘤的 5 年生存率大为提高，一些先进的西方国家已达到 80%，国内的 5 年生存率为 17%～60%。

第二节　骨　转　移　癌

骨转移癌（metastatic osteocarcinoma）是指人体某器官、组织的癌、肉瘤或其他恶性病变转移至骨骼所产生的继发性肿瘤（不包括在骨骼附近生长的肿瘤直接侵犯骨骼的病例）。骨转移癌是恶性肿瘤最常见的形式，约 1/4 癌瘤患者发生骨转移，在人体各系统的转移率中，骨的转移仅次于肝、肺而居第三位，其发病年龄多在中年以上，以 40～60 岁最多见；男女之比约为 2.6∶1。约 90% 以上的骨转移来源于乳腺癌、前列腺癌、肺癌、甲状腺癌和肾癌。就发病部位来说，脊柱、骨盆和长骨的干骺端为其好发部位；躯干骨多于四肢骨，下肢多于上肢，肘、膝关节以远诸骨很少发病。传统医学称之为"骨石痈""石疽"。

（一）病因病理

本病多是由于人体脏腑功能失调，气血不足，阳虚寒盛，寒、痰、瘀血内生并附留于内，正气无力驱邪于外，遂流窜至骨，蚀骨伤髓发为本病；"虚邪之入于身也深，寒与热相搏，久留而内著，寒盛其热则骨痛肉枯……有所结，深中骨，气因于骨，骨与气并，日以益大"，包含了本病的病因病机（《灵枢·刺节真邪》）。

本病多因虚而得病，因虚而致实，是一种全身属虚，局部属实的本虚标实疾病。初期邪盛而正气不显，故以气滞、血瘀、痰凝、湿聚、热毒等实证为主。中晚期癌瘤耗伤人体气血津液，出现气血亏虚、阴阳两虚等病机转变，由于邪愈盛而正愈虚，本虚标实，病情错综复杂，病势日益深重。肝主疏泄，条达气机，脾为气血生化之源，肾主髓，藏元阴元阳，故骨转移癌的发生发展与肝、脾、肾的关系较为密切。

骨转移癌的病因尚未完全明确，现代医学认为其转移途径如下。

1. 血行转移　最多见，肿瘤栓子脱落于血循环中而转移至骨。

2. 淋巴转移　肿瘤细胞栓子由淋巴经淋巴总管，然后再转移至骨骼，是一些肿瘤初始转移阶段最主要的途径。由于骨髓腔内没有明显的淋巴管，故经淋巴系统的骨骼转移不是最主要的。

（二）临床表现与诊断

1. 临床表现　除原发肿瘤已被发现或者已经治疗外，骨转移癌早期诊断十分困难。临床医生应该熟悉骨转移癌的临床、X线表现，当中老年患者，有或无恶性肿瘤病史，若出现某一部位疼痛不移，持续性加重，服用镇痛药只能暂时缓解疼痛，应高度怀疑本病可能。当发现有骨破坏，则需要明确以下问题：是否是肿瘤，单发还是多发，良性还是恶性，原发还是转移，原发瘤的部位、性质和治疗情况。鉴别诊断除外其他原发恶性骨肿瘤、骨髓瘤、老年性骨质疏松、陈旧性病变，病灶穿刺活检是明确诊断的最快方法。

骨转移癌大部分有恶性肿瘤的病史或症状，其临床表现因原发肿瘤的类型、转移部位和生长速度而各不相同。

（1）疼痛：是最常见的首发症状。早期仅有局部的疼痛或反射性疼痛，开始疼痛轻，为间歇性，用止痛药可以缓解。有过半数的转移癌位于骨盆和腰椎，腰痛常为首发症状，故误诊为风湿痛或腰腿痛；有时表现为腹痛，疑为脏器肿瘤。随病变进展，疼痛加重呈持续性。晚期疼痛剧烈，夜间尤甚，麻醉药物仅能暂时解除疼痛。

（2）肿块：位于深部的骨转移癌不易被发现。发生于相对表浅部的转移癌，局部出现肿块。一般质地较硬，无明显界限，与深部组织固定，或患肢表现为局限性肥厚。甲状腺癌、肾癌的骨转移瘤，多发生膨胀性的改变，或穿破骨质侵入软组织形成肿块而误诊为原发性肿瘤。

（3）压痛和叩击痛：不论有无肿块，在病灶区多有压痛和叩击痛。

（4）病理性骨折：约有1/4的患者并发病理性骨折，有的以病理性骨折为首发症状就诊。疼痛、肿胀明显，患肢表现畸形，在脊椎者很快出现截瘫。

（5）压迫症状：脊椎转移瘤常发生压缩性骨折，压迫神经根、脊髓引起剧烈疼痛和截瘫。有的表现为下肢神经痛、感觉减退、肌力减弱及麻痹，且合并括约肌功能障碍。骨转移癌发生在骨盆部位可引起直肠和膀胱压迫症状，引起二便异常。

（6）全身症状：大部分患者有原发癌的病史或症状，在治疗原发癌期间或治疗后几个月或几年后出现骨转移症状，但是由于各种条件的限制而不能全部发现，约1/3患者无原发癌的症状，骨转移症状成为首发，诊断比较困难。原发癌全身情况常表现为体质较差，如消瘦、贫血、低热、乏力、食欲减退等。无原发癌症状者，虽早期患者一般情况尚好，但随骨转移癌的逐渐加重，后来亦出现全身症状。多发性骨转移者，常伴有严重贫血、体重减轻和恶病质。

骨转移癌的实验室检查：①血常规，血红蛋白降低，红细胞减少，白细胞计数可略升高；②ESR可增快；③血浆蛋白下降、白蛋白和球蛋白比例倒置；④血清钙，溶骨性转移时升高；⑤血清碱性磷酸酶，成骨性转移时显著升高；⑥血清酸性磷酸酶，晚期前列腺癌转移时升高。

2. 影像学检查

（1）X线检查

1）一般行疼痛部位正侧位照片。

2）影像学上骨破坏主要分为分溶骨、成骨和混合三型。①溶骨型表现为不规则溶骨、皮质无膨胀，常呈多发性蚕食或鼠咬状骨质破坏，边缘不规则硬化，可塌陷和折裂，无骨膜反应，可有软组织阴影，分布于同一骨内或多骨同时发病。常见于肾、甲状腺等肿瘤的骨转移。②成骨型病灶呈斑点状、棉絮状硬化影，边缘不规则，弥漫性病灶见患骨骨皮质增厚，骨膜形成放射状骨针，椎体广泛转移时均匀硬化，颇似石骨症。③混合型者兼有溶骨型和成骨型变化（图10-3）。

（2）ECT：骨扫描是确认肿瘤有无骨转移或骨转移病灶大致部位的第一选择。没有症状和体征时小的多发骨转移也可发现。有症状时，X线未发现病灶，骨扫描可以发现早期病灶。对前列腺癌、乳腺癌的激素治疗效果评定，可以根据治疗前后骨转移灶的浓聚情况来评定治疗效果，但有一定的假阳性（图10-4）。

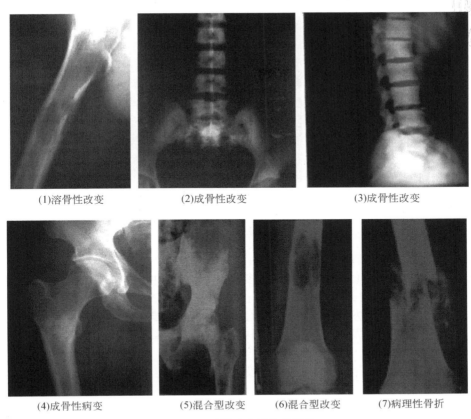

(1)溶骨性改变　　　　　　(2)成骨性改变　　　　　　(3)成骨性改变

(4)成骨性病变　　　(5)混合型改变　(6)混合型改变　(7)病理性骨折

图 10-3　骨转移癌影像学图片

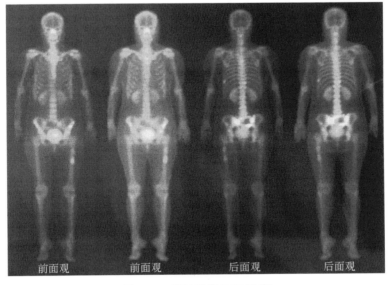

前面观　　　　　前面观　　　　　后面观　　　　　后面观

图 10-4　骨转移癌 ECT 改变

（3）CT 检查：可以了解转移瘤的组织密度，也有助于发现小病灶。对脊椎的转移瘤可以了解受累骨破坏的范围及与周围组织的关系，更可明确转移瘤有无侵入椎管及与椎前大血管的关系（图 10-5）。

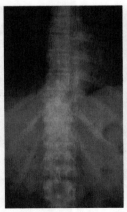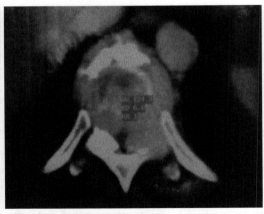

图 10-5　骨转移癌 CT 改变

（4）MRI 检查：可了解转移瘤的范围，对肿瘤内是否有出血、坏死有更进一步的了解。MRI 检查对脊椎的转移瘤敏感度高，可发现椎体的多发小转移灶，并可排除 ECT 骨扫描的假阳性结果。

（5）PET/CT 检查：是全身 CT 扫描和 PET 技术相结合的检查方式，比 ECT 更精确。通过扫描，可确认大部分骨转移癌的原发病灶及转移性病灶，尤其是内脏转移病灶。本检查对于经过病理检查确认是骨转移癌但找不到原发灶或者考虑是骨转移癌需要找到原发灶者更为适宜。缺点是有一定的假阳性率，检查费用昂贵。

（6）病理活检：是确诊骨转移癌的重要手段和依据，是确定有无转移及其类型的重要方法但并非唯一标准，应结合其他检查结果进行综合分析。方法主要有经皮穿刺活检和切开活检，临床中需要切开活检的病例较少。在 CT 或 X 线引导下进行穿刺活检，可提高诊断的准确率。对骨转移癌进行病理活检的原则和指征：①无恶性肿瘤史而怀疑骨转移癌的患者必须进行活检，如确诊为转移癌，应根据病理结果寻找原发病灶；②如果患者既往有明确恶性肿瘤病史，全身发现多处骨破坏，术前活检不是必须检查的项目；③对于恶性肿瘤病史明确，但仅有单一骨破坏，进行骨破坏手术前应进行活检进一步明确诊断。

3. 并发症　癌骨转移后可以产生一系列后果严重的并发症，甚至致残，如疼痛、稳定性破坏、高钙血症、病理性骨折、脊髓或神经根受压和侵犯骨髓。转移癌的并发症严重影响患者的晚期生活质量。

（1）肿瘤直接引起的并发症：有重要脏器的压迫和梗阻，如脊髓压迫症、神经压迫、肠道梗阻等；病理性骨折，一般系肿瘤侵犯骨骼、破坏骨结构所致；肿瘤代谢相关并发症，如生长发育异常、高尿酸血症等；肿瘤相关免疫功能异常，如机体防御功能低下的自身免疫性疾病；肿瘤侵犯血管或空肠脏器，如出血、穿孔和瘘等。

（2）肿瘤间接引起的并发症：代谢紊乱，如高钙血症等；肿瘤对神经系统的远隔效应；肿瘤的非特异性皮肤病的表现。

（3）肿瘤对心理与精神造成的并发症：有反应性焦虑、反应性抑郁症、其他精神问题。

（4）肿瘤的医源性并发症：有手术治疗相关的并发症、放疗相关的并发症、化疗相关的并发症、生物治疗相关的并发症、内分泌治疗相关的并发症、各种侵入性操作相关的并发症、诊断治疗相关的并发症。

4. 鉴别诊断　多发性骨转移癌应与多发性骨髓瘤、淋巴瘤、甲状旁腺功能亢进症等相鉴别。单发性骨转移瘤需与骨肉瘤、骨嗜酸肉芽肿、骨巨细胞瘤等相鉴别。骨肉瘤好发于青少年，多在四肢长管骨。X 线可见骨皮质破坏较广泛，骨膜反应及软组织肿块较明显。骨嗜酸肉芽肿患者多为儿童或青少年。一般情况良好，实验室检查多属正常。甲状旁腺功能亢进症也有多发性溶骨破坏，但伴全身骨质疏松。实验室检查血钙和碱性磷酸酶升高，血磷降低等可资鉴别。

（三）治疗

骨转移癌的治疗，应该以综合治疗为主，包括针对原发肿瘤及其并发症的治疗和骨转移癌的局部治疗。针对原发肿瘤的治疗包括有效的联合化疗、内分泌治疗、免疫治疗、放射性同位素治疗及中医药治疗等。骨转移癌的外科治疗是一种姑息治疗，对于多发骨转移患者来说，外科治疗的主要目的是预防病理性骨折或者治疗病理性骨折，预防和治疗肿瘤压迫导致的神经症状甚至截瘫；对于单发性骨转移癌，如果原发灶可以控制，可广泛切除单一的骨转移癌。虽然完全治愈骨转移癌较困难，但能达到延长寿命和缓解某些症状的作用。针对骨转移癌的治疗包括手术治疗和放疗等，属于姑息性治疗，主要是缓解患者的疼痛、功能受限等。

1. 中医治疗

（1）辨证论治

1）阴寒凝滞：骨瘤初起，酸楚疼痛，遇寒加重，局部肿块，皮色不变，压痛不著或不痛。舌淡，苔薄白，脉细沉迟。治宜温阳开凝，通络化滞。方选阳和汤加减。若寒甚，畏寒肢冷加吴茱萸、陈皮温经散寒。

2）热毒蕴结：骨瘤迅速增大，疼痛加重，灼热刺痛，皮色紫黯红瘀，肢体活动障碍，有时伴发热，大便干秘。舌暗红有瘀点，脉细数或弦数。治宜清热解毒，化瘀散结。方选仙方活命饮加减。若大便秘结，大便难加大黄、枳实以通便；热蕴膀胱，小便短赤加通草、滑石、竹叶清热通淋；津液耗伤，口干欲饮加芦根、麦冬以生津止渴。

3）瘀血内阻：患部持续疼痛，肿块固定不移，质硬，表面色黯紫或血管扩张，面色晦暗，唇暗红（紫），舌质紫黯（或瘀斑点），脉涩或弦细。治宜活血散瘀。方选身痛逐瘀汤加减。若瘀阻血络，疼痛较剧加蒲黄、川楝子化瘀止痛。

4）湿毒留着：身困倦怠，四肢乏力，虚肿，患部肿胀，疼痛。或破溃流液，功能失常，大便溏或不爽利，舌淡胖，有齿痕，舌质黯，苔白滑腻，脉滑。治宜健脾利湿，解毒止痛。方选六君子汤加减。若食滞胃脘，脘闷纳呆加川朴、神曲以行气消食；大便偏溏加干姜、砂仁温阳化湿；湿盛，糜烂者加苦参、土茯苓燥湿。

5）脾肾两虚：肿瘤后期，面色苍白无华，疲倦乏力，腰膝酸软，唇甲淡白，动则汗出，纳差，消瘦，贫血等，舌质淡，苔薄白，脉沉细无力。治宜健脾补肾。方选归脾汤合肾气丸加减，若水饮浸渍，面浮肢肿加猪苓、泽泻利水。

6）肾虚火郁：肿块肿胀疼痛，皮色黯红，疼痛难忍，朝轻暮重，身热口干，咳嗽消瘦，面色不华，行走不便，精神委靡，舌黯唇淡，苔少或干黑。治宜滋肾填髓，降火解毒。方选左归丸加减。若阴虚内热，骨蒸潮热加鳖甲、地骨皮滋阴清热；盗汗者加牡蛎、麻黄根以敛汗；阴津耗伤，咽干口燥加麦冬、天花粉以养阴生津。

（2）手术后的处理：继续治疗原发癌，不同的原发癌发生的骨转移可用不同药物、方案来治疗及相关的科室协助治疗。癌病患者术后，常出现一些全身症状，如发热、盗汗或自汗、纳差、神疲乏力等。中药可使免疫功能尽快恢复，提高脏腑功能，同时有一定的抗癌作用。如气血亏虚，头晕目眩，少气懒言，乏力自汗，面色苍白或萎黄，舌质淡嫩，脉沉细。治宜益气养血，补益气血。方选八珍汤加减。湿热内蕴，发热，肛门灼热，舌红苔黄腻，脉滑数。治宜清利湿热。方选四妙散加减。肝肾阴虚，头晕目眩，耳鸣健忘，失眠多梦，低热口干，腰膝酸软，或五心烦热，颧红盗汗，男子遗精，女子经少，舌质偏红，苔少，脉细数。治宜滋补肝肾。方选六味地黄丸或一贯煎加减。

中成药可选用：榄香烯注射液 200～500ml，快速静脉滴注，每天 1 次；康莱特注射液 200ml，缓慢静脉滴注，每天 1 次。

（3）骨转移癌的外治法

1）骨癌止痛粉：商陆 10g，䗪虫 10g，血竭 5g，生川乌 10g，冰片 6g，麝香 0.3g。上药共研细末，用蜂蜜调和涂敷痛处，隔日 1 次。

2）消肿止痛膏：乳香、没药、龙胆草、铅丹、冰片、密陀僧、干蟾皮、公丁香、雄黄、细辛、生南星。上述共为细末和匀，用时酌取调入凡士林内，摊于纱布上，贴敷肿块部位，隔日一换，如局部出现丘疹或水疱则停止使用，待皮肤正常再使用。

2. 手术治疗 骨转移癌的手术治疗是一种姑息性的治疗。如果化疗、内分泌治疗等有效，除非出现病理性骨折或者骨骼濒临骨折，或者由于脊椎肿瘤压迫出现神经症状或者截瘫，对于手术应采取慎重态度。如果全身情况不能耐受手术和主要脏器有广泛转移而心、肝、肺、肾功能较差者，或者经过专科评估，患者生存期<3 个月者，将不考虑进行外科手术，而需要局部制动预防骨折基础上使用双膦酸盐缓解骨痛。骨转移癌手术治疗的三个原则是肿瘤切除、骨缺损填充和功能重建。

（1）肢体骨转移癌的手术治疗

1）适应证：①肢体长管状骨病理性骨折；②溶骨性骨破坏超过长管状骨皮质横径 50%，濒临病理骨折；③股骨粗隆部骨缺损>2.5cm 或股骨转移灶直径>2.5cm，有病理骨折的危险；④放疗化疗后仍有持续性疼痛，估计生存期>6 个月者。

2）常用的手术方法：截肢术、瘤段骨切除术或肿瘤刮除加骨黏合剂填充功能重建术等。将骨转移癌瘤灶切除后内固定，其中四肢骨干骨折最适宜用交锁髓内钉内固定，或特制人工假体置换术。

（2）骨盆转移癌的手术治疗

1）适应证：①转移瘤破坏髋臼或病理骨折影响肢体行走负重；②转移瘤破坏髂骨或骶髂关节，影响骨盆支持负重；③查不到原发癌瘤者，切除转移病灶，明确诊断。

2）手术方法：骨盆的转移癌，如果髋臼破坏但仍可以放置假体，则行人工关节置换术，可以使患者获得良好的功能；单纯的髋臼破坏，病灶不大，可以刮除肿瘤，以骨水泥填充，放置特制的髋臼杯；髂骨翼不负重区域的转移瘤，可以单纯切除以缓解疼痛。必要时也可以行半骨盆切除或半骨盆置换。

（3）脊柱转移癌的手术治疗

1）适应证：①原发灶不明，肿瘤性质待定，宜在冰冻活检同时施术者；②椎骨破坏，病理性骨折致脊柱不稳、有顽固性疼痛者；③肿瘤或骨折压迫脊髓或神经根致神经功能受损者；④放、化疗不敏感的单发转移癌，疼痛加重、病灶扩大、估计存活>6 个月者。

2）手术方法：①转移癌主要侵犯椎体者，前路切除椎体肿瘤，切除肿瘤后重建脊柱稳定性，方式可选择：前路钢板或钉棒系统固定加骨水泥填塞、人工椎体置换或者钢筋水泥人工椎体；如果单纯椎体破坏，椎体完整性好，也可采用经皮椎体成形，向椎体内注射骨黏合剂进行姑息治疗。②转移癌主要侵犯椎弓者，或多个椎体转移、前路手术难以切除或预后差、切除价值不大者，后路肿瘤椎弓切除或椎板切除后，从椎管后外缘绕到前外侧切除部分肿瘤和后凸骨块，解除脊髓和马尾的压迫，恢复脊柱轴线，达到前方间接减压、后方直接减压的目的；重建方式可选择：经椎弓根螺丝钉内固定系统或矩形或 U 型 Luque 环与椎板下节段钢丝固定。③转移癌侵犯椎体与椎弓根者，前后路联合手术，行全脊椎切除术。全脊椎切除后缺损椎体的重建可选用：前路用钛合金人工椎体或钢筋水泥人工椎体，或者采用后路用椎弓根钉系统或 Harrington 撑开棒或 CD 棒与节段钢丝固定。

3. 西药治疗 根据疾病的性质及患者的具体情况，选择以下一种或者几种治疗方法。

（1）止痛：按三阶梯方法进行，轻度疼痛非甾体类抗炎药是首选的止痛药物，如阿司匹林、布洛芬等；中度疼痛，应加用弱阿片类镇痛药，如可待因、曲马多；重度疼痛选用强阿片类药，如吗啡。

（2）营养支持：包括输血、输液及氨基酸、脂肪乳、白蛋白等静脉滴注，纠正癌症引起的恶病质。

（3）化疗：不管原发癌是否切除或复发，均可联合应用有效的化学药物，以消灭亚临床病灶及微小转移灶，降低转移率。方案根据原发肿瘤的化疗方案进行。

（4）抑制骨破坏的治疗：双膦酸盐可以逆转骨转移瘤患者的高钙血症，有效缓解骨痛并促使溶骨性骨转移瘤重新钙化。主要药物包括帕米膦酸钠、唑来膦酸、氯曲膦酸钠等。

（5）抗骨质疏松的治疗：参照骨质疏松症治疗进行。

（6）放疗：①局部放疗，用于单发病或多发中的两三个主要病灶，能减轻疼痛，甚至缩小肿块，以至完全消失。以多次小剂量照射为妥。注意在治疗期间患肢多加保护，以免骨折；甚至有时可先做预防性内固定手术。手术后放疗能降低局部肿瘤进展的风险，但是会产生骨不愈合的并发症。②放射性核素治疗，适应证为临床、影像学和病理确诊的骨转移癌患者；骨转移癌所致的疼痛，放、化疗或激素治疗无效者；白细胞 $>3.5\times10^9/L$，血小板 $>90\times10^9/L$。常用 ^{153}Sm 和 ^{89}Sr。

（7）心理治疗：是治疗骨转移癌的重要措施。常用的心理干预方法主要有认知干预、放松训练、催眠与暗示疗法、注意力分散法及支持疗法、榜样学习法（示范法）等。

（8）内分泌治疗：主要用于前列腺癌、乳腺癌骨转移的治疗。

（9）免疫治疗：包括非特异性免疫刺激剂及细胞因子治疗、肿瘤疫苗治疗等，常用的免疫治疗为干扰素-α、干扰素-γ、IL-2 和 NK 细胞等。应根据不同性质的肿瘤选择不同的药物。

（四）预后与转归

骨转移瘤由于原发瘤、转移部位、数量、有无其他脏器转移等不同，预后差别很大，总体讲预后不佳。一般肺癌、胃癌、子宫癌的骨转移发现后进展快，甲状腺癌、前列腺癌、乳腺癌等经过稍缓慢。应使患者树立战胜疾病的信心，积极配合治疗，加强普查工作能早期发现、早期诊断和早期治疗，也是防治癌病的重要手段。

（张葆青）

附

一、银屑病关节炎

银屑病关节炎（psoriatic arthritis，PA）是一种与银屑病相关的炎性关节病，有银屑病皮疹并伴有关节和周围软组织疼痛、肿胀、压痛、僵硬和运动障碍，以牛皮癣与关节炎并见为主要症状，又称牛皮癣性关节炎、牛皮癣风湿病等。据统计，约5%以下的牛皮癣患者伴有关节炎，大多数患者牛皮癣发生在关节炎之前。本病可发生于任何年龄，高峰年龄为30～50岁，无性别差异，但脊柱受累以男性较多。

中医学文献中并无银屑病关节炎相应的描述，但根据银屑病关节炎的临床表现，当属中医学"痹证"范畴。

（一）病因病理

本病发生的病因及病理机制尚不完全清楚，目前多数认为银屑病关节炎的发生与遗传、免疫、感染、内分泌功能障碍、神经精神碍等因素有关。

1. 遗传因素 本病常有家庭聚集倾向，一级家属患病率高达30%，单卵双生子患病危险性为72%。国内报告有家族史者为10%～23.8%，国外报道为10%～80%。本病是常染色体显性遗传，伴有不完全外显率，但也有人认为是常染色体隐性遗传或性联遗传。

2. 免疫因素 银屑病关节炎原因不明，但有免疫学表现，如血清IgG、IgA、IgE增加；抗IgG抗体（RF）见于45%的患者，因而认为本病可能是自身免疫性疾病。并发现血清免疫复合物增加，这种免疫复合物可能是葡萄膜炎，角膜周边部浸润的发病机制。免疫复合物可以激活补体而引起炎症。

3. 感染因素

（1）病毒感染：有人曾对银屑病伴有病毒感染的患者进行抗病毒治疗，银屑病关节炎病情也随之缓解。

（2）链球菌感染：据报道，约6%的患者有咽部感染史及上呼吸道症状，而且其抗"O"滴定度亦增高。

4. 内分泌功能障碍 银屑病与内分泌腺功能状态的相关作用早已引起人们的重视。

5. 神经精神障碍 以往文献经常报告精神因素与本病有关，如精神创伤可引起本病发作或使病情加重，并认为这是由于精神受刺激后血管运动神经张力升高所致。

6. 其他 患者冬季复发、加重，夏季缓解或自然消退，但久病者季节规律性消失。也有的妇女患者经期前后加重，妊娠期皮疹消退，分娩后复发。

银屑病关节炎的基本病理变化是一种慢性炎症，首先是滑膜炎，受累关节滑膜有炎性细胞浸润，绒毛形成，并出现纤维变性。炎性组织溶蚀骨皮质和骨端软骨，并向中心发展，使关节破坏，关节松质骨裸露于关节腔内，肌腱附着处骨质增生，关节间隙由纤维组织充塞。

（二）临床表现与诊断

1. 病史 有银屑病病史多年。

2. 症状与体征 关节炎往往发生于银屑病病史已有数年之后，有的患者先波及指（趾）甲，然后再波及关节。以手、足远侧或近侧指（趾）骨间关节及跖趾关节多见，最早有关节的肿胀，皮肤发亮，常反复发作，时好时坏，发作时可出现关节的游走性疼痛，功能障碍加重，并可与皮肤病变的恶化程度同步。多次发作后，病变可波及膝关节、踝关节、腕关节、髋关节及脊柱等部位。

目前临床已明确的关节炎类型有五种：

（1）单关节炎或少关节炎型：最常见，约占70%，以手、足远侧或近侧指（趾）骨间关节及跖趾关节多见，膝关节、踝关节、腕关节、髋关节亦可受累，分布不对称，因伴发滑膜炎和腱鞘炎，受损指（趾）可呈现典型的腊肠指（趾），常伴有指（趾）甲病变。此型部分患者可演变为比较对称的多关节炎类型。

（2）对称性多关节炎型：占 15%，主要累及手、足小关节，亦可累及腕关节、膝关节、踝关节、肘关节等，多呈对称性分布，需与类风湿关节炎相鉴别。

（3）残毁性关节炎型：占 5%，为银屑病关节炎的最严重类型，好发年龄为 20～30 岁，女性多见。受累关节可有骨溶解，指节为望远镜式的套叠状，病变关节可发生强直，常伴有骶髂关节炎。常见于病程迁延的患者，为疾病晚期的表现。

（4）远侧指（趾）骨间关节型：占 5%，为典型的银屑病关节炎，常与指（趾）炎和指（趾）甲病变相伴随。

（5）脊柱受累型：占 5%，患者以脊柱关节病为主要表现，20%～40%的患者有脊柱等中轴关节受累，骶髂关节病变常为单侧。个别患者颈椎受累，可引起寰枢关节半脱位。

皮肤病变：银屑病关节炎主要依靠存在银屑病与其他炎性关节炎相区别。关节炎的严重程度与患者皮肤病变的严重性存在相关性。银屑病病变好发于头皮及四肢伸侧，尤其肘、膝部位，部分皮损在隐藏部位，如头发、会阴、臀、脐等，表现为丘疹或斑块，圆形或不规则形，表面有丰富的银白色鳞屑，去除鳞屑后为发亮的薄膜，除去薄膜可见点状出血，该特征对银屑病具有诊断意义。

指（趾）甲病变：约 80%的银屑病关节炎患者有指（趾）甲病变，而无关节炎的银屑病患者指（趾）甲病变仅 20%。最常见的指（趾）甲病变是顶针样凹陷，其他表现有指（趾）甲脱离，甲下角化过度、增厚、横嵴及变色。

关节外表现：①全身症状，少数有发热、体重减轻和贫血等。②系统性损害，7%～33%的患者有眼部病变，如结膜炎、葡萄膜炎、虹膜炎和干燥性角膜炎等；<4%的患者出现主动脉瓣关闭不全，常见于疾病晚期。另有心脏肥大和传导阻滞等，肺部可见上肺纤维化；胃肠道可有炎性肠病，罕见淀粉样变。③肌腱端病，足跟痛是肌腱端炎的表现，特别是在跟腱和跖腱膜附着部位的肌腱端病。

3. 实验室检查 无特异性检查。病情活动时 ESR 加快，CRP 增加，IgA、IgE 增高，补体水平增高等。有时可见尿酸水平增高、RF 阳性及 HLA-B27 阳性，但 RF 阳性率不超过正常人群，HLA-B27 阳性则提示与骶髂关节和脊柱受累相关。

4. 影像学检查 X 线检查：①骨的侵蚀、关节间隙的增宽、远端指（趾）关节的指（趾）骨基板的膨胀；②远端指（趾）骨的溶解；③骨溶解，尤其是趾骨的溶解可以造成"杯中铅笔"的外观或"鱼尾状"畸形；④骶髂关节炎和脊椎炎（与强直性脊椎炎的表现相同）。这些发现对银屑病关节炎的诊断有很大帮助。

银屑病关节炎当与类风湿关节炎、强直性脊柱炎、骨性关节炎等疾病相鉴别，鉴别要点在于前者有银屑病病史，皮肤多见有银屑病病损。

（三）治疗

以往认为多数银屑病关节炎预后良好，仅很少数发生残疾，无需积极治疗，但近来发现并非如此，关节破坏畸形不少见，现主张积极早期治疗，尤其是存在不良预后因素者。本病的治疗应兼顾皮肤和关节两方面，总的治疗原则以药物治疗为主，适当辅以非药物治疗，必要时手术治疗。

1. 辨证论治

（1）风寒湿：胶体关节疼痛，屈伸不利，局部皮色不红，触之不热，皮损色淡，多呈点滴状，表面鳞屑少，舌质淡，苔白或白腻，脉沉缓。治宜祛风散寒，除湿通痹。方选蠲痹汤加减。

（2）风湿热：关节红肿热痛，屈伸不利，得冷则舒，遇热则剧，剥脱性皮损，揩之则出现露滴现象，皮色鲜红，口渴，小便色黄，便秘，舌质红，苔黄厚腻，脉滑。治宜清热利湿解毒，活血通络。方选五味消毒饮加减。

（3）瘀血阻滞：关节肿大畸形，屈伸不利，皮损减小，剩余皮损黯红，鳞屑较厚，舌质黯红，可见瘀斑瘀点，脉沉细涩。治宜补益肝肾气血，通络止痛。方选独活寄生汤合血府逐瘀汤加减。中成药选雷公藤多苷、益肾蠲痹丸。

2. 外治法

（1）物理治疗：光化学疗法又称补骨脂素长波紫外线疗法，对周围型银屑病关节炎有效，但对中轴性关节炎无效。光化学法治疗后ESR、疼痛、晨僵持续时间、握力、关节肿胀等均有不同程度改善。

（2）关节腔注射：治疗外周关节炎可以关节腔局部注射糖皮质激素，在急性单关节或少关节炎型可考虑用，但不应反复使用。

3. 西药治疗

（1）非甾体类抗炎药（NSAIDs）：适用于轻、中度活动性关节炎者，具有抗炎、止痛、退热和消肿作用，但对皮损和关节破坏无效。目前常用的有吲哚美辛、氨糖美辛、双氯芬酸、布洛芬、萘丁美酮、塞来昔布、美洛昔康等。

（2）慢作用抗风湿药（DMARDs）：具有防止病情恶化及延缓关节组织的破坏作用，如单用一种慢作用抗风湿药无效时也可联合用药，如甲氨蝶呤作为基本药物，加柳氮磺吡啶。临床应用较多的有甲氨蝶呤、柳氮磺砒啶、硫唑嘌呤、环孢素、来氟米特、青霉胺等。甲氨蝶呤是最常用的慢作用抗风湿药，对皮损和关节炎均有效，一般作为首选药。开始甲氨蝶呤7.5mg每周1次，可逐渐增加剂量至每周15～25mg，病情控制后逐渐减量，维持量每周5～7.5mg，疗程3～6个月或更长。

（3）糖皮质激素：用于病情严重和一般药物治疗不能控制者。因不良反应多，突然停用可诱发严重的银屑病类型和疾病复发，因此一般不宜选用，更不应长期使用。但也有学者认为小剂量糖皮质激素可缓解患者症状，可作为慢作用抗风湿药起效前的"桥梁"作用。

（4）生物制剂：近年来，生物制剂的应用大大改善了银屑病关节炎的预后。TNF-α抑制剂依那西普和英利西单抗已被大量临床实验证实能够改善银屑病皮疹、指（趾）甲和关节的损害，甚至能够改善关节的影像学变化。

4. 手术治疗　对部分已出现髋关节、膝关节畸形和功能障碍的患者可采用人工关节置换术，以恢复关节功能。

（四）预防与调理

在日常生活中，患者要注意以下几点。

（1）居住条件要干爽、通风，要根据季节的变化适时增减衣物，特别是对关节部位的保护。

（2）避免过于疲劳，注意休息，消除精神紧张，多食含维生素丰富的食品。

（3）适度进行体育运动，增强手脚的灵活性。

（4）规律用药。

（五）预后与转归

本病病程漫长，可持续数十年，甚至可迁延终身，易复发。一般病程良好，只有少数患者（<5%）有关节破坏和畸形。有家族银屑病病史，20岁前发病，HLA-DR3或DR4阳性、侵袭性或多关节病变及广泛皮肤病变者预后较差。

二、血友病性关节炎

血友病性关节炎（hemophilic arthritis，HA）是由于遗传性血浆凝血因子缺乏而致关节腔频繁出血引起软骨退行性变和滑膜炎症，继而关节出现纤维化损害，导致关节挛缩、关节变形及关节炎，并依次出现肌肉萎缩、运动受限、骨质疏松和残疾。本病是一种遗传性疾病，多发生在男性，而由女性遗传给男性后代。膝关节最多见，其次为肘、踝等关节。根据血浆凝血因子缺乏的不同，分为A、B、C三型。血友病发病率为（5～10）/10万人，其中以血友病A型最多见，约占90%。血友病性关节炎主要见于血友病A型和B型，尤其多见于血友病A型，血友病C型少见。本病属于中医学"痹证"范畴。

（一）病因病理

血友病是一种与性别相关的遗传性凝血机制障碍疾病，这种遗传性疾病主要是由于凝血因子Ⅷ、Ⅸ、Ⅺ缺乏所致。

1. 按缺乏凝血因子的特点分型

（1）血友病 A 型：是典型的血友病，由缺乏凝血因子Ⅷ所致。该型都发生于男性，有关基因在 X 染色体内，由健康女性携带。此类型最多见。

（2）血友病 B 型：是由于缺乏凝血因子Ⅸ所致。遗传方式与临床症状类似血友病 A 型。

（3）血友病 C 型：是轻型血友病，由缺乏凝血因子Ⅺ所致。本型属常染色体显性遗传，男、女均可发病。此型病例少见，出血较轻，发生血友病性关节炎少见。

血友病 A 型和 B 型由于缺乏凝血因子Ⅷ和Ⅸ因子，可影响内源性凝血系统中的凝血酶原转化为凝血酶，使纤维蛋白原无法形成纤维蛋白而致出血。

2. 根据病理过程分期

（1）早期（单纯关节积血）：关节内充盈血液，引起滑膜增厚和关节囊肿胀。

（2）中期（全关节炎期）：关节内反复出血，引起滑膜增厚，进而软骨侵蚀、吸收及血液干扰软骨营养，均可引起关节间隙狭窄。骨及骨膜下出血可引起软骨下囊肿及血友病假肿瘤。

（3）晚期（修复期）：关节内积血吸收，炎症逐渐消退，轻者关节功能慢慢恢复，重者出现继发性骨性关节病或遗留关节屈曲挛缩畸形。

（二）临床表现与诊断

1. 病史 患者有血友病病史。血友病的出血症状多在 2 岁以内出现，但早者出生数周后即可开始，晚者可至童年甚至成年以后，一旦症状出现，便持续终生。体内各个关节均可发生出血，其中发病率较高的关节依次是膝关节、肘关节和踝关节。关节内出血越早，症状越重，则预后越差，出血前往往有创伤或较多活动。

2. 症状与体征 血友病性关节炎根据关节血肿的进程可以分为三期。

（1）急性关节炎期：关节出血早期，出血关节局部发红、肿胀、热感，关节保持屈曲位，活动受限，检查关节局部出现波动感或浮髌试验阳性。如果处理及时而又不再发生出血，则关节症状消失，可以没有任何后遗症。

（2）慢性关节炎期：由于关节内反复出血，滑膜增厚，造成关节持续性肿胀，活动受限，活动时伴有摩擦音，但疼痛并不明显，临床表现可迁延数月或数年，可出现失用性肌萎缩、关节邻近骨质退变和疏松。

（3）关节畸形期：由于出血时间长，陈旧性关节积血、血块机化、滑膜逐渐增厚，关节出现进行性破坏，直至全部损毁，关节纤维化、挛缩和半脱位，但很少有骨性强直。

3. 实验室检查 急性关节出血引起炎症时，白细胞计数可增多，但本病的特征性实验室指标是活化或白陶土部分凝血活酶时间延长、凝血时间延长，出血时间、血小板计数、凝血酶原时间、血块收缩时间及毛细血管脆性试验均属正常。活化部分凝血活酶时间延长，能被正常新鲜血浆或硫酸钡吸附血浆纠正者为血友病 A 型；能被正常血清纠正、但不被硫酸钡吸附血浆纠正者为血友病 B 型。凝血因子活性测定：因子Ⅷ促凝活性（Ⅷ：C）测定明显减少，为血友病 A 型（分型：重型<1%，中型 2%～5%，轻型 6%～25%，亚临床型 26%～49%）；因子Ⅸ促凝活性（Ⅸ：C）测定减少，为血友病 B 型。

4. 影像学检查 X 线检查：早期可见关节囊膨隆，关节间隙加宽和不规则，以及骨膜下血肿钙化。晚期可见关节间隙狭窄，软骨下骨板致密，骨组织呈现粗线条状或软骨下骨质内囊肿形成，骨质疏松，儿童可见骨髓增大或骨骺板提前闭合。

Arnold（1977 年）根据临床及 X 线平片表现，将血友病性关节炎分为五期：Ⅰ期，X 线片显示骨正常，可见关节积血或关节周围软组织出血的软组织肿胀阴影；Ⅱ期，与亚急性关节炎期相似，骨质疏松，尤以骨骺部显著，关节间隙正常，无骨囊肿改变；Ⅲ期，关节破坏明显，关节软骨仍保留完整，软骨间隙无明显狭窄，偶可见到与关节相通的软骨下囊腔，膝关节髁间窝和尺骨滑车切迹多变宽；Ⅳ期，关节软骨破坏，间隙变窄，较第Ⅲ期变化更为显著；Ⅴ期，关节间隙消失，骨骺扩大，关节结构破坏。

本病应与膝关节骨性关节炎、急性化脓性关节炎、类风湿关节炎等疾病相鉴别，鉴别要点在于后者无出血倾向及凝血时间、活化部分凝血活酶时间正常。

（三）治疗

血友病性关节炎的治疗，必须在治疗血友病的基础上进行。治愈困难。

1. 辨证论治

（1）气不摄血：肢体关节疼痛，屈伸不利，面色萎黄，四肢倦怠，纳少脘胀，舌质淡嫩，苔薄白或白滑，脉细缓弱。治宜补气健脾，固摄止血。方选归脾汤加减。

（2）火盛动血：关节局部红肿热痛，屈伸不利，目眩，耳鸣，烦躁易怒，口苦咽干，目睛干涩，夜寐多梦，舌体红瘦，舌苔薄微黄，脉弦数。治宜清热泻火，凉血止血。肝火动血者，可用龙胆泻肝汤加减；肺火伤络者，可用泻白散加减；胃火迫血者，可用玉女煎加减。

（3）心肾阴虚：形体消瘦，腰膝酸软，眩晕耳鸣，健忘，少寐，咽干舌燥，五心烦热，舌质红，苔少而干，脉细数。治宜补益肝肾，滋阴止血。方选左归丸加减。

2. 外治法 血友病性关节炎出现急性关节血肿，应当予以固定制动，可采用石膏托、夹板等固定关节，弹力绷带加压包扎或用冰袋冷敷，抬高患肢以利于消肿，局部可予外敷双柏膏以活血消肿。关节积血严重者，需在补充缺失的凝血因子的前提下，无菌条件下穿刺抽出关节腔内的积血，并用弹力绷带加压包扎。

3. 西药治疗

（1）非甾体抗炎药：双氯芬酸、芬必得及舒林酸等非甾体类抗炎药一般不影响血小板功能，使用安全，对关节疼痛或肿胀者可选用。

（2）青霉胺：具有一定的免疫抑制及抗炎作用，还可以减少单核细胞的滑膜浸润，使滑膜增厚减轻，关节再次出血的机会减少。尽管本品对血友病本身不起治疗作用，但对血友病关节炎的治疗有一定疗效。本品起效慢，每日剂量不宜 > 0.375g，安全性大及疗效好。

（3）补充疗法：急性关节内出血或大的组织出血应立即给予凝血因子替代治疗以控制出血，主要制剂有血浆、冷沉淀剂、浓缩剂等。补充缺失的凝血因子是治疗血友病最主要的措施。一般凝血因子Ⅷ应补充到正常值的 25%～50%，凝血因子Ⅸ也应补充到正常值的 15%～25%。

（4）DDAVP（1-deamino-d-d-arginine-vasopressin）：是人工合成的抗利尿激素类似物，可动员体内储存的因子Ⅷ的作用。主要用于血友病甲型患者。

（5）抗纤溶制剂：6-氨基己酸、对氨基苯甲酸等可与补充疗法共用，阻止已形成的血凝块溶解。

4. 手术治疗 血友病性关节炎在考虑手术治疗时应小心慎重，术前应补充凝血因子，纠正凝血时间至正常，而且术后仍需维持直至伤口愈合。

（1）关节镜：对于滑膜增厚的关节肿胀者可在关节镜下行滑膜切除术。切除滑膜后可控制症状并减少出血次数。

（2）人工关节置换：关节强直、畸形及功能丧失者可考虑人工关节置换，但必须在积极补充凝血因子的前提下，以确保手术安全。

（四）预防与调理

（1）让患者了解血友病知识，避免外伤和过度活动，预防出血。

（2）禁服使血小板聚集受抑制的药物，如阿司匹林、保泰松、双嘧达莫和前列腺素 E 等。经常服用维生素 C 及路丁。

（3）出现关节急性血肿时，患者应卧床休息，限制关节活动。

（五）预后与转归

血友病性关节炎反复发作，病情迁延难愈，早期的治疗，预防慢性滑膜炎和进行性关节病是关键。当晚期关节病发生并出现重度残废时，在功能重建的同时将风险降至最低是我们的总体目标。对于血友病性关节炎患者的治疗，需要血液病医师、矫形外科医师、康复医师、理疗医师的密切合作。

（苏海涛）

三、夏科关节病

夏科关节病（charcot disease）是由于某些神经系统疾病引起的关节病损，也被称为神经性关节炎或神经性病理性关节炎。本病由 Charcot 于 1868 年首先描述，常见于 40～60 岁，男：女为 3:1，临床上比较少见。

（一）病因病理

本病常见的病因有脊髓空洞症、脑脊膜膨出、脊髓损伤后遗症、糖尿病、脊髓炎、中枢神经系统梅毒、周围神经损伤、先天性痛觉缺如等。也有报道反复多次关节内注射激素也可能导致本病。目前糖尿病引起的夏科关节病最常见。上述疾病可造成关节感觉障碍，尤其是本体感觉和痛觉丧失，对于关节的震荡、磨损、挤压、劳倦不能察觉因而也不能自主地保护和避免，加上关节局部神经营养障碍，导致病变周围骨代谢紊乱，关节囊和韧带松弛无力，修复能力低下，使患者在无感觉状态下造成了关节软骨的磨损和破坏，形成关节脱位和连枷关节。关节面破坏和骨赘脱落变成关节内游离体。

（二）临床表现和诊断

1. **临床表现**　本病可发生于任何关节和脊柱，以四肢大关节多见，起病隐匿，多无明确外伤史。受累关节多无疼痛或疼痛轻微，但关节进行性肿胀、乏力、积液，行关节穿刺可穿出血样液体；继而出现关节动摇不稳，活动范围异常增大；晚期关节进一步破坏，可出现病理性骨折或病理性关节脱位。关节严重破坏与患者无痛或者较轻的疼痛、功能障碍极不相符是本病的临床特点。

不同的神经疾患有其特殊的临床表现。如颈髓的脊髓空洞症是累及上肢关节常见的神经病性疾患，肩、肘、颈椎和腕为受累的多发部位，脊髓空洞症伴发上肢关节破坏者约占 25%，除关节病变外尚有单侧或双侧温度觉丧失，其上肢皮肤可见烫伤瘢痕；脊髓梅毒，常累及膝、髋、踝和腰椎，除骨、关节改变之外，还伴有运动性共济失调、下肢深感觉障碍，Arggll-Robertson 瞳孔（表现为双侧瞳孔缩小，直接、间接对光反射消失或迟钝，而调节反射及视力正常），约 50%的患者血清华-康反应阳性；脊髓膨出，踝和足小关节受累多见，足底有无痛性溃疡，腰骶部见软组织肿块，皮肤凹陷或多毛，下肢肌萎缩感觉消失及括约肌功能障碍；糖尿病性神经病，可发生足小关节（跗跖、跖趾、趾间等）无痛性肿胀，软组织溃疡合并感染等。

2. **辅助检查**

（1）X 线检查：本病早期 X 线与创伤性关节炎相似，表现为关节的退行性改变，关节面轻度硬化，侵蚀及破坏；晚期可见关节肿胀，关节间隙不规则，骨端广泛破坏、硬化或呈奇异形态，骨赘形成，关节内可见游离体、骨碎片等，受累关节半脱位或者脱位；关节周围软组织钙化。

（2）CT 检查：有助于确定关节腔积液的具体范围和积液量，区分关节积液和软组织肿胀引起的软组织密度增高，区分游离骨块是在关节腔还是在关节周围软组织内，对于平片不能诊断或难于确定病变范围的病例，CT 可作为重要的检查手段加以利用。

（3）MRI 检查：有助于确定病变的范围和程度，是对 X 线和 CT 的必要补充。

3. **鉴别诊断**　本病应与骨关节病、创伤性关节炎等相鉴别。本病以夏科关节有无疼痛或者疼痛轻微，关节损害严重为特点，应不难鉴别。

（三）治疗

及早识别本病、尽早保护关节是防止本病进展的重要措施。本病确诊后，应积极追查病因并治疗原发的神经系统疾病，对病变关节，多采用保守治疗，避免关节创伤和震荡，尽早使用支架以稳定和保护关节，以防畸形和骨端破坏的发展；避免过多的站立、行走、跳跃和负重。如果保守治疗无效，可考虑手术治疗。治疗过程中要注意预防和控制关节感染，避免出现难以控制的感染。

1. 病变关节制动　应保护病变关节，上肢关节避免用力工作，下肢尽量减少负重，必要时行外固定如支具、夹板或者石膏制动，稳定和保护关节，减少关节损伤。

2. 中医辨证治疗

（1）气血亏虚：关节酸软乏力，全身倦怠，少气懒言，自汗出，活动后症状加重，舌淡，苔薄白，脉虚无力。治宜补益气血代表方剂：八珍汤加减。

（2）肾阴亏虚：关节肿胀，肌肤干瘪，腰膝酸软，口干，舌红，脉沉细数。治宜滋补肾阴。代表方剂：六味地黄汤加减

（3）肾阳亏虚：关节肿胀，肌肉瘦削，面色黧黑或苍白，畏寒、夜尿频多清长，舌淡红苔薄白，脉沉细无力。治宜温肾补骨。代表方剂：金匮肾气丸加减。

3. 手术治疗　由于关节周围神经功能差，手术疗效较差，应严格掌握手术指征。对于一定需要患肢运动或者负重的青壮年患者经过保守治疗效果不好可考虑进行关节加压融合手术，术后初期需进行稳妥外固定，使骨端顺利融合。对于糖尿病引起的足部病变，溃疡或者感染经久不愈，可考虑截肢。近来有报道夏科关节进行关节置换手术，认为夏科关节不是人工关节的绝对禁忌证，但随访疗效不佳，约 50%近期出现关节不稳，采用此类手术应慎重。

（四）预防与调理

（1）积极治疗原发疾病。

（2）一旦确诊，尽早保护受累关节，避免受累关节活动。对于不稳定的关节，需要使用支具保护，避免出现病理性骨折、骨质破坏及关节畸形。

（3）可行关节穿刺术，抽出关节内积液。

（4）严格关节封闭、关节内注射激素指征，避免多次频繁注射。

（5）进行患者健康教育，使之了解本病的危害性，能积极配合进行关节保护及原发病的治疗

（五）预后与转归

经过积极治疗及保护，患者多可控制或者减慢骨质破坏的进展，保存关节功能。

四、骨囊肿

骨囊肿（bone cyst）是一种类肿瘤良性病变，现在多称为单房性骨囊肿（unicameral bone cyst，UBC）、单纯性骨囊肿（simple bone cyst）、孤立性骨囊肿（solitary bone cyst），是一种好发于儿童及青少年长骨干骺端髓腔内、充满淡黄色液体的膨胀性病变。本病好发于 4～20 岁，多见于 5～15 岁儿童，少见于成人，男性多于女性，男女之比为 2～3：1。病变主要位于肱骨和股骨近端，其次为股骨远端、胫腓骨近端、骨盆等，距骨是仅次于骨盆的非管状骨好发部位。

（一）病因病理

本病病因尚未明了。有学者认为骨囊肿是由于骨内血管末梢阻塞，血液瘀滞所致；也有患者认为本病系某种肿瘤、炎症组织的退行性变，其生长、代谢阻碍的结果或与骨发育异常有关；也有患者认为可能系外伤出血形成局限性包囊，进而局部吸收骨化而成。其中骨内循环障碍使压力增高的学说得到多数学者支持。

（二）临床表现与诊断

1. **临床表现** 骨囊肿在其发展过程中很少出现明显症状,大部分患者是由于外伤造成病理性骨折后出现局部肿痛、肿胀、压痛、不能活动等症状而被发现。少数病例表现为局部包块或骨增粗,关节活动多正常,肌肉可轻度萎缩。发生在下肢的患者,偶有跛行。

临床上骨囊肿可分为活动型骨囊肿和潜伏型骨囊肿。年龄在 10 岁以下,囊肿病灶距离骺板 5mm 以内的骨囊肿称活动型骨囊肿;年龄在 10 岁以上,病灶距骺板 5mm 以上的骨囊肿多属于潜伏型骨囊肿。活动型骨囊肿有复发倾向,而潜伏型骨囊肿一般不易复发。

2. **辅助检查**

（1）X 线检查:本病 X 线表现为溶骨性病变,病损在长骨是为沿纵轴生长的界限清楚的透亮区,外可有薄的骨硬化边缘,皮质变薄,呈膨胀性生长,一般无骨膜反应。合并病理骨折时,会出现骨膜反应,骨碎片向囊内移位,称为"碎片陷落征"（fallen fragment sign）,也称"落叶征"。

病损在骨盆、肋骨等非好发部位时表现为具有圆形边缘硬化的透亮区（图附-1）。

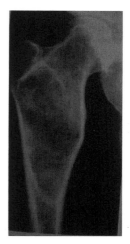

图附-1　骨囊肿 X 线片

（2）CT:多用于非典型部位的诊断。CT 表现为圆形、卵圆形低密度骨质缺损,边缘清晰,无硬化;局部骨皮质变薄呈囊性膨胀;少数囊肿内可见骨性间隔,呈多房改变;病灶的 CT 值多为水样密度,有出血时密度可升高,增强扫描病灶不强化（图附-2）。

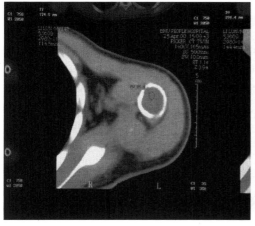
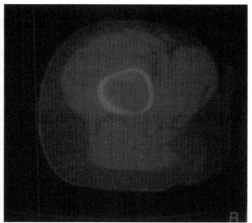

图附-2　骨囊肿 CT 片

（3）MRI 表现:多发在长管骨的干骺端,病灶呈圆形或椭圆形,其长轴与长骨纵轴一致;病灶于 T1WI 上多呈低或中等均匀信号,T2WI 呈明显均匀高信号,若囊液内有出血或含胶样物质则 T1WI 和 T2WI 上均呈高信号,少数呈多房改变时 T2WI 上可见低信号纤维间隔。病灶周边骨壳呈圆圈样低信号,一般完整,边缘清晰。局部骨皮质变薄,无骨膜反应;增强扫描:病灶不强化。

（4）病理学检查:大体标本示囊肿有包膜,内含少量黄色或血性稀薄液体,囊肿壁内衬一薄层纤维组织,囊内可有骨嵴分隔。镜下见囊壁为纤维状结缔组织,富有血管。

3. **鉴别诊断**

（1）骨巨细胞瘤:多见于 20 岁以上者,好发于骨端而非干骺端,病变区膨胀更明显,膨胀方向呈横行,肿瘤内实性部分有强化。

（2）动脉瘤样骨囊肿：膨胀明显，病变偏心发展，病灶内有骨嵴形成，气液平面较常见，囊变区之间实质部分可钙化或骨化。

（三）治疗

病灶囊内刮除、骨黏合剂或者异体骨植骨术是成年骨囊肿首选手术方式；对于儿童骨囊肿，刮除植骨术等治疗复发率高，目前对于儿童骨囊肿不合并病理性骨折的，特别是活动期骨囊肿，建议行病灶穿刺，局部注射类固醇（醋酸泼尼松龙 120mg），定期观察病情变化，必要时重复治疗。合并病理性骨折者，可行小夹板或者石膏固定，骨折愈合后部分病灶可自愈，如果复查线片，如果病灶无缩小倾向，可进一步治疗。

（四）预防与调理

一般情况下，由于无明显症状体征，骨囊肿在由于其他原因行 X 线片等影像学检查时意外发现，这时需要在治疗的基础上，预防出现病理性骨折，必要时行夹板或者石膏等外固定；如果出现了病理性骨折，注意防止骨折移位。治疗后应该间隔 2 个月左右复查随访，观察病情变化，决定是否进行再次或者进一步治疗。

（五）预后与转归

骨囊肿经过正确治疗后，多能痊愈；如果过早手术刮除植骨或者骨黏合剂填充治疗，复发率高。对于没有合并病理性的患者，需要避免出现病理性骨折，合并病理性骨折的骨囊肿患者，需要进行固定，防止出现畸形愈合；部分合并病理性骨折的患者，骨折愈合后病灶可自愈。

（张葆青）

五、骨纤维结构不良

骨纤维结构不良（fibrous dysplasia，FD）是一种以纤维、骨组织类肿瘤样增生为特点的先天性、非遗传性疾病，约占肿瘤样疾病的 7%，又称骨纤维异样增殖症。病变可单发或多发，多发型的纤维异样增殖症偶可有内分泌和皮肤异常，并伴有骨骼生长停滞者，称为 Albright 综合征。骨纤维结构不良多发于儿童和青少年患者，临床上男女发病率 1∶2～3，多在 10 岁左右发病，合并内分泌障碍者常在 3～4 岁发病。我国骨纤维结构不良发病率为（10～30）/1 000 000，占骨肿瘤样病损的首位，国外为（2～3）/1 000 000，中医骨肿瘤，古亦称"骨疽""石痈""石疽""骨瘤"和"石瘤"等。

（一）病因病理

目前骨纤维结构不良的病因和发病机制不明，大多数学者认为骨纤维结构不良的发病可以用基因突变学说来解释。其可能与骨先天性发育异常、骨形成障碍、内分泌异常有关。

骨纤维结构不良是一种起源于纤维组织的良性骨肿瘤，肿瘤组织具有向骨质和纤维组织双向发展的特点。病变分三型，依次为单骨型（monostotic fibrous dysplasia，MFD）、多骨型（polyostotic fibrous dysplasia，PFD）及多骨伴皮肤色素沉着、内分泌障碍的 McCune-Albright 综合征（MAS），可发生于全身任何骨骼（以四肢长管状骨多见），人体的其他组织或器官也可受累，本病常位于单侧躯体，四肢病损常位于近侧端，长骨病损常位于干骺端，可局限或向骨干扩散。

（二）临床表现与诊断

1.临床表现　多数患者可无临床症状，有症状者主要表现为畸形（如髋关节内翻畸形、小腿内翻畸形等）、间歇性疼痛或不适感、跛行。部分患者以骨折为首发症状，其特点是常有轻度外伤为诱因，骨折部位疼痛、肿胀畸形、功能障碍，但很少移位。本病症状较轻，病程较长，可长达数固或数十年之久，因此，在青年或老年时出现症状而被发现此病。

2. 分型　临床上将骨纤维结构不良分为三型，即单发型、多发型和 Albright 综合征。

（1）单发型骨纤维结构不良：病变过程通常是良性的，单发于某一骨内，是三种分型中最多见的。长管状骨见于股骨近端，其次是胫骨，病变常侵犯干骺端。临床症状较轻，常感某局部有不适感，酸胀、轻微疼痛，常因局部肿胀或发生病理骨折而就诊。

（2）多发型骨纤维结构不良：病变多侵犯全身多数骨骼，常偏于一侧肢体，双侧受累时并不对称，并产生各种畸形。发生于股骨，可因多次病理性骨折产生畸形如髋内翻，严重的呈牧羊杖畸形，产生跛形。发生在胫骨可出现膝内翻或膝外翻，胫骨前凸，小腿过长等畸形。发生在颅骨，可颜面不对称，上颚突起等，类似狮面孔，有时引起眼球突起，也可有视力，听力下降、内耳功能障碍及脑组织受压症状等。

（3）Albright 综合征：多发生于女性，偶见于男性，较少见，主要有三个特点。

1）皮肤色素沉着斑：多表现为偏患侧且以中线为界，散在腰、臀、大腿等处。呈点状或片状分布的深黄色或棕黄色皮肤斑纹，多数很浅，无局部皮肤隆起，边缘呈锯齿状，形状不规则，大小不等。与正常皮肤相比组织无明显差异。

2）性早熟：多见于女性，主要表现为非月经来潮性质的阴道流血（严重病例在 3～4 个月即可出现），外阴变大、乳房较早发育、腋毛和阴毛过早出现，同时也有个别病例出现智力发育迟缓及其他内分泌症状。

3）多发型纤维结构不良的骨质改变：在儿童期由于内分泌改变，骨骼发育比正常儿童快，身材略为高大，但因骨骺闭合比正常者稍早，成年后身高则比正常人略矮小。

3. 辅助检查　X 线检查：病变位于髓腔内，呈膨胀性溶骨性改变，X 线表现同毛玻璃相似，囊状阴影也可出现在部分病灶，可伴有钙化点但不规则，骨皮质因髓腔扩张而变薄，呈不均一表现，表现为"鸡蛋壳"样。病变与周围界限清楚，无骨膜反应。单发病灶可分局限性和广泛性两种，局限性病变如病灶位于长骨干者常发生在长管状骨两端靠近干骺端处，而侵犯长骨的一端或大部分者称为广泛性。侵犯数骨且多累及临近数骨者称为多发性病灶。病变侵犯不同骨骼、不同部位呈不同表现，较大的多囊状溶骨病变多见于髂骨，可伴有骨纹理；而髓腔宽窄不匀、骨皮质扩张变薄多见于四肢长管状骨，同时伴有髓腔内正常骨纹理消失，呈毛玻璃样变，或同时伴有部分囊状改变，常并发骨弯曲畸形（严重者可有病理性骨折，但多无明显移位）（图附-3、图附-4）。

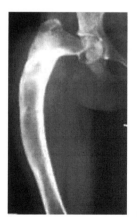
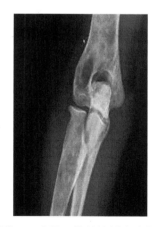

图附-3　股骨上端骨纤维结构不良图　　　　图附-4　肱骨及桡骨骨纤维结构不良

CT 表现与 X 线相同，优点为可克服平片中多种组织结构重叠的缺陷，能较好地显示病变的细节、边界和累及范围。主要表现有两种，即囊状型和硬化型。囊状型：以四肢骨多见，表现为囊状透光区，皮质变薄，骨干可有膨胀，囊内有磨玻璃样改变及钙化，边缘可有硬化。硬化型：以颅面骨和颅底骨多见，表现为瘤骨密度非一致性增高，在硬化区内有散在的颗粒状透亮区（图附-5、图附-6）。

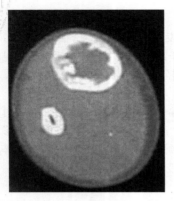

图附-5　胫骨上端骨纤维结构不良

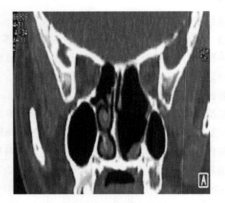

图附-6　颅骨骨纤维结构不良

病理表现：大体观察示肿块大多局限在骨皮质内，圆形、椭圆形，有的包膜完整，有的无包膜，切面实性灰白或红色，质硬韧。部分病例可见较硬的骨样组织。镜检示肿瘤主要由纤维组织与骨组织构成，在不同的病例或同一病例的不同区域两者的比例不同，在纤维组织较多的区域，纤维组织致密，漩涡状，编织状排列，其中可见少量骨样组织和未成熟的骨小梁。在纤维组织成分较少的区域可见有大量的骨小梁并连接成网，骨小梁较厚，有的中心部为纤维性骨，周边部为板状骨，有的甚至完全为成熟的骨小梁。在这些骨小梁周边大多被覆圆形、椭圆形、不规则的骨母细胞，有的间质内血管丰富，管腔扩张，是毛细血管瘤样改变，但内皮细胞未见增生。间质内有不同程度的黏液变性及少量淋巴细胞、中性白细胞浸润，伴有出血可含有铁血黄素沉着。

4. 鉴别诊断　单发型骨纤维结构不良病程早期和边界清楚时影像诊断可能困难，需与许多疾病鉴别，如骨化纤维瘤、嗜酸性肉芽肿。

（1）骨化纤维瘤：临床呈缓慢生长，为孤立的损害，侵犯下颌骨多于上颌骨，偶见于额骨和筛骨。女多于男，好发于15～26岁，X线呈轮廓清晰而膨大透明的外观，其中心部呈斑点状或不透明。镜下，以纤维骨的纤维成分为主，不规则的骨小梁杂乱地分布于纤维基质中，并构成网状骨的中心，但在板状骨的外围与咬合缘有成骨细胞。

（2）嗜酸性肉芽肿：为一良性孤立的非肿瘤性溶骨损害，起源于网状内皮系统，常见于额骨、顶骨和下颌骨，多发于30岁以前，男性居多。在组织学上，由浓密的泡沫组织细胞组成，伴有不同数量的嗜伊红细胞和多核巨细胞。组织细胞核含有小囊，嗜伊红细胞含有细小的空泡，巨细胞为郎罕型和异物型。这些细胞呈灶性集聚。

（三）治疗

本病目前尚无特殊治疗方法，多数单发型纤维结构不良无症状者不需要治疗，只需观察，预防病理性骨折的发生。手术治疗多数为对症治疗，也即病理性骨折的治疗。手术治疗取决于症状和临床影像表现、年龄与结构不良的范围。刮除和骨移植主要适用于成人局限性有症状者。儿童最好行有限的治疗，有畸形行截骨矫正和内固定。

1. 药物治疗　骨纤维结构不良患者出现症状时可采用非手术治疗，如使用双磷酸盐类药物和非甾体抗炎药品，双磷酸盐类药物可减少疼痛并控制病灶进展。

2. 手术方法

（1）单纯刮除术：不论自体或者异体骨移植都存在移植骨再吸收现象，并且如病灶治疗不彻底，病损会扩大，甚至破坏植入物。对良性肿瘤病灶单纯病灶清除而不行骨移植也取得了良好的效果。

（2）刮除、植骨：对于小范围病灶或者不伴有畸形、病理性骨折病变可考虑行刮除+植骨术，推荐在行刮除、植骨术后常规外固定支具固定一段时间（8～10周）或至少患肢制动保护。

（3）病变切除+带血管蒂骨重建：对于病变范围较大，单纯刮除、植骨术后骨折风险较高或术后复发风险较大的患者可考虑使用。应用广泛病灶切除方法虽然可减少复发率，但破坏性较大且术后并发症较多，对于多发病变及病变广泛的患者来说手术难度系数较高且效果难以接受。

（4）病灶清除、植骨、内固定：对于病灶持续性扩大、病灶范围较为广泛（超出正常骨长度的 2/3），单纯刮除病灶空腔范围较大易造成骨骼不稳定继发性骨折，而使用外固定支具如石膏托/夹板等则会造成肌肉废用性萎缩、深静脉血栓形成/脱落形成栓塞、临近石膏固定关节僵直影响术后功能、长期卧床压疮形成及坠积性肺炎等卧床并发症。所以对于此类患者多建议病灶清除、植骨内固定的方式。而目前内固定可选择钢板、髓内钉，早期还有外固定支架等。采用内固定之后患肢可在术后早期非负重下行功能锻炼，从而防止出现上述并发症（图附-7）。

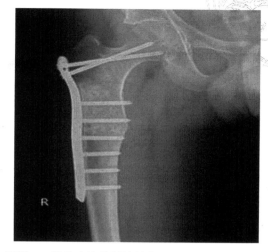

图附-7　股骨上端骨纤维结构不良病灶刮除+植骨+内固定术

（四）预后与转归

单发的骨纤维结构不良者较多发患者及有症状的患者预后好，骨纤维结构不良可发生恶变，多发型明显高于单发型，恶变后预后差，恶变率为2%左右。放疗对骨纤维结构不良患者无效，反而可以引起恶变。Albright综合征者，可因其他系统并发症于早年死亡。

（黄永明）